浙江文化艺术发展基金资助项目

国家出版基金项目
NATIONAL PUBLICATION FOUNDATION

"十三五"国家重点出版物出版规划项目

中国手外科全书

丛书主编　劳　杰　徐建光　田光磊
　　　　　徐文东　田　文　高伟阳

手外科全书

再植与组织移植卷

主编　侯书健　芮永军

浙江科学技术出版社

图书在版编目（CIP）数据

手外科全书. 再植与组织移植卷 / 侯书健，芮永军主
编. — 杭州：浙江科学技术出版社，2021.11
（中国手外科全书 / 劳杰等主编）
ISBN 978-7-5341-9679-9

Ⅰ. ①手… Ⅱ. ①侯… ②芮… Ⅲ. ①手–外科学
②手–器官移植–外科学 Ⅳ. ①R658.2②R617

中国版本图书馆CIP数据核字（2021）第249135号

丛 书 名	中国手外科全书
书　　名	**手外科全书：再植与组织移植卷**
丛书主编	劳　杰　徐建光　田光磊　徐文东　田　文　高伟阳
主　　编	侯书健　芮永军

出版发行　**浙江科学技术出版社**
　　　　　杭州市体育场路347号　邮政编码：310006
　　　　　办公室电话：0571-85176593
　　　　　销售部电话：0571-85062597
　　　　　网　　址：www.zkpress.com
　　　　　E-mail：zkpress@zkpress.com

排　　版　杭州兴邦电子印务有限公司
印　　刷　浙江新华印刷技术有限公司

开　　本	889×1194　1/16	印　张	35.75
字　　数	880 000		
版　　次	2021年11月第1版	印　次	2021年11月第1次印刷
书　　号	ISBN 978-7-5341-9679-9	定　价	540.00元

责任编辑　王　群　李骁睿　朱　莉　　　**责任美编**　金　晖
责任校对　李亚学　　　　　　　　　　　　**责任印务**　田　文

"中国手外科全书"编委会

丛书顾问

顾玉东

丛书主编

劳　杰　徐建光　田光磊　徐文东　田　文　高伟阳

丛书编委（按姓氏笔画排序）

于亚东　王　健　王艳生　方有生　付中国　丛　锐

庄永青　关德宏　许玉本　芮永军　李　军　李宗哲

沙　轲　沈云东　张友乐　张哲敏　陈山林　陈振兵

邵新中　范存义　赵　飞　赵　新　赵世伟　侯书健

宫　旭　宫可同　徐　杰　徐永清　翁雨雄　唐举玉

黄启顺　戚　剑　龚炎培　崔树森　梁炳生　温树正

谢振军　路来金　阚世廉　戴　闽　糜菁熠

丛书顾问

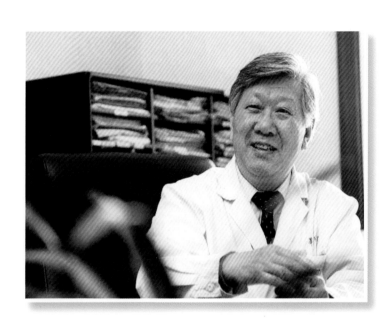

★ 顾玉东

　　中国工程院院士，我国著名手外科专家、显微外科专家，复旦大学教授、博士生导师。国务院学位委员会委员，中华医学会副会长，国家卫健委手功能重建重点实验室主任，中华医学会手外科学分会第二、三届委员会主任委员，复旦大学附属华山医院手外科主任。《中华手外科杂志》总编辑。长期从事手外科、显微外科临床研究和理论工作。曾参加世界第一例足趾移植再造拇指，首创膈神经移位，首创用多组神经移位治疗臂丛神经根性撕脱伤，首创对无法利用多组神经移位的病例进行健侧颈七神经移位，首创静脉蒂动脉化游离腓肠神经移植，设计的"二套血供手术方法"使我国首创的足趾移植术保持国际领先地位。主编《手外科学》《手外科手术学》《手的修复与再造》《手外科手术图谱》《显微外科手术图解》等10余部著作。

丛书主编

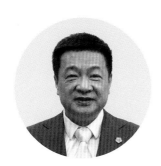

❀ 劳 杰

主任医师，教授，博士生导师。中国医师协会手外科医师分会会长，中华医学会手外科学分会第七届委员会主任委员，上海市医师协会手外科医师分会会长，上海市手外科学会第六届委员会主任委员，国际内固定研究学会上海培训中心主任，复旦大学附属华山医院手外科副主任。《中华手外科杂志》编辑部主任、副总编辑。长期从事周围神经和上肢疾病的诊疗及科研工作，擅长臂丛神经损伤和小儿产瘫、上肢皮肤及骨缺损、先天性畸形的诊治，以及应用内镜治疗上肢关节疼痛和腕管综合征。在国内率先提出开展手部骨折内固定技术，并在手内肌萎缩、神经病理性疼痛、神经损伤的人工智能替代治疗等方面开创了新的思路。建立了全国手外科各大区分会，促进了区域性手外科传统技术的推广以及新技术和新理念的传播，从而推动了整个学科的发展。

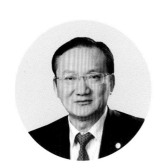

❀ 徐建光

主任医师，教授，博士生导师。中华医学会副会长，中华医学会手外科学分会第四、五届委员会主任委员，中华医学会显微外科学分会副主任委员，上海市医学会会长，上海市医师协会会长，上海市手外科研究所副所长，复旦大学附属华山医院手外科副主任。《中华手外科杂志》《中华显微外科杂志》副总编辑，《中国修复重建外科杂志》《中华创伤骨科杂志》编委和审稿人。擅长臂丛神经损伤的诊治、手外伤后的功能重建、游离组织移植及提高其成活率的基础与临床研究。

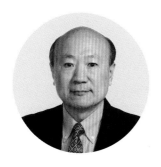

❀ 田光磊

主任医师，教授，博士生导师。中华医学会手外科学分会第六届委员会主任委员，中华医学会手外科学分会华北地区第十二届学术委员会、北京医学会手外科学分会名誉主任委员。曾任北京积水潭医院手外科主任。《中华手外科杂志》《中华创伤骨科杂志》常务编委。擅长手部损伤的修复及功能重建、骨关节疾病的诊治。在国内率先开展尺骨短缩术、三角纤维软骨部分切除术、局限性腕关节融合术、桡尺远侧关节韧带重建术，并采用腕关节三腔造影术诊断腕部疾病。

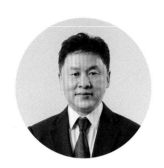

✤ 徐文东

主任医师，二级教授，博士生导师。中华医学会手外科学分会第八届委员会主任委员，中国医师协会手外科医师分会副会长及总干事长，国际腕关节镜协会（IWAS）主席，亚太腕关节协会（APWA）候任主席，复旦大学附属华山医院副院长，上海市肢体功能重建重中之重临床医学中心主任。擅长以微创技术治疗疑难性腕肘关节痛、臂丛神经损伤等。在国际上首创胸腔镜下全长膈神经移位术及内镜下全长尺神经移位术；在国内领先推广胸腔镜下交感神经干切断治疗手汗症和顽固性神经痛、腕关节镜下治疗慢性腕关节疼痛；在国际上首次提出通过对侧神经交叉改变外周神经通路的创新方法以恢复中枢神经损伤后的肢体功能，并在临床推广，获国际神经科学权威的高度评价。

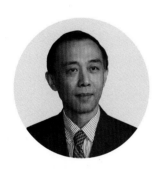

✤ 田 文

主任医师，教授，博士生导师。中华医学会手外科学分会第九届委员会（现任）主任委员兼手部先天畸形学组组长，中国医师协会手外科医师分会候任会长，北京医学会手外科学分会主任委员，中国医师协会手外科医师分会骨关节专业委员会主任委员，北京医学会理事，中国康复医学会修复重建外科专业委员会副主任委员，中华医学会手外科学分会华北地区学术委员会副主任委员，北京积水潭医院手外科副主任。《中华手外科杂志》《实用手外科杂志》《中华骨与关节外科杂志》《中国骨与关节杂志》《中国修复重建外科杂志》《中华医学杂志》（英文版）编委。擅长先天性手部畸形、腕关节损伤与疾病、手部肿瘤的诊断与治疗。在国内改良和制定了一系列与手部畸形有关的先天性疾病的形态学诊断标准；应用基因测序及细胞学分析等先进技术，发现了众多在国内甚至国际上认知度仍不高的先天性疾病，对部分罕见病的病因学研究目前处于国内及国际领先水平。

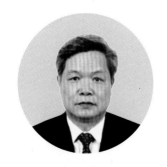

✤ 高伟阳

主任医师，教授，博士生导师。中华医学会手外科学分会第七、八届委员会副主任委员，中国医师协会手外科医师分会副会长，中国康复医学会修复重建外科专业委员会副主任委员兼四肢先天畸形学组组长，中国医师协会美容与整形医师分会手部整形亚专业委员会副主任委员，温州医科大学附属第二医院骨科学系主任。对跨越掌指关节的手背部创面提出采用分叶皮瓣进行一期分指修复以及皮瓣任意分叶的基本原则；对一些复杂的断肢（指）提出寄生再植的概念；率先在国际上提出前臂桡背侧皮瓣供区，在临床上应用并获得成功。

《手外科全书:再植与组织移植卷》编委会

主　编

侯书健　芮永军

编写人员（按姓氏笔画排序）

（上篇）

王剑利	中国人民解放军陆军第八十集团军医院
王振军	中国人民解放军海军第九七一医院
刘亚平	成都现代医院
孙乐天	中国人民解放军海军第九七一医院
孙希光	吉林大学白求恩第一医院
李海洲	芜湖手足外科医院
何　旭	青岛市中心医院
张建华	河南省人民医院
周绍勇	成都现代医院
赵志钢	中国人民解放军陆军第八十集团军医院
侯书健	中国人民解放军海军第九七一医院
焦鸿生	中国人民解放军海军第九七一医院
谢昌平	芜湖手足外科医院
谢振军	河南省人民医院
路来金	吉林大学白求恩第一医院

（下篇）

于亚东	河北医科大学第三医院
王　欣	宁波市第六医院

田　建	无锡市第九人民医院
任景炎	吉林大学白求恩第一医院
芮永军	无锡市第九人民医院
李学渊	宁波市第六医院
吴攀峰	中南大学湘雅医院
沈小芳	无锡市第九人民医院
张　旭	河北医科大学第三医院
张明华	宁波市第六医院
陈　宏	宁波市第六医院
邵新中	河北医科大学第三医院
周　晓	无锡市第九人民医院
赵　刚	无锡市第九人民医院
施海峰	无锡市第九人民医院
顾　珺	无锡市第九人民医院
唐举玉	中南大学湘雅医院
戚建武	宁波市第六医院
惠涛涛	无锡市第九人民医院
强　力	无锡市第九人民医院
路来金	吉林大学白求恩第一医院
蔡晓明	宁波市第六医院
糜菁熠	无锡市第九人民医院

主编简介

侯书健 主任医师，教授，硕士生导师，中国人民解放军海军第九七一医院（原中国人民解放军第四〇一医院）全军手外科中心主任，享受国务院政府特殊津贴。

他的名片

中华医学会手外科学分会第八届委员会副主任委员
中华医学会手外科学分会第七、八届委员会再植再造学组组长
中国医师协会手外科医师分会第二届委员会副会长
全军显微外科专业委员会手外科学组主任委员
《中华手外科杂志》编委
《实用手外科杂志》编委

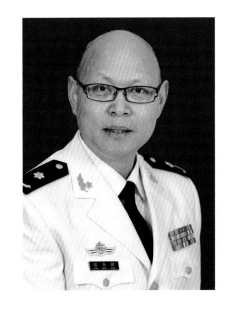

　　从事手外科、显微外科工作30余年；擅长足趾移植拇–手指再造，复杂性断肢（指）再植，游离组织瓣、复合组织移植及组合组织移植术，严重肢体创伤的修复与重建，臂丛神经损伤及其他周围神经损伤的治疗，晚期手部功能重建，复杂性手、足先天性畸形的矫治等。

　　主持完成的项目获得中国人民解放军科学技术进步奖三等奖1项、中国人民解放军医疗成果奖三等奖3项、山东省科学技术进步奖二等奖3项。以第一（通讯）作者发表论文30余篇，参编《手指再植与再造》《显微外科学》《骨科手术并发症预防与处理》3部专著。

芮永军 主任医师，教授，博士生导师，无锡市第九人民医院（无锡市骨科医院）党委书记、院长，享受国务院政府特殊津贴。

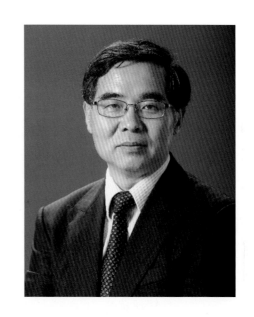

中华医学会手外科学分会第五、六、七、九届委员会
　副主任委员
中华医学会显微外科学分会常务委员
中华医学会骨科学分会创伤学组委员
中国医师协会手外科医师分会副会长
中国医师协会显微外科医师分会常务委员
国际矫形与创伤外科学会中国部显微外科学会副主任委员
江苏省医学会手外科学分会主任委员
江苏省医学会骨科学分会常务委员
《中华手外科杂志》副总编辑
《实用手外科杂志》副总编辑
《中华骨与关节外科杂志》常务编委
《中华显微外科杂志》编委

他的名片

　　参加工作30多年来，一直致力于手外科、骨科、显微外科的临床与基础研究；擅长四肢创伤的软组织修复、骨重建，复杂性断肢（指）的再植再造，周围神经损伤的治疗，骨、关节创伤及疾病的治疗，复杂性手、足先天性畸形的矫治等。

　　主持完成的项目获得国家科学技术进步奖三等奖1项、中华医学科技奖二等奖和三等奖各1项，获得省、市级科学技术进步奖（成果奖）16项，入选"国之名医·卓越建树"榜单。以第一（通讯）作者发表论文109篇、SCI收录31篇，主编《股前外侧皮瓣》，参编《现代手外科手术学》《显微骨科学》《中华医学百科全书：显微外科学》等11部专著。

序 |

"玉不琢，不成器；人不学，不知道。"手，是人体最具特色的器官之一，也是人们使用最为频繁的器官之一。其复杂的解剖结构、丰富的血管神经，使得手外科手术成为骨科手术中精细度最高的手术。

"问渠那得清如许？为有源头活水来。"1958年，王澍寰在北京积水潭医院创建了我国第一个手外科，培养了一大批手外科人才。之后，天津、上海相继建立手外科。此后，陈中伟等实施了世界上首例前臂离断再植，杨东岳等首创第2足趾游离移植再造拇指，顾玉东首创膈神经移位治疗臂丛神经根性撕脱伤。这些成就，初步奠定了我国在国际手外科领域的领先地位。

"请君莫奏前朝曲，听唱新翻杨柳枝。"20世纪80年代，我国在手外科技术方面取得了快速发展。以桡动静脉为血管蒂的前臂桡侧皮瓣及其逆行岛状皮瓣被国外学者称为"中国皮瓣"，踇甲皮瓣游离移植再造拇指、双手足趾组合再造"中国手"、小儿断指再植、指尖再植等技术相继成功，断肢（指）再植成活率不断提高。肌腱和软骨等组织工程的研究与应用、腕关节镜的应用与研究、肌腱分区及愈合机制的研究等方面也都达到了国际先进水平。

"碧海无波，瑶台有路。"进入21世纪后，我国手外科技术不断提高，断指再植的目标已经转向外观美化和功能改善。针对每个患者进行个性化的皮瓣筛选和改进，成为手外科医生不懈的追求。新技术、新设备不断地被引入临床，治疗理念不断改进，闭合固定、关节镜、内镜、计算机辅助技术、康复综合治疗等新技术和新手段如雨后春笋，层出不穷。手外科事业进入了"数字人"、胎儿外科、克隆技术、组织工程等高科技成果研发应用的时代，继续保持着世界领先地位。

"新竹高于旧竹枝，全凭老干为扶持。"欣闻以劳杰教授等为首的中青年手外科行业翘楚，在老一辈手外科专家的指导下，肩负着承前启后的学科重任，建立起一套科学严谨、分工明确的临床指导体系，制定了一系列标准化的诊断治疗模式；并且为了培养和提高临床医生的专业水平、造就训练有素的手外科专业队伍，精心组织国内手外科领域各分支学科造诣深厚的一流专家学者，编写了国内第一套以手外科学组分类为构架的手外科学术专著"中国手外科全书"（以下简称"全书"）。

"长风破浪会有时，直挂云帆济沧海。""全书"汇集了全国手外科领域顶尖专家学者的宝贵经验和研究成果，以规范手外科各分支学科临床工作的原则与实践为目标，涵盖了中国手外科领域最新进展和当今世界手外科学界发展现状，融入了各专科的成熟理念和各著者丰富的临床经验，代表了我国手外科的规范化诊治水平。"全书"的出版，为国内手外科医生提供了一部完整的手外科学综合性著作，反映了我国手外科在世界手外科领域的领先地位，有助于提升我国手外科从业人员的理论水平和技术水平，是具有远见和着眼于培育人才的伟大实践，故欣然为之作序。

中国工程院资深院士
南方医科大学教授 钟世镇

2020年12月

前言

　　1963年，陈中伟教授为一例前臂远端完全离断的工人成功实施了断肢再植，开创了国际再植外科的先河；1965年，Komatsu和Tamai完成了一例拇指完全离断再植；1966年，杨东岳教授完成了世界上首例第2足趾游离移植再造拇指。这些均成为再植再造外科的里程碑事件。20世纪70年代以来，随着游离皮瓣移植技术的临床应用与基础研究的蓬勃发展，为手部创面修复提供了丰富的治疗手段。

　　本书汇聚了国内30多位在再植再造及皮瓣移植领域具有丰富临床经验及特色专长的专家的宝贵经验，上篇以再植再造为主要内容，下篇以组织移植修复手部创面为主要内容，以损伤和缺损部位、修复方法为主线，介绍了常用的、疗效满意的手术方法，并配以手术图片，以期读者可以直观地阅读与借鉴参考。

　　本书的各位编写人员在繁重的临床工作之余抽出时间高质量地完成各自负责的章节，令人敬佩。但由于时间关系与编写水平有限，不可避免地存在着局限性等缺点，恳请各位读者海涵并给予批评指正。

编　者

2021年5月

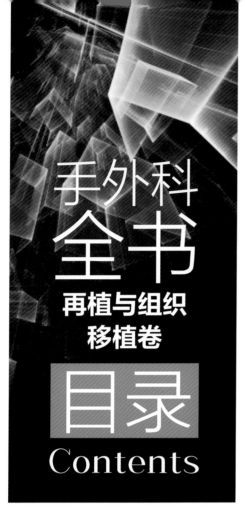

手外科全书
再植与组织移植卷

目录
Contents

上篇　再植再造

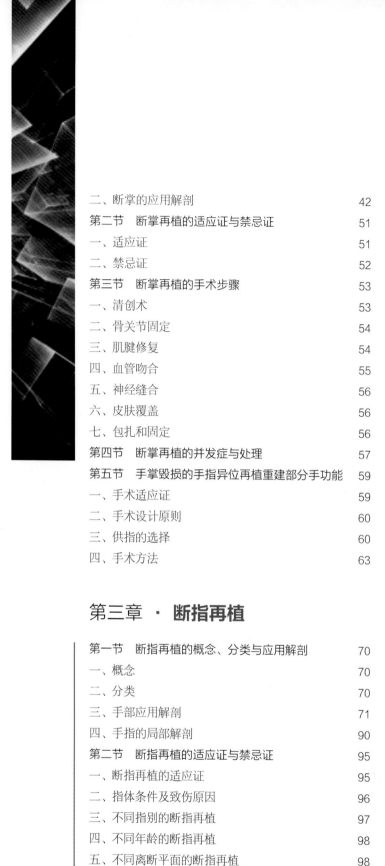

第三章 · 断指再植

第四章 · 特殊类型断指再植

第五章 · 传统的拇指再造与功能重建

第六章 · 足趾移植拇-手指再造

下篇　组织移植

第七章 · 组织移植概述

第十章 · 手掌和手背软组织 缺损的皮瓣修复

第十一章 · 虎口及指蹼软组织 缺损的皮瓣修复

第十二章 · 手部脱套伤的修复

第十三章 · 前臂、肘部、上臂皮肤软组织缺损的皮瓣修复

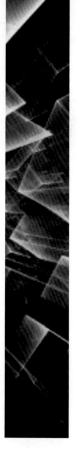

第十四章 · 皮瓣供区的处理

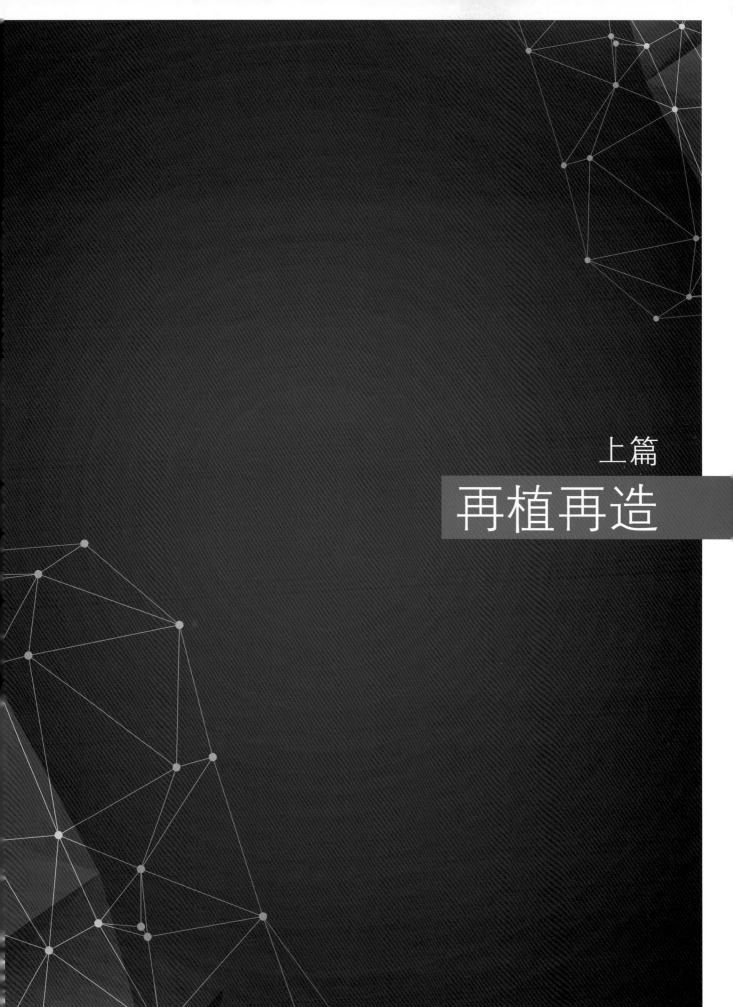

上篇

再植再造

第 一 章

断臂再植

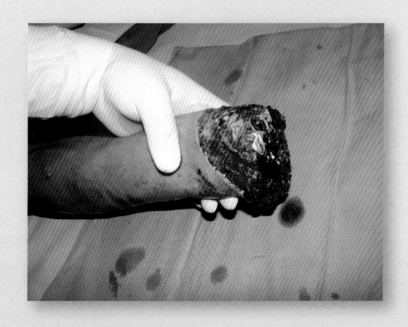

第一节

断肢再植的概念与分类

一、断肢再植的概念

人类的肢体不仅是劳动器官、感知器官，还是人们社交活动和整体美的重要组成部分。随着交通运输及工业的发展，肢体离断伤在临床上也越来越多见，一旦截肢，将给患者带来终身的残疾和精神的痛苦。在"二战"时期，四肢战伤占30%～40%，许多肢体战伤只能截肢，患者失去肢体而成为永久性残疾。如今尽管假肢科学不断发展，已能制造出许多较为实用的假肢，但假肢毕竟是假的，仍不可能完全代替肢体实现所有的功能，更不可能弥补伤者永久失去肢体的精神创伤。

为了使离断的肢体回归人体，重新恢复其功能和自然形态，保持人体美的完整性，断肢再植多少年来已成为创伤外科研究的一个重要课题，各国学者为之探索和奋斗了几十年。1903年，Hopfner对3条完全离断的狗腿进行再植，均告失败。一只狗当即失败，一只狗术后5天因感染而死亡，另一只狗在伤口换药时因麻醉中毒而死亡。1953年，Lapchinsky开展动物实验首先获得成功，并报告了长期随访的再植狗腿的功能恢复情况。屠开元等从1960年开始对断肢再植进行了动物实验研究，有5例成功，6例失败。1960年，Lapchinsky报告了一组狗大腿中段再植的6年随访结果，并首先阐述了冷冻在离断肢体保存中的作用。

1964年，Mehl等首先发表了一篇再植肢体对全身情况影响的论文，他们发现了再植术后治疗毒血症的有效方法，这引起了学者们的高度重视。Williams等在未采用低温保存和灌注断肢的条件下，通过狗的肢体再植实验，发现了常温下离断肢体再植后还可能成活的时间限度。在他们的实验中，缺血时间短于6小时者，再植成活率达90%，而长于6小时者仅为20%。

直到20世纪60年代，断肢再植才在临床上获得成功。1963年，陈中伟等获得了世界首例断腕再植成功，美国Malt等于1964年报告了再植全断的上臂取得成功，从而把既往的幻想变成了现实。此后，再植外科迅速发展，在20世纪70年代达到了高潮。我国各地较大的医院几乎都进行了研究，随后断肢再植在临床上获得了大量的成功案例。王成琪从1964年开始进行断肢再植的研究，于1966年成功再植离断的前臂，继而在1973年成功再植3岁小儿全断的双上臂。目前，断肢再植不但在我国城市医院成为常规手术，而且在乡镇医院也已达到较高的成功率。可以说，断肢再植在我国达到了非常普及的程度。估计到目前为止，我国的断肢再植病例已经有几万例了。

断肢再植的成功，不仅是再植外科的新发展，也为创伤外科的修复重建展现了美好的前景。断肢再植的手术过程，从皮肤、骨骼、肌肉，到神经、血管，每一层组织都需要清创、缝合、修复。因此，断肢再植必然带动创伤外科的发展，尤其是显微外科技术的应用，将创伤外科、再造外科、整形外科等提高到了一个新的水平。因此，断肢再植的成功，应是再植外科发展的里程碑。

二、断肢再植的分类

肢体离断主要是由机械损伤引起的。在战争时期，枪伤、爆炸伤也是肢体离断的一类原因。在和平时期，误击、爆炸、交通事故等可使肢体发生不同程度的离断。

由于致伤因素不同，肢体离断病例的伤情各有特征，在治疗方法上也有所不同。根据创伤的性质进行细致的分类，大致可分为以下类型。

（一）根据创伤的因素分类

1. 切割性离断 由锐器所造成，如切纸机、铣床、铡刀等。这类损伤病例大多是上肢离断，伤断面较整齐，是再植条件较好的病例。

2. 碾轧性离断 这类损伤多由火车轮、汽车轮或机器齿轮等钝器导致，可发生于上肢、下肢，所有组织虽在同一平面上离断，但截断处的骨骼多属于粉碎性骨折，神经、血管等重要组织损伤严重，再植有一定的难度，需要将毁损部分进行一定的短缩。

3. 挤压性离断 由笨重的机器、石块、铁板导致，或由搅拌机及重物挤压导致，在上肢与下肢均可发生。离断平面不规则，组织损伤严重。常有大量异物挤入断面与组织间隙中，不易清除干净，清创时必须将毁损部分进行短缩。

4. 撕裂性离断 肢体因高速转动的机械轴、皮带、滚筒（如车床、脱粒机）、风扇或电动机转轴旋转而发生离断。一般以上肢较为常见，再植难度很大，肢体不但要短缩，而且只有将血管、神经等重要的组织向两断端解剖分离一定的长度，达到正常部位，才能进行缝合。

此外，高温滚筒引起的肢体离断，由于肢体断成若干碎块，离断肢体的远侧段失去完整性，肢体残缺不全，或由于高热导致组织蛋白质凝固，这种情况不易进行再植。

5. 枪弹伤性离断 和平时期、战时枪伤或弹伤所致的肢体离断，损伤比较严重，必须彻底清创，可作适当的短缩。无论上肢或下肢，只要离断的肢体两断端有一定长度的较完好的肢体，均应实行再植。

上述肢体离断的分类，有利于对手术指征的分析、对手术方案的设计和对预后的估计。但因每个病例的情况各不相同，应根据具体情况进行细致的分析。

（二）根据离断程度分类

为了便于科学的统计和经验交流，根据离断程度，肢体离断又可以分为完全离断和不完全离断两种。

1. **完全离断** 离断肢体的远侧部分完全离体，无任何组织相连，称之为完全离断。另一种情况是断肢只有极小量受到损伤的组织与人体相连，再植手术前经过彻底清创，必须将这部分无活力的相连组织切除，实际上已变为完全离断。这类损伤也应归纳为完全离断。

2. **不完全离断** 受伤肢体局部组织大部分已离断，并有骨折或脱位，残留有活力的组织相连小于该断面软组织面积的1/4，主要血管断裂或栓塞，肢体的远侧部分无血液循环或严重缺血，不吻合血管肢体必将坏死。不完全离断肢体的再植手术并不比完全离断者容易，因为前者往往由钝性碾轧伤、挤压伤导致，软组织创伤范围较广泛，离断的创面参差不齐，组织的去留难以确定，再植成活率并不比完全离断高。

肢体离断的部位可以发生于上肢或下肢的不同平面，而上肢的发生率较下肢高，由于上肢劳动操作较多，受伤的机会也较多，其中尤以前臂、手掌的离断最为常见，上臂次之。下肢以小腿与踝部的离断较多，大腿离断较少。

离断部位的位置越高，肢体血管的口径就越大，但数量少，再植手术中重建血液循环是比较容易的。但由于神经离断的平面高，神经再生所需时间长，肌肉和神经终端将逐渐发生退变萎缩，功能恢复晚而较差。反之，如果肢体离断平面低，血管口径小、数量多，再植手术时重建血液循环就比较复杂，但神经再生所需时间短，功能恢复较好。

（王剑利 赵志钢）

第二节
应用解剖

断臂再植手术是对骨骼、肌肉、神经和血管等多种组织的综合修复，在清创和修复过程中必须熟悉四肢不同平面的解剖结构及其相互关系。现将肢体主要平面断面解剖做以下简要介绍。

一、上臂断面结构

上臂断面结构具体可分为上臂上部断面结构、上臂中部断面结构、上臂下部断面结构（图1-2-1）。

（一）上臂上部断面结构

在上臂的上1/3段，肱骨上端为圆形球面，在大结节嵴、小结节嵴和结节间沟底部，分别有胸大肌、大圆肌和背阔肌附着，其间夹有肱二头肌的2个头和喙肱肌。附于肱骨外侧的是丰满的三角肌，后方附着肱三头肌。主要的神经血管束位于内侧部。若首先找到容易辨别的肱动脉，可以此为核心确定其他重要结构。与肱动脉完全贴靠在一起的是2条伴行静脉。上肢的3条主要神经干围绕在肱血管周围：前方为正中神经，后方为桡神经，内侧为尺神经。肌皮神经贴近肱二头肌，并开始分散。上肢的另一条静脉反流的主渠道是头静脉，位于前方的胸大肌与三角肌之间的浅沟内。

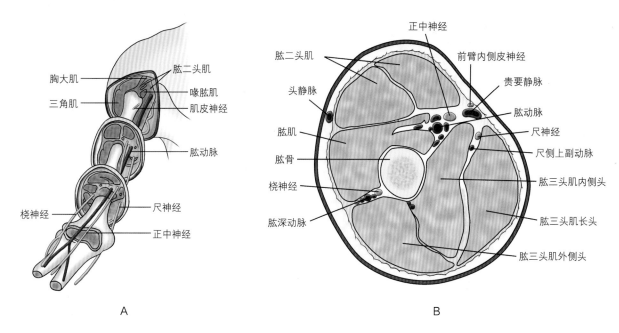

A   B

图1-2-1 上臂断面解剖示意图

（二）上臂中部断面结构

在上臂的中 1/3 段，肱骨为圆柱状，骨密质较厚实。在三角肌粗隆处，有强大的三角肌附着。肱骨前方有肱肌附着，浅层有肱二头肌肌腹，后方有肱三头肌附着。在这一段，主要血管神经干分别位于内侧和外侧。内侧的这一组神经血管束较为重要，首先也是辨认肱血管束，一般仍是 1 条动脉与 2 条伴行静脉。靠近最内侧的浅层，还有 1 条管径粗大的贵要静脉。在肱血管束前方有正中神经，内侧有尺神经。肌皮神经已分散，在肱二头肌与肱肌之间尚可找到延续为前臂外侧皮神经的主干。外侧的一组神经血管束较细小，有桡神经和肱深血管，夹在肱肌与肱三头肌之间。在外侧浅层的肱二头肌与肱肌之间有头静脉通过。

（三）上臂下部断面结构

在上臂的下 1/3 段，肱骨较宽，呈扁三角形。后方有肱三头肌附着，前方有肱肌附着。主要的神经血管束在内侧。在肱动脉和 2 条伴行静脉构成的血管束前方有正中神经干。尺神经已逐渐转向内后方。内侧皮下有管径粗大的贵要静脉。与此静脉伴行的有前臂内侧皮神经。在肱肌的前方有肱二头肌，在此两肌之间有肌皮神经的终末支——前臂外侧皮神经。在肱肌的外侧有肱桡肌，在此两肌之间有桡神经，与桡神经伴行的有肱深动脉与桡侧返动脉之间的吻合血管。皮下浅层有头静脉通过。

二、前臂断面结构

前臂断面结构具体分为前臂上部断面结构、前臂中部断面结构、前臂下部断面结构（图1-2-2）。

（一）前臂上部断面结构

前臂上部的桡骨与尺骨之间有骨间膜；深筋膜与尺骨后缘、桡骨外侧缘之间有肌间隔，骨间膜和肌间隔将前臂分隔为2个区格。本段的主要神经血管束有2个。桡神经血管束在前区格的外侧，桡动脉有2条伴行静脉，位于肱桡肌与旋前圆肌之间；桡神经浅支位于桡血管束的外侧，两者间有一定的距离，并不是紧靠在一起的。尺神经血管束在前区格的内侧，尺动脉和2条伴行静脉位于旋前圆肌的深面；尺神经位于尺侧腕屈肌与指深屈肌之间，血管与尺神经之间距离较远。在前区格的皮下浅层中，桡侧有前臂头静脉，尺侧有前臂贵要静脉，但后者常较分散，成为数支。与头静脉伴行的有前臂外侧皮神经，与贵要静脉伴行的有前臂内侧皮神经。在骨间膜前方有骨间前血管。

在前臂上部的前区格内，各肌肉尚未完全分开，主要构成来自肱骨内髁的屈肌总腱，已能分辨的是以旋前圆肌为主的前方肌块，内侧有尺侧腕屈肌和附着于尺骨前方的指深屈肌。在后区格内较清楚可识的是附着于桡骨的旋后肌和后方的指伸肌。

在前臂上部后区格内的血管和神经均较细小。于旋后肌与指伸肌之间可以找到桡神经深支。在紧靠骨间膜后方可以找到骨间后血管。在皮下浅层，可以找到来自桡神经的前臂后皮神经。

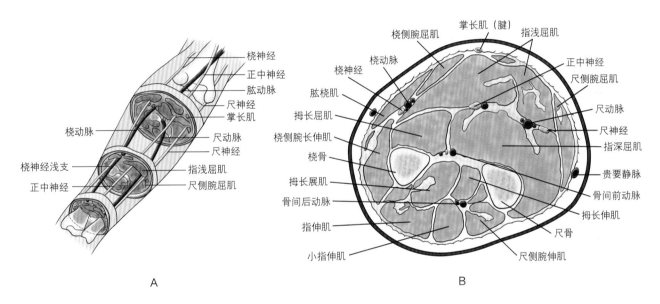

A

B

图 1-2-2 前臂断面解剖示意图

（二）前臂中部断面结构

此段的结构较典型，桡骨、尺骨间膜和内、外侧肌间隔分隔得比较清晰。在前区格内肌肉可概略地分为3层：浅层有5块浅屈肌，由外而内是肱桡肌、旋前圆肌、桡侧腕屈肌、掌长肌和尺侧腕屈肌；中层为指浅屈肌；深层为拇长屈肌和指深屈肌。主要神经血管束有3束：外侧的桡神经血管束位于肱桡肌深面，包含1条桡动脉、2条伴行静脉和桡神经浅支，血管与神经已紧靠在一起；内侧是尺神经血管束，深面为指深屈肌；前部的浅面为指浅屈肌。中间的正中神经位于指浅屈肌与指深屈肌之间。骨间前神经和血管位于骨间膜前方。

在后区格内肌肉可分为2层：浅层由外而内有桡侧腕长伸肌、桡侧腕短伸肌、指伸肌、小指伸肌和尺侧腕伸肌；深层有拇长展肌、拇长伸肌和示指伸肌。神经血管束较细小，骨间后血管和神经位居深、浅两层伸肌之间。于前臂中部，在皮肤和皮下组织中较粗大的血管和皮神经有桡侧的头静脉和与其伴行的前臂外侧皮神经、尺侧的贵要静脉及与其伴行的前臂内侧皮神经，后方有前臂后皮神经。

（三）前臂下部断面结构

在前臂下部，围绕桡骨、尺骨的主要为肌腱。只有骨间膜前方，附于两骨的旋前方肌全为肌质。在前区格内的肌腱有桡侧腕屈肌腱、拇长屈肌腱、掌长肌腱、尺侧腕屈肌腱；2个指屈肌腱已开始分散成数个腱条，一般至示指的肌腱先分开。指浅屈肌腱的4个腱条排列，通常是至示指和小指的腱条在前方，至中指和环指的腱条在后方。手术可以牵动每一条肌腱，即可见到相应的手指有屈曲运动。在后区格内的肌腱有拇长展肌腱、拇短伸肌腱、桡侧腕长伸肌腱、桡侧腕短伸肌腱、拇长伸肌腱、示指伸肌腱、指伸肌腱、小指伸肌腱和尺侧腕伸肌腱9条肌腱。

在此段的血管和神经位置均较表浅。在靠近桡侧部的皮下有头静脉和桡浅神经；在深筋膜下则有桡动脉干及其2条伴行静脉。在掌侧的中部，紧靠掌长肌腱深面有正中神经干；在尺侧部，主要的神经血管束为尺神经和尺血管（1条动脉和2条伴行静脉）。

（王剑利　赵志钢）

断臂再植的适应证与禁忌证

断臂再植手术应具备一定的条件，必须掌握好适应证，才能获得较好的效果。但断臂再植的适应证不是绝对的，在决定能否进行再植手术以及手术预后时应当详细检查，慎重考虑，周密计划，不能随便放弃再植，也不能盲目进行再植，主要应考虑以下几个基本条件。

（一）伤者的全身情况

在发生创伤性肢体离断的同时，伤者身体的其他部位也常可能遭到严重损伤，例如胸部、腹部、颅脑、脊髓损伤等。如果脏器同时发生损伤，则随时可能导致生命危险。除了这些合并损伤，即使单纯的高位肢体离断，也可造成严重的创伤性休克而危及生命。因此，绝不能只顾局部而不顾整体，必须首先积极处理危及生命的并发症。在某些危及生命的情况下，有时不得不放弃肢体再植，以保全生命。

对一些病例，经抗休克和处理并发症后，全身情况可得到改善。在这种情况下，慎重认真地进行再植手术，还是可能的。

（二）离断肢体的完整性

为使肢体再植后成活并恢复较好的功能，离断肢体应具有一定的完整性。一般来说，断面比较整齐的切割伤，再植容易成功。

对于撕裂性损伤血管床部分破裂，再植效果往往比较差。但是，只要切除损伤段组织足够多，做必要的肢体缩短仍有可能再植成功。

两下肢同时离断的伤者，如一侧离断肢体的近侧条件较好、远侧粉碎、不能再植，而另一侧离断肢体的远侧完整、近侧再植条件差、原位再植预后不良时，可将尚完整的远侧肢体再植于另一侧条件较好肢体的近侧部。这种移位再植的肢体，也可以恢复较好的功能。

广泛的碾轧伤、爆炸伤以及合并严重烧伤的断肢，因其完整性已严重破坏，再植不能成功。挤压性损伤有时肢体外形尚好，但其血管床已广泛破坏，肢体远端有明显的皮下青紫淤血斑，再植很难成功。

保存断肢不可直接浸泡于低渗、高渗或凝固性消毒溶液中，否则会引起软组织特别是血管内膜的严重损伤，从而导致再植成功率降低，甚至丧失再植的可能。

（三）再植时限

肢体离断到再植重建血供恢复有一段缺血时间，若这段时间内组织细胞尚未发生不可逆变性，则再植肢体可以成活。这种离断肢体经再植后还可能成活的最长缺血时间，称为再植时限。

肢体离断后，在缺氧条件下，组织细胞开始了一种由轻到重、由量变到质变的病理演变过程。肢体中肌肉组织代谢最旺盛，对缺氧的耐受性最差，肌细胞变性速度快、程度重。一般认为，常温下肌肉对缺血的耐受时间为4～6个小时，最长不超过8～10个小时。

如离断平面高，离断肢体内肌肉组织丰富，对缺血、缺氧耐受性差，再植时限就短；而断掌、断踝、断指（趾）等肢体远端的离断，肌肉组织很少，再植时限可适当放宽。有报告在常温下缺血20～22个小时的断掌再植成功。

在寒冷的季节或经冷藏后，再植时限可适当放宽；相反，气温高又未经冷藏，虽然肢体离断时间仅为6～8个小时，组织也可能发生严重的变性。明显超过再植时限的断肢，不宜进行再植手术。

断肢冷藏能增加其缺血耐受性，延长再植时限。但是，当离断肢体含有丰富的肌肉组织时，表面接触式冷藏效果较差，冷藏只能使再植时限稍有延长；而像断掌，所含肌肉本来就少，且因体积小、冷藏效果好，冰袋冷藏就可使其再植时限大大延长，甚至可达30小时以上。

肢体离断时间短，组织变性轻，不仅再植的成活率明显增高，而且再植后功能恢复较好。因此，对于肢体离断伤，一要及时进行有效的冷藏，二要争分夺秒地进行再植，以免延误时机。

（四）再植肢体应有一定的功能与外观

断臂再植的目的不仅是要让肢体成活，更重要的是恢复其功能和保持一定的外观。如估计再植后功能不能恢复或严重影响外观，则不宜再植。如下肢再植，若短缩太多，即使成活，也不能负重行走，还给安装假肢带来困难，这种情况就不宜再植。

与下肢相比，上肢的主要功能在于手的提、捏、持物等，而且上肢的假肢功能还不够理想，因此在考虑上肢再植指征时应持积极观点。在一些碾轧性断臂或挤压伤断臂，可以在切除较长毁损组织、短缩肢体后进行再植，也可恢复一定的功能。

有些上臂或肩部撕裂离断者，臂丛神经在较高部位伤断，甚至从椎间孔中撕脱，这种神经损伤目前尚缺乏有效的修复方法。再植肢体即使成活，由于失去感觉和运动功能，也将成为赘物，故不宜再植。但对于那些能通过二期显微外科手术重建肢体功能的断臂，可以考虑再植手术。

（王剑利　赵志钢）

第四节
断臂的急救处理与术前准备

一、断臂的急救处理

断臂后的急救处理应当做到分秒必争，争取在最短时间内将伤者和断臂运送到能进行再植的医院，尽快恢复肢体的血液循环。

（一）现场急救

不论在战场、野外、街道，还是在车间，应将伤者和断臂简单而有效地进行包扎、止血，尽快送到有条件进行再植手术的医院。如伤肢被机器卷入，应当即刻停机，把机器拆开，将肢体取出。切不可用倒转机器的方法取出肢体，以防肢体再次遭受损伤。

断臂的近侧端应用清洁敷料加压包扎，最好不用止血带。对必须使用止血带者，应每小时放松止血带1次。放松时用手指压住近心侧的动脉主干，以减少出血。对于大部分离断的肢体，在运送前应当用夹板固定伤肢，以免在运送时再度损伤。

离断下来的肢体，其断面也应以清洁敷料包扎，以减少污染。若离医院较远，运送时应尽可能用速度最快的交通工具，并设法将离断肢体冷藏保存。切忌将肢体浸泡在任何液体中，包括生理盐水。临床证实，用液体浸泡的断臂，再植成活率明显降低。冷藏时也不可使冰块直接接触肢体，以免引起冻伤。可将断臂置于塑料袋内密封，再置于垫有4～5层纱布的冰块上。

若伤者有严重休克，运送前首先应及时处理休克，防止运送途中发生生命危险。

（二）急诊室处理

伤者进入急诊室后，应迅速了解其受伤经历，根据病史和检查结果作出较准确的估计。如伤者无严重休克或危及生命的合并伤，应立即将伤肢和离断的肢体一起拍摄X线片，并立即送手术室准备手术。

如发现伤者有严重合并伤而危及生命时，应首先处理合并伤。与此同时，可将离断的肢体先送手术室，经过洗刷、消毒，以12.5U/ml肝素生理盐水灌注冲洗血管床后，用无菌巾将其包好，保存在2~4℃冰箱中备用。

伤者到达急诊室后，应立即输液，备好适量同型血，并迅速通知手术室和有关医生，做好手术前准备。

二、术前准备

（一）手术室的准备和麻醉

1. 手术室的准备　当接到断臂再植手术通知单后，手术室工作人员必须密切协作，迅速布置手术室，备齐手术用物。手术室应铺设三个无菌的手术桌：一置离断臂体，一置清创器械，一置再植手术器械。断臂再植手术的清创器械应与再植手术器械分开，避免污染。

2. 麻醉　根据伤者的不同情况和部位，可选用不同的麻醉方法。硬脊膜外阻滞麻醉是当前常用的麻醉方法。上、下肢手术均可采用连续高位硬膜外麻醉。这种麻醉对全身血液循环和呼吸系统影响小，可以根据手术需要任意延长麻醉时间，并且伤者在手术时能保持着清醒状态，是常选用的麻醉方法。对于合并颈部或胸腹部损伤的伤者，一般还是以气管插管全身麻醉为宜。

（二）清创

清创不仅是重要的手术步骤，也是对离断肢体各部分组织创伤情况进一步全面了解的过程。这对于决定再植手术计划是极其重要的。因此，清创时要舍得花费一定的时间，既要进行彻底的清创，又要详细了解和判断伤情，为是否再植打下基础。

1. 一般清创处理（图1-4-1）

（1）洗刷：先用无菌肥皂水和消毒毛刷洗刷离断肢体的两断段，其范围应当距断端20cm，并用大量等渗盐水冲洗。应反复洗刷3次，每次2~3分钟。

（2）泡洗：洗刷后将患肢两断段浸泡在1∶2000的洗必泰液中，泡洗2~3分钟，消灭患肢两断段的细菌。

（3）创面清创：进行术野消毒，铺无菌巾，最好分2个手术组进行清创，可缩短时间。一组处理离断肢体的近段，另一组处理离断肢体的远段。在清创过程中，两组医生应将创面的各部分组织创伤情况、切除的长度及时互通，以利于再植手术过程中进一步调整手术方案。

1）断臂近侧端清创：根据组织的断面是否出血及组织的形态、色泽等，判断组织的成活情况，决定取舍。清创必须有顺序，按组织的层次，从外向里、由浅到深地逐层进行修剪，切割被污染的、无生机的组织。由一点开始，环形地、片状地、像卷地毯似的，一点不遗漏地切除一层，将损伤、污染较严重的创面，变成相对清洁、整齐的像刀割伤的创面，如此才能达到有效清创的目的。在断端创面逐层清创的过程中，要注意皮下或肌肉间的血管和神经，找出主要的血管和神经，剪除已被污染的薄层周围筋膜和断端，有时较深的断端回缩，应切开组织，待解剖面清楚后再切除断面。用黑色丝线结扎血管和神经断端作为标志，以便再植时寻找。

污染严重的骨关节断端，应当用咬骨钳咬去一部分，露出新鲜的断面；未完全离断的骨骼片如果污染不明显，仍应保留，不可轻易丢弃。

对于大部分离断的肢体，虽然相连接的软组织不多，只要还有生机，仍要注意保留，因为这些软组织中的毛细血管和淋巴管对肢体的成活有益。

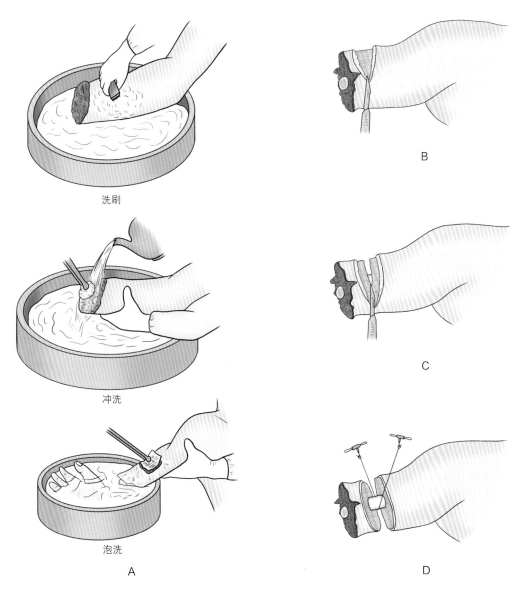

图1-4-1 清创示意图

A. 洗刷，冲洗，泡洗 B. 皮肤创面环形切除 C. 肌层创面环形切除 D. 骨骼创面环形切除

2）断臂远侧端清创：由于离断肢体没有血供，所以不能从有无出血来判断组织是否有活力，应根据经验从每种组织的形态、色泽以及损伤、污染程度判断组织的去留。凡皮肤有广泛而严重的

撕脱、皮肤呈紫褐色、有皮内血肿或由于重物碾轧皮肤被压得很薄，且与皮下组织脱离者，都应视为失去活力的皮肤，应予切除。撕裂性损伤时，常伴有一长段皮肤如袖套状从离断肢体近端撕下，对这种撕脱性断臂的皮肤也可暂不切除。对于浅静脉需要保护者，待血液循环恢复之后观察该皮肤血运情况，如血运良好，可利用此皮肤遮盖伤口，予以缝合；如血运较差，应切除其皮下脂肪，修剪成中厚皮片以作植皮之用。

肌肉失去血供3～4个小时，对一般刺激的反应常较迟钝。所以，断臂远段肌肉的去留应主要根据肌肉纤维的颜色、弹性、肌腹的完整性以及肌肉内有无血肿等形态变化来判断。

肌腱的切除范围，应根据肌腱是否保持正常的光泽、腱旁膜是否完整，以及肌腱的形态来决定。形态较完整的肌腱应予保留，对不必要的肌腱应予切除，以免术后粘连。

对神经的去留问题，应在清创时细致观察判断，形态较完整的神经应尽量保留。

（4）再泡洗：创面清创之后，应再次用1∶2000的洗必泰液泡洗2～3分钟，进一步达到灭菌的目的。然后，更换手套和手术器械，铺盖无菌巾，进行再植手术。

2. 血管床的处理　较大的离断肢体一般血管较粗大，按解剖路径一般比较容易寻找。对离断臂体的血管床情况，可通过对动脉的冲洗进行判断。冲洗的目的有下列三点。

（1）判断断臂血管床的完整性：从动脉灌注12.5U/ml肝素生理盐水，如果静脉无液体流出或有肢体组织肿胀时，可能有血管床破坏，必要时切开探查血管再决定是否再植。

（2）冲洗血管腔内的积存血：经过冲洗，可以排出组织中积蓄的部分代谢产物和血管中积存的血液，减少机体对毒性物质的吸收，并提供通畅的血管床，为重建血液循环打好基础。

（3）有利于扩张血管：断臂的血管常有痉挛以及关闭的小血管和毛细血管网，经过冲洗可达到扩张血管、恢复毛细血管的回吸作用，有利于改善微循环。

冲洗方法：可选择一根次要动脉或条件较差、不准备缝接的动脉，在其断口处缝吊一针作标志。清除该动脉断口处的凝血块后，选用12～18号经过特制的或自制的平而光滑的针头插入血管腔中，再用20ml注射器缓慢注入肝素生理盐水进行冲洗。但要注意针头必须与血管纵轴方向平行，轻轻插入，推注液体的压力不要太大，应缓慢而平稳地推注，防止损伤血管内膜。如注入时无阻力，冲洗液自动脉交通支、骨髓腔和静脉断口流出，可继续冲洗，直到反流液清澈为止。冲洗量应与反流量基本相等，且不引起远端肢体肿胀，这种情况说明血管床完整通畅。若冲洗时阻力较大，静脉断口流量不多或远端肢体肿胀，说明血管床有阻塞或破裂，在这种情况下吻合血管后很容易形成血栓。

对于肌肉组织较少的腕关节以远的断臂，如果断面比较整齐，损伤不太严重，可以不进行血管冲洗，以减少对血管的刺激和损伤，同时也节省手术时间。

再植手术前，对于引起血管床不畅的因素需分别作相应处理。若急于行血管吻合术，手术后可能会发生血液循环障碍。

对断臂近侧、远侧断面处损伤血管的清创，可待准备吻合血管前再次进行。

（王剑利　赵志钢）

第五节
断臂再植的手术步骤

彻底的清创术、预防感染是再植手术成功的基础，高质量的血管吻合是断臂成活的关键，肌肉、骨骼与神经的修复是功能重建的重要保证。以下根据再植手术的顺序，分别予以具体介绍。

一、骨骼的固定

骨骼的固定是再植手术的第一步，也是软组织修复的基础。肢体离断后，由于断面处的软组织有一定程度的回缩，而清创术中必须切除无活力组织，所以骨骼相对较长，骨端超出所有组织之外，因此必须将骨骼进行一定的短缩，才能适应各种组织的修复。此时应从各种组织的缺损程度综合考虑，例如血管、神经的长度以在吻合后无张力为宜，而肌肉、肌腱以及皮肤覆盖等则需要有一定的张力，为此在进行骨骼内固定前要根据各种组织的情况，估计好骨骼短缩的合适长度。

然而，上述各种组织以何种组织为依据进行骨骼短缩呢？根据我们的经验，应考虑的组织依次为肌肉和神经，然后为血管和皮肤。进行骨骼短缩时先剥离适当范围的骨膜，待骨端切除后，将骨膜袖覆盖在骨连接处，有助于骨愈合。但是，骨骼短缩的范围上、下肢不同，上肢的功能主要是手部和臂部的灵活操作，即使上、下臂骨骼短缩得较多，只要手部能恢复部分功能，再植肢体也比假肢要灵活和实用。然而，如果下肢短缩超过 6cm，不仅影响负重和行走，而且妨碍安装假肢，因而在这种情况下再植下肢无意义。在小儿则例外，因小儿处于发育期间，根据其下肢短缩的情况行骨骺阻滞术或骨骼延长术，可适当矫正两侧下肢不等长的情况。

有些离断肢体经过关节，关节软骨有一定程度的损伤；有些离断肢体一侧的关节软骨相对完好，而另一侧有损伤，均不宜做骨骼短缩，应尽量保留关节，再植手术后仍可以恢复一些关节功能。当关节离断部有关节面严重损伤、无法保留关节功能时，只能做骨骼短缩，行关节融合术。

在断臂再植手术中，骨骼内固定的要求是简便迅速，稳固省时。如果是经过骨干的离断，可将两个骨端咬成相对的阶梯形，用1~2枚螺丝钉贯穿固定，也可采用不同形式的髓内针固定。如果是经过骨干骺端的离断，可将一端骨干插入干骺端内，并用1枚螺丝钉贯穿固定，或用不锈钢针作交叉固定以及钢板内固定均可（图1-5-1）。骨骼固定后如果有骨缺损，可选择植入一些没有污染的碎骨片、人造骨等，以促进骨愈合。

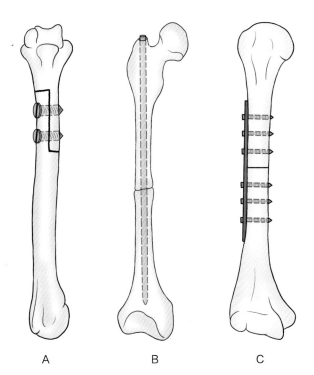

图1-5-1 **骨骼内固定示意图**
A. Z形接骨螺丝钉内固定   B. 髓内针固定
C. 钢板内固定

A   B   C

二、血管吻合

血管吻合的质量对断臂成活起着决定性作用。为了更有把握地保证吻合的血管通畅，再植手术中必须在手术显微镜或放大镜下吻合血管。不可因血管较粗大而忽视手术显微镜和放大镜的应用，再好的视力也无法与手术显微镜相比，后者对组织（尤其是血管内膜）损伤程度的判断较好，吻合血管的质量较有保证。

（一）吻合血管前的常规处理

吻合血管前应处理好以下问题：

1. **补充全身血容量** 肢体离断的伤者常有较大量的失血，在吻合血管前必须补给足够的血容量，使收缩压维持在100mmHg以上，否则可因血管腔中充盈不足而引起血管痉挛和吻合口血栓形成。吻合血管后，离断臂体需要大量血液充盈，也会再次失血。若全身血容量不足，可导致有效循环血量迅速下降，再度出现休克。所以在放开阻断动脉的血管夹前，必须事先了解伤者的血压，并及时给予补充。

2. 血管清创 应在4～6倍的手术显微镜下进行血管清创，这样可以比较清楚地观察到血管情况。血管损伤的标志是：血管失去正常的光泽和粉红色，显示灰青色和暗红色（红线征）；或是血管失去正常的圆滑与弹性，变得松软和弯曲（缎带征）。血管周围有血肿，或在注入液体时血管壁出现膨胀；管腔中内膜有破裂或有冲洗不掉的附壁血块等。对这些有损伤征象的血管必须彻底切除，直至内膜正常后方可进行吻合。如血管长度不足以行对端吻合，可行血管移植术来修复缺损，但不可在过大的张力下勉强吻合。切忌姑息血管的长度而将有损伤的血管没有彻底剪除就勉强进行吻合。

应仔细修去距血管断口5～8mm的血管外膜，以免在缝接血管时将其带入血管腔而导致吻合口血栓形成。

对于肢体近侧离断的血管，在解剖清楚后也可采用上述方法对血管进行清创和判断。近段动脉血管通畅的标志是放松血管夹，动脉端有血液迅速喷射出来。近段静脉可用平头针注入肝素生理盐水，探查血管腔是否通畅，正常静脉在推注肝素生理盐水时无明显阻力。

3. 血管痉挛的处理 由于创伤刺激和自然控制出血的防御机制，血管在断裂时常发生痉挛。小血管管腔小，发生血管痉挛时对血流通畅率的影响更明显。小儿的血管较成人弹性强，故发生血管痉挛比成人严重。在不解除痉挛的情况下吻合血管，很容易形成血栓。因此，防治血管痉挛在断臂再植中是很重要的。

4. 血管深部软组织床的修复 在未吻合血管前，应先将血管深部软组织做必要的修复缝合。这样可减小吻合血管时的张力，并使吻合后的血管周围没有无效腔，血管不与骨和内固定物接触，以减少对血管的刺激。

（二）吻合血管前的一般计划

对于动、静脉吻合的方法、比例、吻合顺序、抗凝剂的应用等，应根据具体情况周密计划。

1. 动、静脉的比例 肢体的静脉回流不足是导致再植手术后肢体肿胀的主要原因。动、静脉的比例应在1∶1.5以上，以保证血液循环的平衡。笔者主张尽量多地吻合血管，无论是动脉还是静脉，凡是可供吻合的血管都宜进行吻合，以便再植肢体获得更多血供。

2. 深、浅静脉的比例 手、足部静脉血的流向主要是从深静脉流入浅静脉，而腕关节和踝关节附近静脉血的流向是由浅入深且不易反流，所以在腕关节或踝关节水平的离断，主要是吻合浅静脉。若单纯吻合深静脉，常会引起浅静脉淤血，严重者可发生皮肤淤血性坏死。在腕关节或踝关节以近的肢体再植时，必须吻合1～2条深静脉。若深静脉不能对端吻合时，也可将远段的深静脉与浅静脉作对端吻合或端侧吻合，或行血管移植。

3. 动、静脉的吻合顺序 一般情况下，以先吻合静脉、后吻合动脉为宜。个别缺血时间较长的情况，为了使肢体尽快得到血供，也可先吻合一根动脉和静脉，放开血管夹，在通血的情况下再吻合其他静脉。

（三）血管缺损的处理

对直径大于2mm的血管，如果缺损不超过2cm且在关节附近，则可凭借关节的屈曲，适当地向两端游离，进行对端吻合。过长的血管缺损须作血管交叉吻合，或采用自体小动脉、静脉移植修复。新鲜的自体静脉是理想的血管移植材料，吻合后通畅率高，不破坏肢体的血液循环，故临床上多采用自体静脉移植。

血管吻合或移植后，其周围须有血供良好的软组织床及皮肤覆盖，否则吻合口或移植血管易发生变性。一般在4～5天内出现血栓形成，甚至坏死、脱落而引起晚期出血。

（四）血液循环恢复的征象

血管吻合后松去血管夹，若出现下列征象则说明血液循环重建良好。

1. 吻合的动脉和静脉充盈良好。

2. 再植肢体远端有动脉搏动。

3. 再植肢体皮肤红润，毛细血管充盈时间不超过2秒。

4. 再植肢体的皮肤温度逐渐上升，接近正常。

5. 吻合的小静脉端出血旺盛。对血供有怀疑时，可以在指端以粗针刺一小口，出血旺盛者，则表明动脉供血是良好的。

血管吻合后出现动脉供血不足的危象，常可能是血管痉挛或血栓形成，可用2%利多卡因溶液湿敷，或静脉推注3%的罂粟碱1/2支或1/3支。如经上述处理后血液循环仍未改善，则需切除吻合口再重新吻合或行血管移植术。

三、肌肉与肌腱的修复

肌肉和肌腱的早期恢复有利于关节主动功能锻炼，可预防关节粘连和挛缩，有助于加速肢体功能的恢复，特别是对上肢与手部的功能恢复更为重要。另外，早期修复肌肉还有助于保护骨折处，可尽快建立血液循环，促进其愈合。

（一）早期应选择修复的肌肉

可参照如下离断部位修复相应的肌肉：

1. **掌骨平面的离断**　在掌侧应修复大小鱼际肌、拇长屈肌腱、指深屈肌腱；在背侧应修复拇长伸肌腱和指总伸肌腱。

2. **腕部或前臂下1/3的离断**　在掌侧应修复拇长屈肌腱、指深屈肌腱的远侧与指浅屈肌腱的近侧；在背侧应修复拇长伸肌腱、桡侧腕长伸肌腱、桡侧腕短伸肌腱及指总伸肌腱。

3. **前臂中、上1/3的离断**　主要是肌腹的离断，应缝合掌侧屈肌群的肌腱与肌腹，以及背侧的腕、指伸肌群。

4. **肘部及上臂中、下1/3的离断**　在屈侧应缝合肱二头肌，在伸侧应缝合肱三头肌。

下肢功能主要是负重，所以对于肌肉与肌腱的修复要求不如上肢高，但是主要的伸、屈肌群必须修复。

（二）肌肉和肌腱的缝合方法

应根据离断部位不同情况，选择适宜的缝合方法，如内翻缝合法、编织缝合法、扣眼缝合法、凯斯勒缝合法（即Kessler缝合法）、津下套圈缝合法（即Tsuge缝合法）等（图1-5-2）。

肌腹的离断一般用丝线作褥式缝合。由深层向浅层逐层缝合，每一针应包括离断边缘的肌膜与筋膜。对于较粗大的肌腹，除缝合断肌边缘一圈外，应在中心加缝几针，以免形成肌肉内血肿和空腔。

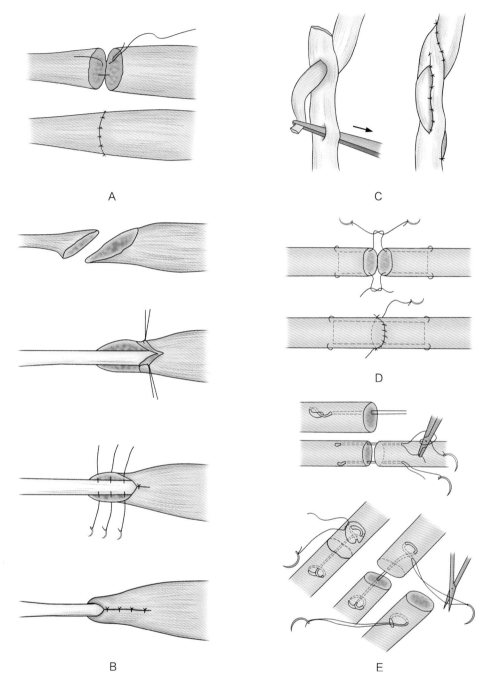

A

C

B

D

E

图 1-5-2 肌肉和肌腱缝合方法示意图

A. 内翻缝合法，用于肌腹直接缝合　B. 编织缝合法，用于粗细不等的肌腱或者肌腱与肌腹缝合　C. 扣眼缝合法，可用于一条与多条肌腱缝合　D. Kessler 缝合法，为肌腱断端缝合的常用方法　E. Tsuge缝合法，为肌腱断端缝合的常用方法

肌腱的断裂一般采用2-0～3-0号锦纶丝线行对端缝合或∞形对端缝合。对粗细不一的肌腱离断，可采用鱼口式缝合。肌腱与肌腹交界处断裂的修复是比较困难的，因为肌腱组织韧而细，而肌腹组织脆而粗，缝合时应先将远端肌腱缝吊1～2针在肌腹中，再把肌腹包裹在该肌腱上，用间断褥式缝合法缝合数针。

尽量避免把肌腱断端缝合在一个平面，应相互错开缝合，以防止术后粘连。

四、神经的修复

（一）争取一期修复神经

一般应争取在再植手术时一期修复神经。早期修复神经不仅解剖显露清楚，而且可借助骨骼短缩、关节屈曲、神经移位等，使神经在无张力下进行良好的对端缝合，此时作神经改道也较晚期修复方便。有时神经断裂不在离断的平面，而是从近处抽出，如果该神经没有严重的挫伤，经过清创切除后断端的神经束历历在目，则可在神经离断的相应部位另做切口，将抽出的神经通过皮下隧道拉回神经离断部位进行对端缝合，也可获得较好的功能恢复。但对于严重撕裂伤所致的肢体断裂，神经挫伤严重、不易确定切除的长度、不宜进行早期修复者，可将神经两端扎黑线做标记，固定于适当的部位，准备二期修复。

上肢的主要神经（如臂丛神经、正中神经、尺神经、桡神经、肌皮神经和指总神经）以及下肢的主要神经（如坐骨神经、股神经、胫后神经、腓总神经、跖内侧神经和跖外侧神经），应尽可能一期修复。一般不影响肢端感觉的皮神经，包括桡神经浅支、隐神经等，如有困难可以不缝合。

总之，神经的初期缝合对再植肢体的功能早期恢复有利，但必须根据具体情况来决定。肢体离断平面越高、伤者的年龄越大、神经修复的时间越晚，则神经功能的恢复也越困难。

（二）神经缝合

术中将神经两断端解剖分离清楚后，以锋利的刮胡须刀片切除碾伤的神经断端，直至神经纤维束清晰可见。对于粗大神经断面处的活跃出血点，应予结扎。

周围神经多由混合神经纤维组成，在缝合时应对合准确，避免扭转，以免将感觉神经和运动神经纤维交叉对接而影响功能的恢复。一般可根据神经断面的内部结构及形态，包括纤维束粗细情况、神经营养血管的位置及神经纤维的方向和分支情况来判断、对合。

（三）神经缝合应无张力

在较大的张力下缝合神经可导致神经内的微循环障碍，同时神经纤维受到牵拉会引起纤维化，甚至缝合的神经纤维尚能对合，而没有缝合的神经纤维可能回缩而增大空隙，以致影响神经的再生、传导功能的恢复。因此，无张力缝合神经是公认的原则。王成琪采用以下几种方法：

1. 减张缝合固定　在缝合神经之前，先将神经周围的筋膜缝合1～2针减张线，从而使神经断端缝合处无张力（图1-5-3）。

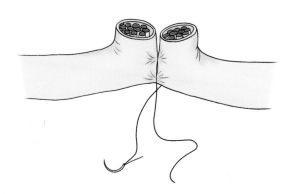

图1-5-3　神经减张缝合示意图

2. 关节屈曲减张 关节屈曲一定的角度（不宜超过一定限度），虽然对关节功能无影响，但可以解决关节附近神经缺损3～4cm长度的问题。如腕关节屈曲不超过30°、肘关节和膝关节屈曲不超过90°的范围是适宜的。

3. 神经移位减张 如上臂离断而桡神经缺损，可将其移位至肱骨前方缝合，常可得到3～4cm的长度代偿。肘部离断而尺神经缺损者，可将其置于肱骨内上髁的前方缝合。正中神经缺损者，也可将旋前圆肌的浅头切断，前移至更浅的位置，从而达到减张缝合的目的。

4. 神经转移或神经移植术 采用上述方法不能解决的神经缺损可转移附近的神经来修复，神经缺损范围较大的只能采用神经移植术。可采用对肢体感觉影响不大的皮神经（如前臂内侧皮神经、小腿隐神经、腓肠神经或股外侧皮神经等）进行神经束间移植，也可考虑电缆式神经移植修复。神经移植后的功能恢复，尤其是运动功能只能达到50%～60%的程度，效果总不如神经对端缝合好。

神经缝合应在手术显微镜下进行，采用9-0～10-0连针尼龙线进行神经外膜、神经束膜以及神经外膜束膜缝合，术中根据神经束的大小、位置、形态等进行缝合，对合要准确（图1-5-4，图1-5-5）。

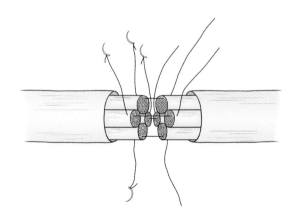

图1-5-4 神经束膜缝合示意图

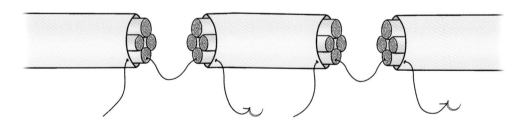

图1-5-5 神经外膜束膜缝合示意图

五、皮肤覆盖

早期良好的皮肤覆盖不仅有助于肢体成活、预防感染、减少瘢痕，还为后期的修复手术创造了良好的条件。缝合时皮肤应无张力，切勿过紧而压迫静脉，影响血液回流。

不同性质的肢体离断再植，缝合皮肤方法也各不相同。如整齐的切割伤，皮肤伤口通常环绕肢体一圈，为了预防后期的环状瘢痕挛缩，常规做几个斜行小切口，与原伤口成60°角，再将皮肤与皮下组织掀起，作Z形皮瓣整形缝合。挤压性断臂皮肤的损伤通常是不整齐的，有时需要做皮瓣移植或皮片植皮。例如汽车轮胎、火车车轮等碾压性损伤造成的完全或大部离断，常有大块皮肤缺损，常需要采用吻合血管的皮瓣移植来覆盖创面。

在缝合皮肤之前，应在各个筋膜间隙内放置橡皮片引流条。由于再植术后多数被切断的小动脉、小静脉和淋巴管无法吻合，有些无法彻底结扎者术后常有渗血和积液，可使组织内压力增高，或形成积液与血肿而影响静脉回流，及时引流可避免一些并发症。

六、术后包扎与固定

再植手术完成后，患肢用无菌纱布包扎，松紧适中，并外露指端以观察血运。

外用石膏托固定保护。对于一般上肢的离断，如骨骼内固定良好，只需一个上肢的石膏托固定即可，并保持肘关节打开成130°、腕关节背屈成15°，手部的关节应置于功能位。对于肩锁关节的离断，宜用外展架与石膏托固定。对于经过股骨的离断，可采用髓内针、钢板、外固定支架等固定。对于小腿部断离，一般应用钢板、外展架等固定，然后置于石膏托或托马斯（Thomas）夹板上，便于观察血液循环。

（王剑利　赵志钢）

断臂再植的术后处理

（一）再植肢体肿胀的处理

再植肢体出现一般性的肿胀是创伤性的反应，1周左右即可消失；而较严重的进行性肿胀常是威胁肢体成活的重要因素之一，必须及时处理。肢体的肿胀必然压迫静脉和毛细血管，造成静脉回流受阻和微循环障碍，自此而形成肿胀进行性加重的恶性循环。当肿胀达到一定程度后，再植肢体间隙内的压力与小动脉压相等时，血液循环停止。所以，肢体再植术中应注意预防肿胀，术后应密切注意肿胀的发展，及时找出原因并作相应的处理，以阻断这种恶性循环的发展。

再植肢体肿胀的原因有下列几点：

1. **静脉回流不足**　常包括血管本身因素和血管外因素。血管本身因素常见的有以下几种：静脉吻合数量不足、吻合口狭窄、静脉痉挛、血栓形成、血管扭曲、血肿或血痂压迫等；血管外因素可包括筋膜边缘、关节附近的筋膜支持带压迫，以及皮肤缝合过紧、血肿、肌肉肿胀、缝线的存在、石膏过紧压迫等引起的静脉回流障碍。

2. **清创不彻底**　断面有坏死的部分组织残留，引起周围组织的炎性反应等。

3. **血肿压迫**　再植肢体断面有未结扎的细小动、静脉，重建血液循环后引起出血，形成血肿而压迫血管；或断面修复不严密留有无效腔，渗血、淤积而压迫血管。

4. **再植肢体损伤严重**　离断肢体缺血时间过长、组织损伤严重等，可造成组织不同程度的变性、渗出，甚至部分组织坏死等，这种变性必然造成相应的细胞肿胀和组织间隙的严重水肿，进而妨碍血液循环，形成恶性循环，导致肢体严重肿胀。

5. **其他原因**　局部创面感染、动脉与静脉缝接错误、体位不当、淋巴回流障碍等，均可引起再植肢体肿胀。

临床上可根据皮肤的皱纹、肢体外形与周径的改变，以及两定点间表面距离增加的速度来判定再植肢体的肿胀程度。

在断臂再植手术过程中，如能注意到以上因素并采取相应措施，预防或减轻再植肢体肿胀是可能的，例如高质量地吻合血管，尽量多地吻合动、静脉，彻底有效地清创，细致地结扎出血点，消灭无效腔，注意引流等。如这些措施运用得当，手术后肢体肿胀就比较轻，血液循环状况就会比较稳定。

对于一些损伤比较严重、缺血时间较长的病例，估计手术后可能发生肢体肿胀时，应做预防性深筋膜切开减压术，同时采用高压氧、补充白蛋白、静脉滴注能量合剂等治疗措施，可以较快地改善局部微循环，有效地防止或减轻肢体的肿胀。

（二）再植后伤口感染的处理

肢体离断是一种严重的开放性损伤，伤口常有较严重的污染，并且创面存有损伤而失活的组织，在这种条件下细菌往往迅速繁殖而导致感染。伤口一旦感染，不仅严重影响肢体的成活，而且严重威胁患者的生命，因此必须认真对待，积极处理。伤口感染可引起血管壁坏死、血栓形成、血管破裂出血，导致手术失败，严重者还会引起败血症，危及患者生命。

一旦有感染症状，应按照正确的外科抗感染治疗原则，对局部伤口进行充分的引流，消除坏死组织，采用抗生素局部湿敷。经过细菌培养和药敏试验后，及时调整和应用敏感抗生素。注意全身支持治疗，必要时可多次少量输入新鲜血液或血浆、白蛋白等。

（三）术后的抗凝处理

断臂再植是否采用抗凝治疗，应视具体情况而定。一般认为，再植手术保持吻合的小血管通畅的关键在于仔细而精确的缝合技术，而各种抗凝剂只能起一些辅助作用，并不能提高血管的通畅率，有时还会因解痉抗凝剂的作用而引起一些并发症，如鼻出血、尿血、月经过多等，也可引起局部出血而形成血肿，压迫血管而造成循环障碍。特别是对于合并胸腹部及颅脑损伤者，以及患有溃疡病、食管静脉曲张等的患者，用抗凝治疗有潜在的大出血风险。因此，对血管条件较好的断臂，在再植过程中一般不需要应用肝素和双香豆素之类的抗凝剂进行全身性的抗凝治疗，可以常规应用6%低分子右旋糖酐、小剂量的阿司匹林、罂粟碱以及妥拉苏林等比较温和的解痉抗凝药物。小剂量的阿司匹林具有一定的抗凝作用，能减少血液中血小板的黏附和积聚，降低血细胞的汇集，从而改善微循环，成人剂量为每次0.25g，一天3次，口服。

对于血管条件较差或吻合后反复血栓形成或做血管移植者，在局部严密止血后又无全身其他禁忌证的情况下，术后可适当应用小剂量的肝素等抗凝治疗。肝素应用的方法，一般按每6～8小时每千克体重给药1mg计算，静脉连续滴注，维持凝血时间在15～20分钟，但必须定时监测出、凝血时间和凝血酶原。

（四）高压氧治疗

高压氧的作用主要是能提高血浆中物理溶氧量，在3个标准大气压下可比常压下增加22倍。组织摄氧仅限于物理状态溶解的氧，而氧合血红蛋白必须通过还原作用释放氧气于血浆内才能被组织摄取。高压氧可使细胞得到充分的氧供应，使钠泵恢复运转，水肿逐渐消退，组织细胞的微循环得到改善。因此，在断臂再植手术后如出现下述情况，可以应用高压氧治疗：①断臂缺血时间较长（10小时以上）。②再植术后出现血液循环障碍。③再植术后发生血液循环障碍，经手术探查后重新恢复血液循环者。

以上情况并非绝对，应根据离断平面高低、缺血时间长短、周围环境温度、断臂的临床表现及高压氧舱的条件等来决定。在高压氧治疗过程中配合应用白蛋白、能量合剂及低分子右旋糖酐等，收效可更好。

（王剑利 赵志钢）

断臂再植的并发症与处理

断臂再植手术不仅要重视手术质量，还要重视手术后的观察与处理，这是断臂再植手术成功的两个重要环节，因此必须充分重视手术后的观察与处理。

术后除了继续观察可能存在的颅脑、脊髓、胸部和腹部的重要脏器的合并损伤外，应对断臂再植术后一些重要并发症有及时的观察、充分的认识，发现问题及时处理，这是保证再植成功的重要环节。

（一）血容量不足

断臂伤者因创伤失血、长时间手术、血液循环恢复后肢体灌注及术后创面有不可避免的渗血等原因，随时可能出现血容量不足，从而导致失血性休克。由于血压下降，周围血管痉挛可引起血流变慢，血管吻合口容易形成血栓，导致再植手术失败，因此必须密切观察血压、脉搏的变化，及时有效地输血、输液，使收缩压维持在100mmHg以上。由于升压药物会造成周围血管收缩和痉挛，容易导致再植肢体和肾脏等器官缺血和吻合血管血栓形成，加重再植肢体组织缺氧，并增加急性肾功能不全的发生概率，因此应尽可能不用升压药物。

对于血容量情况的估计，可以用下列方法观察判断。

1. **估计失血量**　根据损伤性质、离断平面、急救措施以及是完全性离断还是大部离断伤等，可以估计失血量，并预计手术当天的输血、补液量。一般手术当天的输血、补液量为：大腿离断平均7500ml，小腿离断平均4500ml，足踝部离断平均2000ml，上臂离断平均4000ml，前臂离断平均3300ml，手腕与手掌部离断平均2100ml。

2. **观察周围循环情况**　补足血容量后，健侧肢体的手指与足趾末端温热而微红，肢端毛细血管充盈时间不超过2秒。此外，可观察锁骨上方的颈外静脉的充盈情况，如其充盈可见，则可以认为患者血容量是接近正常的。

3. 测定血浆比重　正常血浆比重为1.027，如血浆比重为1.024～1.025，则表示血容量不足。

4. 测定中心静脉压　对并发严重创伤的休克患者，测定血容量有一定的意义。低血容量性休克时中心静脉压降低，同时心排血量也减少，这是监测血容量较好的方法。

5. 检查血常规　术后应根据病情需要经常做红细胞计数、血红蛋白与红细胞比容检查，并作为补液与输血的参考。

（二）急性肾功能不全（急性肾功能衰竭）

急性肾功能不全是断臂再植术后一种严重的并发症，若处理不当，不但影响肢体成活，甚至可能危及生命。断臂再植术后引起急性肾功能不全的主要原因有：长时间的低血压、肢体的挤压伤、离断肢体缺血时间长、清创不彻底、肢体并发感染、血管收缩性升压药物的滥用等。在发病机制上多由肾缺血与肾毒素两种因素引起。

急性肾功能不全初期的主要表现为少尿（或无尿）、氮质血症、高钾血症和酸中毒。如能在术后严密观察、早期发现、及时而正确地处理，10～20天即可自愈。治疗原则包括限制水分、控制高血压、解除酸中毒和氮质血症。

急性肾功能不全的预防是很重要的，如果预防措施及时、有效，可以防止其发生，为此应注意采取以下防治措施。

1. 选择好再植的适应证　对于高位、广泛而严重的挤压伤，肢体缺血时间过长，又未经妥善处理的断肢，估计再植后可能发生急性肾功能不全时，应该及早采取预防措施，甚至放弃再植手术，以保生命安全。

2. 彻底有效的清创术　这也是预防急性肾功能不全的重要环节。对于肢体长度的保留和切除组织的多少，必须根据挤压伤的严重程度而定，既不可过多地切除有活力的组织，过度短缩肢体而影响今后的功能，也不能为了保存肢体的长度和过分"爱惜"组织，而将已经失去活力的组织予以保留。对于严重污染的骨端，应当用咬骨钳咬去；对于没有血液供应的肌肉或肌肉有严重挤压伤者，均应予以切除。否则，不但术后容易发生感染，还可能导致急性肾功能不全。即使不感染，单就严重挤压坏死组织的分解产物，也足以导致急性肾功能不全。

3. 深筋膜切开减压术　肢体离断至血管吻合重新获得血供，缺血时间超过8个小时甚至十几个小时的情况很常见，尤其是未经冷藏的情况下肢体肿胀更常见。肢体严重的肿胀将导致血液循环障碍。如能及时有效地进行深筋膜切开减压术，不仅有利于防止再植肢体肿胀而引起的筋膜间隙高压症，改善肢体组织的微循环，还可引流某些坏死分解产物、毒性代谢产物以及大量的氧自由基至体外，减轻全身尤其是肾脏的毒性损害。特别是在少尿或无尿的情况下，深筋膜切开减压引流可以代替肾脏的某些功能。

4. 逾量补液　在断臂再植过程中，对于肌肉丰富的较大肢体，离断肢体缺血时间较长、组织损伤较重，尤其是出现茶色甚至酱油色尿时即应逾量补液，促进毒素排泄。一般是按超过每天计算补液量的1/3补液，例如每天计算补液量为4000ml，可以补给5500～6000ml，有时一天可以补液达8000～9000ml，同时静脉滴注能量合剂与利尿合剂。在心、肾、脑、肺等重要器官功能良好的情况下，逾量补液能促进毒素排泄，可以保护重要器官功能，尤其是肾脏功能，预防急性肾功能不全的发生。

5. 及时发现，尽早处理 急性肾功能不全的早期表现有胃纳不佳、呕吐、呃逆、腹胀，进而出现烦躁不安、意识模糊。要严密观察，特别要注意尿量、尿色、尿常规和血生化的变化，若出现早期征象应及时处理。只要措施得当，急性肾功能不全常能早期得到控制，使病程停止或逆转，不致发展到典型的急性肾功能不全的程度。

断臂再植者并发急性肾功能不全、有指征须将再植的断臂切除时，必须特别注意手术时可能引起大量毒素突然吸收而加重病情。这种截肢手术宜在止血带控制下进行或先拆除缝线，切除已吻合的静脉，放掉部分肢体内的积血，避免毒素的重吸收。截肢的部位应选择在组织健康的平面，而且应采用开放性截肢的方法，并使创面获得良好的引流。

（三）脂肪栓塞综合征

脂肪栓塞综合征为断臂再植者较容易发生的又一种严重并发症，因此在断臂再植术的观察中也必须引起重视。创伤愈严重，脂肪栓塞发生率愈高，症状也愈严重，甚至可能发生猝死。栓塞可发生在全身各器官，但以肺、脑、肾栓塞在临床上表现最为突出。

脂肪栓塞的呼吸系统表现为咳嗽、呼吸困难和低氧血症，胸部X线片可见雪片状阴影，痰中可发现脂肪球等；神经系统表现为意识模糊，可出现谵妄、昏迷；泌尿系统表现为少尿，尿中可检出脂肪滴。此外，皮下、结膜下及眼底可发现出血点。如能及时发现、处理得当，脂肪栓塞是可以防治的。

（四）再灌注损伤

较大肢体的离断，尤其是肌肉较丰富的肢体，当吻合血管恢复血供后可引起再灌注损伤。大量无氧代谢产物和分解代谢产物，尤其是氧自由基，可导致重要器官组织的破坏。首先引起血管内膜损害，造成微循环障碍，从而导致重要器官组织的破坏。这是断臂再植较严重的并发症，必须引起高度重视，要严密观察，及时采取有效的防治措施。对这类患者应定时抽血，测定超氧化物歧化酶（superoxide dismutase，SOD）和谷胱甘肽过氧化物酶（glutathione peroxidase，GSH-Px）的含量。断臂再植手术后超氧化物歧化酶和谷胱甘肽过氧化物酶明显降低，同时伴有丙二醛（malondi-aldehyde，MDA）升高时，说明已经发生了再灌注介导现象。再灌注损伤一般发生在手术后3～72小时内，应迅速采取清除氧自由基的抗氧化治疗，例如应用地塞米松、超氧化物歧化酶、维生素C、维生素E、半胱氨酸、酪氨酸、微量元素，静脉滴注甘露醇等，只要处理及时、得当，不但能够保全再植的肢体，而且能减轻对机体的损害而保全生命。

（王剑利　赵志钢）

第八节

断臂再植术后的康复治疗与功能评定

断臂再植的目的不只是离断肢体成活，更重要的是恢复肢体的功能和外观。为此，除了精细的手术外，还必须进行一系列的康复治疗，才能达到理想的效果。这不仅要求再植手术时须注意每一个环节的功能重建，其中主要的有彻底的清创手术、优良的再植手术、合理的修复手术等，还要有适当的术后处理和良好的康复措施。

一、断臂再植术后的康复治疗

（一）应分阶段进行功能康复

1. 伤口愈合和肢体成活阶段　术后的最初1～3周为静养期，应保持再植肢体的稳定，避免各种不利的刺激，以促进各种组织修复，保证肢体成活。在这个阶段要用适宜的外固定，防止血管、神经和肌腱等受到牵拉、碰撞等损伤。注意改善血液循环，促进肿胀消退，促进伤口愈合。

2. 训练阶段　术后4～5周，再植肢体已成活，此时可以开始进行康复治疗。在专业医生的指导下进行循序渐进、缓慢而柔和的关节被动活动和主动活动，从而达到改善微循环，促进各种组织修复、恢复感觉和运动功能的目的。早期可在专职康复人员或医务人员的指导下进行，必须坚持循序渐进的原则，缓慢而柔和地进行主动和被动的关节活动，轻柔地进行肢体按摩（由主体的远端向近心端按摩）；也可利用一些器械和支具辅助锻炼，例如可同时采用理疗、中药熏洗，以及皮球、泡沫塑料等支具进行辅助锻炼等，效果更好。

术后2～3个月一般已达到基本骨性愈合，可进行加强关节运动的锻炼。神经功能的恢复取决于神经伤断的部位与感受器的距离，距离短则恢复得快，距离长则恢复得慢。感觉功能的完全恢复有时需要几个月，甚至更长。再植肢体在神经功能恢复之前，由于没有感觉，在采用物理治疗时应防止灼伤和外伤。

（二）心理治疗

虽然再植手术已获成功，但是肢体离断对伤者是非常恐怖的经历。此外，再植后肢体外形的不足和部分功能与美观的丧失，不可避免地在伤者心中留下阴影。伤者的心理平衡需要一段较长时间的调整，才能真正接受现实中的这些变化，正确对待、积极配合治疗才能获得较好的效果。功能康复在很大程度上受伤者精神和意志状态的影响，医务人员和家属都应当以积极的姿态，促使伤者多想"留下了什么，应做些什么"，而不是沉浸在"失去了什么，遗憾终生"的痛苦之中。

（三）职业训练

肢体再植成功后，可根据伤者的职业特点，采取一些特殊的功能锻炼方法，鼓励其早日康复，尽早返回原工作岗位。这不但有利于肢体功能的康复，而且可以帮助伤者恢复良好的精神状态。

二、断臂再植的后期处理

（一）再植肢体功能检查

再植肢体功能检查的目的是进一步了解再植肢体功能恢复情况和发展趋势，判断是否需要后期功能重建手术等。检查内容包括肢体外形、骨与关节的功能、神经恢复情况、血液循环情况及肢体综合功能等。

1. 肢体外形　应对肢体长度和周径进行测量，并与健侧肢体在相同姿势下的测量数值进行对比，以观察肌肉萎缩、瘢痕挛缩以及畸形的表现。

2. 骨与关节的功能　检查骨折的愈合情况，有无畸形愈合、骨不连或延迟愈合。测定肢体各关节活动度，再植肢体的各关节的主动活动度和被动活动度均应分别列表记录，并适时进行处理。

3. 神经恢复情况　注意检查痛觉、触觉、关节位置觉、实体觉及两点分辨觉，其中两点分辨觉具有一定的定量意义。正常手指端两点分辨觉小于6mm，手掌和足底小于20mm，手背和足背小于30mm。测定再植肢体的两点分辨觉数值可估计其神经恢复的程度。神经干叩击试验（即Tinel征）可了解神经是否获得再生与神经再生的速度。此外，还应注意测定再植肢体的肌力，必要时可给予肌电图检查。肌力的恢复是神经再生的重要标志。神经营养的恢复表现为皮肤汗腺的分泌，一般皮肤出汗较感觉恢复为早，可应用碘淀粉试验或茚三酮试验测定。

4. 肢体综合功能　肢体再植手术的最终目的是恢复再植肢体的综合功能，即患者能进行日常生活的各项操作，如穿衣、盥洗、进餐、负重行走、使用工具、书写、编织等。此外，如文娱体育活动也应是再植肢体综合功能的必要检查项目之一。

（二）后期功能重建

1. 骨骼的后期修复　肢体再植术后，如果4～5个月仍有骨不连或骨缺损，应适时处理，以便及早进行功能锻炼。引起骨缺损或骨不连的原因有：①创伤严重，骨断端粉碎，清创时又无法将这些碎片整复，故缺损较大，在再植手术时不宜立即进行植骨；②骨断端固定不良；③软组织缺损，骨端外露；④过早地去除外固定，试图过早行走或进行功能锻炼；⑤局部血液循环不良。

（1）骨不连的治疗：再植术后4～5个月骨断端仍不愈合时，应按骨不连进行处理。切除两端硬化骨质，打通髓腔，根据不同部位选用带血供的骨块、骨膜瓣植骨，滑槽式移行植骨、骨膜和松质骨片移植或人造骨植入等也可采用。

（2）骨缺损的修补：可切取带血供的、形态和长度合适的自体骨骼块，紧密镶嵌于缺损之处，效果较好。在关节平面的骨缺损，如局部软组织许可，也可采用关节成形术，以恢复缺失的关节功能。

（3）下肢不等长的矫正：在骨支架重建时，根据软组织的创伤程度，骨端需要进行相应的缩短。上肢离断者，多数不会有严重的影响，只要腕、手和各关节功能正常，短缩的肢体就可以恢复较好的功能。下肢如骨骼短缩的长度少于4cm，则可由骨盆倾斜与穿垫高鞋跟的矫形鞋来代偿与矫正；如骨骼缺失、短缩过多，超过6cm，则难以用上述方法矫正，必要时可以采用健侧下肢骨短缩或患肢骨延长术予以矫正。对于儿童，由于骨骺发育尚未完成，可予健侧股骨下端与胫骨上端干骺端延长术，矫正其短缩的长度。

2. 肌肉与肌腱的后期修复　肌肉与肌腱的后期修复方法有如下几种。

（1）肌腱松解术：创伤性离断的肌肉和肌腱多在同一平面断裂，再植修复时很难避免重叠在一起，日后常发生相互之间或与周围软组织瘢痕粘连。经理疗和锻炼后仍不能消除者，应在手术后的2～3个月内行粘连松解术。

（2）肌腱移植术：肢体再植时，由于肌腱缺损较多不能一期修复，可在再植手术后的3～4个月内行游离肌腱移植。移植的肌腱可取自掌长肌腱、跖肌腱或足背的趾总伸肌腱。切取肌腱时应注意保留腱旁膜的完整性。

（3）肌腱转移术：对合适的病例采用肌腱转移，可代偿不能修复的肌肉与肌腱的功能。不论造成肌力缺损的原因是肌肉已被切除，还是由于神经的损伤不能恢复，均可采用肌腱转移术。术前应详细检查各组肌力，对不同病例应按具体情况设计转移方法。

（4）肌肉转移术：对于离断的肢体，肌肉缺损较多或已失去神经支配的肌肉，可以采用健康的肌肉转移术恢复功能。如肱二头肌或肱三头肌缺损，可以应用胸大肌或背阔肌的外侧部分转移，来代偿屈伸肘的功能。

（5）带血管神经的肌肉移植或综合组织移植：如果离断的肢体神经、肌肉均缺损较多，上述方法不能恢复肌肉的功能时，可采用带血管神经的游离肌肉移植或游离综合组织移植的方法重建肌肉的功能；常用于游离的肌肉有胸大肌或背阔肌等。手术中除了吻合血管，还应将该肌肉的神经与受区的某支运动神经缝合。如果离断的肢体肌肉、肌腱以及皮肤均有较多缺损，受区创面或瘢痕较大时，可施行带血管的肌肉皮瓣或肌腱皮瓣游离移植术，同时修复多种组织缺损。

3. 神经的后期修复　根据离断的平面预计神经再生达到平面的时间，检查感觉和运动恢复的情况；如果没有达到预计的平面，应当查明原因进行处理。常采用的方法有以下几种。

（1）神经松解术：神经缝合后，由于各种组织再生过程中瘢痕形成，神经外可能形成紧缩带压迫神经或神经内形成瘢痕，都会影响神经的再生和信号传导，因此适时进行神经松解术是神经功能恢复的必要措施，若错过时机将影响神经功能恢复。

再植手术后定期进行神经干叩击试验（即Tinel征）检查，在3～4周内不向远侧推进，神经缝合处可触及较大的神经瘤等是手术探查的指征。术中可见神经被瘢痕或环状条索带带压迫，可沿神经纵轴用刮须刀片将吻合口附近0.5～1cm长的神经鞘、神经瘤的表面以及神经内的瘢痕作纵行切开，直至见到正常的神经纤维束为止。

（2）二期神经缝合术：在再植手术时因某种原因不能一期修复神经者，可将神经两断端缝扎标记线并向对侧适当牵引，以保持神经的长度，固定于软组织内。可于再植手术后2～3个月进行二期神经缝合术，以便早期恢复功能。

（3）神经缺损的修复：由于撕裂伤、挤压伤致神经缺损太多，或难以确定神经损伤的范围，可根据缺损的性质与部位选用下列手术方法进行神经修复：①神经襻移植术。这种方法可修复最长达10cm以上的神经缺损，供移位的神经必须牺牲一条功能较次要的，利用其来修复功能较主要的神经。②神经移植术。对于缺损不超过10cm，且不能用其他方法修复者，可考虑采用游离神经移植。可供移植的神经来源有前臂内侧皮神经、隐神经、腓肠神经和股外侧皮神经等，如果移植的神经太细，可切取多段并联移植。③神经交叉缝合术。由于两条神经不在同一平面断裂，如原来的神经缺损较大，不能作对端缝合，可以考虑作神经交叉缝合，牺牲一条功能次要的神经，以保证功能主要的神经获得恢复。神经交叉缝合以单纯感觉性神经或单纯运动性神经效果较好。④神经带蒂转移术。对于缺损较大的神经损伤，有时可以考虑作神经带蒂转移。例如，上臂上段的肢体离断常伴有肌皮神经损伤，可将同侧第3肋间神经或第4肋间神经转移至上臂，与肌皮神经肌支缝合，以恢复肱二头肌的功能。⑤带血管的神经移植或转移。采用带血管的桡神经浅支、腓肠神经等移植，或转移至缺损处与神经断端缝合。此方法的优点是移植神经无缺血变性过程，较一般的移植方法效果好。如为局部皮肤瘢痕，可同时游离带神经皮瓣移植。⑥运动神经的植入与运动终板再生。动物实验已经证明，凡失去神经支配的肌肉，将运动神经分成纤细的神经纤维，分散植入横纹肌纤维周围，可形成新的运动终板。因此，如果神经自肌腹抽出或神经于肌肉进入处离断时，后期可采用此方法，以恢复此肌肉的部分收缩功能。⑦神经损伤的其他处理。不能用以上方法修复的神经损伤或神经修复而未能恢复其功能者，可采用肌腱转移术代偿某些失去的肌肉功能；也可应用肌腱固定术、关节融合术及弹性支架等，使肢体关节处于功能位，可改善其部分功能。

三、断臂再植术后的功能评定

断臂再植的目的是使再植的肢体恢复一定的功能，并显得美观。再植的肢体成活不等于成功，再植的肢体如果没有感觉和运动功能，这个肢体反而会成为累赘。因此，断臂再植的功能和美观要求应达到一定的标准。断臂再植术后的功能评定标准在国内外有几种，我们结合临床实践后认为，采用下列功能评定标准较为简单实用。

Ⅰ级：再植肢体可以恢复原工作，合计关节活动度（包括再植平面近侧的一个关节）超过健侧的60%；神经功能恢复良好，肌力恢复达4～5级。不畏寒冷，外观正常。

Ⅱ级：可以恢复适当的工作，关节活动度超过健侧的40%；主要神经（如正中神经、尺神经等）恢复接近正常，并能耐受寒冷，肌力恢复达3～4级。

Ⅲ级：能满足日常生活需要，关节活动度超过健侧的30%；运动或感觉神经恢复不完全（如只有单一的正中神经或尺神经恢复，或正中神经与尺神经都恢复），肌力恢复达3级。

Ⅳ级：肢体成活，但无实用功能。

（王剑利　赵志钢）

第九节
前臂离断异位寄养再植

异位寄养再植是指某些严重损伤的断肢，由于软组织条件差，无法一期再植，可以通过寄养再植的方法保留肢体长度，恢复肢体的部分功能，将离断肢体的血管与身体其他部位血管吻合而寄养成活后再二期回植的方法。

异位寄养再植适用于肢体完全离断，但伴有全身严重损伤急需抢救，不宜进行长时间再植手术者；肢体完全离断，远断端肢体相对完整，近断端呈毁损性损伤，并伴广泛皮肤软组织缺损、骨关节损伤严重，两断端无法行原位短缩、移位再植者；少儿、青壮年发生前臂和手部离断伤，强烈要求保存肢体者。异位寄养再植禁用于损伤肢（指）再植术后功能无法恢复者，以及患有严重肝、肾功能不全，不能耐受手术创伤者。血管较粗的断肢可寄养在腹部、大腿前外侧等部位。对于上肢离断合并长段血管缺损者，小腿为最理想的寄养宿主部位。

一、手术要点

1. 断肢（指）去除表皮层和部分真皮层。

2. 断肢（指）用克氏针固定。

3. 断肢（指）取出后，用凡士林纱布多层包裹，1周后解开纱布，观察血运。

4. 对于严重毁损性断指，治疗时应注意皮瓣大小及功能的设计，针对患者病情选择合适的皮瓣。严重毁损性断指患者在手术过程中应充分注意对伤口的彻底清洗，防止由于清洗不净而引起感染，甚至继发性坏死。

5. 对于存在骨折的患者，应尽量了解患者的解剖位置，以便在手术过程中充分注意。对于广泛性神经受损的患者应进行修复。

二、注意事项

1. 在手术后应采用绷带和胶布进行固定，在患者疼痛减轻的情况下进行适量运动。应采取合理的功能锻炼方法进行恢复，必要时可采用夹蒂进行辅助治疗。

2. 行肢体寄养的患者一般手部创伤较重，如过早地施行二期手术，手部的创伤性炎症反应比较明显，组织仍有水肿，不易解剖分离。

3. 寄养部位（如足部或腕部）切口在早期组织也刚刚愈合，若过早移回寄养肢体，可能会导致较细的指动脉血管痉挛，甚至形成血栓。

4. 寄养肢体如需携带部分皮瓣，此皮瓣需靠肢体的供血系统供血。由于肢体周缘的切口刚刚愈合，携带的皮瓣血供难以保证，故皮瓣会有坏死的可能。

5. 如肢体主要血管损伤伴长段缺损，因血管炎症反应重、静脉已被破坏等情况无法行游离组织移植方法修复时，可采用邻近或健侧肢体血管供血，用寄养组织修复肢体创面，同时也可进行肢体、组织器官寄养再造。

6. 由于寄养肢体手术部位特殊，寄养时间长，如不及时给予合理的功能锻炼，将影响二期再植术后指功能的恢复，因此要指导患者对寄养指进行功能锻炼，消除肿胀，防止关节僵硬、肌肉萎缩。方法为：从寄养术后第2周开始，在保护好吻合口的情况下，对寄养肢体行轻微向心性按摩，可轻微活动其正常指关节，一天3～4次，每次10～20分钟。

（王剑利　赵志钢）

参考文献

［1］梁晓旭，肖亚东. 32例旋转撕脱性断指再植的治疗［J］. 实用手外科杂志，2006，20（3）：167-168.

［2］梁波，纪柳，窦伟，等. 动脉化静脉皮瓣在断指并软组织缺损再植中的应用［J/CD］. 中华损伤与修复杂志（电子版），2014，9（4）：54-56.

［3］厉运收，李良增，杨新军. 多指挤压旋转撕脱性离断再植方法的选择与探讨［J］. 实用手外科杂志，2006，20（2）：73-75.

［4］潘风雨，田万成. 多指离断中的同步法再植［J］. 中华手外科杂志，2006，22（5）：286-288.

［5］顾玉东，王澍寰，侍德. 手外科手术学［M］. 2版. 上海：复旦大学出版社，2010.

［6］王澍寰. 手外科学［M］. 3版. 北京：人民卫生出版社，2011.

［7］范启申，周祥吉，刘玉杰. 骨科显微与微创手术学［M］. 北京：人民军医出版社，2011.

［8］卡内尔，贝蒂. 坎贝尔骨科手术学（第6卷：创伤骨科）［M］. 王岩，主译. 12版. 北京：人民军医出版社，2015.

［9］SEARS E D，CHUNG K C. Replantation of finger avulsion injuries：a systematic review of survival and functional outcomes［J］. J Hand Surg Am，2011，36（4）：686-694.

［10］BERIS A E，LYKISSAS M G，KOROMPILIAS A V，et al. Digit and hand replantation［J］. Arch Orthop Trauma Surg，2010，130（9）：1141-1147.

［11］SEBASTIN S J，CHUNG K C. A systematic review of the outcomes of replantation of distal digital amputation［J］. Plast Reconstr Surg，2011，128（3）：723-737.

［12］YABE T，TSUDA T，HIROSE S，et al. Treatment of fingertip amputation：comparison of results between microsurgical replantation and pocket principle［J］. J Reconstr Microsurg，2012，28（4）：221-226.

［13］ZHANG G L，CHEN K M，ZHANG J H，et al. Hand reconstruction using heterotopic replantation of amputated index and little fingers［J］. Chin J Traumatol，2011，14（5）：316-318.

［14］宿晓雷，杜志国，丁明斌，等. 冬眠疗法在自残性断指再植术后应用的疗效观察［J］. 中华手外科杂志，2013，29（1）：62.

［15］何雨生，石武祥，翁雨雄，等. 断指再植成活率影响因素的Logistic回归分析［J］. 中华手外科杂志，2015，31（5）：369-372.

第 二 章

断掌再植

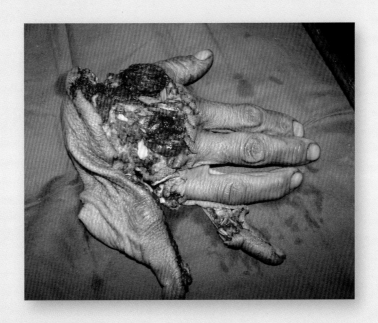

第一节
断掌的分类与应用解剖

一、断掌的分类

依据不同的标准，断掌可有多种不同的分类。临床上常用的是按伤情与离断平面分类。两种分类互相参照。

（一）按伤情分类

1. **切割性离断** 多为刀切伤或电锯伤，断面整齐，断面近、远端软组织损伤轻。

2. **压砸性离断** 是指被钝性物体压砸挤压所致的离断，断面不整齐，断面远、近端软组织有不同程度的损伤。冲床所致的断掌，断面虽整齐，但冲床在切断手掌时是一个剪切暴力挤压手掌的过程，断面两侧手掌软组织均有不同程度的挤压损伤，因此也属于压砸性离断。

3. **撕脱性离断** 多为绳、带缠绕或滚筒、传送带挤压撕拉所致，有时伴有热损伤。该类损伤断面不整齐，血管、神经、肌腱从近端或远端抽出。

4. **毁损性离断** 多由爆炸或严重的压砸伤所致，断面不整齐，断面远、近端软组织损伤广泛而严重，手掌外形丧失了完整性。

（二）按断掌形态分类

1. **横型断掌** 是指发生在手掌部位的横行离断（包括稍有倾斜的断掌）。

2. **斜型断掌** 断面有较大倾斜，一般超过20°。

3. **纵劈型断掌** 离断平面沿掌骨纵轴方向，可向近端延伸至腕及前臂。

4. 圆圈型断掌 离断平面呈环状，多由冲轧圆孔的机器致伤，中间组织多较完整，远、近端形成两处断面。

5. 毁坏型断掌 为严重的冲压伤或挤压伤所致的离断，断掌大面积组织缺损，血管损伤广泛且难以修复，无法原位再植，但残存尚完整的手指。根据伤情可将离断的远侧段移植于掌部、腕部或前臂远端再植，以恢复一定的手功能。

（三）按掌部解剖结合伤情分类

1. Ⅰ型 掌前部离断，即掌指关节以远的指根部离断。

2. Ⅱ型 掌中部离断，离断部分在掌骨，多位于掌指关节以近，故掌心及掌浅动脉弓常被破坏，正中神经和尺神经已分成数支指总神经及肌支，伤后修复比较困难。

3. Ⅲ型 掌根部离断，离断平面在腕掌关节部位，此处腕管结构集中，尺动脉、桡动脉动脉干口径较粗，神经也相对集中，易于修复，但手术后容易发生粘连。

4. Ⅳ型 混合型断掌，离断平面不规则或为斜行，较以上几型复杂，再植需根据伤情造成的不同解剖断面灵活掌握。

5. Ⅴ型 毁损型断掌，损伤广泛严重，断掌伴有大面积组织缺损，腕掌骨粉碎性骨折或脱位伴缺损，血管损伤广泛，难以修复，无法原位再植。可采取移位再植法，根据伤情，可将离断的远侧段移植于掌部、腕部或前臂远端再植，也可恢复一定的手功能。

（四）按掌部动脉节段性分布规律分类（三部四型法）

由腕远侧横纹中点至中指掌指横纹中点划定掌正中线，将此线8等分，将手掌横向分成8个横向断层T1～T8（图2-1-1）；并按掌部动脉节段性分布规律分为4型（图2-1-2）。

1. 腕掌部断掌（Ⅰ型） 横过腕骨或腕掌关节，相当于T1或T2范围，损伤部位在尺动脉、桡动脉主干。

2. 掌中部断掌（Ⅱ型） 横过掌骨近侧半，相当于T3、T4范围，可进一步分为3个亚型：Ⅱ-1

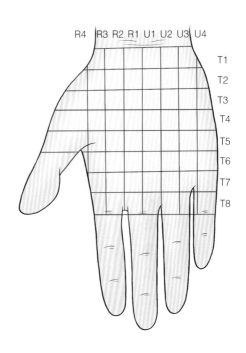

图 2-1-1 掌部断层划线示意图

横向分为8个断层，由近及远分为T1～T8；纵向分为8个断层，由中线至尺、桡两侧，分为U1～U4、R1～R4

型，掌浅弓和掌深弓都被毁损；Ⅱ-2型，离断平面较高，在T3范围，只损伤了掌深弓，掌浅弓完好；Ⅱ-3型，离断平面较低，在T4平面，只损伤了掌浅弓，掌深弓完好。

3. 掌指部断掌（Ⅲ型、Ⅳ型）　Ⅲ型：离断平面横过掌骨远端部位，损伤在T5～T7范围，损伤的主要动脉为指总动脉及掌心动脉。Ⅳ型：损伤在掌指关节以远，相当于T8范围，损伤的主要动脉为指固有动脉。

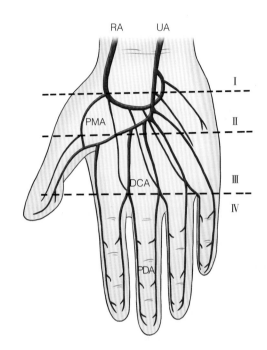

图2-1-2　断掌分型示意图
RA：桡动脉　UA：尺动脉　PMA：掌心动脉
DCA：指总动脉　PDA：指固有动脉

二、断掌的应用解剖

（一）手掌部表面解剖

1. 掌纹　手掌皮肤有两道斜行掌纹和一道横行掌纹。鱼际纹斜行于大鱼际尺侧，近端与腕远侧横纹中点相交，远端弯向外侧达手掌的桡侧缘，正好对应第2掌指关节。掌中纹斜行，形式不一，其桡侧端与鱼际纹重叠，尺侧端止于小鱼际。掌远纹横行，从第2指蹼处达手掌的尺侧缘，正好对应第3～5掌指关节线，少数人后两纹连成一线，称通贯手。掌纹可作为手部重要神经、血管的体表标志线，如鱼际纹的近端深面有正中神经通过，掌中纹与掌正中线（腕远纹中点至中指近侧横纹中点连线）的交点支配为掌浅弓的突出部。

2. 皮肤　手掌部皮肤厚而坚韧，在掌纹处皮肤直接与深筋膜相连，不易滑动。手掌尺侧1/3的感觉受尺神经掌浅支支配，桡侧2/3的感觉受正中神经掌皮支支配。手部的神经分布互有重叠，因此单一皮神经损伤后，皮肤感觉缺失区远比其分布区要小。

3. 掌短肌　属于退化的皮肌，位于小鱼际近侧部的浅筋膜内，对浅筋膜有固定作用，并可保护其深面的尺神经和血管。

（二）手掌部深层结构

1. 深筋膜　可分为浅层和深层。

（1）浅层：被覆在鱼际肌、小鱼际肌和掌心部指屈肌腱的浅面，分为如下三部分：①鱼际筋膜，被覆于鱼际肌表面。②小鱼际筋膜，被覆于小鱼际肌表面。③掌腱膜，是手掌深筋膜浅层中央部分，呈尖端朝向近侧的三角形，为腱性结构。其尖端经屈肌支持带浅面与掌长肌腱相续，并有纤维附着在腕掌侧韧带上。掌长肌缺如时，其近端纤维直接与屈肌支持带相连，两侧与大鱼际和小鱼际筋膜相续，再转向手背，续于手背筋膜。掌腱膜远端展开，形成浅、深两层，浅层分为四束纵行纤维走行于第2～5掌指关节，称为腱前束，牢固附着于指纤维鞘及掌指关节侧副韧带上。在近掌骨头平面，腱前束深层有横行纤维相连，称为横束。稍远于掌指关节平面，有一些较浅的横行纤维附着于指屈腱鞘上，称为掌浅横韧带。

（2）深层：被覆于掌骨、骨间掌侧肌及拇收肌表面，较浅层薄弱，分为骨间掌侧筋膜和拇收肌筋膜：①骨间掌侧筋膜，被覆于骨间掌侧肌和第2～4掌骨的表面。其桡侧端附着于第1掌骨尺侧，尺侧端附着于第5掌骨桡侧。②拇收肌筋膜。骨间掌侧筋膜在第3掌骨前面向桡侧分出一部分，被覆于拇收肌表面，称拇收肌筋膜。

2. 手部肌肉　手部肌肉分为内在肌和外在肌。内在肌可分为外侧肌群（鱼际肌）、中间肌群（掌中间肌）和内侧肌群（小鱼际肌）。鱼际肌为运动拇指的一组肌肉，共4块，包括拇短展肌、拇短屈肌、拇对掌肌及拇收肌；小鱼际肌是作用于小指的一组肌肉，共4块，包括小指展肌、小指短屈肌、小指对掌肌及掌短肌；掌中间肌共11块，包括蚓状肌4块、骨间掌侧肌3块、骨间背侧肌4块。各肌的起点、止点、作用和神经支配等见表2-1-1。

表2-1-1　手部肌肉的起点、止点、作用和神经支配

肌群	名称	起点	止点	作用	神经支配
鱼际肌	拇短展肌	腕横韧带、舟骨结节	拇指近节指骨底桡侧缘及外侧籽骨	外展拇指	正中神经（C_6、C_7）
	拇短屈肌	浅头于腕横韧带,深头于小多角骨及第2掌骨底	拇指近节指骨底及两侧籽骨	屈拇指掌指关节	
	拇对掌肌	腕横韧带、大多角骨	第1掌骨桡侧缘	拇指对掌（屈曲＋旋前）	
	拇收肌	斜头于头状骨、腕横韧带，横头于第3掌骨	拇指近节指骨底	拇指内收、屈曲	尺神经（C_8）
掌中间肌	第1、2蚓状肌（单羽状肌）	示、中指指深屈肌腱桡侧	示、中指指背腱膜的桡侧	屈掌指关节、伸指间关节	正中神经（C_6、C_7）
	第3、4蚓状肌（双羽状肌）	中、环指及环、小指指深屈肌腱相对缘	环、小指指背腱膜的桡侧	屈掌指关节、伸指间关节	尺神经深支（C_8）
	骨间掌侧肌	第2掌骨尺侧缘（第1骨间掌侧肌）	经示指尺侧止于指背腱膜	第2、4、5指内收，屈掌指关节、伸指间关节	尺神经深支（C_8）
		第4、5掌骨桡侧缘（第2、3骨间掌侧肌）	经第4、5指桡侧止于指背腱膜		
	骨间背侧肌	第1～5掌骨相对缘	经第2、3指桡侧止于近节指骨底及指背腱膜	第2、4指外展，屈掌指关节、伸指间关节	尺神经深支（C_8）
			经第3、4指尺侧止于近节指骨底及指背腱膜		

续表

肌群	名称	起点	止点	作用	神经支配
小鱼际肌	小指展肌	豌豆骨、豆钩韧带	小指近节指骨底尺侧缘	屈曲及外展小指	尺神经深支（C_8）
	小指短屈肌	钩骨、腕横韧带	小指近节指骨底尺侧缘	屈小指关节	
	小指对掌肌	钩骨、腕横韧带	第5掌骨尺侧缘	小指对掌	
	掌短肌	掌腱膜、腕横韧带	小鱼际尺侧皮下及豌豆骨	协助小指外展	

3. 动脉　手部血运主要由尺动脉、桡动脉供应，骨间前、后动脉及正中动脉有时也参与。尺动脉经腕豆骨与钩骨桡侧进入手掌，分出掌深支，主干延续为终支。桡动脉在穿过拇长展肌腱与拇短伸肌腱进入鼻烟窝之前，向鱼际区发出掌侧支，主干前行至第1掌骨间隙近侧端，穿过第1骨间背侧肌两头之间进入掌侧，与尺动脉的掌深支吻合，在掌骨与骨间肌浅面、指屈肌腱深面形成掌深弓。桡动脉的掌侧支穿过部分鱼际肌，在指屈肌腱浅面、掌腱膜深面与尺动脉终支吻合，形成掌浅弓，其体表投影线大致在掌中线中点向豌豆骨桡侧所作的弧线上。掌浅弓发出指总动脉及小指尺侧指固有动脉，指总动脉与指总神经伴行，沿第2～4掌骨间隙及相应的蚓状肌表面走行，至掌指关节附近，接收掌心动脉和来自掌背动脉的穿支，在距指蹼缘约1.2cm处分为两支指固有动脉（图2-1-3）。掌深弓发出3～5条掌心动脉，沿骨间肌表面前行，至掌指关节平面与指总动脉吻合。掌深弓的体表投影相当于第1掌骨间隙近端至钩骨的连线。指总动脉与掌心动脉吻合后，再向远端发出两条指固有动脉至相邻指的相对侧，向背侧发出一条指蹼动脉与掌背动脉吻合（图2-1-4）。

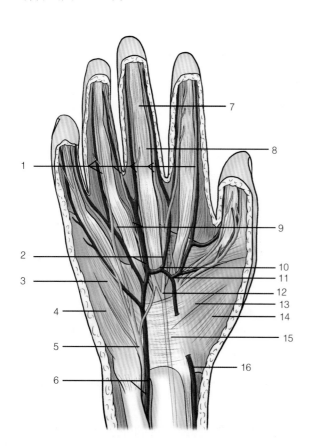

图2-1-3 掌浅弓发出指总动脉后沿第2～4掌骨间隙走行并分为指固有动脉

1. 指固有神经、动脉　2. 指总动脉　3. 小指短屈肌　4. 小指展肌　5. 尺神经　6. 尺动脉　7. 指深屈肌腱　8. 指浅屈肌腱分叉处　9. A1滑车两侧止点　10. 掌浅弓　11. 拇主要动脉　12. 正中神经　13. 拇短屈肌　14. 拇短展肌　15. 腕横韧带　16. 桡动脉

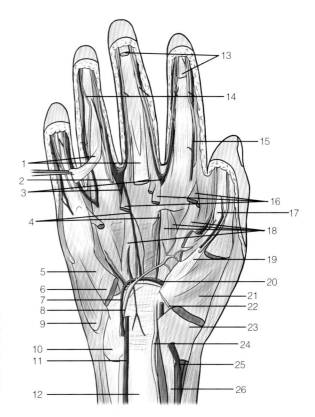

图2-1-4 指总动脉与掌心动脉吻合后发出指固有动脉

1. 指浅屈肌腱　2. 腱纽　3. 指总动脉分叉处　4. 掌心动脉
5. 小指短屈肌　6. 小指对掌肌　7. 尺动脉掌深支　8. 尺神经
深支　9. 小指展肌　10. 豌豆骨　11. 尺动脉　12. 腕管底
13. 指深屈肌腱止点　14. 指固有神经　15. 指固有动脉　16. 蚓
状肌　17. 拇长屈肌腱止点　18. 骨间肌　19. 拇长屈肌腱
20. 掌深弓　21. 拇对掌肌　22. 正中神经鱼际支　23. 拇短展
肌　24. 正中神经　25. 桡动脉掌侧支　26. 桡侧腕屈肌腱

（1）掌浅弓：有较多的变异，以尺动脉的终支为主构成。根据与尺动脉终支吻合的动脉来源将掌浅弓分为五种类型：①桡尺动脉型，约占50%，主要由尺动脉终支与桡动脉的掌浅支或拇主要动脉、示指桡侧动脉的分支构成；②尺动脉型，约占26%，完全由尺动脉终支构成，其终支向桡侧走行，达示指或拇指根部，不与任何动脉相连，因此也称不完全型掌浅弓；③尺动脉掌深弓型，约占10%，由尺动脉终支与掌深弓的交通支吻合而成；④尺正中动脉型，约占4%，由尺动脉终支与正中动脉吻合而成；⑤桡正中尺动脉型，约占2%，由桡动脉掌浅支与正中动脉及尺动脉终支相连而成。

（2）掌深弓：以桡动脉的终支为主构成。根据桡动脉终支是否与其他动脉吻合，将掌深弓分为完全型和不完全型两种类型：①完全型，约占95%，由桡动脉终支与尺动脉掌深支或其他分支血管吻合而成；②不完全型，约占5%，桡动脉终支向内走行，不与其他分支吻合或吻合不明显。

4. 神经　手部的神经由正中神经、尺神经、桡神经的终末支构成。

（1）正中神经：正中神经在腕管中，位于屈肌支持带与屈肌腱之间，出腕管进入手掌后，分为内、外侧两股。外侧股稍粗，分为正中神经返支和第1指总神经。正中神经返支向外越过拇短屈肌表面，于拇短屈肌和拇短展肌间隙入肌，终于深面的拇对掌肌，支配除拇收肌以外的鱼际肌。第1指总神经走行很短，随即分为三支，分别为拇指桡侧固有神经、拇指尺侧固有神经、示指桡侧固有神经，后者又发出第1蚓状肌支。内侧股分出第2、3指总神经，与指掌侧总动脉伴行，在掌骨头平面，每支分为两条指固有神经，支配示、中指及中、环指相对缘皮肤。第2指总神经发出第2蚓状肌支。

（2）尺神经：从腕掌侧韧带与屈肌支持带形成的尺管入手掌，至豌豆骨的外下方分为浅支和深支：①浅支沿尺动脉尺侧走行，先分出一支分布于掌短肌及小鱼际区皮肤，再分为小指尺侧指固有神经及第4指总神经，后者在远掌纹附近分为两条指固有神经，分布于环、小指相邻侧皮肤。②深支主要为肌支，与尺动脉的掌深支伴行，穿过小指展肌和小指短屈肌之间，位于小指短屈肌和小指对掌肌深面，然后从小指对掌肌中穿出，与掌深弓平行，并位于其近侧，居指浅、深屈肌腱及屈肌总腱鞘的深面，通过拇收肌两头之间，跨过掌深弓，走行于桡侧，终于第1骨间背侧肌。行程中不断发出分支至小鱼际诸肌，第3、4蚓状肌，拇收肌和所有骨间肌，也发出分支至第2～4掌指关节和腕骨间关节。

（三）手掌部屈肌腱

在腕掌部，四条指浅屈肌腱、四条指深屈肌腱和一条拇长屈肌腱经屈肌支持带的深面，穿过狭窄的腕管，分别由桡、尺侧滑液囊包裹。各肌腱出腕管后进入掌部，向手指方向呈扇形散开，浅、深肌腱相互伴行，进入指屈肌腱鞘。拇长屈肌腱和小指的指浅、深屈肌腱仍分别走行于桡、尺侧滑液囊内，延续至屈肌腱鞘，而示、中、环指的指浅、深屈肌腱在掌中部无滑液囊包裹。

（四）手掌部骨关节

掌骨为小管状骨，有五块，每块分底、体、头三部。掌骨底是其近侧端的膨大部分，与远侧列腕骨相关节，构成腕掌关节。第1、3、5掌骨仅与一个腕骨相接，第2掌骨与大多角骨、小多角骨和头状骨相接，第4掌骨与头状骨和钩骨相接。第1掌骨底呈鞍状，与大多角骨形成拇指腕掌关节。第3、4掌骨底两侧则与相邻掌骨底相接，形成掌骨间关节。掌骨体的横断面呈三角形，前缘分前内侧面和前外侧面，第2、4、5掌骨前缘有骨间掌侧肌附着，第3掌骨前缘有拇收肌横头附着，五个掌骨体的毗邻缘有骨间背侧肌附着。掌骨体较细，受到剧烈冲击后有时可引起骨折。由于屈肌力量强大，骨折片常向背侧成角。掌骨头呈圆形，其球形关节与近节指骨底相接，形成掌指关节。关节面大部分位于掌侧，小部分位于背侧，关节面前、后方向的凸度较横向凸度为大。当掌指关节屈曲时，近节指骨底滑向前方，掌骨头则露于外方，于体表可触及。五个掌骨形状大小稍有差异。第1掌骨最短、最粗，掌面凹陷，由一嵴分内、外两面。外侧面较大，有拇对掌肌附着；内侧面较小，可见滋养孔。背面宽广平滑。底部为鞍状关节面，外侧有小结节，有拇长展肌附着；内侧粗糙，有拇短屈肌附着。第1掌骨头的曲度较其他掌骨小，但横径最大，头掌面两侧各有一隆起的关节面，与拇指的两个籽骨相接。

（五）手背部应用解剖

1. 手背部表面解剖

（1）骨性标志：手背部可触及第1～5掌骨的底、体、头。

（2）鼻烟窝：桡侧界为拇长展肌腱和拇短伸肌腱，尺侧界为拇长伸肌腱，近侧为桡骨茎突，远侧为第1掌骨底，窝底为舟骨和大多角骨。鼻烟窝浅层皮下组织中有桡神经浅支及头静脉始端，深层有桡动脉末段及其分支。

（3）肌性标志：指伸肌腱隔皮可见，当拇指内收时，第1骨间背侧肌隆起，其近端为桡动脉入手掌处。

2. 手背部浅层结构

（1）皮肤：手背皮肤薄而柔软，有毛囊和皮脂腺，皮肤富有弹性，浅筋膜薄而松弛，无垂直纤维束与皮肤相连，移动度较大。握拳时，皮肤紧张；伸指时，皮肤也不会过于松弛。

（2）浅静脉：手背浅静脉非常丰富，吻合成手背静脉网，收纳手指浅、深部的静脉血。手掌面四周也有浅静脉经手掌内、外侧缘及通过指蹼处汇入背侧。手背静脉网的桡侧半与拇指的静脉汇集，形成头静脉的始端；尺侧半与小指的静脉会合，形成贵要静脉的始端。手部的静脉回流一般由掌侧流向背侧，从深层流向浅层。

（3）皮神经：主要是分布于桡侧半的桡神经浅支和分布于尺侧半的尺神经手背支。

3. 手背部深层结构

（1）伸肌支持带：由腕背部筋膜增厚形成，其内侧附于尺骨茎突和三角骨，外侧附于桡骨远端外侧缘。伸肌支持带向深处发出5个纤维隔，附于尺、桡骨远端背面，形成6个骨性纤维管道，前臂后侧9块肌肉的肌腱在6个腱鞘管内通过。这6个腱鞘管及在其中通过的肌腱从桡侧至尺侧分别是：

1）拇长展肌腱与拇短伸肌腱及腱鞘：拇长展肌腱走向掌侧，止于第1掌骨底前外侧；拇短伸肌腱止于拇指近节指骨底背面。

2）桡侧腕长、短伸肌腱及腱鞘：出管后分别止于第2、3掌骨底背面。

3）拇长伸肌腱及腱鞘：越过桡侧腕长、短伸肌腱浅面，向外斜行，止于拇指远节指骨底背面。

4）指伸肌腱与示指固有伸肌腱及腱鞘：示指固有伸肌腱在腕背位于指伸肌腱深面，在手背位于示指伸肌腱的尺侧，至伸肌腱扩张部与之联合。指伸肌腱在前臂下部分成数条肌腱，在伸肌支持带远侧即分开，经掌骨和骨间肌背侧，分别至示、中、环、小指。各肌腱之间有腱间结合，示、中指的腱间结合呈膜性，纤维横向；中、环指的腱间结合多呈腱性，纤维斜行；环、小指的腱间结合为腱性，呈Y形。腱间结合的作用在于加强手指间连接的坚固性，限制手指过度单独活动，以保证手指活动协调。由于示、中指的腱间结合呈膜性，且不与示指固有伸肌腱相连，故示指运动最为灵活。由于中、环、小指的腱间结合为腱性，限制了这三个手指的单独活动，特别是环指伸肌腱两侧皆有腱性结合的环指受限为甚。

5）小指固有伸肌腱及腱鞘：多数在手背分为两条肌腱，大多止于小指的指背腱膜。

6）尺侧腕伸肌腱及腱鞘：止于第5掌骨底尺侧。

（2）深筋膜：手背深筋膜较薄，分为浅、深两层，两层之间有伸肌腱及腱鞘通过。浅层为腕后区伸肌支持带的延续，深层为骨间背侧筋膜。指伸肌腱与手背深筋膜的浅层结合，形成手背腱膜。腱膜的两侧分别附着于第2掌骨和第5掌骨。骨间背侧筋膜覆盖在第2～5掌骨和第2～4骨间背侧肌表面。

4. 手背动脉 手背侧的动脉位于腕背部伸肌腱深面和骨间背侧肌之间，主要由桡动脉的分支构成，尺动脉的分支及骨间前、后动脉和掌深弓的分支也有参与。

（1）桡动脉：桡动脉主干在发出掌浅支后，于桡骨茎突水平逐渐向外，从拇长展肌和拇短伸肌腱深面转向手背，进入鼻烟窝，沿第1掌骨间隙远行，穿过第1骨间背侧肌两头之间至手掌。

（2）桡动脉腕背支：有1～2支，起自桡动脉腕背段的起始端，经桡侧腕长、短伸肌腱及拇长伸肌腱深面向尺侧横行。

（3）第1掌背动脉：由桡动脉腕背段在穿过第1骨间背侧肌两头之前发出，起点外径约1mm，沿第1骨间背侧肌背面走行，分为2～3支，其中至拇指尺侧的动脉和示指桡侧的动脉较恒定。

（4）尺动脉腕背支：较细小，外径在0.5～1mm，即尺动脉腕上皮支的下行支，由尺动脉在腕上发出后，自尺侧腕伸肌下方穿行至腕上，尺侧分为上行支与下行支，其下行支与尺神经手背支伴行，走向手背尺侧，绕过腕部尺侧至手背，参与腕背动脉网的形成，终末支为小指尺侧指背动脉。

（5）骨间前、后动脉吻合支：骨间前动脉在伸肌支持带近侧穿过前臂骨间膜至腕背，与骨间后动脉吻合，再发出分支参与腕背动脉网的组成。

（6）第2～4掌背动脉：多数情况为掌深弓背侧穿支的下行支，在指伸肌腱的深面、骨间背侧肌的浅面，向指蹼走行。掌背动脉走行方向与指伸肌腱不平行，或有交叉。掌背动脉在掌骨头平面分出两条指背动脉，分布于近节指骨背面，其主干与指蹼动脉吻合，并借此吻合与指掌侧固有动脉相交通。掌背动脉的皮支在掌指关节附近较多，管径较粗。

（六）手掌部断层解剖

手部的断层解剖，从不同的层面将手部各组织结构的位置与相互关系更清晰、更立体地显示出来。虽然临床上所见的断掌再植不可能像解剖图谱那样理想，但熟悉这些不同层次的断层解剖对断掌再植具有非常重要的指导意义。

1. 经腕掌关节横断层解剖（图2-1-5）

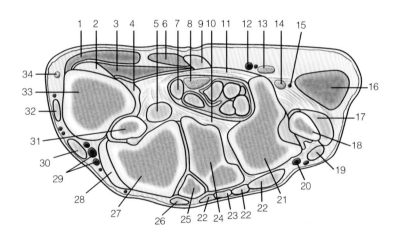

图2-1-5 经腕掌关节横断层解剖示意图

1. 拇短展肌 2. 拇长展肌腱 3. 拇对掌肌 4. 拇指腕掌关节 5. 桡侧腕屈肌腱 6. 拇短屈肌 7. 拇长屈肌腱 8. 正中神经 9. 掌长肌腱 10. 腕骨间掌侧韧带 11. 腕横韧带 12. 尺动脉 13. 尺神经 14. 尺神经深支 15. 尺动脉掌深支 16. 小指展肌 17. 尺侧腕伸肌腱 18. 第5掌骨底 19. 小指伸肌腱 20. 手背静脉 21. 钩骨 22. 指伸肌腱 23. 示指伸肌腱 24. 头状骨 25. 第3掌骨底 26. 桡侧腕短伸肌腱 27. 第2掌骨底 28. 桡侧腕长伸肌腱 29. 桡动、静脉 30. 拇长伸肌腱 31. 大多角骨 32. 拇短伸肌腱 33. 第1掌骨底 34. 桡神经浅支

2. 经掌骨近侧1/4段横断层解剖（图2-1-6）

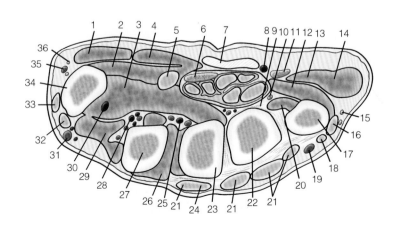

图2-1-6 经掌骨近侧1/4段横断层解剖示意图

1. 拇短展肌 2. 拇对掌肌 3. 拇收肌 4. 拇短屈肌 5. 拇长屈肌腱 6. 正中神经 7. 掌腱膜 8. 掌浅弓（尺动脉） 9. 掌骨间掌侧韧带 10. 尺神经深支 11. 尺神经 12. 小指对掌肌 13. 小指短屈肌 14. 小指展肌 15. 尺神经手背支 16. 小指伸肌腱 17. 第5掌骨 18. 小指伸肌腱副腱 19. 手背静脉 20. 第3骨间掌侧肌 21. 指伸肌腱 22. 第4掌骨 23. 第3掌骨 24. 示指伸肌腱 25. 掌心动脉 26. 骨间背侧肌 27. 第2掌骨 28. 掌心动脉 29. 第1骨间背侧肌 30. 拇主要动脉 31. 手背静脉 32. 拇长伸肌腱 33. 拇短伸肌腱 34. 第1掌骨 35. 手背静脉 36. 桡神经浅支

3. 经掌骨中、近侧1/4段横断层解剖（图2-1-7）

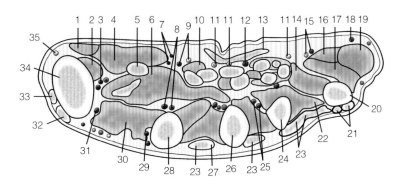

图2-1-7 经掌骨中、近侧1/4段横断层解剖示意图

1. 拇短展肌 2. 拇对掌肌 3. 拇指桡掌侧动脉 4. 拇短屈肌 5. 拇长屈肌腱 6. 拇收肌 7. 拇指指掌侧固有动脉 8. 掌心动、静脉 9. 示指桡侧固有神经及指掌侧总动脉 10. 蚓状肌 11. 指掌侧总神经 12. 掌浅弓（尺动脉） 13. 掌腱膜 14. 第3骨间掌侧肌 15. 小指尺侧固有神经、动脉 16. 小指短屈肌 17. 小指对掌肌 18. 手掌浅静脉 19. 小指展肌 20. 第5掌骨 21. 小指伸肌腱 22. 第4骨间背侧肌 23. 指伸肌腱 24. 第4掌骨 25. 掌心动、静脉 26. 第3掌骨 27. 示指伸肌腱 28. 第2掌骨 29. 掌心动脉 30. 第1骨间背侧肌 31. 拇主要动脉 32. 拇长伸肌腱 33. 拇短伸肌腱 34. 第1掌骨 35. 桡神经浅支

4. 经掌骨中、远侧1/4段横断层解剖（图2-1-8）

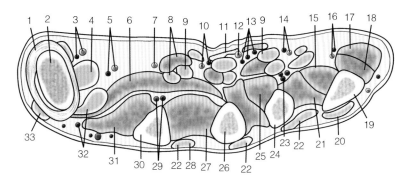

图2-1-8 经掌骨中、远侧1/4段横断层解剖示意图

1. 第1掌指关节侧副韧带 2. 拇指近节指骨底 3. 拇指桡侧固有动脉、神经 4. 拇长屈肌腱 5. 拇指尺侧固有动脉、神经 6. 拇收肌 7. 示指桡侧神经 8. 指深屈肌腱及第1蚓状肌 9. 指浅屈肌腱 10. 指总动脉、神经 11. 掌腱膜 12. 指总神经 13. 掌浅弓 14. 指总动脉、神经 15. 第3骨间掌侧肌 16. 小指尺侧固有动脉、神经 17. 小指展肌 18. 小指对掌肌 19. 第5掌骨 20. 小指伸肌腱 21. 第4骨间背侧肌 22. 指伸肌腱 23. 掌心动脉 24. 第4掌骨 25. 第2骨间掌侧肌 26. 第3掌骨 27. 第2骨间背侧肌 28. 示指伸肌腱 29. 掌心动、静脉 30. 第2掌骨 31. 第1骨间背侧肌 32. 拇收肌腱与示指桡侧动脉 33. 拇长伸肌腱

5. 经掌骨远侧1/4段横断层解剖（图2-1-9）

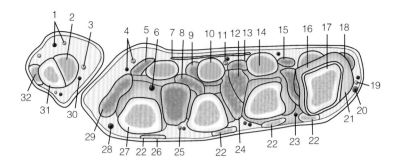

图2-1-9　经掌骨远侧1/4段横断层解剖示意图

1. 拇指桡侧固有动脉、神经　2. 拇长屈肌腱　3. 拇指尺侧固有神经　4. 示指桡侧动脉、神经　5. 第1蚓状肌　6. 掌心动脉　7. 掌腱膜　8. 拇收肌横头　9. 第2蚓状肌　10. 指浅屈肌腱　11. 指总动脉、神经　12. 第2骨间掌侧肌　13. 第3蚓状肌　14. 指深屈肌腱　15. 第4蚓状肌　16. 第5掌指关节掌板　17. 第5掌骨头　18. 小指展肌　19. 小指指背神经　20. 指背静脉　21. 第5掌指关节侧副韧带　22. 指伸肌腱　23. 掌背动脉　24. 第3骨间背侧肌　25. 掌背神经　26. 示指伸肌腱　27. 第2掌骨　28. 掌背动脉　29. 第1骨间背侧肌　30. 拇指尺侧固有动脉　31. 拇指近节指骨　32. 拇长伸肌腱

6. 经掌骨头横断层解剖（图2-1-10）

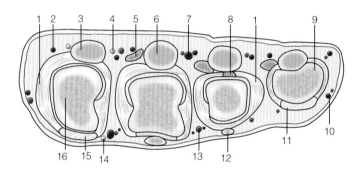

图2-1-10　经掌骨头横断层解剖示意图

1. 掌指关节侧副韧带　2. 示指桡侧动脉　3. 指浅屈肌腱　4. 示指尺侧固有神经　5. 第2蚓状肌　6. 指深屈肌腱　7. 指总动脉　8. 掌指关节掌板　9. 小指近节指骨底　10. 小指指背动脉　11. 指背腱膜　12. 指伸肌腱　13. 指背静脉　14. 指背神经　15. 掌指关节腔　16. 第2掌骨头

7. 经近节指骨底横断层解剖（图2-1-11）

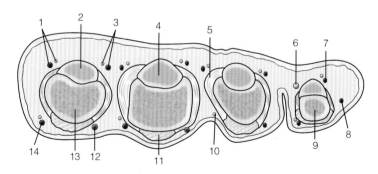

图2-1-11　经近节指骨底横断层解剖示意图

1. 示指桡侧动脉、神经　2. 指浅屈肌腱　3. 示指尺侧固有动脉、神经　4. 指深屈肌腱　5. 第3蚓状肌肌腱　6. 小指桡侧固有神经　7. 小指尺侧固有动脉　8. 小指指背动脉　9. 小指近节指骨　10. 指背神经　11. 指背腱膜　12. 指背静脉　13. 示指近节指骨底　14. 示指指背动脉

（刘亚平　周绍勇）

第二节
断掌再植的适应证与禁忌证

断掌是指腕掌关节以远、掌指关节以近区域的离断。但很多人习惯将腕横纹以远、指蹼以近归为手掌区，而不是以掌骨远、近端为绝对界限。手掌部离断伤的发生率仅次于断指伤。从陈中伟教授1963年报告第1例断肢再植成功后，经过几代人的不断努力和探索，断掌再植技术水平和成功率都有了很大提高和进步。但手掌部解剖结构较手指更为复杂，手掌离断伤的形态也千变万化，因而断掌再植不同于断肢再植或断指再植，手术过程更为困难。在临床实践中需要更加立体和精准的解剖定位，需要更加丰富的手术经验与应变能力。

一、适应证

同断指再植一样，断掌再植没有绝对的适应证，是否需要再植，取决于以下几个方面。

（一）年龄

儿童相对于成人，血管管径细小，但这并不会在多大程度上影响再植的成活率。零岁儿童的断指再植已有成活的报告，相信同年龄的断掌也能成活。小儿断掌患者应注意掌骨骨骺的存在，第1掌骨的骨骺在掌骨近端，而第2～5掌骨的骨骺在掌骨远端，修整、短缩及固定掌骨时要尽可能避免损伤骨骺。如果手掌离断时已发生掌骨骨骺损伤，则应充分预见并防范术后可能发生的发育障碍与不平衡；高龄断掌患者常有血管硬化及其他重要器官的疾病，造成血管吻合困难，术后易发生吻合口栓塞。再植术后需长时间卧床所造成的其他并发症是手术前必须考虑并防范的。

（二）损伤的严重程度

损伤严重到什么程度才需放弃再植，不同的术者会有不同的判断标准。要求断掌有一定的完整性，再植后才可能获得有效的功能和外观。当然对严重毁损的手掌，也可以通过组织移植来修复或利用残留手指异位再植，重建部分手功能。

（三）离断时间

断掌与断指不同的是，手掌有较多不耐缺血的肌肉组织。如果考虑到肌肉的因素，断掌的常温保存时间不宜超过8小时，低温冷藏（4℃左右）下保存时间不宜超过10小时，否则即使断掌再植成活了，也会因手内肌变性、坏死而导致再植的断掌功能恢复差，外形不美观，从而失去再植的意义。

（四）血管、神经及软组织损伤

血管、神经及软组织损伤让断掌再植变得更加复杂与困难，但血管、神经缺损可以通过血管、神经移植（移位），其至异位再植来修复，软组织缺损也可以通过皮瓣移植来填补，这些都不是决定能否再植的关键因素。断掌远端有无健康的血管可供吻合，才是决定能否再植的主要因素。

（五）其他情况

爆炸伤所致的断掌及伴有烧伤、化学试剂损伤等特殊情况的断掌，损伤范围早期不易确定，术后易发生血管痉挛及栓塞。自伤性断掌患者情绪不稳定，再植手术应在心理治疗及相关药物的配合下进行。

二、禁忌证

断掌再植的禁忌证主要考虑以下几个方面。

1. 患者有全身性疾病或年龄过大，不允许长时间进行手术。

2. 有严重的出血倾向者。

3. 全身严重创伤并发休克和重要器官损伤，经过治疗后全身情况仍然不稳定者。

4. 手掌及手指血管床完整性破坏严重者。

5. 离断手掌经过强烈防腐、消毒液体或高渗、低渗液体长时间浸泡者。

6. 离断手掌缺血时间过长，组织已发生变性，则不宜再植。如未经冷藏，断掌缺血20个小时仍有可能再植成活，但是缺血时间越短，再植成活率越高。反之，缺血时间越长，再植成活率越低，功能越差。

7. 精神不正常者（如躁狂型精神分裂症患者经药物治疗未能控制）。

（刘亚平　周绍勇）

断掌再植的手术步骤

断掌再植的一般顺序是：清创→固定掌骨→修复骨间肌及尺神经深支→修复屈肌腱→修复伸肌腱→修复手背静脉→修复手背皮神经→缝合手背皮肤→修复掌侧动脉→修复鱼际肌与小鱼际肌及其支配神经→修复屈肌腱→修复掌侧神经→缝合手掌皮肤。

以上程序并不是必须遵守的，临床上要根据伤情合理调整手术程序，如靠近腕部的断面，断面以远肌肉损伤较轻但缺血时间较长时，为了保护肌肉，应选择先吻合动脉，尽早恢复肌肉的血供。如患者肌腱有较多缺损，全身情况又较差，可以选择不修复肌腱先吻合血管以保证断掌的成活，二期再行功能修复与重建等。

一、清创术

彻底清创是再植成功的先决条件。由于手掌结构复杂，损伤往往较为严重，故清创时必须对断面的解剖结构和组织层次仔细检查，准确判断，根据损伤原因、性质、程度、软组织形态与颜色等综合分析。创面的清创，除洗刷、泡洗和进行术野消毒外，创面损伤组织的清除是非常重要的环节，应认真细致、有步骤、有层次地进行。

一般从断端的一点（近端或远端）开始，环形切除皮缘0.5～1cm，对切割性损伤和创缘较整洁的断端，皮缘清创可只切除0.1～0.2cm。若创伤或污染严重，可先由浅到深逐层切除污染、损伤、无生机的组织，粗清一遍后，再从浅筋膜组织、脂肪层、神经、血管、肌肉、肌腱，直至骨与关节，将其断面一点也不遗漏地再切除一层。对于深部组织，清创最好在显微镜下进行。尤其是对血管、神经组织清创时，因掌部血管、神经走行复杂，应先确定血管、神经在该部位的位置和走向，最好做上标记，这样既便于清创时避开和保护，又便于吻接时从创面中寻找。

掌骨清创应根据其损伤程度、皮肤软组织缺损情况、血管神经长度等几方面因素来决定其保留长度，原则上掌骨缩短要大于皮肤软组织约1cm。掌部的肌肉及脂肪等结缔组织应严格清创，根据损伤情况，对污染、失活组织可多切除一些。对离断的肌腱应逐一找出两断端，用锐剪修齐后，分别采用双针腱内缝合法缝合肌腱。如怀疑近端肌腱有抽脱或回缩，断面找不到肌腱时，应纵向延长切口或从前臂另做切口探查、寻找。

断掌两断面清创完毕后，再用双氧水或其他皮肤消毒液浸洗两遍，最后用生理盐水清洗两遍，从而获得相对清洁、整齐的创面。更换敷料、手套，准备再植。

二、骨关节固定

在断掌两断端彻底清创后，应先行骨关节固定。固定前应充分估计血管、神经、肌腱的长度及皮肤覆盖范围，如有上述结构短缺，尤其是皮肤覆盖创面困难时，应将掌骨继续缩短。如这些结构短缺是可以采用简单的自体组织移植即可修复的，在综合考虑断掌再植后的功能恢复情况后，保留合适的掌骨长度。第2～5掌指关节的完整性对手的功能与外形非常重要，应尽量保留完整，否则将影响手的捏握与持物功能，并有碍美观。拇指的腕掌关节是其主要功能关节，清创时也应尽量不破坏其完整性，以利于恢复拇指的功能活动范围。

掌骨缺损多采用髂骨移植。掌骨缺损伴有掌指关节损伤时，也可以先行髂骨移植，二期再考虑关节重建的问题。如条件允许，一期行带跖趾关节的跖骨移植，也是一种选择。如条件不允许，为了不让远侧组织回缩，仅用内固定或外固定的方法作支撑，骨缺损留待二期修复也是可以的。

关节固定方式可根据伤情、个人习惯、断掌类型等来选择，目前临床较常用的方法有克氏针贯穿固定法、克氏针交叉固定法、微型钢板螺丝钉固定法、钢丝十字交叉固定法等。无论选择哪种方法，都应遵循省时简便、固定牢固、血供破坏性小、对功能影响小的原则。过分复杂的固定会耗费手术者过多的精力和时间，从而影响后续重要的和精细结构的修复。克氏针贯穿固定法操作简便，效果可靠，且无明显功能影响，在断掌再植中往往能显示其独特的优势。

三、肌腱修复

断掌再植时应争取一期修复肌腱，以便早期进行功能练习。指伸肌腱用4-0无损伤缝线缝合，根据伸肌腱的宽度，可采用单个8字缝合或多个8字缝合。小儿或肌腱较细者，用相应细一号的缝线。指屈肌腱用3-0无损伤缝线，可采用改良Kessler缝合法。只要肌腱对合严密，缝合就会显得光滑，即使是掌指部鞘管内或鞘管附近的断腱，一期缝合也可获得良好效果。缝合肌腱时，注意调节诸肌张力，使修复后的手与手指关节处于休息位。

离断的诸块手内肌尽量一一对应缝合，支配手内肌的神经要尽量找出并修复。即使预计将来肌肉功能不会恢复，甚至发生萎缩等，但只要肌肉有血运，也一定要修复，这样一是能减少无效腔，降低感染率，二是为血管、神经的修复提供良好的软组织床。

断掌再植后，由于瘢痕形成、组织粘连，常需二期手术松解。但是由于组织的解剖和辨认较困难，并有误伤血管与神经的可能，甚至妨碍手指成活，因此肌腱一期修复的质量非常重要。精细的一期修复不仅为后期的功能锻炼创造条件，还为尽可能减少或避免二期手术松解提供了可能。

四、血管吻合

临床上根据断掌部位、类型、损伤程度等，选择修复血管的方法。

（一）腕掌部断掌（Ⅰ型）

损伤动脉为尺动脉、桡动脉主干，血管吻合相对简单。此外，还有桡动脉掌浅支、正中动脉和第1、2掌背动脉可供选择吻合。手背皮下静脉管径粗大，尺侧和桡侧都容易找到可供吻接的静脉。

（二）掌中部断掌（Ⅱ型）

手掌内血管呈多种类型，血管弓可以不完整或呈树枝状，因此此区域内断掌血供重建较复杂。①Ⅱ-1型。掌浅弓和掌深弓都毁损，则近端有尺动脉、桡动脉两个断端，远端有指总动脉、掌心动脉等多个断端。此种情况下，如果仅吻接2条远端血管往往不能获得充分血供，至少应修复3条远端血管和5个手指才可能全部恢复血供。可先将桡动脉与拇主要动脉（第1掌心动脉）吻合，确保拇指血供，再切取一段Y形静脉，移植于尺动脉远端，分别与第1、3指总动脉吻合，保证第2～5指血供。②Ⅱ-2型。离断平面较高，只损伤了掌深弓而掌浅弓完好。只要将桡动脉与拇主要动脉（第1掌心动脉）吻合，尺动脉与掌浅弓吻合，即可恢复第2～5指血供。③Ⅱ-3型。离断平面较低，只损伤了掌浅弓而掌深弓完好。只要修复第2掌心动脉，或将第2掌心动脉远端与桡侧指总动脉吻合，尺动脉掌浅支与尺侧指总动脉吻合。在再植过程中，只要血管条件较好，应尽量多地吻合血管，以保持充足的血供。

（三）掌指部断掌（Ⅲ型、Ⅳ型）

Ⅲ型，损伤血管为指总动脉及掌心动脉，血管修复相对简单，只需在掌骨间隙修复指总动脉即可。指总动脉细小时，往往掌心动脉粗大，可供吻合。手背皮下的静脉在手背掌骨间隙也容易寻找及吻合。

Ⅳ型，损伤血管为指固有动脉，可根据手指动脉的向心性分布规律，吻合各手指的向心侧指固有动脉（示指尺侧指固有动脉、环指桡侧指固有动脉、小指桡侧指固有动脉）即可保证各手指血供。特别是损伤在指总动脉与指固有动脉分叉处时，近端只有指总动脉可供吻合，指背静脉在指蹼处会合，再植时吻合指蹼间静脉即可获得满意的回流。

断掌再植时，两断端血管的数量可能不同，口径也可能不一致，有时可能相差较大。遇此情况时，应将口径较小的一端剪成鱼嘴状，相对扩大口径，采用两定点褥式缝合法，以使较小端口径进一步扩大，并使内膜外翻，针距、边距保持均匀一致，吻合血管的针数也应根据血管口径大小决定。吻合血管之前应将血管周围较健康的手内肌等软组织缝合，使吻合后的血管位于血供良好、较为平坦的软组织床中，保护血管，避免其受到不良刺激。

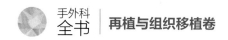
手部的静脉是由深静脉回流到浅静脉的，断掌再植时只要吻合手背静脉就能保证足够的静脉回流。

至于动、静脉吻合的数量，无论动脉还是静脉，只要条件较好，都应尽量吻合。

五、神经缝合

断掌再植过程中应当争取一期修复神经，手内的感觉神经支及运动神经支应争取全部缝合。断掌再植时要修复的神经主要有四组，即掌侧两组和背侧两组。掌侧两组必须修复，背侧两组也要尽量修复。掌侧两组中，一组是正中神经及其发出的鱼际肌支与指总神经，另一组是尺神经及其发出的手内肌支与尺侧一个半手指的感觉神经。背侧两组是尺神经手背支与桡神经浅支。

根据神经束形态、外膜血管走向以及断端自然位置，可将近侧神经干、神经束分开，并按运动束和感觉束相应位置分别与远端支做束组膜缝合。神经如有缺损，可行束间移植。

六、皮肤覆盖

断掌再植时一期封闭创面最为重要，为此应合理缩短骨骼，争取无张力缝合皮肤，保护深部组织，以免感染、坏死，并为晚期整复创造条件。若清创后皮肤缺损太大，应采用游离植皮及皮瓣转移等方法覆盖创面，以避免感染、坏死，并为晚期整复创造条件。掌背静脉吻合后，立即缝合掌背皮肤，保护掌背静脉，避免因其他手术操作造成已吻合好的指背静脉再次损伤。掌侧皮肤要外翻缝合，防止内翻的角质层、较厚的皮肤压迫血管。采取几个小的Z形切口缝合皮肤的方法只在特殊情况下需要，可防止瘢痕挛缩而影响手功能恢复。掌腱膜一般不需缝合。

七、包扎和固定

伤口缝合后应常规放置橡皮引流片，伤口用灭菌的凡士林纱布覆盖，再用无菌小纱布覆盖，外层用大块纱布或棉垫轻轻地覆盖，以保温、防污染和防止被烤灯直接烤伤。术后用前臂石膏托保护，指尖外露，留待术后观察血运。

（刘亚平　周绍勇）

第四节
断掌再植的并发症与处理

断掌再植手术后的观察和处理也是重要环节，必须引起重视。断掌再植手术虽然对全身情况影响较小，但也不能忽视。针对躁动、哭闹、腹胀、发热及压疮等情况，应及时、妥当地给予处理。再植手掌的局部更应严密观察，一旦发生危象或感染等，若处理不当，就会导致再植失败。

（一）血液循环危象

血液循环危象是断掌再植术后常发生的并发症，主要是再植手掌发生血管痉挛或血栓形成，两者很难区别。如发生动脉性血液循环危象，患指呈苍白色，指腹张力低，皮温比健指低2～3℃，指端小切口出血很少或不出血；如发生静脉危象，则手指呈青紫色，指腹张力高，皮温也比健指低2℃左右，指端小切口出血呈暗红色。一旦发生血液循环危象就要及时处理，如果是血管痉挛，则给以解痉药；如果无效或是血管栓塞，应尽早进行手术探查，绝不可延误时机。

术后造成肢体肿胀的原因很多，可能是由于静脉吻合的数量过少或吻合质量较差，以致静脉回流不畅，肢体本身肿胀又进一步压迫静脉，使其回流受阻；或由于皮肤、深筋膜边缘压迫静脉，造成血液回流困难，从而加重肢体肿胀；肢体损伤严重或缺血时间过长，组织渗透压改变，术后肢体也可能发生严重肿胀；也可能是由于伤口内止血不充分，血管吻合处渗血或不适当地使用肝素等原因，致使局部形成血肿，压迫血管，妨碍血液循环。上述情况可以同时存在或相互影响，这就导致临床实践中往往很难准确地判断其发生的原因，因此术后要严密观察肢体的血液循环情况。如果发现肢体有血液循环障碍，可先采取一般措施，如打开外敷料，剪除部分伤口缝线以减张并引流积血，行颈交感神经节封闭或静脉注射罂粟碱等。如无好转，应及早进行手术探查，不应无原则地等待，以免失去扭转血液循环障碍的时机。

（二）感染

断掌再植术后应常规应用抗生素预防感染。一旦发生感染，就会影响断掌成活或形成慢性骨髓炎而难以愈合，严重影响手功能恢复。因此，再植术中首先要彻底清创，常规应用抗生素，术后还要及时更换敷料，观察伤口情况，一旦有感染现象就要及时引流，并应用敏感抗生素。

（三）高凝状态和出血倾向

个别患者断掌再植手术后，会出现高凝血状态或出血倾向，其原因尚不清楚。因此，断掌患者最好常规检查凝血状态及血小板计数，如有异常，应及时采用肝素等抗凝。对于有出血倾向者，在不影响患指血液循环的情况下，可适当减少低分子右旋糖酐等抗凝药剂量，必要时输少量新鲜全血等，并时刻注意防止其他器官大出血。

（刘亚平　周绍勇）

第五节
手掌毁损的手指异位再植重建部分手功能

毁损性断掌，若仍有两个以上的手指完整，可以将残存手指再植于断掌的残端，形成只有两指或三指的再造手。断掌毁损广泛时，程国良等（1980）充分利用残存手指与前臂肌肉，将残存手指直接再植到前臂残端，重建部分手功能。这种手术方式不同于断掌再植，而是类似足趾移植于前臂残端的手再造，因此也称为急诊手再造。这样的再造手外形虽然不是很好看，但是成活后的手指有感觉，比机械手灵巧得多，可以恢复手的部分功能。因此在手术前要充分认识毁损性断掌的特点，合理应用解剖关系及残存组织，严格按照手术原则设计手术方式，争取最大限度地重建手功能。

一、手术适应证

1. 患者全身条件许可，并愿意接受长时间手术者。毁损性断掌伤情可能大同小异，但全身情况可能千差万别，尤其是复合伤患者，可能伴有其他组织和器官损伤，或创伤性休克。因此，不能只盯着局部伤情而忽视全身情况，只有在积极处理其他危及生命的外伤之后，全身情况稳定或改善，可以耐受长时间手术时，才适合进行急诊手再造。但是，由于指体的保鲜是有时限的，24小时内必须重建血液循环。在冷藏条件下，指体的缺血耐受时间可以有所延长。不能耐受长时间手术者，异位寄养也是一种选择。

2. 前臂软组织无严重损伤，尺骨和桡骨无多发性骨折，血管、神经无撕脱性损伤，肢体近端损伤平面在前臂中下1/3以远者。尺骨和桡骨多发性骨折，意味着前臂广泛遭受暴力，损伤严重；血管、神经撕脱，直接导致血供重建困难与功能恢复的希望渺茫；前臂中下1/3以远的屈肌腱和伸肌腱逐渐移行为肌肉部分，不易与远端肌腱缝合，软组织严重损伤往往伴发静脉血管的广泛损伤，再植创面覆盖困难。因此，只有综合判断伤情，才能作出合理的选择。

3. 指体无明显挫伤及多发性骨折，组织结构不完整的手指不宜选用。

二、手术设计原则

（一）一指固定于桡骨而另一指或两指固定于尺骨

一般情况下，凡右手损伤者（右利手），有条件时可以再造三指，否则就再造两指；况且近端只有尺动脉、桡动脉可以利用，再造更多的手指并不意味着手的功能可以得到更好的恢复，血供也将更为复杂。

（二）移植的两指或三指必须处于良好的对指位

再造手指时应使相对指间保持20°～30°分离角，形成类似虎口的掌骨间夹角，便于持捏。桡侧指固定于相当于拇指的位置，尺侧指固定于相当于小指的位置，额状面的延长线夹角在90°～120°，借助前臂旋前动作，桡侧指和尺侧指恰好如同拇指与其余四指一样完成对指功能。

（三）必须重建虎口

如原有虎口能得以保存，不但外形理想，而且借助残存的侧支循环，便于血供的建立。如原有虎口无法利用，可剔除部分近节指骨，展开指根皮肤，使两指相对，形成新的虎口。

（四）每个手指尽量保留两个活动关节

当选用拇指时，最好保留掌指关节；若无法保留，则应从桡骨来源补充其相对长度的不足。选用其他手指时，可切除掌指关节。需要携带掌指关节时，则一定要注意内在肌功能的重建，以免出现掌指关节不稳定。

三、供指的选择

拇指应保留掌指关节，若第1掌指关节已损伤，关节以远拇指组织结构完整者也可以选用；其他手指有两个以上，掌指关节以远组织结构完整者均可选用。具体选用哪个手指，很大程度上还得根据伤情而定。

（一）以下伤情可以选用三个手指

1. 一手五指完好，且有虎口及指蹼相连，大部分掌骨及掌背侧皮肤挫灭或缺损。经彻底清创后，切除环、小指，缝合尺侧皮肤，拇指移植于桡骨远端，示、中指移植于尺骨远端两侧（图2-5-1）。

2. 拇、示、中指或拇、中、环指完好，且有虎口相连，其他手指毁损。经清创及创面修整，拇指移植于桡骨远端，示、中指或中、环指移植于尺骨远端两侧（图2-5-2）。

3. 有指蹼相连的示、中、环、小指完好，拇指毁损。清创后，剔除中指，修整指根部皮肤以形成虎口，示指移植于桡骨远端，环、小指移植于尺骨远端两侧（图2-5-3）。

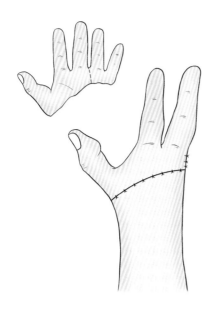

图 2-5-1 五指完好，切除环、小指，再造三指

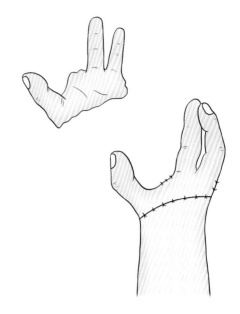

图 2-5-2 拇、中、环指完好，再造三指

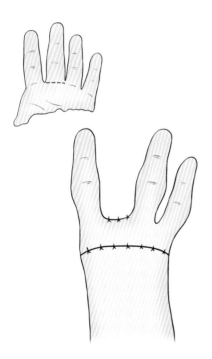

图 2-5-3 示、中、环、小指完好，剔除中指，形成虎口，再造三指

（二）以下伤情可以选用两个手指

1. 拇、示指或拇、中指完好，且有虎口相连，其他指毁损。清创后，拇指移植于桡骨远端，示指或中指移植于尺骨远端（图 2-5-4）。

2. 示、中、环、小指完好，且有指蹼相连，拇指毁损。如果不选用三指再造，则切除小指，剔除中指，将中指指根皮肤缝合形成虎口；把示指移植于桡骨远端，环指移植于尺骨远端（图 2-5-5）。

3. 中、环、小指完好，且有指蹼相连，拇、示指毁损。经清创，剔除环指，将环指指根皮肤缝合形成虎口；把中指移植于桡骨远端，小指移植于尺骨远端（图 2-5-6）。

4. 仅有指蹼相连的两个手指完好。在指蹼处切开，分成两个单独的手指，一指移植于桡骨远端，一指移植于尺骨远端；两指间的虎口用前臂残端的两个三角形皮瓣转移来形成（图2-5-7）。

5. 五指均离断且互不相连，其中两个手指结构完整，指根部有较多皮肤及软组织相连。经清创，若指根部皮肤缝合后可以形成一定宽度的虎口，则可将一指移植于桡骨远端，另一指移植于尺骨远端（图2-5-8）；若指根部无更多皮肤可以利用，则用前臂残端的两个三角形皮瓣转移来形成虎口。

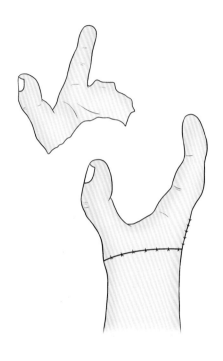

图 2-5-4　拇、示指完好且虎口相连，再造两指

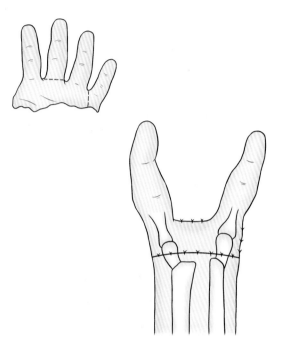

图 2-5-5　示、中、环、小指完好，切除小指，剔除中指，形成虎口，再造两指

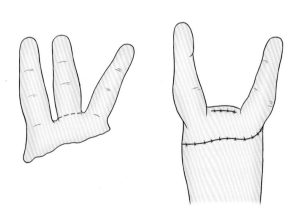

图 2-5-6　中、环、小指完好，剔除环指，形成虎口，再造两指

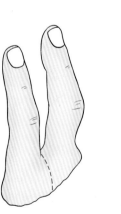

图 2-5-7　两指完好且指蹼相连，切开指蹼，再造两指，另设计皮瓣形成虎口

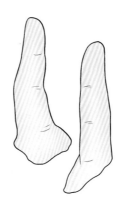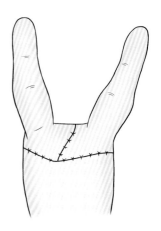

图2-5-8 仅两指完好且互不相连，再造两指，另设计皮瓣形成虎口

四、手术方法

将毁损性断掌后的残存手指异位再植于前臂残端，是一种复杂的手功能重建手术。由于手术是在急诊状态下实施的，要求一定的手术时限，故要求术者精心设计，熟谙各类手功能重建技术，依据术中发现的新情况、新问题，及时、灵活地调整手术方案，避免不必要的返工和残存手指的浪费，使残手功能得到最大限度的重建与恢复。

（一）清创

清创的程序与方法步骤同断掌再植一样，特殊之处在于毁损伤的特殊性及手术目的的不同。故要求术者在清创的同时，进一步明确伤情，依据术中发现，对手术方案作进一步完善与修正。

1. 远端清创　根据手术设计原则，先取合适的指体，依指别不同，确定所需手指的长度。切除无用的手指部分，保留所需皮肤软组织，对远端指体进行有计划的清创。标记血管、神经，除挫伤严重、污染明显之处，暂不作过多切除，留待吻接前根据需要进一步清创。理清肌腱，切除挫灭失活部分，保留结构完整的肌腱及腱周组织，剔除残存的手内在肌。若选用拇指，在掌指关节可以保留时，清创时即应保留拇长伸肌腱、拇长屈肌腱、拇短伸肌腱及拇短屈肌腱；掌指关节无法保留时，仅指间关节活动，只需保留拇长伸肌腱与拇长屈肌腱。同样，如果仅有拇长伸肌腱与拇长屈肌腱可以利用，保留掌指关节也将没有意义，从功能恢复的角度来考虑，以去除掌指关节为妥。若选用其他手指，在掌指关节可以保留时，清创时即应注意保留指深屈肌腱、指浅屈肌腱、指伸肌腱及两侧腱束；掌指关节不保留时，则可切除指浅屈肌腱。骨与关节的清创平面，主要取决于所需手指的合适长度及可用于功能重建的残存肌腱，长的手指并不一定能带来多少实质性的好处。

2. 近端清创　首先应找出桡动脉、尺动脉、正中神经、尺神经、头静脉、贵要静脉及前臂口径较粗可供吻合的静脉，并一一予以标记，然后由表及里逐层清创。根据手指清创后选定的手指数目及指别，选用近端动力肌，保留指屈肌腱及指伸肌腱。如果前臂屈肌或伸肌有撕脱，则需选用协同肌转位，重建屈指或伸指功能。多余的肌腱可以切除，以免局部臃肿。根据拟定的手术方案，修整尺骨和桡骨残端至合适的长度。

（二）骨架形成

骨架的形成，既决定着再造手的外形，又是发挥再造手功能的基础。因此，骨架的建立不只要求稳定，更要求其处于能最大限度地发挥残手功能的位置。再造手指向背侧成10°～15°夹角，形成

20°～30°分离角，尺侧手指与桡侧手指额状面相交成90°～120°夹角（图2-5-9，图2-5-10），便于再造手借助桡骨的旋前完成对指动作。内固定方法以钢板较为方便，既可以按所需角度折弯，又可保持较牢固的连接，有利于术后早期功能锻炼。

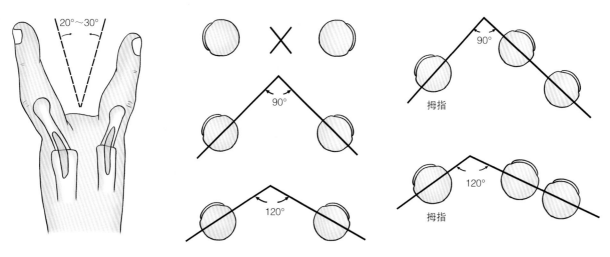

图2-5-9　再造两指间保持20°～30°分离角　　图2-5-10　桡侧异位再植的拇指与尺侧相对指间的额状面延长线相交成90°～120°夹角

（三）肌腱的修复

手指异位再植时，仅移植2～3个手指，前臂残端的指伸肌腱、指屈肌腱若无撕脱性损伤，应该有多条肌腱可以利用。从术后功能恢复的角度出发，选用有神经支配且弹性正常的同名指屈肌腱、指伸肌腱最为可靠。由于手指移植于尺、桡骨后与正常的解剖位置及方向均有不同，因此在选用时还应考虑肌腱的走行与力线，不可出现严重扭曲或交叉的现象，尤其是再造3个手指时。肌腱的缝合方法以编织法较为牢固，有利于早期活动。如果肌腱长度不充足，以改良Kessler缝合法＋腱周连续缝合法为佳。

（四）神经的修复

同断指再植一样，指神经的修复不可忽视。在前臂远端，正中神经以感觉神经纤维为主，尺神经以运动神经纤维为主，所以在选用近端神经时，尽可能用正中神经。前臂正中神经较粗，完全可以根据远端异位再植手指的需要分成4～6束，分别与远端指神经一一缝合。

（五）血液循环的重建

在近端清创时，对近端血管仅做了简单的清创与标记，在最后吻合血管前，还应在显微镜下仔细检查血管，并对血管进行镜下二次清创。根据血管弹性、内膜完整性及血管张力，剪除多余的血管段，无迂曲、无张力下尽可能端端吻合。远端手指的静脉回流，如果是指背静脉，至少需要两条；如果已会合至头静脉或手背，一条较粗的静脉也可以保证一个手指的回流。原则上应吻合尽可能多的静脉。

异位再植于桡骨上的手指一般为拇、示、中指，可能保留的远端动脉是掌深弓、拇主要动脉、第1指总动脉或指固有动脉，近端桡动脉可与之吻合以重建桡侧手指的血供。异位再植于尺骨上的手指一般为第2～5指中的1个或2个，可能保留的远端动脉是掌浅弓、第1～3指总动脉及各指的指固有动脉，近端尺动脉可与之吻合以重建尺侧手指的血供。

血管吻合时最大的困难可能是远、近端血管口径的悬殊，将较细的远端血管剪成鱼嘴状，与近端血管吻合，是解决此类问题的有效手段。

（六）皮肤覆盖

由于指骨缩短了很多，皮肤一般均有富余，因此常将残端皮肤设计成三角形皮瓣进行交叉缝合，形成再造手的虎口。如果局部有创面残留，应尽可能利用局部皮瓣转移，对神经、肌腱、血管等重要结构进行覆盖。无这些重要结构外露时，残余创面也可以用皮片移植覆盖。

【典型病例】

腕掌部毁损性离断异位再植

刘××，男，37岁。因工作时操作不慎，被机器挤伤右手，急来就诊。检查：右手腕掌部毁损性离断，断面不整齐，第1~5掌骨粉碎性骨折，手背及手掌尺侧皮肤软组织撕脱，拇指背侧皮肤撕脱平面在近节水平，示、中、环指背侧皮肤撕脱平面在掌指关节背侧，鱼际肌及骨间肌挫灭，小指近节离断，仅以皮条连于指蹼。第1~4指掌侧及手掌皮肤完整（图2-5-11）。

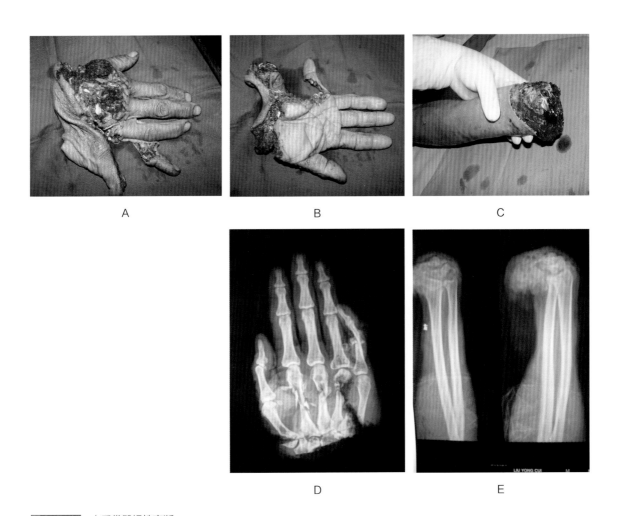

A   B   C

D   E

图2-5-11 右手掌毁损性离断

A. 术前伤情背侧外观　B. 术前伤情掌侧外观　C. 术前肢体近端伤情　D. 离断肢体X线片　E. 近侧肢体X线片

术中选用相对完整的示、环指，用于急诊手再造。剔除中指，缝合指根，形成虎口。分离标记出掌背静脉、指总动脉及指总神经，彻底清创后，从近节基底截骨，在掌指关节背侧分离出指伸肌腱及侧束、指浅屈肌腱和指深屈肌腱，保留手掌皮肤完整（图2-5-12）。近侧肢体清创后，尺、桡骨远端向背外侧作10°～15°截骨，尺骨较桡骨长约1cm，钢板折弯后固定示指近节于桡骨远端、环指近节于尺骨远端（图2-5-13）。缝合示、环指的指伸肌腱，近端示、小指固有伸肌腱分别与示、环指侧腱束缝合。分别缝合示、环指的指浅屈肌腱和指深屈肌腱。两条掌背静脉分别与头静脉、贵要静脉吻合，两条指总动脉分别与尺动脉、桡动脉吻合，正中神经分成三股，分别与三条指总神经缝合，修整手掌皮缘后缝合创面（图2-5-14）。

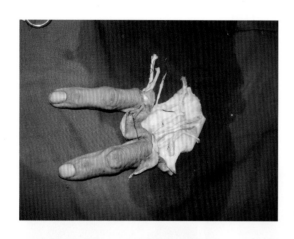

图2-5-12 彻底清创，为示、环指异位再植做准备

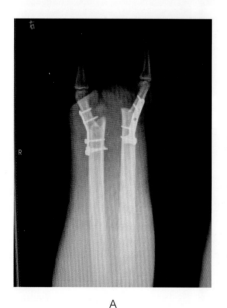
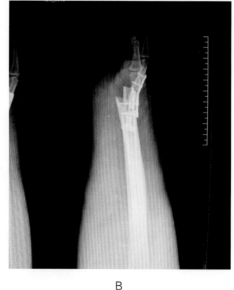

A   B

图2-5-13 异位再植示、环指近节指骨，尺、桡骨远端用钢板固定

A. 正位X线片 B. 侧位X线片

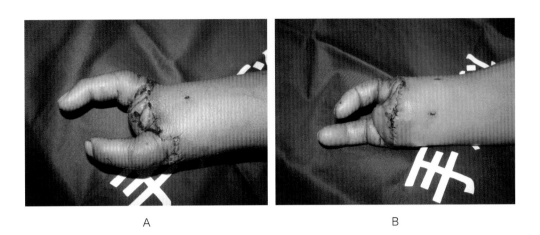

A B

图 2-5-14 示、环指异位再植术后

A. 术后背侧外观 B. 术后掌侧外观

（刘亚平　周绍勇）

参考文献

[1] 潘达德，程国良，杨志贤，等. 掌部离断再植 [J]. 修复重建外科杂志，1988，2（2）：50.

[2] 顾玉东，王澍寰，侍德. 手外科手术学 [M]. 2版. 上海：复旦大学出版社，2010：737.

[3] 张绍祥，何光篪，刘正津. 断掌再植血管解剖学基础的进一步研究 [J]. 中国临床解剖学杂志，1992，10（3）：161-164.

[4] 钟世镇，徐达传，丁自海. 显微外科临床解剖学 [M]. 济南：山东科学技术出版社，2000：532-538.

[5] 徐达传. 手功能修复重建外科解剖学 [M]. 北京：人民卫生出版社，1996：132-146，283-284.

[6] 王斌，郑桓，赵少平，等. 掌浅弓的应用解剖 [J]. 中国临床解剖学杂志，2000，18（1）：53-54.

[7] 张绍祥，刘正津. 断掌再植血管吻接的解剖学基础 [J]. 中国现代手术学杂志，2001，5（3）：167-170.

[8] 顾玉东. 如何治疗手部骨折——评AO微型钢板的应用价值 [J]. 中华手外科杂志，2002，18（2）：65.

[9] 王京生. 断掌再植的神经解剖学基础 [J]. 中国临床解剖学杂志，2003，21（6）：589-592.

[10] SEARS E D, CHUNG K C. Replantation of finger avulsion injuries: a systematic review of survival and functional outcomes [J]. J Hand Surg Am, 2011, 36（4）：686-694.

[11] 章伟文，陈宏，王欣，等. 特殊类型的断指再植 [J]. 中华手外科杂志，2003，19（3）：135-138.

[12] 何凌锋，章伟文. 断指再植的发展与现状 [J]. 医学综述，2014，20（9）：1613-1615.

[13] 颜飞华，廖军，单平联，等. 断掌再植45例临床分析 [J]. 中国骨伤，2014，27（6）：475-477.

[14] 侯桥，曾林如，申丰，等. 保留关节的经掌指关节平面切割性离断断掌再植五例 [J]. 中华显微外科杂志，2015，38（4）：380-382.

[15] 柴益铜，何凌锋，方炫量，等. 伴有皮肤脱套或撕脱的手掌离断的治疗 [J]. 中华显微外科杂志，2017，40（1）：77-79.

第 三 章

断指再植

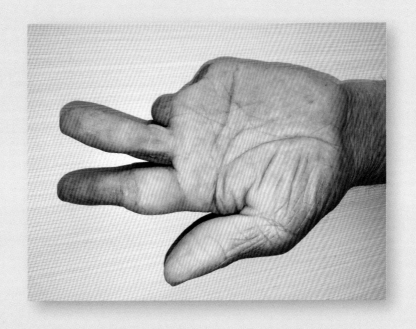

第一节
断指再植的概念、分类与应用解剖

一、概念

断指再植是指将离断的手指进行清创，恢复组织连续性，且必须吻合血管（以使手指成活及恢复功能）的手术操作。

二、分类

（一）完全性断指

完全性断指是指指体远侧部分完全与伤手分离，无任何组织与之相连，或只与少量挫灭组织相连。清创时，必须将这部分组织切断或切除。这类断指已坏死，指体苍白。凡指体较完整，无明显挫伤，有再植要求者，可予以再植。

（二）不完全性断指

手指外伤后大部分组织均已离断，仅有少许皮肤或其他组织与伤指相连，不吻合血管不能成活者称不完全性离断。由于这类断指尚与部分组织相连，再植时或再植后对指体的成活与功能均有一定影响，因此这类不完全性断指又可分为下列几种类型。

1. 与皮蒂相连

（1）皮蒂内无任何可见的相连血管，指体苍白，再植时需吻接动脉和静脉。

（2）皮蒂内有可见的相连静脉，但无动脉供血，指体略呈淡灰色，瘪缩，有毛细血管充盈反应，但速度缓慢，再植时需吻接动脉才能成活。

（3）皮蒂内只有动脉与之相连，无静脉回流，指体呈暗紫色，指腹张力增高。将一侧切开后先流出暗紫色血液，之后才会流出鲜红色血液，此时指体由紫色变红色，再植时需吻接静脉才能成活。

2. 与指神经相连 指体致伤后，除与指神经相连外，其他组织均已离断。再植时需吻接动脉、静脉及肌腱，但神经不需修复，再植术后易发生动脉痉挛。断指一旦再植成活就有感觉，术后指腹饱满，外形满意。

3. 与肌腱相连 指体外伤后，除与指伸肌腱和指屈肌腱相连外，其余组织均离断。再植时需吻接动脉、静脉、神经，但不需修复肌腱。这类断指再植后，由于肌腱保持其连续性，术后可早期行自主功能锻炼，功能恢复较佳。

如果指体结构大部分离断，仅与少量正常皮肤相连，即使这些正常皮肤仅占指体周径的1/10，且仍保持血液循环者，也不应列入不完全性断指之列。

三、手部应用解剖

手是人体特有的高度发达的器官，它不仅具有强力握持和精细挟捏等运动功能，还具有精细灵敏的感觉功能。除了触觉、痛觉、温度觉、位置觉等一般感觉外，手部皮肤还具有高度灵敏的分辨觉与实体觉。敏锐的、完全的感觉与灵活有力的运动结合在一起，使手的能力更臻完善。人的手能使用各式各样的工具和仪器，既能从事繁重的体力劳动，又可以从事精致细微的工作，进行生产劳动、科学实验、日常生活及文娱活动，为人类创造精神财富和物质财富，改造世界，建设世界，满足人类日益增长的物质生活需要和精神生活需求。

手之所以能做出多种多样的动作，使用各种各样的工具，发挥其特有的功能，与其复杂的解剖结构有着非常密切的关系。手部独特的解剖结构是人类进化过程中优胜劣汰的结果。手部独特的解剖结构决定了它的特殊功能。因此，熟悉手的解剖结构及其功能是手部再植、再造诊断及治疗的基础。手部解剖十分复杂，本章仅从临床角度将与手部创伤后修复和功能重建有联系的解剖知识加以叙述。

（一）手部皮肤及其附属组织

手掌及手背的皮肤与其他部位的皮肤有所不同，适用于手的功能需要，除了足底、足背与之相似外，其他部位的皮肤不能替代。

手掌皮肤坚韧、粗糙，角化层厚而耐磨，上有乳头状嵴，嵴间有沟。嵴的排列组成清晰的纹路，手指末节指腹纹路构成斗形纹、箕形纹和弓形纹三种基本形状，此外还有混合形纹。每个人的指纹不同，从出生后终生不变，是每个人特有的印记（图3-1-1）。

手掌皮肤无汗毛与皮脂腺，嵴的顶端有很多汗腺开口，可分泌或蒸发汗液，能增加握持的黏附性而无油滑性。手掌握持面的皮肤较厚，附于保护性脂肪层上，与深筋膜间有纵行纤维相连，将皮肤固定在深部组织上，能增强握持牢固度，握持时不致皮肤滑动。纵行纤维束在末节指腹、手掌两侧及掌腱膜处最为致密。

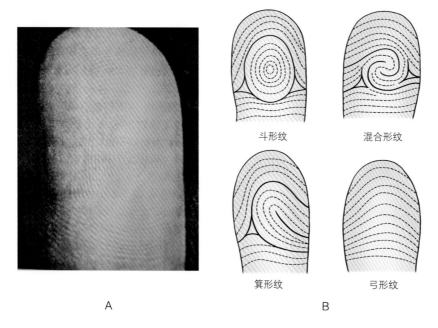

斗形纹　　　　　　　　混合形纹

箕形纹　　　　　　　　弓形纹

A　　　　　　　　　　　　　B

图3-1-1　手指指纹

　　手掌皮肤有丰富的感觉神经分布，尤其是手指末节指腹乳头层内，存在十分丰富的神经末梢与多种神经感受器，触觉十分灵敏，并有良好的实体感，对于完成精细动作是不可缺少的。因而，在再植与再造手术中，恢复与重建良好的感觉功能也是一项十分重要的任务。

　　手背的皮肤薄、软而富有弹性。皮下有一层疏松的蜂窝状组织，使其具有很大的滑动度。握拳时，手背皮肤略紧张，掌指关节及指间关节背侧皮肤因紧张而呈苍白色。伸指时，手背皮肤松弛而形成皱褶。伸、握之间，手背皮肤面积相差约25%，故修复手背皮肤时应考虑到此特点，避免因皮肤过紧而影响握拳功能。

　　手掌的皮肤有比较恒定的皮纹存在。皮纹处皮肤菲薄，其下缺乏脂肪，直接与深筋膜相连。皮纹的产生与关节活动、屈曲及对掌活动相关，因而被称为"皮肤关节"。由于皮纹的存在，关节屈曲时，皮下组织不会堆积在关节前而影响活动。

　　1. 腕横纹　恒定的腕部皮纹有两条，近侧腕横纹位于桡腕关节之上，远侧腕横纹在掌根部，相当于腕中关节上。

　　2. 掌横纹　近侧掌横纹即鱼际横纹，起于手掌桡侧第2掌指关节平面，与掌中横纹同源，终止于腕横韧带中点。近侧掌横纹适应拇指对掌活动。远侧掌横纹起于示、中指指蹼，沿第3掌指关节至第5掌指关节斜向掌尺侧缘走行，止于手掌尺侧，适应尺侧三指的屈曲活动。掌中横纹与近侧掌横纹同源，与远侧掌横纹平行，斜向掌尺侧走行，适应桡侧手指的活动。在第3、4掌骨间尚有短的纵行纹走行，连接远侧掌横纹与掌中横纹，使手掌横纹形成一个M形。部分人远侧掌横纹与掌中横纹连成一条直线，俗称通贯手，适应四个手指同时屈曲（图3-1-2）。正常人握拳四指屈曲到底时，指尖可触及远侧掌横纹。测量指尖到远侧掌横纹之间的距离是检查手指屈曲程度的一种方法。

　　3. 指横纹　手指有三条掌侧横纹。指横纹从一侧的侧中线连到另一侧的侧中线，远侧指横纹有1~2条横纹，在远指间关节的稍近侧。中间指横纹有两条横纹，正对着近指间关节。近侧指横纹在近节指骨中段，一般中、环指有两条横纹，示、小指只有一条横纹，其近侧纹与指蹼等远。指

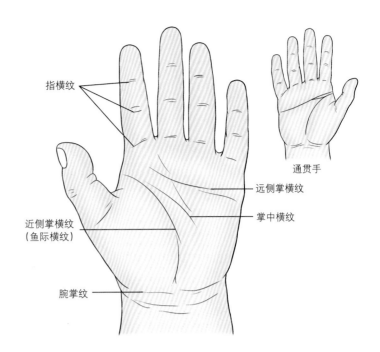

图3-1-2 手掌部横纹示意图

横纹皮下无脂肪，直接与指屈腱鞘相连，指横纹处割伤或刺伤极易直接进入腱鞘。指横纹间的指腹有较多脂肪衬垫在皮下，抓握时指腹可紧紧地贴在被握体的外表，以增加力量。

4. 指甲 指甲是半透明的角质所组成的表皮衍化物。指甲呈瓦状，远端为游离缘，三面被皮肤包围。指甲两侧的皱襞称为甲襞，甲根部覆盖的皮肤称上甲皮，指甲外露部为甲体，皮肤覆盖部为甲根。甲床是衍化了的表皮，其下真皮具有丰富的血管，故泛出红色，受压时转为苍白色，去压时又泛红色。指甲近端有半月状白色区域称为弧影，该处的表皮较厚，其下真皮较疏松，血管少，是指甲形成和生长的部位（图3-1-3）。

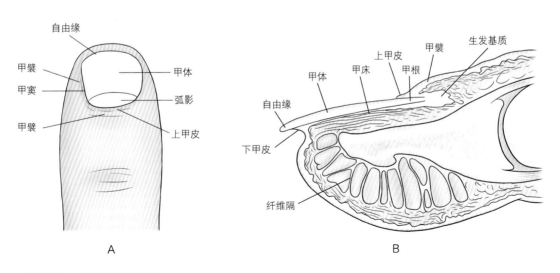

A   B

图3-1-3 指甲的结构示意图

指甲与甲床密切相贴，指甲与远节指骨以及从远节指骨基底伸到爪粗隆的韧带是指腹的依托，有助于握持、抓捏、屈曲等动作，特别是捡针等指甲相捏的动作，没有指甲是不能做到的。甲床真皮层的乳突上有丰富的神经末梢，因此也是手指触觉结构的一部分。由于指甲具有自己独特的功能，加上美容上的需要，因此也常需移植重建。

（二）手部皮下组织及筋膜

1. **浅筋膜**　手背上的浅筋膜薄而脂肪少，牵伸性很好，将皮肤与深层组织分隔，使之有良好的滑动度。第1、5掌骨背侧及手指两侧则与深部组织附着较紧密。

在手掌上，脂肪层由一层纤维组织网包理，形成皮下海绵状衬垫。大、小鱼际处脂肪垫较厚，掌指关节及指蹼处也较厚，掌心中央三角区较薄，而掌纹处无脂肪垫。脂肪垫的功能为保护肌肉、肌腱、血管和神经。当强力抓握时，皮肤可以随物件外形塑形而增加握持力。

手掌远端指蹼处的浅筋膜内有较多横纤维横跨指根部，组成指蹼韧带，将各个手指连接起来。手指上的浅层纤维脂肪组织也形成脂肪垫，保护指屈腱鞘及血管、神经，同时有利于握持。

2. **深筋膜**　通常认为手背上的深筋膜有两层，浅层在指伸肌腱的浅面，与伸肌支持带相连接；深层覆盖在骨间膜上。手背远侧深筋膜很薄，与浅筋膜融合在一起。

手掌部的深筋膜可分为三个组成部分。外侧大鱼际筋膜、内侧小鱼际筋膜是薄的纤维性筋膜，中央部分厚而坚韧，是呈倒三角形的掌腱膜。掌腱膜与大鱼际筋膜、小鱼际筋膜有明确的分界线，并向深部伸出纤维间隔，与手掌深部肌肉的筋膜融合，将大、小鱼际肌与指深屈肌腱分开。掌腱膜近侧顶端与屈肌支持带连接，其深层纤维与支持带融合，浅层纤维与掌长肌腱相连接。掌腱膜远侧部分扁平而宽，呈扇形，在掌骨头近侧变成四条纵行纤维带进入手指。每条纤维带上发出浅表纤维（称腱前束），附于手掌、手指的皮肤上；而主要的深纤维分成两小束，分别从两侧包绕指屈肌腱鞘，附着在掌骨及掌深横韧带上。掌腱膜中心区有较致密的纤维性蜂窝状组织，将皮肤与掌腱膜紧密相连。掌腱膜保护其深面的指屈肌腱、掌弓及神经（图3-1-4）。

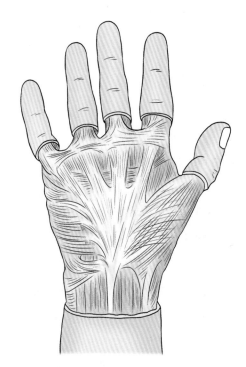

图3-1-4　掌腱膜示意图

在掌骨头平面，掌腱膜的四条纵行纤维带之间有横行纤维相连接，组成掌浅横韧带。在指蹼韧带、掌横韧带与四条纵行纤维带之间有三个间隙，指神经血管束及蚓状肌远侧部分走行其中。当手指用力过伸时，纵行纤维受牵扯，该间隙内的脂肪组织将使皮肤从手掌上鼓起。

（三）手部血管

1. 动脉　手的血液供给主要来自桡动脉、尺动脉，其次为前臂骨间前动脉及其背侧支（图3-1-5，图3-1-6）。这些动脉在腕部及掌部构成四个弓或网。

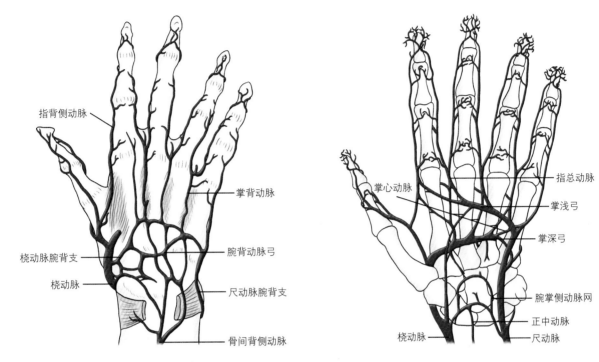

图3-1-5　手背侧动脉示意图　　　　　图3-1-6　手掌侧动脉示意图

（1）腕掌侧动脉网：在旋前方肌远侧缘，桡动脉发出腕掌侧支，于腕骨前走向尺侧。尺动脉也发出腕掌侧支向桡侧走行，两者相互吻合，并与掌侧骨间动脉分支及掌深弓返支组成腕掌侧动脉网，主要供应腕骨血液循环。

（2）腕背侧动脉网：桡动脉于解剖鼻烟壶段发出腕背支，尺动脉在豌豆骨上发出腕背支，从腕尺侧屈肌腱下绕过尺背侧，在腕骨背侧、指伸肌腱的深面与桡动脉腕背支相互吻合成腕背动脉弓。加上掌侧骨间动脉的背侧支与发自掌深弓的穿支组成腕背侧动脉网，供应腕骨血运。从腕背动脉弓发出第2、3、4掌背动脉，在指蹼处延续成指背侧动脉，供应骨间肌及近指间关节。腕背动脉弓还发出一个小分支，供应第5掌骨及其指背的尺侧。第1掌背动脉系桡动脉的分支，而非起自腕背动脉弓。

（3）掌浅弓：由尺动脉掌浅支与桡动脉掌浅支组成，有时还接受正中动脉。尺动脉在腕部有两条伴行静脉，于尺侧腕屈肌和尺神经的桡侧下行，未到腕横韧带时发出腕掌侧支，然后从腕浅韧带的浅面跨过，于豌豆骨近侧发出腕背侧支，下行至豌豆骨远侧，于小鱼际肌起点之上发出尺动脉的掌深支。掌浅支在小鱼际肌的浅面，掌短肌的深面弯向掌心，穿过掌中间隙与小鱼际的间隔，居于掌腱膜与正中神经、屈肌腱之间，与桡动脉的掌浅支吻合，形成掌浅弓。掌浅弓凸向远侧，在其凸面发出三条指总动脉及小指尺侧动脉。指总动脉走行于相应指总神经的浅面，抵达掌指关节以远后分为两条指掌侧固有动脉，分布于相邻两手指的相邻侧。在分支后，指固有动脉于指神经的深面走行。小指尺侧指动脉供应小指尺侧半。掌浅弓的主要血液供应来自尺动脉。

（4）掌深弓：掌深弓系桡与尺动脉的深支相吻合而成。桡动脉通过解剖鼻烟壶后，在第1掌骨间隙的近端向深部走行，骨间背侧动脉在穿过第1骨间背侧肌前，发出第1掌背动脉，供应拇、示指的相邻侧。桡动脉进入手掌转向尺侧时，在第1骨间背侧肌与拇收肌间发出拇主要动脉，并沿第1掌骨的尺侧下行至掌指关节处，在拇长屈肌腱下分为两支拇掌侧指动脉。示指桡侧指动脉与前者在差不多的部位发出，经常有一共干自桡动脉发出，该共干称为第1掌心动脉。桡动脉在拇收肌横头与斜头间穿过，在指屈肌腱深面、掌骨与骨间肌的浅面与尺动脉深支吻合，形成掌深弓。掌深弓位于第2、3、4掌骨基底平面，除了发出分支供骨间肌外，还发出三条掌心动脉，沿掌骨间隙下行，分别连接到三条指总动脉上。掌深弓与三条掌背动脉之间有穿通支相吻合，穿通支分别在第2、3、4骨间背侧肌的两个头间通过。掌深弓尚有几条返支参与腕掌侧动脉网的构成。掌深弓的主要血供来自桡动脉。

手部动脉的解剖变异很多，有时桡动脉或尺动脉缺如，有时两条动脉均存在，但并不形成弓状，而是呈树枝状分布，直接供应掌部或手指，有些病例形成不完全的弓状。因此，无论进行再植还是再造，都需警惕解剖变异的可能性，遇到变异，必须随机应变。

2. **静脉**　手部静脉系统可分为深层与浅层两部分，手背浅层静脉系统是血液回流的主要途径（图3-1-7，图3-1-8）。

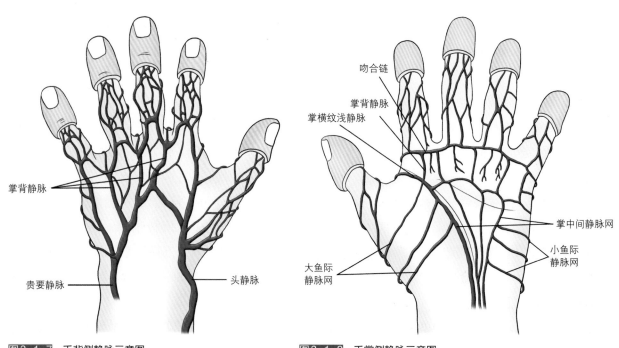

图3-1-7　手背侧静脉示意图

图3-1-8　手掌侧静脉示意图

（1）深静脉：手掌深动脉有两条伴行静脉，但口径较相应动脉细，手掌静脉有掌浅静脉弓、掌深静脉弓、指总静脉、掌心静脉、掌背深静脉等，彼此之间相互吻合与交通，形成弓状或网状。手掌深静脉大多回流到桡静脉、尺静脉，一部分通过交通支回流到手背静脉系统。

手指有无深静脉存在，各家看法尚不一致。据Caffiniere的统计，15%的手指有深静脉存在。张良则观察到指固有动脉均有静脉伴行，只是其起始部远近不一，起源形式多样，但最后都汇入指总静脉。因为口径很细，临床上无关紧要。

（2）浅静脉：手背浅静脉数量多而口径粗，是手部血液主要的回流静脉。手指背面浅静脉起于甲床两侧，距甲沟1～2mm，沿甲襞向指背中线汇集，其口径为0.3～0.4mm，于末节手指基底部中央会合，同时也有来自甲床、甲襞的细小静脉汇入，口径可达0.5～0.6mm。该静脉上行越过远指间关节，与来自侧方的小静脉会合，分成数条平行的静脉，相互间有吻合支交通，在中间指间关节背侧形成网；到近指间关节背侧又分散为几条平行的静脉，越过关节，一般为4～6条，口径为0.8～1mm；在近指间关节背侧，浅静脉又趋向集中，相互吻合成网，最后形成1～3层静脉弓，口径约1.5mm。在指根部相互毗邻手指的静脉弓脚处会合成掌背静脉。手指背面浅静脉有偏离中线分布的现象，即以中指为中心线，拇、示指指背浅静脉偏向桡侧，而环、小指指背浅静脉则偏向尺侧，口径也较粗。拇指背侧无静脉弓，静脉数量多而口径粗，约1.8mm。

指背静脉吻合是断指再植与手指再造术重建血液循环的重要步骤。静脉的分布变异较动脉多，因此熟悉指背、手背静脉的解剖规律有很重要的意义。

手指掌面浅静脉纤细，一般从末节指腹中央开始形成，口径在0.3～0.4mm，到中节掌面形成数条平行的纵行浅静脉，相互吻合成网状。到手指近节基底，汇集成两条小静脉，稍向两侧倾斜而连于吻合链，口径约1mm。在末节断指再植时，手背侧找不到合适的静脉，常吻合末节指骨掌侧中央静脉。

手指侧面的浅静脉起于甲沟旁，较纤细，口径约0.3mm，到远指间关节处分为两条，分别回流至背侧浅静脉与掌侧浅静脉。中间指间关节近侧的静脉自前下向后上方斜行，将掌面静脉与背面静脉连接。掌面静脉与侧面静脉均有偏离中线的现象，偏离中线一侧的静脉较粗大。

手背浅静脉分为两层，浅层较细，主要连接较深层的静脉之间和手背、指背之间。较深层的静脉粗大，相邻手指根部静脉弓脚在指蹼处汇聚成掌背静脉，沿掌骨两侧上行，相互间有分支吻合，构成手背静脉网，最后来自桡侧三指的静脉汇入头静脉，尺侧手指的掌背静脉汇入副头静脉与贵要静脉。

手掌侧浅静脉来源于手指掌面静脉，指根部两侧静脉在掌远端有横吻合链相连。横吻合链与掌背静脉相连，使手掌血流汇入手背静脉网。在远侧掌横纹尺侧端与鱼际纹桡侧间有掌横纹浅静脉相连，两端通向手背静脉网。掌横纹浅静脉以近有三个系统：掌中间静脉网位于掌心凹陷内，基本为纵行走行，在腕部延续为前臂正中静脉；大鱼际静脉网及小鱼际静脉网与手背静脉网在手掌外侧或内侧相连，使血流分别向手背汇流。

因此，从整个手静脉构筑来看，血流基本是由深层到浅层，由手掌到手背。静脉的分布及血流的方向基本符合握持功能的需要，再植与再造术中重建血液循环时需注意此规律。静脉分布的变异甚多，术前、术中要细加检查。

（四）手部神经

分布于手部的神经有正中神经、尺神经、桡神经及肌皮神经。正中神经与尺神经为混合神经，既司运动又司感觉，对手部功能影响较大。桡神经与肌皮神经分布于手部的部分终末感觉支，对手部功能的影响较小。手部神经的变异甚多，诊断与手术治疗时需加注意。

1. 正中神经　正中神经位于掌长肌与桡侧腕屈肌之间、指浅屈肌的浅面，与指浅屈肌、指深屈肌一起通过腕管进入手掌。在进入腕管前发出掌浅支，穿出深筋膜后，于腕横韧带的表面进入手掌，分成内侧支、外侧支，外侧支分布于大鱼际的皮肤，内侧支与尺神经的掌皮支吻合，分布于手掌的部分皮肤（图3-1-9）。

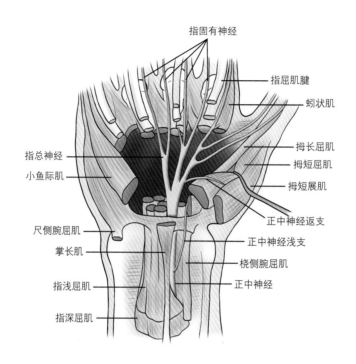

图3-1-9　手掌部正中神经示意图

正中神经主干通过腕横韧带后，立即分成较粗的外侧部分与较细的内侧部分，在其表面仅有皮肤与掌腱膜覆盖。

正中神经外侧部分分出：①大鱼际支，或称返支，支配拇短展肌、拇对掌肌及拇短屈肌浅头。拇短展肌肌支从肌腹深面进入肌肉，其他各肌支则从各自中部浅面进入肌肉；②拇指桡侧指神经，先处于拇收肌浅面，跨过拇长屈肌腱鞘到其桡侧，与拇短屈肌平行，从掌指关节起，与拇指桡侧指动脉伴行，直达末端；③第1掌侧指总神经，位于拇收肌浅面、桡动脉掌浅支深面，分成拇指尺侧指神经与示指桡侧指神经，与相应指动脉相伴而下行，沿途发出各条关节支。示指桡侧指神经与第1蚓状肌平行，分出1~2小支至该肌。

正中神经内侧部分分成第2、3掌侧指总神经：①第2掌侧指总神经在第2掌骨间隙内走行，发出1~2支肌支支配第2蚓状肌，在掌骨深横韧带平面分为示指尺侧与中指桡侧指神经，分别与同名指动脉伴行至指端，并在行进中发出各关节支、甲下支及指腹支；②第3掌侧指总神经向尺侧走行，越过中指屈肌腱的表面，沿第3掌骨间隙远行，在掌骨深横韧带平面分成两条指神经，分别沿中指尺侧与环指桡侧指神经走行，行进中发出分支与第2掌侧指总神经相似。

2. 尺神经　尺神经位于指深屈肌之前，在前臂的近侧一半；尺侧腕屈肌盖于其上，在其远侧一半，沿该肌的桡侧下行。在前臂中点，尺神经发出掌皮支，与尺动脉同行，从腕掌侧韧带处浅出，与正中神经掌支交通，分布于手掌皮肤上。

在腕部以近5~6cm处，尺神经发出背支。背支在尺侧腕屈肌腱下通过，穿出深筋膜，绕过尺骨，从皮下走向腕关节背面，发出关节支，然后分为小指尺侧指神经及第4背侧指总神经，后者再分为两条背侧指神经，分布于环、小指背面的两个毗邻侧。

尺神经在尺动脉的尺侧，通过尺神经管进入手掌后分成浅支与深支。尺神经管的切面呈三角形，底部为腕横韧带，内侧壁为豌豆骨与尺侧腕屈肌腱，顶部为掌侧深筋膜与尺侧腕屈肌腱的扩张部。尺神经浅支分为三支，从小鱼际肌起点的纤维沿浅面走向远侧：一支支配掌短肌，一支分布在小指尺侧半，另一支分布于环指尺侧半与小指桡侧半，与正中神经的各指神经分支一样，也分布于各指间关节及手指末节的背侧。尺神经深支是运动支，经过豌豆骨和钩骨之间进入手掌。小鱼际肌在钩骨钩和豌豆骨起点间的腱弓与相对的豆钩韧带共同构成豆钩孔，是进入掌中间隙的通道。尺神经深支在进入该孔前发出小指展肌与小指短屈肌的肌支，进入掌中间隙后处于指屈肌腱的深面，骨间掌侧肌的浅面与掌深弓平行，在掌深弓的凸面发出腕掌关节支、骨间肌及第3、4蚓状肌的肌支等，支配所有掌侧、骨间背侧肌及第3、4蚓状肌，最后发出分支支配拇收肌与拇短屈肌深头（图3-1-10）。

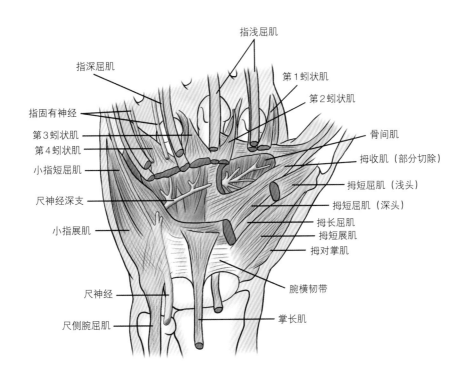

图3-1-10 手掌部尺神经示意图

尺神经在进入手部之前，在相当于前臂远侧1/3处发出一条尺神经手背支，由屈侧皮下绕经尺骨茎突远侧斜向手背，分布于小指、环指及中指尺侧半，共两个半手指的背侧皮肤。

3. **桡神经** 腕关节以远的桡神经浅支属于单纯的感觉支（图3-1-11）。

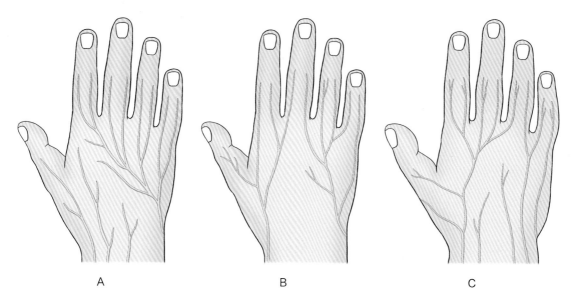

图3-1-11 手背部桡神经、尺神经分布示意图

桡神经浅支在前臂中下1/3处穿出深筋膜与头静脉相邻，从前臂桡侧下行，走向解剖鼻烟壶，分成外侧和内侧两支。外侧支较细，分布于大鱼际及拇指的桡侧皮肤，与前臂外侧皮神经的掌支相交通。内侧支在腕部与前臂外侧皮神经的背支相交通，在手背与尺神经的背支相交通。内侧支分成四条背神经，分别分布于拇指尺侧，示指桡侧，示、中指毗邻侧及中、环指毗邻侧的皮肤，支配手背外侧2/3及桡侧三个半手指背侧的感觉。

4. **肌皮神经** 肌皮神经的前臂终末支为前臂外侧皮神经。该神经分为前支及后支。前支与桡神经浅支及正中神经的掌背支交通，分布于大鱼际近端的皮肤。后支与桡神经浅支及尺神经背支相交通，分布于手背近端的皮肤。

（五）手部肌肉及其附属组织

手部肌肉可分为外来肌与内在肌两组。外来肌起自肘部或前臂，止于腕部或手部，肌肉长而肌腹大，比较粗而有力，起固定关节位置或牵动手指、掌、腕的作用。内在肌起于手部也止于手部，肌肉短而小，由于走向较直，力量效果发挥较好，与外来肌协同配合，对于完成精细而灵巧的活动起着重要作用。

1. 外来肌

（1）前臂伸肌群：在前臂，伸肌群可分为浅、深两组（图3-1-12）。

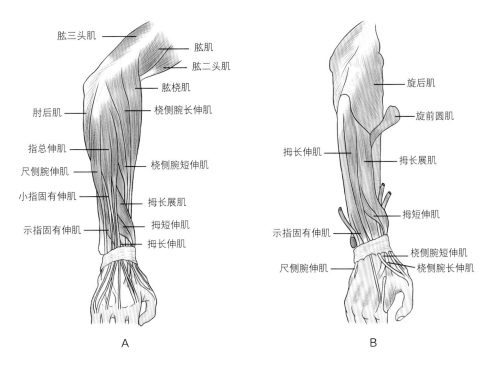

肱三头肌
肱肌
肱二头肌
肱桡肌
肘后肌
桡侧腕长伸肌
指总伸肌
桡侧腕短伸肌
尺侧腕伸肌
小指固有伸肌
拇长展肌
示指固有伸肌
拇短伸肌
拇长伸肌

旋后肌
旋前圆肌
拇长伸肌
拇长展肌
示指固有伸肌
拇短伸肌
尺侧腕伸肌
桡侧腕短伸肌
桡侧腕长伸肌

A

B

图3-1-12 前臂背侧伸肌群示意图

A. 浅层伸肌群　B. 深层伸肌群

　　浅层伸肌群的解剖位置浅在，包括肱桡肌、桡侧腕长伸肌、桡侧腕短伸肌、指总伸肌、小指固有伸肌、尺侧腕伸肌与肘后肌7块；深层伸肌群的解剖位置在浅层之下，包括旋后肌、拇长展肌、拇短伸肌、拇长伸肌及示指固有伸肌。旋后肌、肘后肌及肱桡肌不止于手部，腕部与手指的12根长肌腱通过腕背韧带下的6个间隔进入手部。腕背韧带也叫伸肌支持带，是前臂深筋膜的增厚部分，外侧附在桡骨的外侧缘，内侧附在三角骨与豌豆骨上，从深面构成许多间隔附在桡骨、尺骨嵴上，将腕背分成6个间隔或骨纤维管（图3-1-13）。从桡侧到尺侧依次有下列肌腱通过：①拇长展

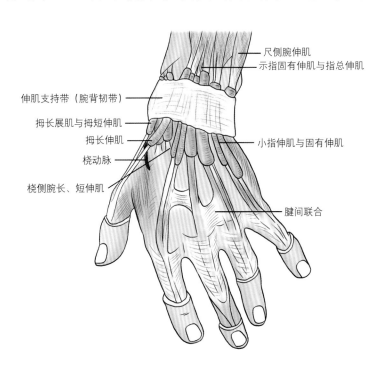

尺侧腕伸肌
示指固有伸肌与指总伸肌
伸肌支持带（腕背韧带）
拇长展肌与拇短伸肌
拇长伸肌
小指伸肌与固有伸肌
桡动脉
桡侧腕长、短伸肌
腱间联合

图3-1-13 手部伸肌与腕背部间隔示意图

肌与拇短伸肌腱，在桡骨茎突处通过第1间隔；②桡侧腕长、短伸肌腱，在桡骨茎突的背侧通过第2间隔；③拇长伸肌腱，在桡骨背侧中央，从桡骨Lister结节的尺侧通过第3间隔；④四根指总伸肌腱和示指固有伸肌腱，通过与拇长伸肌腱尺侧相邻的第4间隔；⑤小指固有伸肌腱，通过对着下桡尺关节的第5间隔；⑥尺侧腕伸肌腱，通过尺骨头与茎突处的第6间隔。在每一个间隔内，伸肌腱周围均有滑液鞘包绕。滑液鞘比腕背韧带长，远、近侧均伸出一段。滑液鞘内的滑液起润滑与营养肌腱的作用。

1）拇长展肌：起于旋后肌下的桡骨、尺骨及骨间膜，止于第1掌骨基底外侧。由桡神经骨间背侧支（C_6、C_7）支配。其作用为使拇指腕掌关节伸展并略桡偏，稳定拇腕掌关节，使拇指桡外展与腕关节桡偏。

2）拇短伸肌：起于桡骨背面及邻近骨间膜，位于拇长展肌的外侧，共同下行，止于拇指近节指骨底部背面。由桡神经骨间背侧支（C_6、C_7）支配，起伸展拇指掌指关节的作用。

3）拇长伸肌：起于尺骨背面中1/3及邻近骨间膜，止于拇指近节指骨的基底，由桡神经骨间背侧支（C_6、C_7）支配。由于肌腱经过腕背韧带时在桡骨结节处拐向手的桡侧，该结节形成一个滑车，因此该肌除起伸展拇指指间关节作用外，尚有内收拇指的作用。

4）桡侧腕长、短伸肌：起于上臂外侧肌间隔、肱骨外上髁和嵴，从拇长展肌与拇短伸肌腱深面通过，分别止于第2、3掌骨基底的背侧，由桡神经骨间背侧支（C_6、C_7）支配，均起伸腕作用。当与桡侧腕屈肌协同时，可起腕桡偏作用。

5）指总伸肌：起于肱骨外上髁伸肌总腱及前臂筋膜。由桡神经骨间背侧支（$C_6 \sim C_8$）支配。指总伸肌腱从腕背韧带下通过后，四条指伸肌腱在手背部呈扇形分散，到达各自手指掌指关节后参与构成指背腱膜。指总伸肌的作用为伸掌指关节，但在控制掌指关节背伸时，指总伸肌有伸直指间关节的作用。在手背示、中、环、小指的指总伸肌腱间有腱间联合，从而限制各指的单独活动。

6）示指固有伸肌：起于尺骨背面拇长伸肌以下区域及骨间膜，由桡神经骨间背侧支（C_7、C_8）支配。示指固有伸肌腱在指总伸肌腱下穿过腕背骨纤维管，止于示指掌指关节处指总伸肌腱，起伸展掌指关节的作用。

7）小指固有伸肌：起于肱骨外上髁伸肌总腱及肌间隙，止于小指背侧伸肌腱扩张部，由桡神经骨间背侧支（$C_6 \sim C_8$）支配，作用为伸小指掌指关节。

8）尺侧腕伸肌：起于肱骨外上髁伸肌总腱，前臂筋膜与尺骨后缘，止于第5掌骨基底背侧，由桡神经骨间背侧支（$C_6 \sim C_8$）支配，起腕关节背伸与尺偏作用。

（2）前臂屈肌群：在前臂的屈肌群也分为浅、深两组（图3-1-14）。

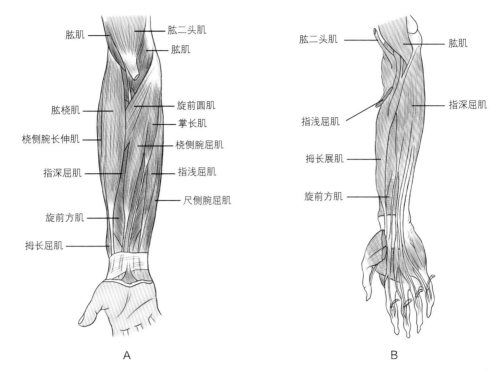

图3-1-14 前臂屈肌群示意图

A. 浅层屈肌群　B. 深层屈肌群

浅层屈肌群起于肱骨内上髁，呈扇形分布，共5块，从桡侧到尺侧依次为旋前圆肌、桡侧腕屈肌、掌长肌、指浅屈肌与尺侧腕屈肌。深层屈肌群为拇长屈肌、指深屈肌及旋前方肌，共3块。

1）腕部屈肌共3块。

掌长肌：起于肱骨内上髁，止于掌腱膜的尖端，由正中神经（C_7、C_8）支配。作用为屈曲肘关节、腕关节及牵动掌腱膜以加深掌弓。

桡侧腕屈肌：起于肱骨内上髁屈肌总腱，止于第2掌骨基底部，由正中神经（C_7、C_8）支配。作用为屈肘关节与腕关节，与桡侧腕伸肌协同时使腕关节桡偏。

尺侧腕屈肌：起于肱骨内上髁屈肌总腱及尺骨后缘上2/3处，止于豌豆骨及第5掌骨基底部，由尺神经（C_8、T_1）支配。作用为使腕关节屈曲与尺偏。

2）手指屈肌共3块。

拇长屈肌：起于桡骨掌面上2/3及骨间膜，止于拇指远节指骨基底部掌面，由正中神经（C_8～T_1）支配。作用为屈拇指指间关节。

指浅屈肌：起于肱骨内上髁屈肌总腱、桡骨缘上1/3、尺骨喙突与肘关节尺侧韧带，四根肌腱分别止于示、中、环、小指四指中节指骨的掌面嵴，由正中神经（C_7、C_8、T_1）支配。作用为屈手指近指间关节。

指深屈肌：起于尺骨前与内侧面的上3/4处，四根肌腱分别止于示、中、环、小指四指的远节指骨基底掌面上，正中神经（C_8～T_1）支配桡侧一半肌腹，尺神经（C_8、T_1）支配尺侧一半肌腹。作用为屈远指间关节。

腕部屈肌与手指屈肌均跨越腕部，指屈肌腱通过腕管进入手掌，3块腕部屈肌全都在腕管外走行。

腕管为一骨纤维性隧道，顶部为腕横韧带，底部为呈凹槽形的腕骨及其上盖的桡腕掌侧韧带及腕辐状韧带等（图3-1-15）。

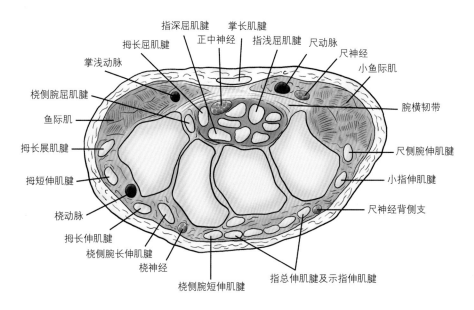

图3-1-15 腕管横截面及腕管内容结构示意图

腕管的断面呈椭圆形，其中有正中神经、拇长屈肌腱、指浅屈肌腱及指深屈肌腱等通过。其排列比较恒定。正中神经在腕横韧带深面偏桡侧，拇长屈肌腱处于椭圆形的桡侧。腕管的尺侧一半内，指浅屈肌腱偏掌侧排列，指深屈肌腱排列在其深侧，各指深屈肌腱依次排列在一个平面上。指浅屈肌的肌腱又分深、浅两排，中、环指浅腱居中而浅，示、小指的浅腱在其深侧。

腕横韧带的尺侧附着于钩骨钩及豌豆骨上，尺神经、尺动脉在其浅面和腕掌侧韧带的深面通过。桡侧腕横韧带分为两层，浅层附着于舟骨结节与大多角骨结节上，深层附着于大多角骨沟的内唇上。深、浅两层与大多角骨沟形成一骨纤维管称腕桡侧管，桡侧腕屈肌腱及其滑液鞘从中通过。掌长肌腱在腕横韧带浅面、深筋膜之下走行。因此，腕屈肌腱均位于腕管之外。

腕部与手指的屈肌腱与伸肌腱一样，在通过骨纤维管或韧带下方时，有腱滑液鞘包裹，其解剖类型较多，主要分成三部分：①桡侧囊。包绕拇长屈肌腱，近端起自腕横韧带近侧两横指处，远端达肌腱的止点；②尺侧囊。包绕所有的指浅屈肌腱、指深屈肌腱。近端起于腕横韧带以近两横指处，远端达掌中部，仅在双侧有一延伸部分围绕小指的指屈肌腱，达远节指骨肌腱附着处；③指肌腱滑液鞘。示、中、环三指的屈肌腱在手指部分有单独的滑液鞘，起自掌指关节，抵达远节指骨肌腱附着处。指肌腱滑液鞘有时与双侧囊相通。桡侧双滑液囊之间有时也相通。滑液囊起滑润与营养肌腱的作用。

2. 内在肌　手部内在肌可分为掌外侧组（鱼际肌群）、掌内侧组（小鱼际肌群）及掌中间组三部分（图3-1-16）。

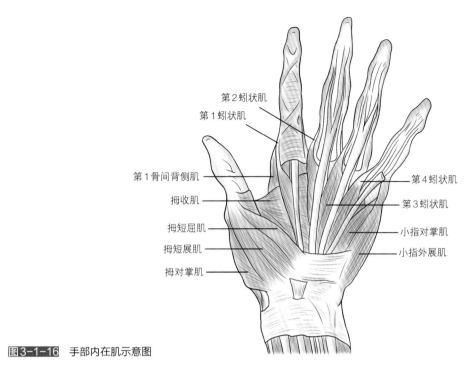

图 3-1-16 手部内在肌示意图

（1）掌外侧组（鱼际肌群）

1）拇短展肌：起于舟骨结节、大多角骨嵴及腕横韧带，止于拇指近节指骨基底的桡侧。该肌肉位于大鱼际桡侧最浅层，由正中神经返支（C$_6$、C$_7$）支配。作用为使拇指外展。

2）拇短屈肌：浅头起于大多角骨及腕横筋带，深头起于第1掌骨尺侧面，肌腹在拇短展肌的尺侧，浅头止于拇指近节指骨基底的桡侧，深头与拇收肌一起止于其尺侧，拇长屈肌腱于两头间的沟中通过，正中神经返支（C$_6$、C$_7$）支配其浅头，尺神经掌深支（C$_8$）支配其深头。作用为屈曲拇指的掌指关节、内收拇指。

3）拇对掌肌：起于大多角骨嵴及腕横韧带，在拇短屈肌的深面，止于第1掌骨的桡侧缘，由正中神经返支（C$_6$、C$_7$）支配。作用为屈曲第1掌骨并使之旋前。

4）拇收肌：拇收肌可分为两部分（图3-1-17）。①斜头起于头状骨，第2、3掌骨基底部，腕

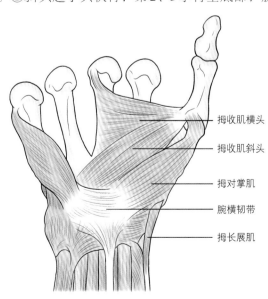

图 3-1-17 拇收肌示意图

横韧带及桡侧腕屈肌腱鞘，止于拇指近节指骨基底的尺侧，其内部常有一粒籽骨；②横头起于第3掌骨掌面，止点与斜头及拇短屈肌深头在一起，由尺神经掌深支（C_8、T_1）支配。作用为使拇指内收。

（2）掌内侧组（小鱼际肌群）

1）掌短肌：起于掌腱膜，止于手掌内缘的皮肤。该肌属皮肤肌，由尺神经掌浅支（C_8、T_1）支配。作用是使小鱼际皮肤起皱，加深掌心凹陷。

2）小指展肌：起于豌豆骨、豆钩韧带及尺侧腕屈肌腱，止于小指近节指骨的基底与小指固有伸肌腱的尺侧，由尺神经掌深支（C_8、T_1）支配，作用为外展小指。

3）小指短屈肌：起于钩骨钩及腕横韧带，止于小指近节指骨的尺侧，由尺神经掌深支（C_8、T_1）支配。作用为屈曲小指掌指关节及外展小指。

4）小指对掌肌：与小指短屈肌同源，止于第5掌骨尺侧缘。该肌在小指短屈肌的深面，由尺神经掌深支（C_8、T_1）支配。作用是将第5掌骨拉向前，并使掌心凹陷加深。

（3）掌中间组

1）蚓状肌：第1、2蚓状肌起于示、中指指深屈肌腱的桡侧，由正中神经（C_6、C_7）支配。第3、4蚓状肌起于中、环指及环、小指指深屈肌腱的相邻侧，由尺神经（C_8）支配。肌腹在相应深屈肌腱的桡侧走行，止于伸肌扩张部及近节指骨基底部。作用为屈曲掌指关节和伸展指间关节。

2）骨间掌侧肌：第1骨间掌侧肌起于第2掌骨的尺侧，止于示指近节指骨基底部的尺侧与伸肌扩张部；第2、3骨间掌侧肌各自起于第4、5掌骨的桡侧，分别止于环、小指近节指骨基底的桡侧及其伸肌扩张部。由尺神经深支（C_8、T_1）支配。作用是将示、环、小指向中指中线内收，并屈曲掌指关节和伸展指间关节。

3）骨间背侧肌：骨间背侧肌共4块，属双羽肌，各自起于相邻两掌骨的毗邻面。第1骨间背侧肌止于示指近节指骨基底的桡侧与伸肌扩张部，第2、3骨间背侧肌止于中指近节指骨基底的两侧与伸肌扩张部，第4骨间背侧肌止于环指近节指骨基底的尺侧及伸肌扩张部。由尺神经掌深支（C_8、T_1）支配。其作用是将示、中、环指外展，离开中指中线，并屈曲各指的掌指关节和伸展指间关节。对于中指本身，既可使其桡偏，又能使其尺偏。小指的外展动作由小指展肌来完成（图3-1-18）。

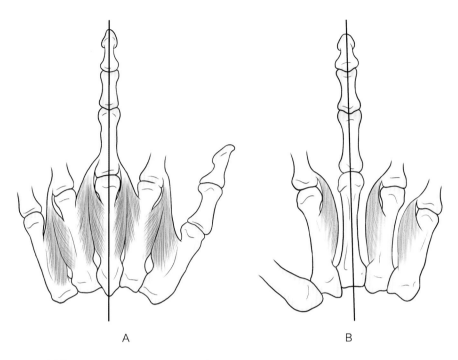

图3-1-18 骨间背侧肌和骨间掌侧肌示意图

A. 骨间背侧肌　B. 骨间掌侧肌

（六）手部骨与关节

手部骨骼数目众多，腕骨、掌骨与指骨相互邻接，形成为数众多的关节（图3-1-19）。

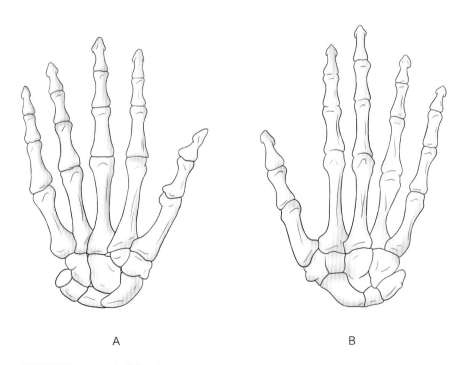

图3-1-19 手部骨与关节示意图

A. 掌侧　B. 背侧

由于手部骨与关节形状变化多，排列组合复杂，结构特殊，所以从构造上来说，手能完成多种多样的动作。有关骨骼的详细解剖学在这里不赘述，本章仅叙述有关的基本构造。

　　手有四个基础结构单元，包括一个固定单元及三个活动单元（图3-1-20）。其中固定单元由8块腕骨和第2、3掌骨组成，是全手的支柱，三个活动单元附连其上。第一个活动单元为拇指，拇指与固定单元在第1掌骨与大多角骨关节处连接，是手上活动范围最大的单元；第二个活动单元为示、中指，其灵活性较拇指差；第三个活动单元为环、小指及第4、5掌骨，该单元与强力握持功能有密切联系。

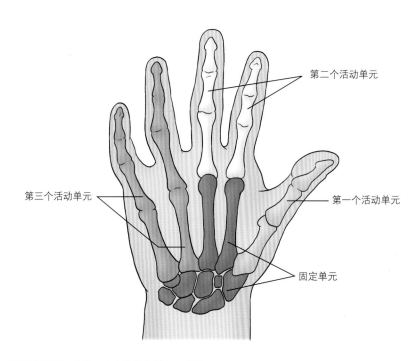

第二个活动单元

第三个活动单元

第一个活动单元

固定单元

图 3-1-20　手的四个功能结构单元示意图

　　1. **腕骨**　腕骨由排成两排的8块形状各异的小骨组成。近排腕骨中的豌豆骨附着在三角骨掌侧面，不参与腕关节的构成。从截面上看，腕骨掌侧凹而背侧凸，呈拱形，由坚强的韧带连接，形成腕横弓，是整个手支架稳定的基础。腕掌横韧带内侧附在豌豆骨、钩骨上，外侧附在大多角骨、舟骨结节上，既增强腕横弓的稳定性，又保护从其下腕管中通过的正中神经与指屈肌腱。

　　近排腕骨的舟骨、月骨、三角骨的近侧面，共同组成一个半月形的凸面，与桡骨及三角软骨盘相对，形成桡腕关节。桡腕关节系髁状关节，具有背伸、掌屈、桡偏、尺偏及回旋等大范围的动作。一般情况下，舟骨、月骨近侧关节面与桡骨远端关节相接触，只有在尺偏时，三角骨才与桡骨关节面相接触。因此，主要是通过舟骨、月骨承重，传至前臂。

　　两排腕骨间的腕中关节呈S形，可分为内、外侧两部分。舟骨、月骨间关节与头状骨、钩骨间关节为内侧部分，属杵臼关节；而舟骨、月骨与大多角骨、小多角骨间关节为外侧部分，属滑动关节。腕中关节可进行屈伸运动。由于内、外侧两部分不在同一平面，舟骨的远段与远排腕骨一起活动，近段又与近排腕骨一起活动，在暴力下，当动作不协调时易致舟骨腰部骨折。腕骨间有坚强的韧带连接，腕骨间关节仅有少量滑动性活动，故属微动关节。豌豆骨与三角骨之间的关节有独立的关节囊与关节腔，尺侧腕屈肌腱止于豌豆骨上，有豆钩韧带与豆掌韧带来加强关节的联系，豌豆骨实质上是一粒籽骨。腕骨上除豌豆骨外，均无肌腱附着，因此腕骨的运动实质上是作为整体在活动，相互之间的活动甚微。腕关节的活动是桡腕关节、腕中关节活动的总和，一般认为活动范围为背屈70°、掌屈75°、内收（尺偏）40°、外展（桡偏）20°。据Fisk的观察，背屈起始的2/3动作发生在桡腕关节，后续1/3动作发生在腕中关节；掌屈的前一半动作发生在腕中关节，后一半动作由桡腕关节完成；尺偏的动作则完全由桡腕关节完成；桡偏时，尤其重要的是头状骨的头在舟骨、月骨凹陷内的转动。

2. 掌骨　掌骨为小管状骨，近端与远排腕骨形成腕掌关节。拇指的第1掌骨与大多角骨间的关节属鞍状关节，两端呈对应的马鞍状，关节囊厚而松弛，因而在屈伸、收展、回旋时能完成大幅度的活动。拇指为手上活动范围最大的单元。第2掌骨的基底与大多角骨、小多角骨及头状骨相接触，形成关节。小多角骨较邻骨矮，而第2掌骨较长，嵌在大多角骨与头状骨之间；小多角骨又有一前后向的嵴，像楔子一般嵌入第2掌骨底的沟内，使第2腕掌关节活动甚少。第3掌骨基底宽阔，与头状骨扩展的平面衔接，加上被坚强的韧带包绕，使该腕掌关节几乎不能活动，故第2、3掌骨上腕骨间构成一个固定单元。第4掌骨主要与钩骨成关节，与头状骨仅有一小块关节面相邻接。第5掌骨只与钩骨成关节。第4、5腕掌关节活动较多，因此第4、5掌骨与环、小指共同构成内侧的活动单元，对于强力握持起重要作用。在握拳时，第2、3掌骨及其近端的腕骨像手背的脊柱，其他活动单位都从属其上。握拳出击时，力量由第2、3掌骨头传导至大多角骨、小多角骨、头状骨、舟骨、月骨再传到桡骨。第4、5掌骨头受击时，力量经掌骨干传到钩骨，钩骨与月骨只有很小的关节面相接，暴力主要通过掌骨间韧带及腕骨间韧带间接地传导至头状骨并消散在头状骨上。头状骨是腕骨中最大的骨，韧带的走行方向有利于把活动单元的力量消散在中央固定单元上。

掌骨头与指骨基底构成掌指关节。掌指关节属球窝关节，能完成双轴运动，可以屈伸、收展和联合地回转。掌骨头近似球形，关节面大部分位于掌侧，小部分在背侧，前后向的凸度大于横向。掌指关节屈曲时，掌骨头露于外。掌指关节囊松弛，侧方有侧副韧带加强。侧副韧带起自掌骨头的两侧，斜向掌面，止于近节指骨基底的侧方。由于掌骨头关节面的半径掌侧比背侧略大，侧副韧带的起点在关节轴偏背侧，当掌指关节伸直时，侧副韧带较松弛，允许关节有侧方的外展内收运动；当掌指关节屈曲时，侧副韧带紧张，不允许有任何侧方运动。当侧副韧带挛缩时，掌指关节屈曲将受到影响。掌指关节囊的掌面被掌板（即掌侧韧带）所加强。掌板系一块纤维软骨，远端厚实，与指骨基底紧密相连，近端较薄，与掌骨颈疏松地相连，因而掌指关节能过伸。掌板是屈肌腱鞘背侧的一部分。掌板与掌板之间有掌深横韧带相连，把四个掌骨彼此连接在一起，构成掌横弓，加强其稳定性。掌深横韧带之前有指神经、血管及蚓状肌通过，其后有骨间肌通过。掌腱膜有纤维束附着于掌深横韧带浅面，指背腱膜有矢状纤维附于其深面，使伸肌腱、屈肌腱均间接地紧密依附于骨架。掌骨头左、右两髁的大小、形状不完全对称，因而屈曲时示、中指略尺偏，环指中立，小指桡偏。

3. 指骨　指骨共14块，拇指无中节指骨，其他四指均有三节指骨。中近节指骨可分为头、干、基底三部分。指骨基底部宽阔，有卵圆形凹陷的关节面；指骨干较细，掌面平坦而中央微凹，是指屈肌腱骨纤维管的后壁，背面隆凸被指背腱膜所覆盖；指骨头较窄，呈滑车状，关节面有两髁，中央有凹沟。近节指骨无肌肉附着，仅有屈肌腱鞘附于两侧嵴上。中节指骨两嵴有指浅屈肌腱附着，背面基底关节囊附着处稍远有一条横嵴，为指伸肌腱中央腱附着处。远节指骨远端掌面有马蹄形粗隆（称为甲粗隆），是指腹软组织的支撑。

近指间关节和远指间关节的构造与掌指关节基本一致，每个关节都有两个侧副韧带、掌板和由伸肌腱扩张部保护的背侧关节囊。指骨头前后扁平并有双髁，指间关节系铰链关节，所以仅有伸屈活动。

四、手指的局部解剖

（一）指背侧结构

指背侧皮肤下面为疏松的结缔组织，没有皮下深纤维将皮肤与深组织相连，因而滑动性大。

指背皮下有丰富的浅静脉与皮神经。桡神经浅支及尺神经手背支的末梢分支分别支配桡侧三个半手指及尺侧一个半手指，或各支配两个半手指。指背神经从指背两侧到近节指骨的背面走行。指掌侧固有神经发出背支，从指侧方绕到指背，分布于中节指骨与远节指骨的皮肤。

指背静脉起于甲床两旁的两条小静脉，距甲沟1～2mm，并沿甲襞向指背正中靠拢，其口径在0.3～0.4mm，最后在末节指骨基底中央会合，口径为0.3～0.6mm。在会合处还有来自甲皱襞和甲床部两条很细小的静脉，口径约1mm，汇入中央静脉后继续上行，跨过远指间关节。在其两侧还有两条来自末节侧面，口径约0.2mm的小静脉上行，位置比较恒定，在钟面11点到1点之间。手指末节甲周浅静脉汇集形式常有变异（图3-1-21）。

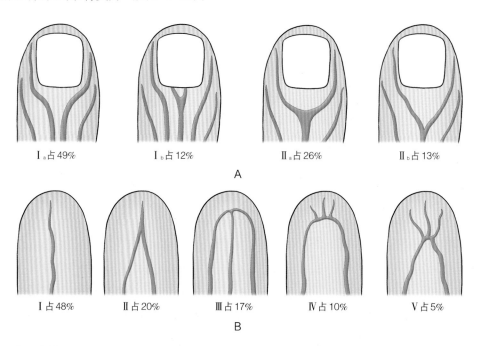

I_a 占49%   I_b 占12%   II_a 占26%   II_b 占13%

A

I 占48%   II 占20%   III 占17%   IV 占10%   V 占5%

B

图3-1-21 手指末节静脉类型示意图

A. 手指末节指背静脉分型　B. 手指末节指腹静脉分型

手指中节的纵行浅静脉相互吻合成网，比较集中在钟面11点到1点之间的区域内，也接受来自手指侧面的静脉。在靠近近指间关节处，指背静脉又趋于分散，形成4～6条相互平行的静脉，排列整齐，越过关节，口径0.8～1mm。此处的吻合支少而纤细。

手指近节背面的浅静脉趋于集中，且相互吻合，最后在近侧形成1～3层静脉弓，口径1～1.5mm。拇指背侧浅静脉不形成弓。相邻手指的浅静脉弓脚汇成掌背静脉，经指蹼走向掌骨头间。

各手指的指背静脉的分布略有不同。中指的指背静脉基本位于正中，示、拇指的指背静脉有向桡侧偏移的倾向，以示指的静脉较为明显；环、小指的指背静脉则有向尺侧偏移的倾向，以小指的静脉较为明显。做断指再植手术寻找静脉时应注意此特点。

指背腱膜或指伸肌腱装置位于手指背面。浅筋膜的深面是一层扁薄而滑动的、由肌腱及腱纤维构成的腱膜装置，其主要结构为指总伸肌腱，包括由示指及小指固有伸肌、骨间肌及蚓状肌肌腱等构成的肌腱丛，由纵行、横行、斜行腱纤维联结成一个整体（图3-1-22）。

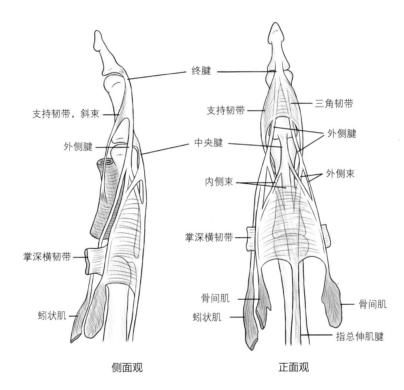

图3-1-22 指背腱膜示意图

指总伸肌腱在指背中线，在掌骨头水平，从其深面发出扁薄的腱性扩张部，超过掌指关节背侧，附着于关节囊远侧而止于近节指骨的基底部背侧。指总伸肌腱的两侧缘与骨间肌肌腱的腱间纤维相连。腱间纤维分两层：深层纤维（主要是骨间背侧肌）除了联结指总伸肌腱、固有伸肌腱、骨间肌与蚓状肌肌腱外，止于近节指骨基底的两侧；浅层纤维形成腱膜，越过指总伸肌腱背侧，将两侧骨间肌、蚓状肌相连，形成扩张部，也称僧腱帽。腱和腱帽与骨膜之间有疏松的结缔组织间隔，可以自由滑动。

腱帽的近侧为7～8mm宽的矢状束。矢状束起自掌深横韧带，经过掌指关节的侧方，终止于指总伸肌腱的外侧缘，有些纤维包绕在指伸肌腱上与对侧纤维融合。其近侧缘是游离的，远侧缘与骨间肌扩张部交融。有时矢状束成双层，形成骨间肌管。矢状束的作用是防止指伸肌腱向侧方滑脱。

指总伸肌腱在近节指骨背侧分成三束，即中央束及两外侧束。骨间肌在相应部位也分成内侧束与外侧束。指总伸肌腱的中央束接受来自两侧骨间肌的内侧束组成中央腱，止于中节指骨基底的背侧与背外侧。在近指间关节背侧，中央腱与关节囊紧密相连，在关节囊下有一层纤维软骨相衬。指总伸肌腱的外侧束与骨间肌的外侧束与蚓状肌融合而成外侧腱。外侧腱在近指间关节的背外侧经过，在中节指骨远端中央集合而成终腱。终腱与中节指骨背侧骨膜疏松地相连，与远指间关节囊密切相连，并随关节囊止于远节指骨基底的背侧与背外侧。

在中节指骨的侧面有支持韧带。支持韧带起自近指间关节指屈腱鞘与指骨侧面的骨沟，经过近指间关节前侧方转向背侧，终止于外侧腱，此为斜束。同时，有横行纤维止于外侧腱。在中节指骨背面部分有横行纤维将两个外侧腱相连，称为三角韧带。支持韧带走行于近指间关节的掌侧和远指间关节的背侧，在两个关节联动上起特殊作用。

（二）指掌侧结构

手指掌侧皮肤较厚，皮下脂肪层也较厚，且有大量纤维将皮肤与深层组织相连。皮下静脉纤细而稀疏，由远端向近端走行，并沿手指两侧向背侧走行。

掌侧深部指屈肌腱在中央，指固有神经血管束在其两旁偏掌侧走行。指掌侧间有神经在前内侧，从指根向指尖走行，沿途发出很多关节支与皮支，在近指间关节处尚发出背支，向远侧指背斜行，分布于中、远节背侧皮肤，但拇指与小指没有此背支，仅在远侧发出若干小支分布于远节指骨背面的皮肤。指掌侧有神经在手指末节发出甲下支及几根指腹分支。该神经干的直径为1～1.5mm，背支直径为0.5mm。

指掌侧固有动脉在同名神经的背外侧走行，在近节发出两条背支与指背侧动脉相吻合，在中途发出皮支及指间关节支，在末节基底处发出很多分支，其中一条行向指腹中央，与对侧同名支吻合成弓，其他各支行向指端并分成细支，并相互吻合，形成非常丰富的血管网。指掌侧固有动脉在指根部直径为1～1.5mm，在末节分小支前的终末支直径为0.2～0.3mm（图3-1-23）。

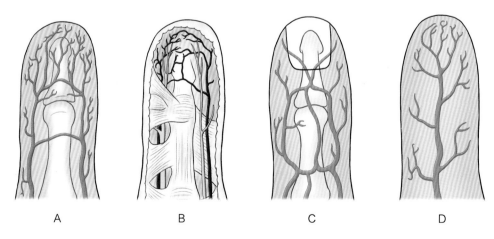

| A | B | C | D |

图3-1-23 手指末节血管、神经示意图

A. 指动脉　B. 掌侧血管、神经　C. 指背静脉　D. 指腹静脉

手指皮系韧带又称后指皮韧带、克莱兰皮韧带（即Cleland韧带）（图3-1-24），是一复杂而重要的纤维筋膜系统，将掌侧皮肤与深部结构相联系。该韧带起于关节囊及指骨骨膜边缘，于神经血

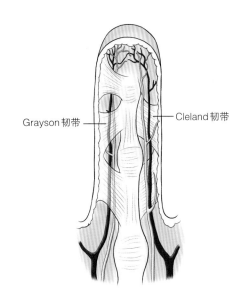

Grayson 韧带　　　　　Cleland 韧带

图 3-1-24　手指皮系韧带示意图

管束背侧走行，继而向掌侧横行，向远侧斜行，附于掌面的皮肤。近指间关节两侧的支持韧带从
Cleland 韧带的孔中穿行。皮下脂肪与该纤维系统完全交织在一起，充填在纤维束中间。在神经血管
束的浅面另有一层菲薄的皮系韧带包裹，称前指皮韧带，又称格雷森韧带（即 Grayson 韧带）。该韧
带起于骨膜与关节囊，止点不恒定，或消散在脂肪层内纤维或与掌腱膜腱前纤维交织在一起而附着
在皮肤上。皮系韧带的近端与指蹼韧带交织在一起。皮系韧带对神经血管束起固定作用：在握持物
件时，能防止掌侧皮肤滑动；在屈曲手指时，能固定指背皮肤。

　　指屈肌腱的纤维鞘起自指骨掌侧缘和掌板的两侧边缘，包绕着指深、浅屈肌腱及其滑液鞘，形
成骨纤维隧道。其近端起自掌深横韧带近侧 1cm 处，远端止于远指间关节。指屈肌腱鞘厚薄不匀，
指间关节处较薄，由斜行纤维从两侧交叉覆盖在前，称交叉韧带，使关节能自由屈伸。交叉韧带有
3 个，其分布见图 3-1-25。

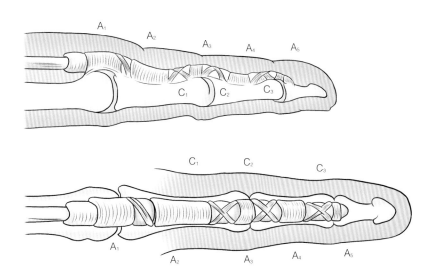

图 3-1-25　指屈肌腱鞘滑车系统示意图

图中 A 为环形韧带，C 为交叉韧带

在指骨干的腱鞘由环形纤维构成，厚而坚韧，是指屈肌腱的滑车，在屈指时加强指屈肌腱的机械效应，使肌腱不至于离开指骨与关节而形成弓弦。骨纤维隧道与指屈肌腱间有滑液膜相衬。滑液膜分两层，脏层包裹在肌腱表面，壁层衬在纤维鞘内面。肌腱背面中线有滑液膜返折部分，称腱系膜，将屈肌腱与指掌骨骨膜联系，也是营养血管进入肌腱的途径。在手指部腱系膜进化而成腱纽。在指浅屈肌腱与指深屈肌腱的指骨止点处各有短腱纽。在指深屈肌腱穿过指浅屈肌腱分叉部位有两个长腱纽连于指浅屈肌腱的两个脚；指浅屈肌腱分叉处的远侧有一长腱纽自骨膜连到指深屈肌腱。滑液膜间的滑液使肌腱易于滑动，同时起营养肌腱的作用（图3-1-26）。

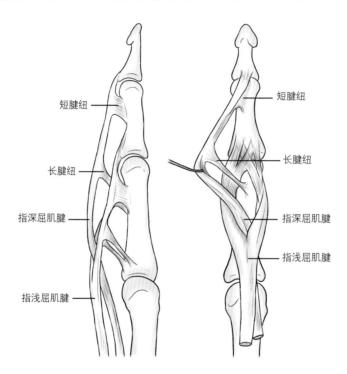

短腱纽

长腱纽

指深屈肌腱

指浅屈肌腱

短腱纽

长腱纽

指深屈肌腱

指浅屈肌腱

图3-1-26 指深屈肌腱、指浅屈肌腱及腱纽示意图

指浅屈肌腱扁平，在指深屈肌腱的浅面走行，到近节指骨中1/3处纵分为两半——桡侧分裂带与尺侧分裂带，分别从指深屈肌腱的两侧螺旋形地转到其背侧。于近指间关节处，每侧分裂带又各自分为两股纤维束——中间束与侧束。两个中间束在中节指骨掌面交叉，与对侧的侧束结合，形成终腱，分别止于中节指骨中部掌侧缘。

指屈肌腱骨纤维鞘的后壁为指骨与各关节的掌板所构成。掌板是关节前纤维软骨化的囊壁，远端与关节囊副韧带相连，近侧缘薄而疏松地延续到骨膜，两角则附在指骨骨嵴上。指骨掌面有一些小血管滋养指骨及关节，借腱纽营养指屈肌腱。皮系韧带主要起自各关节囊及掌板侧缘，将手指的掌侧与背侧分开。

拇指的结构与其余四指基本相同。拇指无中节指骨，故无支持韧带。指伸肌腱装置也由鱼际肌代替骨间肌与蚓状肌。拇短屈肌与指浅屈肌不同，属内在肌，两头直接或通过籽骨间接地止于第1指骨基底两侧，所以不在骨纤维隧道内走行。

（孙乐天）

第二节
断指再植的适应证与禁忌证

一、断指再植的适应证

随着时代的进步与医疗技术的发展，人们对断指是否适应再植的认识不断提高。在显微外科技术应用于断指再植之前，采用肉眼对手指血管进行缝合，因此在眼力相当好的情况下，当时只能再植缝合手指近节离断的血管，成活率在30%左右。随着显微外科技术的发展、手术显微镜和显微外科手术器械的应用，断指再植进入了一个新时代，断指再植成活率大大提高。20世纪70年代初，不少学者认为，中节中段以远的断指难以再植成活，故不主张再植。其理由：一是该平面离断时，血管缝合难度大；二是残端缝合后对功能影响不大；三是出于经济原因考虑。进入20世纪80年代后，不仅成人的末节断指可以再植成活，小儿的末节断指也能再植成活，成活率可达90%，且成活后指体的外形与功能均较满意。1981年，我们在对末节手指血管、神经作解剖研究的基础上，施行了末节断指再植，成活率达96%，并首先提出末节断指适应再植的主张。此后，田万成又提出了指尖离断再植的主张。比如拇指旋转撕脱性离断，由于血管、神经、肌腱均从近端抽出，不少学者认为是无法再植的，从而将其列入断指再植禁忌证。随着再植技术的改进，现在可以应用邻指血管、神经、肌腱移位的方法进行再植，使过去视为无法再植的拇指，经再植后基本保存了原拇指的外形与功能。过去对手指多节段离断也是望而生畏，现在却可以把它互相串接起来获得再植成活，并恢复了一定的功能。由此说明，断指再植的适应证是在不断发展的基础上不断有新的认识的，预计今后还将有新的认识和提高。

断指再植的适应证应与断指再植的目的相统一。手指离断后，通过再植使患者恢复一个完整而有功能的手指，这是断指再植的目的，而不是为了再植而再植。为此，对断指再植的适应证应有一个较完整的认识。我院认为：凡60岁以内，各种原因致伤，手指离断于末节基底部以近的完全性断指，或不吻合血管无法成活的不完全性断指，只要指体结构完整，远、近两端无明显挫伤及多发性骨折，符合要求者均适宜再植。具体地说，拇指离断应千方百计地创造条件予以再植，无条件再植而残端缝合后无功能长度而要求再造者，可行急诊第2趾移植拇指再造；多指离断时，按断指条件尽力予以原位再植或移位再植；若第2～5指全部毁损而丧失再植条件，残端缝合后丧失功能长度而要求再造者，也可考虑行急诊第2趾移植再造手指；其他单指离断又有再植条件者，可根据指别、性别、年龄、职业及伤者意愿来选择再植。

二、指体条件及致伤原因

澳大利亚 Miller 和 O'Brien 认为，切割伤所致的断指适合再植，中度挤压伤者也可再植成功，而严重挤压伤者不适宜再植。撕脱伤再植有困难，但也有可能再植成功。因此，断指是否适合再植，首先要看指体的条件，只要两端指体结构完整，无明显挫伤及多发性骨折，指体有一定的长度，就具备了断指再植的条件。若指体有轻度挫伤，且未伤及两侧神经血管束及指背静脉，这类断指也可以试行再植；若断指有明显挫伤，结构缺乏完整性，显然是不适宜再植的。当然，指体是否具备再植条件与致伤原因有着密切关系。所以在选择适应证时应了解致伤原因，以便对指体的条件、再植难易程度、再植方案及术后功能恢复有粗略的估计。

1. 切割伤　因锐利的刀刃，常见的有切纸机、家用菜刀、斧头、农村的铡刀等造成的切割性离断。这类断指的特点是断面整齐，污染较轻，无挫伤或挫伤较轻。清创时，两断面清除2～3mm组织已够，在修复肌腱的同时可缝合腱鞘，既能防止肌腱粘连，也有利于肌腱的营养及愈合、功能的恢复。因切割伤离断的指体条件较好，再植后功能恢复较满意，占笔者所在医院断指再植病例的19%。

当然，对因切纸机离断的指体也要有足够的认识，不能盲目地认为这种切割伤条件都好。因为切纸机在未切纸前，先由一压纸钢板牢牢地压住纸张，然后切纸刀下落切纸，所以在手指被切断前，此压纸钢板先把手指压住，这种先压后切，会造成手指远端部分较严重的挤压损伤。重者可使远端指骨呈粉碎性骨折，造成指体严重挤压挫伤，使软组织与指骨剥脱而丧失再植条件；轻者也可使远端指背皮肤损伤，以致伤及指背静脉。一般远指间关节以近被切纸机切断者，由于有指骨抵挡，软组织挫伤较轻，具备再植条件。在此应注意：因切纸机致伤离断的末节断指，应在手术显微镜下检查，若远端血管、神经正常，软组织与远节指骨未剥脱者可予以再植；若软组织与指骨已剥脱，且指体或甲床有损伤者，应放弃再植。

2. 电锯伤　电锯横断伤离断的指体条件比切割伤者差。这类断指两断面挫伤较重，然而指体较完整，挫伤不明显，具备再植条件，占笔者所在医院断指再植人数的31.3%。这类断指由于受伤时的姿势不同，所造成的断面创伤区别较大，斜行的电锯伤断面组织损伤比横断者重，其再植条件比横断者差。电锯伤造成的断指有以下特点：①轮式电锯锯片厚2.5～3mm，锯齿向两侧各偏斜 1mm，其锯缝宽为 4.5～5mm，故被轮式电锯锯断的指体已造成 4.5～5mm 的组织缺损。②关节附近的断指，其关节均呈开放性损伤的状态，部分病例的断端指骨呈粉碎性或劈裂状态。③软组织断面参差不齐，但损伤范围仅局限于断面附近，当两断面各清除 3mm 后即为正常组织。所以，电锯伤离断的指体经清创后，指体短缩需达 10～12mm；于关节附近离断时，短缩达 12～15mm。为此，术前应有充分估计。这类断指再植的难易程度与切割伤无明显差异。其功能恢复与离断部位、指骨损伤程度及手指多寡有关。

3. 裁板机伤及冲压伤 这类损伤占笔者所在医院断指再植总数的 26.5%。经冲压伤离断的指体，断面观似乎比较整齐。这类断指常由两个成直角的钢面钝性剪刀离断导致，在离断的瞬间，指体连同机件一起分离，所以软组织的损伤范围不仅局限于两断面，还涉及断面的两侧，范围较广。有时断指两侧软组织呈紫色，显示组织挤压挫伤较重。另一方面，因冲压伤导致离断指体其损伤程度与冲床的模具及冲压速度有关。当冲压模具有锐性、空心、速度快的特点时，其指体损伤程度就较轻，具有较好的再植条件；若冲压模具是实性的，不论速度快慢，指体挤压挫伤程度都较重，甚至发生脱套或挫灭，再植条件较差。

4. 压砸伤 因压砸伤离断的指体损伤较重，适合再植的机会较少，所以仅占我院再植总数的 13.4%。对压砸伤造成的多指离断，如果大部分指体已挫灭，仅某一指体或某一指体的某一节段完好时，术者应千方百计地为伤者创造条件，争取再植或移位再植 1～2 个有功能长度的手指，以挽救该手的部分功能，免受手指缺损的终生痛苦。

5. 撕脱伤 这类断指伤情最为复杂，占笔者所在医院断指再植总数 8.5%。大部分患者是因操作机器时违反操作规程所致。这类断指与其他种类断指的区别在于：①指体断端各种组织离断不在同一平面；②血管、神经、肌腱均从近端撕脱而抽出相当长的一段，近断端组织均回缩，无法与原位的血管、神经、肌腱做直接缝合；③皮肤均有不同程度的撕脱，严重者呈瓣状或套状撕脱；④拇指呈撕脱性离断者，大多数发生于左侧，离断平面在掌指关节附近。过去这类断指被列入再植禁忌证中，1981 年以来我院采用血管、神经、肌腱移位的方法进行再植，使这类断指获得了较高的成活率，且能恢复拇指的基本功能；⑤多发性手指撕脱性离断者，大部分会丧失再植条件。

6. 其他 手指离断原因多种多样，除以上几类损伤原因外，还有三角皮带轮、电刨及农业机械伤等。对于动物咬断的指体，只要无明显挫伤，也可试行再植。

三、不同指别的断指再植

1. 拇指 拇指功能占手功能的 40%，一旦造成缺损，手的对捏功能就完全丧失。所以当拇指呈外伤性离断后，只要指体较完整，无明显挫伤，应尽量予以再植。即使指体有轻度挫伤或部分血管缺损，也可采用血管移植、移位的方法予以再植。拇指于指间关节处离断，或于末节基底部甚至末节中段离断，凡有再植条件者均应予以再植，以保全拇指长度与功能。我院曾遇一例拇指末节中段完全离断者，经显微镜下检查发现其掌侧各有一条 0.3mm 的动、静脉可供吻合，最终再植成活。拇指离断再植的具体内容将在本书第六章第三节详述。如果拇指离断的同时伴有其他手指离断，若拇指已挫灭，丧失再植条件，可将其他有再植条件的断指移位再植，以重建拇指功能。

2. 示、中、环指 手的捏握功能由这3个手指与拇指相对来完成，它们起着稳定、准确、协调的重要作用。如果缺少其中之一，就会丧失这一手功能的完整性，导致持物不稳、捏握力减弱、协调能力减退。所以，当以上3个手指或其中1～2个手指离断时，凡有再植条件者，均应予以再植。若在离断的手指中有一个挫灭，应再植或移位再植中指，以利外形与功能。中节中段至末节基底部水平的断指，应按以上原则原位再植或移位再植。若3个手指离断，指体均已挫灭，残端缝合后又无功能长度者，根据残存小指功能及患者要求，必要时也行急诊第2趾移植手指再造。

3. 小指 大部分学者认为，单个小指离断无再植意义，因此很少主张再植，除个别为适应职业的需要与美观外，再植应慎重。然而，对于多指离断伴小指离断者，应予以再植。理由是多指离断再植后，各指功能大致相似，多一个小指有利于外形及功能的协调。对于小儿单个小指离断，应根据条件尽量予以再植。

四、不同年龄的断指再植

手指外伤性离断，绝大部分发生于青壮年，占笔者所在医院再植总数的89%，这与青壮年频繁地参加工农业生产有关。从大量手外伤及断指的病例中我们观察到，不同年龄对再植的需求是有差别的。

1. 青年 青年有朝气、爱美，这是他们的特点，尤其是女青年。但青年缺乏经验，工作较冒失，造成外伤的机会较多。一旦造成手指缺损，在其心理上会造成较大创伤，甚至影响其恋爱与婚姻。所以，青年手指离断，应理解他们的心情，凡有条件者均应设法予以再植。保存有良好外形及功能的手指，对他（她）们来说是非常重要的。

2. 小儿 由于小儿处在生长发育阶段，他们对创伤有较强的修复与再生能力，所以对于小儿断指再植应抱更积极的态度，以免给他们带来终生残痛。从随访中发现，小儿断指成活后，能毫无顾忌地应用伤指，且适应能力较强，所以功能恢复多较成人为优。因此，小儿断指凡有条件者，均应予以再植。

3. 老年人 老年人手指离断机会较少。因老年人多具有不同程度的器质性疾病，不宜接受长时间的手术，术后长期制动对其关节功能也不利，所以对60岁及以上老年人的断指是否应再植要慎重选择。60岁及以上的老年人，除拇指离断之外，其他单指一般不考虑再植。对个别60～65岁的老年人，如体质较好，无器质性疾病，凡遇拇指或多指离断，应根据老年人的要求，可以考虑予以再植。

五、不同离断平面的断指再植

自从显微外科应用于断指再植以来，随着时代的变迁、技术的进步和方法的改进，对手指不同平面离断是否适合再植的认识不断变化。20世纪80年代初，不少学者仅主张再植近指间关节以近的断指，对其以远者不主张再植。近年来则认为，近指间关节及其以近断指再植后的功能不如中节中段以远。这与近指间关节及近节手指离断再植后指骨固定关节融合及制动，Ⅱ区肌腱缝合易发生粘连等因素有关。中节中段以远的断指，因近指间关节、中央腱及指浅屈肌腱均未受损伤，即使远指间关节融合，或指伸肌腱、指屈肌腱修复后发生粘连，对再植指功能影响也较小。近年来，不少学者掌握了 0.3mm 小血管吻合技术，可将断指再植的平面由末节基底部向远端延伸，直达末节中段，甚至达指尖。我院通过有限的病例再植的体会，认为只要能熟练地掌握直径 0.3mm 的小血管吻合技术，适合再植的离断平面就可延伸达末节中段，甚至指尖。

当一个手指造成两段以上离断时，称手指多段离断。这类断指在临床上比较少见，常因切纸机或冲床连切所致。因为是切割致伤，所以指体条件较好，只要中间节段有一定的长度，就可予以再植。

甲弧影线以远的断指，由于血管接近末梢，对未掌握末节断指再植技术者，可采用末节原位缝接的方法，使一部分断指获得成活。原位缝接是末节手指综合组织移植，初期完全依靠组织液渗透，后期依靠新生血管的形成来提供营养。原位缝接的成活率往往与以下几种因素有关：①接近末端的成活率比接近近端的高；②儿童的成活率比成人高；③切割性离断的成活率比绞轧性离断者高；④离体时间短的成活率比时间长的高；⑤末端缝合时要求皮纹及指纹对准，应精准缝合。甲弧影线以远的断指离断无法再植时，两断端稍做清创，近断端用钳夹止血，断端间不残留缝线结，采用原位缝接不失为一种可选用的方法。

六、再植时限

到目前为止，组织能够耐受缺血的时限尚无一个确切的范围，在临床上尚没有一种可靠的方法来测定再植后的组织能否成活，并保留功能。根据病理形态学的观察，肢体离体 10 小时以内组织呈轻度变性，10 小时以后呈中度至重度变性。因此，不难理解随着缺血时间的延长，再植成活率逐渐降低的现象。所以在通常情况下，断肢再植是分秒必争的，必须争取在组织尚未变性前重建肢体血液循环，才不至于造成不良后果。指体组织内仅为皮肤、皮下组织、肌腱、骨骼等，这些组织对缺血缺氧的耐受性比肌肉较多的肢体强，其再植时限也可延长。如果指体经冷藏保存还可以降低组织的新陈代谢，减慢组织变性，可为再植成活创造更有利的条件。我们认为在通常情况下，指体离断后如果运送途中未经冷藏，到达医院后予以冷藏保存，并争取在 24 小时内重建血液循环，断指是可以再植成活的，且成活后对指体的外形、功能无明显影响。如果指体离断后立即予以冷藏保存，断指的耐受缺血时间还能延长，甚至可达 40 小时以上。当然，随着缺血时间延长，其成活率必将逐渐下降。笔者所在医院完全性断指再植成活的缺血时间最短为 7 小时，最长为 37.5 小时。其中，缺血时间超过 24 个小时的 42 个完全性断指中再植成活 37 指，失败 5 指，成活率为 88%；而缺血时间超过 30 小时的 12 个完全性断指中成活 10 个，失败 2 个，成活率为 83%。我们曾遇到一例 10 个手指完全离断的患者，伤后其工作单位通过长途电话与我们联系，经详细地告知如何正确保存指体后，他们把患者的左、右手断指分别保存在两个冰瓶内，得到较理想的冷藏保存效果，于伤后 8 小时到达我院，入院后又将指体置于冰箱内保存，这样当最后一个断指缺血达 37.5 小时重建血液循环后，指体立即呈现粉红色并出现正常的毛细血管充盈反应，再植的断指全部成活。从本例再植经过可以看出，断指经冷藏保存，即使缺血时间超过 36 小时，也有再植成活的可能性。

季节的变化对断指的缺血时间也是有影响的。在寒冷的季节或地区，离断指体组织变性较慢，从而相对地可以延长指体耐受缺血的时限。相反，在北半球盛夏（以下夏季均指北半球夏季）或炎热地区，因气温高，离断后的指体组织变性较快，必然缩短指体耐受缺血的时限。所以在夏季或炎热的地区，指体离断后应争取尽早冷藏，并尽快施行再植手术。否则随着热缺血时间延长，当组织发生变性时，就难以再植成活。我院曾收治一例因冲床致伤右手第2～5指的患者，当时除有挫伤的指屈肌腱相连外，其他组织均已离断，指体从外观看较完整，无明显挫伤。然而时值夏季，其所在单位把伤手用大量纱布紧紧包扎，于伤后16小时来到我院，打开敷料检查时有一股热腐味，我院估计指体难以再植成活而不主张再植，然而伤者及陪送人员强烈要求再植，术中发现血管已失去正常弹性，有黏丝样改变，指体再植后虽一时重建了血液循环，然而术后各指体明显肿胀，起小水疱，渐渐变性，最终坏死。

指体离断后，若在运送途中未经冷藏，到达医院后方行冷藏，热缺血时间超过24小时者，大多指体通血后呈蜡白色，无毛细血管充盈反应，指体肿胀，指腹张力高。如果指端侧方切开仍可见活跃出血，说明血液循环存在，术后经过保温及防凝解痉治疗，经1～2天后指体渐渐呈樱桃红色，多数断指可出现毛细血管充盈反应，指体成活后外形与功能无明显影响。个别病例无毛细血管充盈反应，这类断指成活后要脱一层角化层，再植后感觉功能恢复较差。

七、断指的保存

断指经冷藏保存可以降低组织的新陈代谢水平，组织变性减慢，为断指延长热缺血时间创造了条件。因此，指体离断后怎样保存有着重要的意义。断指保存大致有以下三种情况：

1. 近地伤者的断指保存　伤者一旦手指离断，所在单位卫生机构或保健人员应对伤手作简单加压包扎，将断指用消毒纱布或清洁敷料简单包裹后即送医院。伤者致伤到求诊时间一般在1～2个小时。入院后经检查，凡有再植条件者，应把断指用无菌纱布包裹，放入无菌弯盘，置于4℃冰箱内冷藏保存；如多指离断，辨认指别并分别予以标记后再冷藏保存，并立即组织手术人员进行再植手术，以缩短断指缺血时间。

这里需特别指出一点，冷藏时断指只能置于4℃的低温层内，决不能置于冰冻层内。如果把断指置于冰冻层内，指体渐渐冷冻，细胞内水分结晶膨胀，致细胞膜破裂，导致细胞死亡，会使指体变成一个冰冻块，复温后经再植，虽一时也能通血，但大部分断指难以再植成活。即使再植成活，断指功能也较差。所以，切忌把断指放入冰冻层内保存。

2. 远地伤者的断指保存　远地伤者在转运途中，由于时间较长，指体保存显得十分重要。保存方法：把断指用8层无菌干纱布包裹，然后放入无漏孔的塑料袋内，扎紧袋口，使袋口朝上，放入冰筒或放入装有冰块的器皿内，将2/3断指埋入冰块里，这样保存较理想（图3-2-1）。切忌将断指直接放入冰筒或盛有雪糕的冰瓶内，也决不能把断指浸泡在各种消毒液及生理盐水中，也不宜把断指藏在腋下或任意放在口袋里。有些陪送人员由于缺乏知识，保存指体不良，结果到医院一经检查，发现指体污染严重，甚至血管、神经、肌腱已干涸，无条件再植。

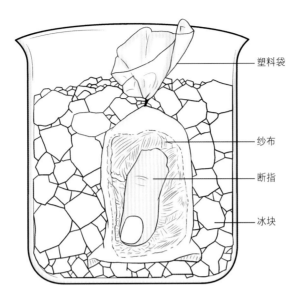

塑料袋

纱布

断指

冰块

图3-2-1 指体冷藏方法示意图

3. 术中冷藏 任何断指，除术前冷藏保存外，当断指做完清创后，也应置于冰箱内冷藏。遇多指离断再植时，可先取一个断指做再植操作，其余断指均置于冰箱内冷藏保存，以延长指体耐受缺血时限。术中冷藏保存还须特别注意：①术中有两个患者同时再植时，应分别标记及冷藏，避免断指错接。②清创前、清创后的断指要分别放置，以免污染。③双手同时离断的手指，也应左、右手分别标记。为此，手术室巡回护士要加强对冰箱内断指保存的管理，尤其是遇到上述三种情况时，更应详细交班，以免发生差错。

八、断指再植的禁忌证

手指外伤性离断的发生率较高，在我院约占手外伤的1/3，而手指离断后适宜再植的病例仅占断指中的1/3～1/2。遇到以下几种情况不宜再植：

1. 患有全身性疾病，不允许长时间进行手术，或患者本来有出血倾向者。

2. 断指及近端手指伴多发性骨折及严重软组织挫伤，手指血管床严重破坏，血管、神经从远端撕脱且撕脱距离较长者。

3. 断指经较长时间刺激性液体浸泡者。

4. 断指发生于夏季或高温地区，离断时间较长，且未经冷藏者。

5. 多发性手指撕脱伤，血管、神经、肌腱从近、远端抽出较长，无条件进行移位再植者。

6. 精神不正常者及本人无再植要求者。

（孙乐天）

第三节
断指再植的手术步骤

断指再植术的操作顺序有两种：一种是顺行法，另一种是逆行法。国内外大部分学者习惯采用顺行法再植。由于手术者操作习惯不同，也存在着一些差异，却不影响再植操作的全过程。现以对完全性断指采用顺行法施行再植为例，再植手术操作大致按以下程序进行：远近端清创—骨与关节内固定—修复指伸、屈肌腱—吻合指背静脉—缝合指背皮肤—缝合两侧指神经—吻合指动脉—缝合掌侧皮肤。

一、清创

清创术是一切开放性损伤的处理基础。认真而细致的清创，不仅清除了挫灭、被污染的组织，为减少和预防感染，防止术后粘连起着极其重要的作用，还有利于各种组织的修复，减少瘢痕，早日建立侧支循环，增进术后功能，也是提高断指再植成活率与成功率的一个重要环节。如果清创不彻底，首先可导致局部感染，引起周围组织的炎性反应，使组织肿胀，导致静脉回流障碍，炎性刺激易导致血管危象发生，导致指体血供障碍而再植失败；由于清创不彻底，在断面处残留过多失活组织，再植虽成活，但术后局部会形成一个坏死的组织间隙，形成大块瘢痕屏障，影响术后侧支循环的建立，也不利于神经再生，并造成肌腱粘连而影响术后功能恢复。因此，必须引起再植外科医师的高度重视，认真细致地做好清创术中各个环节的工作。当然，在清创过程中还可以全面地了解每一断面血管、神经、肌腱及骨骼的损伤情况，为再植术制订手术方案提供可靠依据，从而加快手术进程，为顺利完成再植手术创造良好的条件。

根据操作习惯，凡离断1~2个手指施行再植者，可由1个手术组来完成再植手术；凡遇到离断3个以上手指者，由2个手术组同时清创，清创完毕后，根据术者的技能与体力全程完成或轮流进行再植；凡遇双侧多指离断时，可分成3个手术组同时清创，由A、B组分别对左、右手近断端行清创，由C组对断指进行逐个清创，然后根据技术能力组成梯队轮流进行再植。现就由1个手术组完成再植术的清创安排介绍如下：

患者入院后经全面检查及记录资料，凡确定再植者，医生下达医嘱后，术者和助手先进入手术室，为断指剪指甲，进行洗刷、消毒，于手术显微镜下清创。患者暂时留在病区做术前准备及必要的治疗，并对其进行安抚及心理护理，以消除其紧张、恐惧心理，并使患者获得良好的休息，为再植术做好充分准备。待断指清创结束前20分钟，送患者入手术室进行麻醉，当麻醉作用完全时，断指清创已结束，把断指置冰箱内保存。然后，该手术组转而对伤肢进行洗刷、消毒、清创，最后从冰箱取回断指进行再植。这样再有条不紊地进行手术。

凡开展手外科的手术室，配备清创车是十分必要的。清创车要求具有以下性能：①清创车有轮子，可以在手术室平地上任意推动；②清创车的高度与手术台的高度一致，有条件者也可安装升降装置，以适应不同手术台的高度；③清创车上设有洗刷排水槽，槽底或槽的一侧有排水孔，槽底有倾斜度，有利于洗刷后的脏水从排水孔流入污水桶；④排水槽以不锈钢材料制作为宜；⑤清创车设有可装卸的活动盖，盖面平整，以2mm厚的不锈钢板最佳，盖板可承受较大压力，上盖后铺单即成为手外科手术台；⑥盖板的面积以适应两人对坐并可进行镜下显微外科手术操作为宜；⑦车架下既要便于容纳术者与助手双腿及双足，又要便于手术显微镜移动架伸入（图3-3-1）。

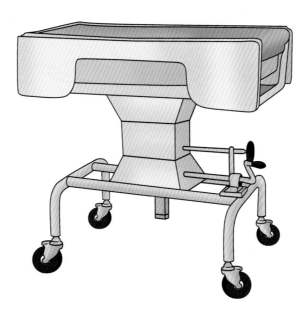

图3-3-1 清创车示意图

（一）断指清创术

首先剪除断指指甲。凡有油污的断指，用洗手液或肥皂液洗刷，用自来水冲洗，连续洗刷、冲洗三遍后再用灭菌生理盐水冲洗，用消毒纱布擦干，用消毒液对指体皮肤进行消毒，断面用1‰洁尔灭生理盐水溶液或其他消毒液浸洗，于手术显微镜下清创（图3-3-2）。

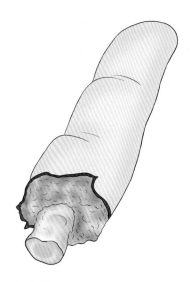

图3-3-2 断指洗刷、消毒，可于显微镜下清创

1. **寻找指动脉、神经及静脉并标记** 清创的第一步是在断面内寻找指动脉、神经及静脉，并予以标记（图3-3-3，图3-3-4）。寻找的方法：

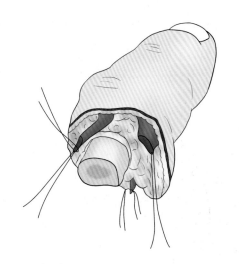

图3-3-3 寻找指背静脉并标记

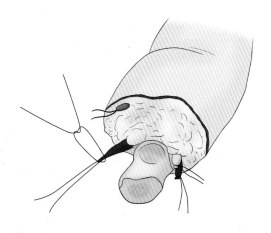

图3-3-4 在指屈肌腱鞘两侧寻找动脉及神经并标记

（1）动脉：可按手指正常解剖位置去寻找，一般均能顺利地找到。指动脉位于指屈肌腱鞘的两侧，与指神经在皮系韧带中一个狭长的神经血管束中走行（图3-3-5）。

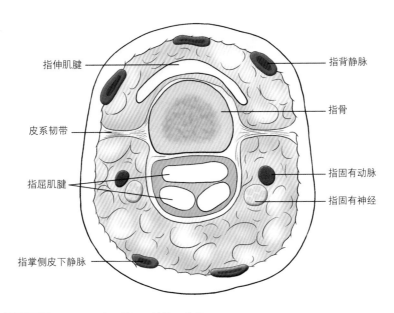

指伸肌腱
皮系韧带
指屈肌腱
指掌侧皮下静脉
指背静脉
指骨
指固有动脉
指固有神经

图3-3-5 手指近节中段横断面结构示意图

指体离断后，两端的神经血管束均有回缩，所以不可能在断面处直接找到。指动脉与神经的解剖关系是恒定的：指动脉位于神经的外、背侧，其外径比神经细；而指神经位于指动脉的内、掌侧。只要了解这一关系就可以顺利地找到，只要找到其中一种组织，就可以按上述解剖关系找到另一种组织，断端用5-0线标记。

（2）静脉：断指再植一般均选择缝合指背静脉，偶尔也选用掌侧皮下静脉。由于指背皮下静脉无固定的解剖位置，寻找时为了避免遗漏，可以自左至右，或自右至左地在皮下与指伸肌腱之间寻找。静脉断裂后也有一定的回缩，由于静脉腔内尚留有少量积血，所以在断端相应位置内见到有血性红点处即可找到。另一方面，静脉呈网状结构，所以，当找到一条静脉时可沿着该条静脉向远端逆行分离，即可找到第2条及第3条相连的静脉。为了便于寻找，也可轻轻挤压断指的远端，当断面出现血性红点时，认准该点即可找到。一般指背静脉找到3~4条已够，并予以标记。如果指背皮下只找到2条或1条较粗的静脉，且无明显挫伤，只要血管吻合能保证质量，断指依然是可以成活的。如果在指背仅有1条较细的静脉，则可在掌侧皮下寻找，掌侧皮下静脉紧贴真皮下，口径细而管壁薄，寻找时应格外小心。一般位于与神经血管束相对应的掌侧皮下，有时在掌侧正中皮下就能找到口径较粗、管壁较薄的静脉，并予以标记。

手指静脉的走向虽不如指固有动脉、神经恒定，但它也有一定解剖规律，只要了解这一规律，寻找静脉也就会感到方便。指背静脉的走向规律是：①自指甲两侧的小静脉，从甲基至远指间关节背侧正中会合，形成1~2条，当走行于中节时又呈网状交叉，向近端走行，达近指间关节时又相应集中，到近节时又呈网状分散，达掌指关节时分别向两侧而形成头间掌背静脉，其口径明显增粗。所以指背皮下静脉是按"分散—集中—分散—集中"这一规律走行的（图3-3-6）；②五个手指的静脉有偏离中线的倾向。中指的指背静脉基本位于正中，其他各指的指背静脉则偏离中指，即示、拇指的指背静脉向桡侧偏移，尤以示指明显；环、小指的指背静脉向尺侧偏移，尤以小指明显；③指背静脉呈网状相连，只要找到一条静脉，将该静脉作牵拉时，在邻近就可找到另一条静脉。术者只要掌握以上静脉走行的规律，术中寻找指背静脉就相对比较容易。

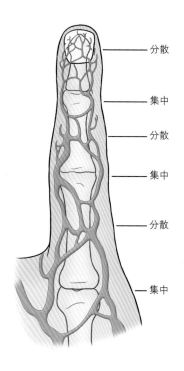

图3-3-6 指背静脉走向规律示意图

2. 对断面施行清创 当血管、神经标记后，可对断面施行清创。先用眼科组织剪在肉眼下紧贴断缘真皮下剪除皮缘2～3mm（图3-3-7），尤其当剪刀行进到指背皮肤时，应十分小心，防止损伤指背皮下静脉。断面的清创须在手术显微镜下进行。根据我们的操作习惯，以掌侧的神经血管束为中心点，先对该侧血管、神经施行清创，用显微弹簧剪小心地剪除血管神经周围被挫灭及污染的组织，并对动脉外膜外组织做简单的剥离，并由此逐渐向周围及对侧扩大清创范围（图3-3-8），注意保护掌侧较粗的皮下静脉。当清创扩大到对侧神经血管束时，又以对侧的神经血管束为中心作相同的清创，并对鞘管周围的组织也作同样的清创。通过掌侧清创，切除厚2～3mm的有挫灭及污

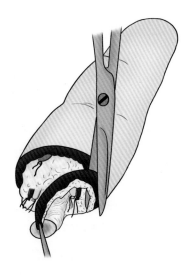

图3-3-7 在肉眼下紧贴真皮下剪除2～3mm皮缘

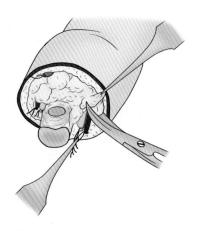

图3-3-8 以掌侧神经血管束为中心，向周围及对侧扩大清创范围

染的脂肪及其他组织，使断面成为一个干净、健康的软组织床基（图3-3-9）。

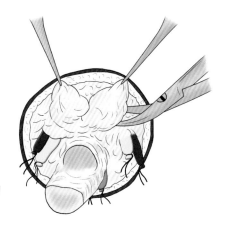

图3-3-9 切除一层厚2～3mm的有挫灭及污染的组织

　　按同样的方法，以指背某一静脉为中心，向左、右两侧扩展清创，切除一层厚2～3mm的挫灭、污染的皮下脂肪组织。清创时保护好已标记的动脉、静脉、神经，以及指伸、屈肌腱（图3-3-10）。

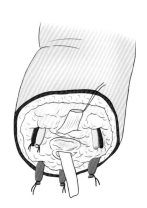

图3-3-10 清创结束后使断面成为干净健康的创面，而被标记的血管、神经及肌腱露于断面

　　清创时不应是东一剪、西一剪，杂乱无章地把这层组织剪成碎块，而是掀起一层一层的组织片进行切除。清创的同时，术者可对断面的动脉、静脉及神经损伤程度作全面了解，做到心中有数，为实施再植做好预案。骨及肌腱断端的清创可在肉眼下进行。当断面清创结束，把断指浸入1‰新洁尔灭生理盐水溶液或其他皮肤消毒液中约5分钟，然后用灭菌生理盐水清洗两遍，此时断指清创已宣告结束，用纱布包裹，置入冰箱内冷藏保存。取回第2个断指，继续按上述程序清创。

（二）近侧端清创

　　在麻醉下，于上臂上1/3处扎气性止血带，剪除正常手指指甲，并用洗手液或肥皂液自上臂下1/3、前臂及伤手进行清洁洗刷，用自来水冲洗，连续3遍后用灭菌生理盐水冲洗，以消毒纱布擦干，前臂、伤手作常规皮肤消毒，断面用1‰新洁尔灭生理盐水消毒后铺单。寻找近断端的血管、神经比远端容易，可按前述的解剖位置及其规律寻找并标记。由于近端指体存在血供，其术野不如远断端清楚，为便于寻找组织，可先放松止血带，在指屈肌腱鞘两侧见到的有搏动的血管即为指动脉，根据解剖关系即可找到两侧指神经。由于近端指背静脉处于充盈状态，因此寻找也较容易。待动脉、静脉、神经被找到并标记后，继续使用止血带，按与远断端相同的清创方法施行清创。由于近断端组织内尚有少量出血或渗血，清创时所面对的术野不是十分清晰，因此近断端的清创操作需特别小心。近断端指屈肌腱离断后一般回缩较多，术者可持小血管钳沿鞘管仔细夹捏，把断头夹住轻轻拖出，并用3-0缝线贯穿标记，有时肌腱断头回缩超出纤维鞘管，断头卡于鞘管以近，给寻找肌腱造成困难，术者可在手指掌侧作轻柔按摩，使断头复位，然后用前述方法小心地将其拖出。有时仍找不到断头时，不要勉强夹捏，以免损伤鞘管，可于掌横处做一横切口，在Ⅲ区找到断头，用探针自断面中引出，再进行标记。待骨断端按要求缩短、清创后，伤手断面用1‰新洁尔灭生理盐水溶液或其他皮肤消毒液浸洗2遍，然后用灭菌生理盐水清洗2遍，并更换敷料、手套，准备再植。

（三）多指离断清创的安排

为了减少断指热缺血时间，加速手术进程，对3个以上断指的清创，在技术力量允许的情况下，可组成2个手术组对远、近端分别清创，然后由一个手术组施行再植。遇双侧多指离断时，可组成3个手术组同时清创，如A、B组分别负责左、右手近侧端的清创，C组负责断指的清创。清创结束后根据技术力量安排，分别进行再植。凡遇多指离断清创时，为了减少断指热缺血时间，在每一组的清创手术台上只保留一个断指做清创术，其余断指应置冰箱内保存。这样，每清创一个就取一个，冷藏保存就少一个，有条不紊地施行清创。遇多指离断，特别是双侧多指离断或同时有2个病例进行清创再植时，手术室的巡回护士应对不同指别、不同患者及清创前后的断指分别标记，防止错接。

对于有血管、神经、肌腱或皮蒂相连的不完全性断指，清创方法与完全性断指一样。同样，由于有组织相连而给清创术带来一些不便，为此对不完全性断指的清创应予以区别对待。凡相连的组织已明显挫灭者，应予以切除，按完全性断指的清创程序进行；如果这些相连的组织比较完整或仅有轻度挫伤，并有利于再植及术后功能恢复者，应予以保留，决不能为了图省事，轻易地把这些组织切断来施行清创。

断指经清创后，有的学者主张灌洗指体，借以了解断指血管床的完整性是否被破坏，并认为通过灌洗可以冲洗出一些代谢产物及血凝块，以减少机体中毒物质的吸收和血栓形成，通过灌洗还可以解除痉挛，使关闭的小血管和毛细血管网的虹吸作用恢复。我院认为，指体仅有皮肤、肌腱、骨等组织，既无肌肉，又无过多的软组织，指体血管内积存的代谢产物极少，由于指神经中断，断指的血管失去神经支配而处于扩张状态；管腔内即使有少量积血，在短时间内也不会形成血凝块，而血凝块常常出现在血管的断面，清创时易被冲洗并清除。一方面，如果断指经灌洗，必将造成血管断口的一段管壁损伤；另一方面，灌洗时，必须施加一定的压力，力量过大则会有损于微循环。因此，我院对不主张灌洗断指，仅以1‰肝素生理盐水溶液作断面血管冲洗。

二、骨与关节的内固定

骨与关节的固定是再植术的开始。合理正确的骨与关节固定，不仅是骨与关节损伤的处理原则，还为后续的肌腱、神经、血管修复创造了条件。现将断指再植术中处理骨与关节的有关原则陈述如下。

1. 两骨断端须彻底清创及有限地进行骨缩短。在通常情况下，成人每断端骨缩短3～5mm，小儿每断端缩短不超过3mm。

2. 尽量保留关节。当手指在近节指骨或中节指骨近1/3离断时，以缩短远断端指骨为主；当手指于近节指骨或中节指骨远1/3处离断时，以缩短近断端指骨为主，尽量保留关节（图3-3-11）。凡手指在关节附近离断、关节未开放、关节囊完整者，都应缩短骨干较长一端的指骨，以保留关节的完整性。

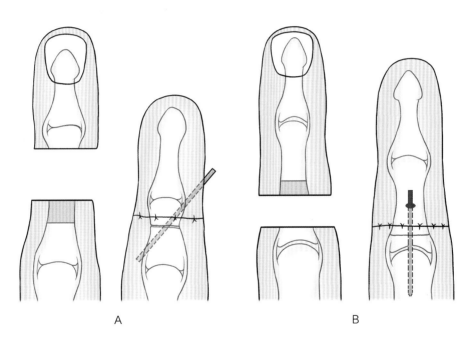

图3-3-11 手指在不同水平离断时保留关节的方法示意图

A. 中节指骨近端离断，缩短中节远端指骨　B. 中节指骨远端离断，缩短中节近端指骨

3. 于拇指掌指关节水平离断，可行掌指关节融合术；第2～5掌指关节水平离断者，不宜做关节融合，只做关节成形术。

4. 于指间关节水平离断，均可做关节融合术，并要求融合于功能位（图3-3-12，图3-3-13）。

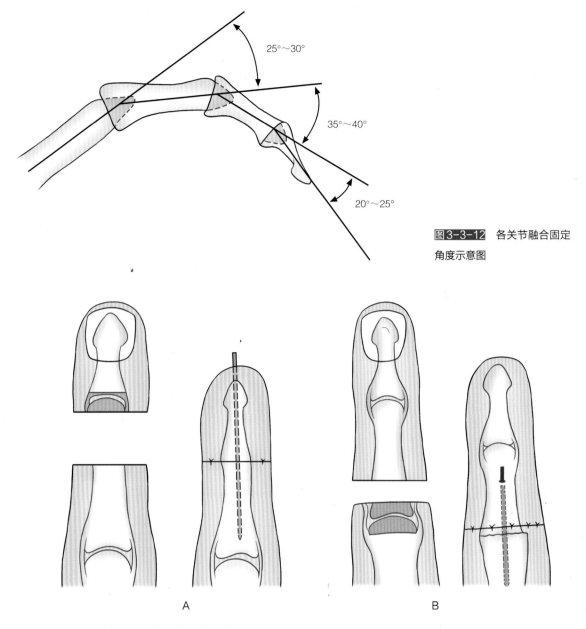

图3-3-12 各关节融合固定角度示意图

图3-3-13 关节融合术示意图
A. 远指间关节附近离断，行关节融合术   B. 近指间关节附近离断，行关节融合术

5. 小儿断指，骨缩短总长度以不超过5mm为限，尽量保留关节及骨骺。任何关节离断者，均不宜做关节融合术，仅能做关节成形术。

6. 采用克氏针内固定者，必须使骨端密切接触，防止旋转，并要求缝合骨膜，避免克氏针贯穿关节。不得已时只能贯穿一个关节，但克氏针不得从关节囊处及关节间隙穿出皮肤（图3-3-14）。提倡采用单枚克氏针斜行内固定或交叉克氏针内固定（图3-3-15，图3-3-16）。

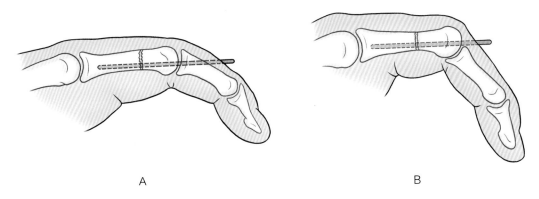

A   B

图3-3-14 采用克氏针内固定时，仅贯穿一个关节，克氏针不得从关节间隙穿出

A. 允许 B. 错误

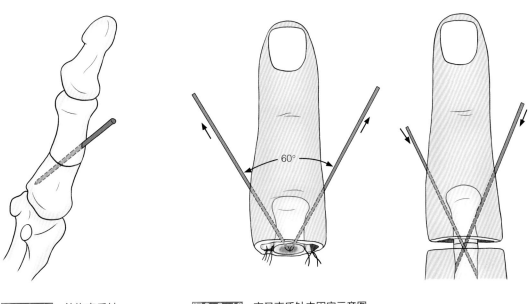

图3-3-15 单枚克氏针   图3-3-16 交叉克氏针内固定示意图

斜行内固定示意图

7. 所有指骨内固定及关节融合术均要求达到解剖复位，当手指屈曲时，使手指纵轴的延长线对准腕部舟骨结节。

8. 克氏针具有取材方便、操作简单的优点。然而，单根克氏针纵贯内固定却存在一个不可否认的缺点，即不能克服旋转，并需贯通关节，从而影响骨愈合及术后功能练习。为此，要慎重选择内固定的方法。

（1）纵行克氏针内固定：纵行克氏针内固定是临床常用的一种内固定方法。根据年龄及骨断端部位，选择不同直径的克氏针。方法：先将克氏针从远断端髓腔钻入，呈纵行向远端逆行穿出，再顺行向近端钻入。纵行克氏针内固定适用于指间关节融合，必要时也可用于掌指骨内固定。当用于指骨内固定时，只能贯穿一个关节并强调缝合骨膜以防止旋转，并防止克氏针从关节间隙穿出。

（2）单枚克氏针斜行内固定：适合任何指掌骨的内固定。方法：选直径1mm的克氏针在断指远侧端通过断面中点与骨干纵轴成30°～45°，向远侧指骨桡侧或尺侧通过皮质骨斜行穿出皮肤，然后把远侧断指与近端作解剖对位并使纵轴一致，顺克氏针斜行角度向近端顺行穿入，并于对侧皮质骨穿出。固定后，术者应再检查骨断端对合情况，若发现仍有成角间隙，应将远端向近端挤压，以消除间隙并纠正成角畸形。

（3）交叉克氏针内固定：适合指骨中段或近、远1/3离断时内固定。方法：选直径1mm的两枚克氏针，先在断指远侧端通过断面中点与指骨纵轴成30°～40°，分别向两侧作逆行交叉斜穿，并于断指两侧皮肤内穿出，使两枚克氏针针尾端与骨断面平齐，助手持断指与近断端骨面对正，并达解剖复位后，将两枚克氏针通过近断端中心顺行斜向近侧指骨穿入并固定。交叉克氏针内固定具有固定可靠、防止旋转、不影响关节功能的优点。但由于操作有一定的难度，不易被初学者掌握。

（4）髓内针内固定：适用于近、中节指骨内固定。固定时应根据指骨的长短、髓腔的大小，选不同规格的三翼针并截成不同长度后，插入两端髓腔内，采用嵌入的方法达到内固定的目的。根据术前X线片测量所得的指骨长度减去骨缩短的长度及髓腔的直径，选择适宜的髓内针长度。要求两头略磨尖，必要时髓腔略作扩大，以便插入固定（图3-3-17）。有些学者曾做成两端带有倒刺形的髓内固定材料，以防脱出与旋转。髓内针固定有防止旋转、操作简单的优点，但不能取出为其不足之处。

（5）微型螺丝钉内固定：微型螺丝钉适用于各种不同平面，是较理想的内固定材料。固定时要求两断面咬成斜面或做成台阶状骨面。一般选用直径为1.6～1.8mm的微型螺丝钉内固定（图3-3-18）。凡采用本法固定者，骨愈合后须切开取出，为其不足。

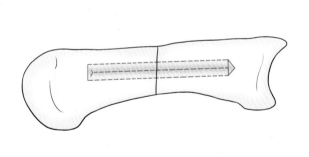

图3-3-17　髓内针内固定示意图

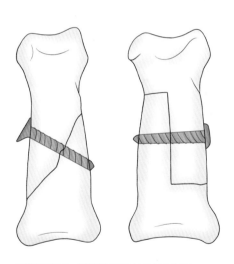

图3-3-18　微型螺丝钉内固定示意图

（6）钢丝十字交叉内固定：适用于各种平面的指骨内固定。固定方法：距两骨断端约3mm处通过髓腔中点，于额状面及矢状面各钻出一直径为1mm的骨孔，用两条单股细不锈钢丝贯穿并拧紧固定，把钢丝结倒向非功能区一侧（图3-3-19）。钢丝十字交叉内固定效果确凿，接触密切，骨愈合快，有利于术中肌腱张力的调节，不影响关节活动及功能练习，是一种较实用的掌指骨内固定方法。

（7）骨栓内固定：当其他手指离断而无再植条件时，可将其手指皮肤剔除，修剪成松紧相兼的骨栓，插入两断端髓腔内，以达到固定的目的。为防止骨栓被弄断，必要时作髓腔扩大，以便将较粗而有一定支撑力的骨栓插入（图3-3-20）。骨栓内固定适用于近节指骨及掌骨中段离断者，术后仍需用外制动保护。

断指再植指骨内固定的方法很多，应根据地区、医院的条件及术者的操作习惯、技能，灵活应用。

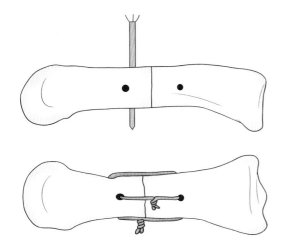

图3-3-19 钢丝十字交叉内固定示意图

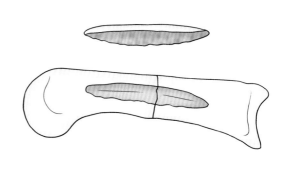

图3-3-20 骨栓内固定示意图

三、肌腱的修复

在骨骼内固定并缝合骨膜后，修复指伸肌腱、指屈肌腱。断指再植的肌腱修复应根据指别、离断部位及不同的解剖结构进行修复。肌腱修复是否完善直接影响手指外形与功能。术者应严格执行无创操作，认真细致地进行修复。修复顺序：先修复指伸肌腱，后修复指屈肌腱，这样做有利于术中肌腱张力的调节。

（一）指伸肌腱的修复

断指再植的指伸肌腱离断水平一般在掌指关节以远。在掌指关节至近指间关节这一范围的断指，除修复中央腱外，同时应修复两侧腱束；离断于近指间关节者，做关节融合后修复两侧腱束；离断于中节指骨者，应修复指伸肌腱；离断于远指间关节及以远者，做关节融合或内固定，不需要修复指伸肌腱。遇小儿从远指间关节离断者，不做关节融合；若行关节成形就需修复指伸、屈肌腱。

指伸肌腱的修复方法：修复前需详细检查两断端指伸肌腱离断情况，在通常情况下，骨骼一经缩短，指伸肌腱一经清创，就是完全可以直接缝合的。一般用3-0或5-0尼龙单线做"8"字缝合，使肌腱紧密对合，不露腱纤维的断头。调节修复的指伸肌腱的张力，以使中节及末节手指处于伸直位为原则。若张力过小会造成伸指无力；若张力过大将影响肌腱愈合。在这里需特别强调，在修复指伸肌腱前，应在骨骼连接处缝合骨膜或用其他软组织覆盖，否则术后将造成肌腱粘连，影响伸指功能恢复。

（二）指屈肌腱的修复

断指再植的指屈肌腱离断范围均在 Ⅰ ~ Ⅱ区。基于该区肌腱营养的特殊形式，为了便于肌腱修复、防止肌腱粘连，修复指屈肌腱时要根据致伤原因及离断部位，采用不同的方法处理。

1. **掌指关节至近指间关节间离断** 因电锯伤、压砸伤及冲压伤离断者，由于腱鞘、肌腱损伤较重，清创时可切除已挫伤的腱鞘及指浅屈肌腱，仅缝合指深屈肌腱；因锐性刀具切割伤离断者，其鞘管、肌腱断面整齐，清创时腱鞘及肌腱一般不需缩短，仅在周围把污染的组织予以清除，除缝合指深屈肌腱外，也可缝合指浅屈肌腱，同时缝合腱鞘，使开放的鞘管封闭。采用这一方式修复的优点：①不人为切除指深、浅屈肌腱间的腱组，有利于肌腱的营养及愈合；②鞘管封闭后有利于滑液对肌腱进行营养及愈合，并防止肌腱粘连。

2. **近指间关节至中节中段离断** 因电锯伤、冲压伤及压砸伤离断者，因上述同样原因清创时，切除部分鞘管及近端指浅屈肌腱，仅缝合指深屈肌腱；因锐性切割伤离断者，除修复指深屈肌腱外，也可缝合鞘管。近指间关节融合者不需修复指浅屈肌腱。

3. **中节中段离断** 无论什么原因致伤，都仅缝合指深屈肌腱，不必修复鞘管。

4. **远指间关节离断** 仅行关节融合，不需修复肌腱。小儿手指离断者，仅作关节成形并修复指伸、屈肌腱。

指屈肌腱缝合的方法可根据术者不同操作习惯，采用对肌腱内循环影响小的方法进行缝合，如双十字缝合法、Kessler 缝合法、Kleinert 缝合法、Tsuge 缝合法、Verdan 缝合法、D. Beden 缝合法、Wilms 缝合法及田岛缝合法等，并将断端用 6-0 无创尼龙单线连续缝合，使腱纤维断端包埋，以达缝合牢固、防止肌腱粘连的目的。鞘管修复宜选用 3-0 无创尼龙单线，做环形间断缝合或连续缝合，使鞘管闭合（图 3-3-21）。修复所有指屈肌腱时，各指应按休息位在张力调节下缝合。缝合后若发现肌腱张力过松或过紧，应查找原因并重新调整缝合。

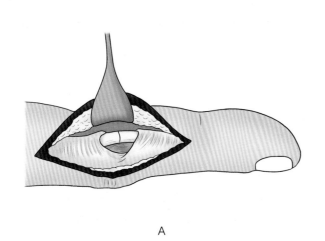
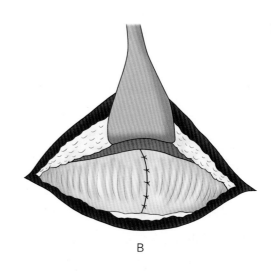

A   B

图3-3-21 鞘管修复示意图
A. 指屈肌腱已修复　B. 鞘管连续缝合修复

某些断指肌腱的离断平面与骨、关节及皮肤离断平面不一致，有的从肌腱与肌肉交界处撕脱，难以做原位肌腱修复时，可采用邻指同名肌作为动力肌移位修复。发生肌腱缺损时，可采用游离肌腱移植或邻指肌腱移位的方法修复。若肌腱从止点处撕脱，且肌腱保持完好，可通过皮下隧道重新种植于止点处，用抽出钢丝法缝合。

当断指再植进入血管、神经修复步骤时，应于手术显微镜下进行操作。为了防止伤者在清醒或睡眠下手指无意中活动，可采用手固定板制动。采用不锈钢板制作成长30cm、宽20cm的固定板。在长的一边剪成凹形缺口，其余三边裁成锯齿状，并向同一方向倾斜45°，用废手套袖口皮筋将伤手固定。采用该办法可为再植手术带来极大方便。

四、指背静脉的修复

指伸、屈肌腱修复后，先将再植指两侧的皮肤各缝两针，以防止手指旋转，影响血管吻接。然后，用缝线牵开两断端皮肤，显露指背静脉。根据两断端已标记的静脉数目、口径、位置进行选择搭配，尽量选用原血管直接吻接。断指因移位再植或指体短缩较多时，可根据血管情况吻合。在通常情况下，每一断指宜修复2～3条静脉，但在清创标记时每侧断面宜准备3条以上静脉，以便选择。

1. **静脉清创**　修复每一条静脉前，首先对两断端的静脉作细致的清创，被污染或挫灭的静脉断端外膜外组织予以剥离、切除，根据血管断端情况将损伤的血管段切除，经肝素生理盐水溶液冲洗管腔，以无任何血块、纤维素沉着，内膜完整光亮为原则，并向远、近端各游离5mm，以备放置血管夹，便于缝合时翻转血管。

2. **静脉吻合段的选择**　在通常情况下，静脉吻合口应选择静脉干为宜，如果吻合口的一端有静脉瓣，在血管长度允许时，可将带有静脉瓣的一段切除。若切除后造成静脉缺损，又无其他静脉可代替时，可以保留该段无损伤的静脉瓣。在用肝素生理盐水溶液冲洗管腔的同时观察静脉瓣情况，并用弹簧剪切除部分瓣膜。吻接血管时，缝针、缝线不贯穿瓣膜。

每当一条静脉吻合完毕，应及时开放血管夹，一般均能见到静脉血反流并通过吻合口使远端静脉管腔充盈，有时还可见到静脉血从远断端静脉口溢出。为了保护已缝接好的静脉，应缝合该静脉相应处的皮肤。

3. **静脉开放吻合**　遇到远指间关节附近的断指，再植修复静脉时，由于远断端静脉不允许游离过长且静脉口径小，管壁薄，若用血管夹阻断血流易造成管壁损伤，因此可采用静脉开放吻合的方法。静脉开放吻合是在静脉血有反流的情况下进行的，为保证进针、出针能看清楚，可以边冲洗边缝合。有时当有少量血液反流时管腔充盈，呈现红白对比，既有利于血管吻合操作，又可避免缝合对侧管壁。尤其当缝合最后一两针时，由于静脉压力较低，血液已沿修复的管腔内反流而不外溢，同时也使远断端静脉充盈，更有利于缝合血管的操作。所以，静脉开放吻合虽有断端出血影响操作，但也具有使血液与管壁对比清晰、避免缝穿对侧管壁的优点，所以是一种可选用的方法。

4. **静脉修复的数目**　断指再植以修复2～3条静脉为宜，当断端有4条静脉可供缝合时，也应予以修复。因为静脉修复数目多，有利于断指血液回流，减轻术后肿胀，防止感染发生，即使个别静脉因吻合质量差而形成栓塞，尚有多条静脉以供回流，从而也增加了断指成活的安全系数。有些学者主张仅修复1～2条静脉，其理由是当动脉修复后，在单位时间内血流通过1～2条静脉时，其血流量明显增加，流速快，压力高，有防止栓塞的可能。在临床实践中我们也看到，若仅修复一条静脉而又无其他静脉可供缝合时，当动脉通血后，远断端其他静脉断口可见喷射状的出血现象。所以，只要这条静脉吻合质量保证，指体是可以成活的。当然，我们并不提倡仅修复一条静脉，再植术中静脉有条件时应尽可能多地修复，以保证指体有足够的静脉血回流。

五、指背皮肤的缝合

当指背已修复足够的静脉后，在缝合指背皮肤前，应对远断端未行修复的静脉用3-0缝线结扎，以防动脉通血后造成断面出血，形成局部血肿而影响静脉回流及造成感染。

缝合皮肤是外科操作常规，对外科医生来讲已习以为常。然而，缝合断指的皮肤不同于一般的皮肤缝合，应引起注意。

1. 为了避免缝针、缝线损伤已修复的血管，缝合指背皮肤时，应选择在皮下无静脉的间隙处缝合。

2. 必须缝合皮下有修复静脉的皮肤时，宜在手术显微镜下进行。

3. 缝针不宜过粗，缝线以3-0丝线或3-0尼龙单线为妥。

4. 遇断指一侧周径大而另一侧周径小时，可将周径小的一侧皮缘做多处切开，形成三角形皮瓣以加长周径，以防狭窄及瘢痕挛缩（图3-3-22）。

5. 缝合皮肤要求皮缘对合整齐，外翻满意，以利愈合。否则，卷曲的皮缘将压迫静脉而影响血液循环。

6. 多余皮肤应予以切除，以免缝合后造成局部臃肿。若有皮肤缺损时，在不影响静脉血流的条件下，可做局部皮瓣转移来覆盖已修复的静脉，其他皮肤缺损区可用游离皮片移植修复。

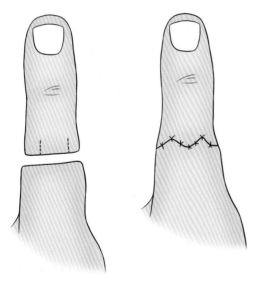

图3-3-22 如指体周径大小有差别，可将周径小的一侧皮缘做多处切开，形成三角形皮瓣以加长周径来缝合

六、指神经的修复

指背皮肤缝合完毕，将手翻转，使掌侧朝上，把掌侧两断面相当于神经血管束处的皮缘作缝线牵引，充分显露伤口，并把手术显微镜移向术野，把已标记两断端的神经移于镜下，对神经做再次清创，切除挫灭及多余的指神经，调试张力，使其能在无张力下缝合。一般采用9-0无创尼龙单线

作束膜间缝合或外膜间断缝合。每条神经缝合6针为宜，使两神经断端匀称地对合，以不使神经束外露为原则。为了使再植指术后恢复满意的感觉功能，两侧指神经均应同时修复；当指神经缺损时，可采用神经移植或神经交叉吻合的方法进行修复。

如果一侧或两侧指神经缺损较多，移植或移位修复均有困难时，可根据指别，修复主要一侧的指神经。其修复原则是：拇、小指以修复尺侧为主，示、中、环指以修复桡侧为主。

断指再植的目的是恢复手的完整性及其功能。为了使再植手指获得较满意的感觉功能，指神经的修复显得非常重要。随访证明，凡指神经修复较佳的指体，不仅指腹饱满，外形满意，手指能出汗，有触、痛、温觉，其两点分辨觉略低于健指，满足了手指正常感觉功能的基本要求，达到了再植的目的；凡指神经修复不佳或未经修复者，不仅指体及指腹瘪缩，而且手指干燥，无汗，触、痛、温觉迟钝，两点分辨觉差，易被烫伤或冻伤。个别伤者还可以出现痛觉过敏，手指发凉，并影响其他手指正常功能的发挥，使整个上肢萎缩，给工作、学习、生活带来痛苦，成了累赘，这就失去了再植的意义。所以，对指神经的修复要像重视吻接血管一样来进行精心的缝合，决不能有半点轻视与马虎。对于初学者来说，必须严格养成修复指神经的操作习惯，才能不断提高断指再植的质量。

我院认为，在手术显微镜下，完全可以鉴别指神经挫灭及损伤程度，一期修复是可以做到的，不提倡行二期修复，否则可造成神经回缩、两断端神经瘤形成。神经瘤一经切除所造成的神经缺损，需要做较复杂的神经修复手术，且影响神经修复的效果，增加了伤者的痛苦及经济负担。

七、指动脉的修复

修复指动脉，是重新建立断指血液循环的一个关键性操作。为了保证血管吻合质量，术者应以充沛的精力来完成修复动脉的操作。

指动脉的解剖位置是恒定的，清创时已作了标记。吻接动脉之前还应先了解两断端指动脉的损伤情况及血管外径等，来制订修复指动脉的方案。如果两侧指动脉均能直接缝合，则两侧指动脉应同时修复；如果经清创后仅有一侧指动脉可直接吻合，而另一侧有明显缺损，则要视其血管的口径情况而定。若口径较粗的一侧指动脉能直接缝合，则可修复该侧指动脉，口径较细的一侧可不予移植修复；若口径较粗的一侧指动脉有一段缺损，除缝合对侧指动脉外，该侧指动脉应做血管移植来修复。若两侧同时有缺损，应选择血管口径较粗的一侧做血管移植修复。

根据我院操作习惯，于指动脉吻接前，先于吻合侧指动脉的近侧端管壁外及其附近敷以罂粟碱或2%利多卡因等，以解除近断端的动脉痉挛，此时对近侧端暂不行任何操作，仅对远侧端指动脉做血管清创。其理由是，远侧端动脉已失去神经支配，动脉处于松弛状态，而远侧端血管清创操作一般需用5分钟。当近侧端动脉经罂粟碱或利多卡因等外敷后血管痉挛已解除，此时于近侧端高位装一微型血管夹，对近断端动脉进行清创，并小心地游离近端动脉，以减低血管缝合时的张力。于动脉断口处做一次轻柔的机械扩张，然后开放血管夹，此时若出现有力的喷血，说明动脉痉挛已解除，即可进行缝合。如果动脉搏动无力，仅少量涌血，继续用1~2滴罂粟碱等作局部湿热敷，一般痉挛均可解除。如果仍未解除，则应寻找原因。最常见的原因有以下几种：

1. **疼痛引起血管痉挛** 臂丛神经阻滞麻醉一般能维持3~6小时。因麻醉师的操作技术及麻醉用药的关系，在缝合动脉时若麻醉作用减弱或消失而出现疼痛，应及时追加麻醉药，待麻醉作用完全后痉挛即可解除。若出现高位动脉痉挛，可于近断端管壁周围注入少量罂粟碱，局部湿热敷，此时术者不必花费时间专门等候缓解，可进行对侧动脉清创。在操作过程中，往往该侧动脉突然出现喷血，痉挛即宣告解除。

2. **清创不彻底引起的血管痉挛** 一般近侧断端的动脉损伤在清创时易看清而作适当清除。动脉痉挛解除后即恢复正常搏动而出现喷血。但有时近侧端动脉有多段损伤，清创时因未做高位暴露而未被发现。这种情况好发于指骨或掌骨离断时刺伤血管，或其他间接暴力引起血管损伤，损伤的血管段位于组织内不易被发现。其损伤特点是血管连续性存在，外膜尚完好，而血管的肌层或内膜层断裂。临床表现为开放止血带或血管夹后血管断端不喷血，管壁松弛而血管搏动传导不明显。应沿此血管向近侧游离，找到血管损伤段，再继续向近端游离4~5mm，切除该段血管，量取血管缺损长度，行小静脉游离移植修复。

3. **外来压迫导致动脉痉挛** 指动脉行经蚓状肌管及皮系韧带附近，因外伤及骨骼清创时骨碎片嵌入而引起外来压迫，这些细小的碎片往往不易被术者发现。为了预防这种情况的发生，于血管缝接前应仔细检查近侧端血管周围有无骨碎片或其他组织碎块残留，一经发现就应及时清除。

4. **顽固性动脉痉挛** 经以上检查与处理，一般动脉痉挛均可解除，断端出现正常喷血。但也有个别病例的动脉呈顽固性痉挛，此时术者应沉着，立即暴露痉挛段血管，解除其他软组织致卡压的因素。若发现近端血管仍处于痉挛状态，可用外膜外组织对抗牵拉，使管腔逐段松解，并在管壁周围采取注入罂粟碱或利多卡因局部湿热敷等综合处理方法，待痉挛解除后即可出现喷血。远端动脉因失神经支配而处于松弛状态，一般不发生痉挛，但也能见到远端动脉呈顽固性痉挛，其原因尚不清楚。如果用罂粟碱解痉难以奏效，可用两把显微镊对痉挛血管的外膜外组织进行对抗牵拉，局部敷以温热水持续湿敷，使血管渐渐扩张而恢复血供。

断指再植时，指动脉是修复一侧还是两侧，不同学者有不同的见解。本组统计了6年内再植的402个断指中，仅吻合一侧指动脉的341指中，发生动脉危象的为58指，发生率为17%；吻合两侧指动脉的79指中，发生动脉危象的仅9指，发生率为11%。由此说明，修复两侧指动脉比修复一侧指动脉发生动脉危象的概率低。在实际操作中，当一侧指动脉已接通，断指血液循环建立后，因断端出血多，给缝合对侧指动脉带来不便，加上手术时间长，术者疲劳，所以大部分术者仅修复一侧指动脉。从本组的统计中也说明了这一点，修复一侧指动脉者约占85%。当然只要质量保证，吻合一侧指动脉后断指是可以成活的，如果感到缝合质量无把握，则两侧指动脉应同时予以修复。否则，一旦发生动脉危象，再次手术探查，其消耗的时间与精力及患者经受的痛苦，往往比再植当时修复两侧指动脉大得多。所以为了提高再植成活率，两侧指动脉均应同时修复。另外，两侧指动脉修复后不但可避免血管危象发生，而且再植后指体供血充分，手指皮温接近正常，患者无畏寒感，愿意进行功能练习并使用伤手；两侧指动脉修复后有利于远侧指神经、肌腱及骨骼的血供，因此，从而促进神经再生、肌腱愈合及骨骼连接，有利于术后功能恢复。因此，从促进功能恢复的角度来说，两侧指动脉也应同时予以修复。

不同指别两侧指动脉粗细不同，再植吻合指动脉时可以根据伤者的体位、指动脉损伤程度、助手配合的熟练程度及术者的小血管吻合技能加以选择。拇指及示指尺侧的指动脉比桡侧粗，而小指桡侧却比尺侧粗，中、环指两侧的指动脉粗细相差不大。术者一般先吻合较粗一侧的动脉，然后根据情况再修复另一侧较细的指动脉。断指再植时，伤者处于仰卧位，上肢自然外展于手术台上，这一姿势对缝接示、中、环、小指的动脉及神经较为方便，却给吻合拇指尺侧指动脉及神经带来了困难。这是因为拇指处于旋前位，其桡侧神经血管束朝上，便于术者操作，而尺侧血管神经束位于后下方。虽然拇指尺侧动脉口径最粗，然而因位置关系，是最难吻合的一条动脉。为此，可将患手作充分旋前，使尺侧神经血管束充分显露于术野下，有利于术者操作。若采用逆行再植法，则可克服因体位关系对吻合尺侧指动脉带来的不便，可先行拇指尺侧指神经、指动脉的修复。

不同的离断平面血管深浅不同。若手指是从近节中段以远离断的，神经血管束均与指骨纵轴平行，位置适中，缝合较为方便；若手指离断于指根部或指蹼处，由于神经血管束刚刚从蚓状肌管穿出，其位置较深，操作较困难。为此，术者应设法将两端皮肤作充分牵引，以显露深部指动脉及神经，并清除血管周围妨碍视线的皮下脂肪，为吻接血管创造良好的视野（图3-3-23）。出于同样的目的，术者应将两断端的指固有动脉向远、近端充分游离，以便在较深的位置进行吻合操作。

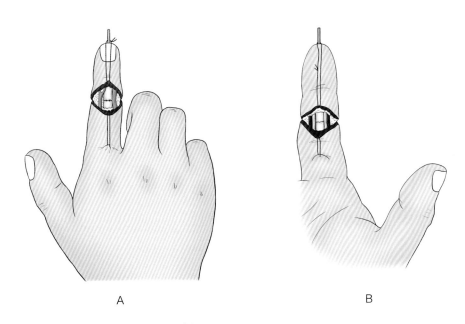

A   B

图3-3-23 利用皮肤牵引显露手术视野

A. 牵引背侧皮肤显露指伸肌腱及静脉　B. 牵引掌侧皮肤显露指屈肌腱及两侧神经血管束

指动脉缺损时，可采用邻指动脉移位、交叉吻合或小静脉移植的方法来修复。

当两侧或一侧指动脉修复完毕，一般用1～2滴罂粟碱湿敷已修复的近端动脉壁，开放血管夹后，断指可立即恢复或逐渐恢复血液循环，指体由瘪缩变为饱满，由苍白变为红润，出现毛细血管充盈反应，指体逐渐变得温热，手指端侧方切开处可见活动性出血。某些断指在转送过程中保存欠佳，或热缺血时间过长，断指重建血液循环后指体张力较高，指端侧方切开处虽可见活动性出血，但指体呈蜡白色，无毛细血管充盈反应，指温改变不明显，此种现象是指体缺血缺氧时间较长的表现，当血液循环重建后，因毛细血管通透性增加，出现组织水肿，压迫指端微循环所致。这并非血管危象，术后伤者经休息、保温及防凝治疗，一般经6～12小时后指体逐渐变为红润，指温升高，但毛细血管充盈反应仍不明显。

及时结扎远端静脉。当指体重建血液循环后，由于修复的静脉数量有限，使远侧指体静脉回流压力增高，有时于掌侧皮下可出现喷射状出血，此时术者不必惊慌，应及时小心地将该出血点予以结扎，以防术后局部血肿形成而继发血管危象及感染。

八、掌侧皮肤的缝合

这是断指再植术的最后一步，应有始有终细致地完成每一项操作步骤。在缝合掌侧皮肤之前，拆除皮肤的牵引线，局部用温盐水清洗，清除伤口内血迹及缝线头等异物，然后缝合皮肤。缝合掌侧皮肤时尤要注意在两侧神经血管束处进针不宜过深，否则易误伤已修复的动脉及神经。遇小儿断指再植缝合两侧神经血管束部位的皮肤时，可在手术显微镜下进行。缝合掌侧皮肤的注意事项与缝合指背皮肤相同，不再赘述。

九、术中血管危象的处理

术中一般以发生动脉危象多见，且这类动脉危象多数发生于仅吻合一侧指动脉者。表现为断指重建血液循环后不久指体由红润变为苍白，毛细血管充盈反应消失，指体发凉，指腹张力低且瘪缩，指端侧方切开处不出血，偶尔有少量暗紫色血液溢出。术中血管危象的种类有：

1. 动脉痉挛　这是再植术中经常遇到的一种动脉危象，是动脉痉挛所致，是可逆性的。常发生在缝合皮肤时，因麻醉作用不全或作用消失出现疼痛而引起。遇多指再植时，基于同一原因，当一指再植结束再植另一个手指时，因疼痛而导致已再植好的手指动脉痉挛。因此，术者要经常了解麻醉情况，必要时追加麻醉用药是预防和处理动脉痉挛的一种有效措施。

术中发生动脉痉挛的另一种原因是手术室的温度偏低，由寒冷刺激而致。常发生于秋末及冬春，尤其在夜间手术时，暖气不能及时供应而发生。为此，手术室的气温应保持在25℃左右，当室温低于20℃时应及时增温，局部须用热盐水纱布湿敷保暖。当然，暴露于术野中的动脉在再植结束缝合皮肤时，仍需用罂粟碱或利多卡因作局部外敷，或通过皮肤缝合间隙注入的方法来处理。若经上述处理仍无改善，应拆除缝线，以血管外膜外组织对抗牵拉松解（图3-3-24）及液压扩张（图3-3-25）的方法来处理。有的病例无任何原因而发生间歇性痉挛，使手术难以进展，可仍按以上方法处理，一边再植一边观察，动脉痉挛的结局还是乐观的，痉挛一般都能解除而保持良好的血供。若经上述处理及观察仍无改变，可在吻合口以远做勒血通畅试验，若有短暂通血，不久又无血供时，应怀疑吻合口栓塞。

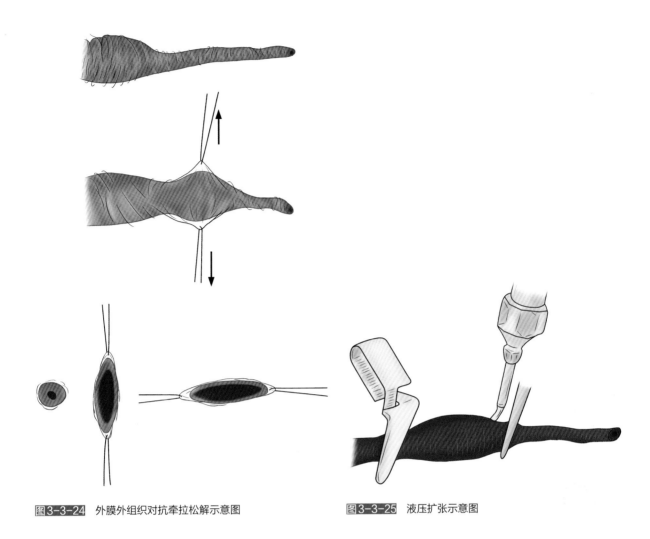

图3-3-24 外膜外组织对抗牵拉松解示意图　　　　图3-3-25 液压扩张示意图

2. 动脉栓塞　动脉栓塞的部位绝大部分发生在吻合口附近。其主要原因有两点：一是清创不彻底，二是吻合质量差。动脉栓塞与动脉痉挛的临床表现无明显差别，区别的关键在于解痉后的变化（表3-3-1）。

表3-3-1 动脉痉挛与动脉栓塞的鉴别

症状	动脉痉挛	动脉栓塞
指体颜色	苍白	苍白
毛细血管充盈反应	消失	消失
指温	降低	降低
指腹张力	瘪缩	瘪缩
指端侧方切开放血	不出血	不出血
解痉后的改变	上述症状消失	上述症状无变化
解痉后勒血试验	通畅	不通畅

处理方法：凡确认动脉吻合口栓塞，先不要急于拆除吻合口的缝线，或于吻合口处切断血管，应先将吻合口附近的外膜外组织及其他漏出的纤维予以剥离，清除干净，待血管外壁比较光滑时再拆除缝线或切断血管，接着做血管清创术。因为在动脉有连续性的情况下剥离血管外膜外组织或清除其他组织比血管中断后容易操作。当拆除吻合口缝线或切断血管时，应了解造成血管栓塞的原因。术中发生动脉栓塞往往有一定的规律性。凡是因吻合质量差而引起的动脉栓塞，其吻合口内壁都附有毛糙的白色纤维（成分是纤维蛋白及血小板）；若是因血管清创不彻底导致动脉栓塞者，可发生于吻合口以近或以远，栓子牢固地附着于损伤的管壁处且不易清除干净。若栓塞时间较长，栓子均可向近端延伸。断指再植术中动脉栓塞的血栓可分白色血栓及混合血栓两种。

白色血栓由血小板、白细胞及纤维素凝集构成，大部分发生于栓塞早期。

混合血栓是随着栓塞的时间延长，由于红细胞在纤维间堆积，逐渐形成红色凝血混合物。混合血栓的头部为白色血栓，其颈部为红白相间的花颈，尾部为红色栓子。

凡是白色血栓或混合血栓头部的白色血栓及颈部红白相间的混合血栓，均附着于管壁，且较牢固，一般不易清除干净。所以凡发生上述变化的血栓部位的血管段都应予以切除（图3-3-26）。属于混合血栓尾部的红色栓子，与管壁附着不牢靠，术者可以用显微镊轻轻夹住栓子的头颈部，小心地向外拖，就可以把管腔内整个栓子取出。有时栓子尾部过长，术者应用两把镊子小心地交替夹捏，慢慢将其拖出，防止中断（图3-3-27）。

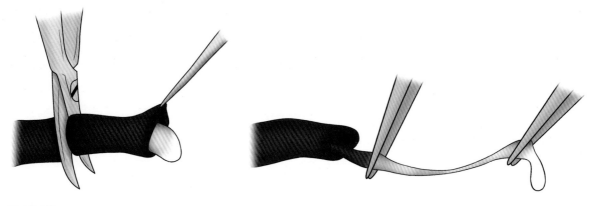

图3-3-26 切除附有血栓的血管段　　　　**图3-3-27** 用两把镊子交替夹捏，慢慢将栓子拖出

栓子取出后，血管腔内用肝素生理盐水反复冲洗，并适当加大冲力，将存留于血管内的一些血块及纤维冲洗出来。还可用镊子小心夹持，将附着于管壁的一些纤维清除干净，在显微镜下仔细检查，直至两端管腔光滑、完整，无任何血块、纤维沉着为止。血管经切除后所造成的缺损，可采用血管移植的方法来修复。

3. **静脉栓塞**　术中一般很少发生静脉危象，静脉危象以静脉栓塞为主。主要表现为：当动脉修复完毕后缝合皮肤时，指体渐渐由红变紫，侧方一经切开，先流出暗紫色血液，然后流出鲜红色血液。发生静脉栓塞的主要原因是清创不彻底及吻合质量差。静脉栓塞多发生于吻合口附近，一旦栓塞发生，栓子就向远端延伸，是以红栓子为主的混合栓子。术中静脉发生栓塞后，应及时切除栓塞段血管，取出栓子并再次作静脉清创，经肝素生理盐水冲洗，在镜下仔细检查，确保两管腔光滑、完整，无任何血块及纤维沉着后，方可缝合。若发现血管缺损，应采用血管移植的方法进行修复。

十、包扎

断指再植手术结束后，伤手宜用温灭菌盐水清洗，洗去所有血迹，以便观察正常手指与再植手指的皮肤色泽。皮肤缝合处用一层拧干的酒精纱布覆盖，以便于引流。然后用多层灭菌纱布做交叉重叠包扎，每指以8～12层为宜，包扎时要求做到：

1. 每一再植指皮肤缝合处均采用交叉重叠包扎，不准做环形包扎。

2. 每一再植指指端应外露，以便观察血液循环。

3. 手指应于功能位包扎、制动。

4. 包扎不宜太紧，以免影响血液循环，也不宜太松，以防敷料脱落。

5. 包扎范围自手指至前臂远1/3处，寒冷季节时外用棉花包裹，并用绷带包扎，以达保温的目的。

十一、逆行再植法

逆行再植法的顺序与顺行再植法相反，其再植手术操作按以下顺序进行：断指清创后，在再植前先将断指远端用克氏针贯穿，然后缝合掌侧皮肤—吻合两侧指动脉—缝合指神经—缝合指屈肌腱—骨内固定—缝合指伸肌腱—吻合指背静脉—缝合指背皮肤。采用逆行再植法操作中，骨与关节内固定虽在修复指屈肌腱与指伸肌腱之间进行，但内固定前的一切准备工作均必须在第一次缝合掌侧皮肤前完成。如果采用克氏针交叉内固定，则在清创结束后先在断指侧做好交叉穿针，当修复指屈肌腱后，再将两枚克氏针斜行固定于近侧指骨。同样，采用钢丝十字交叉内固定，于清创完毕后将两骨端均钻好骨孔，甚至穿好钢丝，当修复指屈肌腱后再将钢丝固定拧紧。这样，以免损伤已修复的动脉、神经及肌腱。

（一）优点

采用逆行法再植有以下优点：

1. 一切手术操作不翻动手指，均在背侧进行。

2. 吻合动脉、神经及指屈肌腱时可使断指两端靠近，也可转动指体以便于血管、神经的缝合操作，并使其在修复操作中无张力。

3. 可以缩短操作时间，加快再植速度。拇指及末节断指施行再植时，采用逆行再植法更佳。尤其是拇指的再植，伤者平卧位时拇指处于旋后位，拇指尺侧指动脉正处于后内侧，若先固定克氏针，缝合尺侧指动脉及神经十分困难。如果采用逆行再植法，侧缝合尺侧指动脉、神经时非常方便。

（二）缺点

逆行再植法虽有它的优点，但也不能忽视它的缺点：

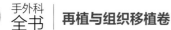

1. 在进行再植手术前必须先为内固定做好准备，内固定物会影响血管、神经及肌腱的缝合。

2. 如果事先对血管、神经缺乏正确的估计，行内固定后易增加血管、神经及肌腱的张力而导致血管栓塞，影响神经再生及肌腱愈合。

3. 若先吻合动脉，当开放血管夹后易造成创面出血，影响以后的组织修复速度与质量。

4. 背侧入路的动脉位置较深，这会影响操作及质量。

不同的术者有不同的操作习惯，一旦形成习惯要想改变是不容易的。所以，不论是顺行再植法还是逆行再植法，都有它的优、缺点。无论采用哪种方法再植，都应尊重术者的习惯，保质保量地完成再植手术。

（孙乐天）

■ 第四节
断指再植的术后治疗与管理

一、病房管理

再植术后，患者居住的病房要求温暖、舒适、安静，这样有利于患者的休息与恢复。室温一般要求保持20～25℃，冬季及夏季应及时调节室温，使室温保持在理想范围内。床旁配置60W侧照灯作局部持续照射，便于观察断指再植术后指体的血液循环情况并局部加温，灯与手指的距离为30～40cm。距离过近，因再植指体早期感觉缺失，无法感知温度，可能出现灼伤；若距离过远，达不到温热作用。上述是预防小血管痉挛的有效措施之一，应配置齐全，为断指再植术后的患者创造良好的病房环境。近期有些单位将措施改进为：制作遮挡范围稍大的灯罩，尽量减少灯光对患者眼睛的光线刺激，尤其是夜间，有利于患者休息；配备色温尽可能接近日光的灯泡，使医护人员对再植指体颜色的判断更准确，有利于术后血管危象的及时发现。因侧照灯一般配备白炽灯作为光源，灯光颜色偏黄，可能影响对再植指体血液循环情况的观察。

断指再植术后，患者一般需绝对卧床7天，主要目的是避免因体位改变造成血管痉挛而影响指体循环。抬高患肢使伤手的位置与心脏处于同一个水平面，这样既可维持手部稳定及有效的循环量，又可减轻术后水肿。禁止主动吸烟及被动吸烟，不食用含咖啡因和巧克力的食物，因为这些食物都可能引起血管痉挛。术后一周如恢复顺利，患者可下地活动。

二、术后药物治疗

术后药物治疗的目的是防止血管痉挛和栓塞的发生，保证再植指体顺利成活。一般称为术后"三抗"治疗——抗痉挛、抗凝血、抗感染，并配合积极的止痛治疗。

（一）抗凝药

小血管吻合术后能否通畅，主要依靠精细的小血管吻合技术，而不完全依赖于抗凝药物。但再植术后由于易受各种因素的刺激与影响，容易发生血管痉挛及栓塞。为了预防血管栓塞的发生，保持缝接血管的持久通畅，术后及时应用抗凝药是不容忽视的。目前断指再植术后的常规抗凝药物如下：

1. 低分子右旋糖酐　分子量为20000～40000的右旋糖酐称为低分子右旋糖酐，是一种解聚抗凝剂及血浆增量剂。静脉滴注后能增加红细胞与白细胞表面的负电荷，从而形成互相排斥。不仅有防止红细胞互相凝集的作用，还能使红细胞与血管壁的附着作用减少，可抑制血小板黏附聚集和释放血小板Ⅲ因子，且对纤维蛋白溶解系统有一定的激活作用。低分子右旋糖酐的应用还能提高血浆胶体渗透压，增加血容量，减低血液黏滞度，减小周围循环阻力，疏通微循环，增加血液流速。所以，低分子右旋糖酐被视为与肝素性质相似，作用出现迅速，持续时间长，是预防小血管栓塞的有效药物。

用法：成人，低分子右旋糖酐500ml，静脉滴注，一天2次，一般用5～6天后停药；儿童用药按年龄、体重酌减。根据临床应用经验，一般在连续应用5～6天后有些患者有胸闷、发热、荨麻疹、腹痛、食欲减退或发生鼻衄、血尿现象。一旦出现上述现象，就应及时停药并予以对症处理，上述症状会渐渐消失。

2. 阿司匹林　阿司匹林能抑制凝血酶原在肝内形成，使血液中的凝血酶原含量减低，并可防止血管内血小板的聚集，降低血细胞的凝集作用，从而改善微循环。阿司匹林是有效的解热镇痛药，术后常规应用有退热止痛作用。用法：成人25～50mg，一天3次，口服；儿童按年龄、体重减量。由于阿司匹林对胃黏膜有刺激性，易发生食欲不振、恶心等，尤其是对于胃部有慢性炎症或溃疡的患者，反应更为明显。临床目前主要使用阿司匹林肠溶片，尽量避免药物对胃黏膜的刺激。

3. 潘生丁　又称双嘧达莫，具有抑制血小板环腺苷酸磷酸酯酶的作用，增强前列腺素E及腺苷的疗效，从而使血小板内环腺苷酸的量增多。环腺苷酸能抑制二磷酸腺苷所致的血小板聚集作用。所以，潘生丁除有扩张冠状动脉，增加血流量外，还有抗血小板凝集作用。潘生丁和阿司匹林联合应用，抗血小板凝集作用更强。用法：成人50～100mg，一天3次，口服，7天后停药，儿童酌情。

4. 纤维蛋白溶解剂　有文献报告，尿激酶、链激酶、组织型纤溶酶原激活剂（t-PA）用于发生血管危象的再植或组织移植，可溶解吻合口远端的血栓，使组织恢复血供。主要并发症是可能危及生命的过敏和出血，因此一般不常规应用于显微外科术后治疗，应用时需咨询血液科医生。

5. 其他药物　前列腺素E，在低浓度下能抑制血小板聚集，阻止损伤血管内膜的血栓形成；利血平、苯乙双胍，有减少血小板黏附和聚集的作用，并有增强纤维蛋白溶解系统活力的作用，可以达到抗血栓形成的目的；保泰松，具有减少血小板黏附和聚集的作用。这些药物应根据药源情况与使用经验酌情应用。肝素或双香豆素类药物，术后应用常常导致吻合口渗血，局部血肿形成，可能压迫已缝接的血管，造成血管危象发生；同时，因局部血肿，可能继发感染，影响再植的成活率。也有因大出血而造成死亡的个别报告。为了避免出现术后出血的不良后果，断指再植术后已不主张应用肝素或双香豆素类药物治疗，仅在个别情况下少量应用。水蛭素，国内外研究均认为，其可以与凝血酶直接作用，清除血栓并直接抑制血栓形成，甚至有细胞保护作用，且副作用较少，临床应用潜力较大。

（二）血管扩张药

1. 罂粟碱 属于吗啡类交感神经拮抗药物，具有明显解除血管平滑肌痉挛的作用，为断指再植及其他吻合血管的显微外科组织移植术中及术后常规用药。临床使用证明，当手术中发生血管痉挛时，局部敷用少量罂粟碱后，可见血管完全松弛，血管痉挛即可解除。当术后出现血管痉挛时，经肌内注射罂粟碱或静脉缓慢注入后，有缓解血管痉挛的作用。用法：成人30～60mg，每6小时皮下或肌内注射，3天后改为每8小时一次，5天后改为每12小时一次，单次剂量不变，一般至术后7天停药。药物副作用：本品能抑制心脏传导功能，减低心肌的兴奋性并延长不应期。罂粟碱用药过量或静脉滴注过快，可引起房室传导阻滞、室性期前收缩、心室纤颤及心搏骤停的严重后果。故应严格按上述剂量使用，并且不能长期使用，久用易成瘾，且对肝脏有毒性作用，有食欲不振、头痛等副作用。一般不静脉注射，必要时用生理盐水或等渗葡萄糖溶液稀释后缓慢静脉注入，以防意外。对于小儿，则应严格按照小儿用药剂量使用。

2. α受体阻滞剂 α受体阻滞剂可以选择性地与α肾上腺素能受体结合，阻滞相应的神经递质及药物与α受体结合，从而产生抗肾上腺素作用，直接舒张血管平滑肌，使血管扩张，外周阻力降低，血压下降。根据药物作用持续时间的不同，可将α受体阻断剂分为两类：一类起效快而维持作用时间短，称为短效α受体阻断剂。常用的有酚妥拉明（立其丁）和妥拉苏林（别名苄甲唑啉、苄唑啉、普利司可、妥拉唑啉）。其中更常用妥拉苏林，口服每次25mg，一天3～4次。肌内注射或皮下注射，每次25mg。术中可动脉内注射，对缓解血管痉挛可能有效。不良反应较多：①由于本药具有组织胺样作用，可有胃液分泌增多、皮肤潮红、起鸡皮疙瘩的副作用。本药还能兴奋心脏，可导致心率加快，用药时需注意。常见潮红、寒冷感、心动过速、恶心、上腹部疼痛、直立性低血压等；②胃溃疡、冠状动脉患者忌用；③立毛症及皮疹患者忌用；④消化性溃疡及肾功能不全者禁用。另一类受体阻断作用强、作用时间长，称为长效类α受体阻断剂。常用如酚苄明（苯苄胺）。主要用于治疗血管痉挛性疾病，如雷诺综合征、冻伤，可增加处于坏死边缘皮瓣的成活率。血压过低是主要的副作用。一般断指再植术后不作为常规应用。

3. 烟酸 别名吡啶-3-甲酸、尼可酸、烟酸碱、尼克酸、维生素PP，有较强的扩张周围血管作用，临床用于治疗头痛、偏头痛、耳鸣、内耳眩晕症等。当用量大于20mg时，具有较强的周围血管扩张作用。用法：成人50～200mg，一天3次；儿童按年龄、体重酌减。用药后有皮肤潮红、瘙痒及胃肠道轻度反应。以饭后服用为佳，一般口服10天后停药。部分伤者服用后皮肤瘙痒要持续相当长的一段时间才能缓解。烟酸肌醇为一种温和的周围血管扩张剂，在体内逐渐水解为烟酸和肌醇，故具有烟酸和肌醇两者的药理作用，包括降脂作用。其血管扩张作用较烟酸缓和而持久，没有服用烟酸后的潮红和胃部不适等副作用。本品可选择性地使病变部位和受寒冷刺激的敏感部位的血管扩张，而对正常血管的扩张作用较弱。此外，它还有溶解血栓、抗凝、抗脂肪肝、降低毛细血管脆性等作用。口服，一天3次，每次0.2~0.6g。禁忌证：①对本品或其他烟酸类药物过敏者禁用。②患活动性肝病者、不明原因导致氨基转移酶升高等肝功能异常者禁用。③活动性溃疡病、出血倾向者禁用。

4. 丹参注射液　为中药制剂，具有活血化瘀、通络利脉、养心安神、改善冠状动脉循环及周围循环的作用，可作为血管吻合术后的辅助用药。用法：2~4ml，一天2次，肌内注射；或10ml加入5%葡萄糖注射液100~500ml中进行稀释，静脉滴注，一天1次。

5. 其他　利多卡因、普鲁卡因、毛冬青等酌情选用。

（三）抗生素

预防术后感染，主要依靠再植时严格、彻底的清创技术。根据抗生素使用原则，再植术前、术中静脉滴注抗生素是预防感染的一项重要措施，术后应用抗生素也是必要的。对于离断指体多、污染较重的患者，应考虑积极应用抗生素，用药期间应密切观察体温、局部情况及全身情况的变化，及时根据伤口分泌物细菌培养及药敏结果调整抗生素，并注意药物的毒副反应。

三、术后观察

断指再植术后认真、及时观察，对于提高成活率非常重要。已经有一些监测术后血供的仪器设备，如经皮血氧测量仪、激光超声血流仪、内置的超声探针等，可根据单位条件选用。但临床上最可靠的监测依据是观察者的经验，任何异常表现都需要观察者仔细地分析。术后观察的核心目标是要及时发现血管痉挛和（或）栓塞的早期征象，以便及时处理。有五项监测指标：指体色泽、指体温度、毛细血管充盈反应、指腹张力及指端侧方切开放血情况，术者及护理人员应综合分析临床表现，做出及时、正确的判断与处理。

（一）指体色泽

指体色泽的变化是最容易观察到的客观指标。

完全性离断的指体在再植术后，由于远端指体血管已失去神经支配，全部处于扩张状态，所以再植断指的色泽比正常手指红润。

1. 动脉危象　指体颜色由红润变成苍白，说明断指处于缺血状态，可由动脉痉挛或栓塞引起，也可由其他多种原因引起，寒冷与疼痛常可引起血管痉挛。为此，对于寒冷季节再植术后的手指及前臂，最好采取保温措施。怀疑动脉痉挛后，应立即检查病房环境及患者疼痛情况，给予处置，并立即肌内注射罂粟碱30~60mg，并检查包扎情况，避免外源性压迫因素。必要时应用无菌温盐水浸洗再植指体，以缓解痉挛。一般经10~30分钟动脉痉挛解除，指体由苍白变为红润；如果经采取上述措施并延长观察时间仍未改善者，怀疑有动脉栓塞的可能，应及时手术探查，争取在危象发生的4~6小时内解决，否则成功率明显降低。如果指体由红润变为灰色，指腹张力低，指端侧方切开有少量暗色血缓慢外溢，说明断指无动脉供血，静脉仍通畅，溢血是静脉血反流所致，仍属动脉危象，需要手术探查处理。

2. 静脉危象　如果指体由红润变成暗紫色，且指腹张力高，说明静脉回流发生障碍，此时可用手术刀在指端侧方做一小切口，立即可见暗紫色血液流出，不久又可见鲜红色血液流出，指体由紫变红。若出血一旦停止，指体又呈暗紫色，说明静脉危象未解除，应及时手术探查，重建静脉回流。

再植术后如果指体呈蜡白色，指腹张力高，指端侧方切开流出鲜红色血液，说明指体供血良好，主要原因是指体热缺血时间过长，部分细胞已开始变性，使毛细血管通透性增加。一旦断指通血，造成细胞（组织）水肿，使组织间张力增高，末梢循环受阻，而呈现蜡白色。一般经保温、抗凝治疗1～2天后，指体可由蜡白色转为樱桃红色，部分病例恢复粉红色，而出现毛细血管充盈反应。

（二）指体温度

指体温度的变化直接反映再植术后指体的血液循环情况。有条件的话，术后常规应用皮肤测温仪进行接触测试，并及时记录。观察者直接用自己手指的指腹进行指温检查，简单有效，但不很精确，一般断指血液循环已发生明显障碍者才较准确。

1. 正常状态　若两侧指动脉均做了吻合，并修复了较多静脉，指体的温度大致与健指相同，有时甚至略高于健指。如果仅修复一侧指动脉，则指温要比健侧低1～2℃。

2. 异常状态　如果断指指温较健指低4～5℃，说明断指已发生血液循环障碍，此时应根据其他观察指标进行全面分析。如果指温渐渐下降，指体由红润变为苍白，说明指体发生动脉供血障碍。在测量指温过程中，如果发现指温略升高，而指体由红润渐渐变成暗紫色，而后指温又逐渐下降，且比健指低3～4℃时，指体由红色变为紫红色，指温下降，但仍有毛细血管充盈反应，且反应迅速，说明指体静脉回流大部分障碍；若指温保持不变，指体有成活可能；如果指温继续下降，指体呈暗紫色，指端侧方切开放血，指体由紫色变红色，说明静脉回流完全障碍而发生栓塞，应及时手术探查，切除栓塞段静脉，重新缝合或作血管移植修复，否则指体难以成活。

（三）毛细血管充盈反应

测试者用火柴杆头或手指轻轻压一下指腹或指甲，此时被压的皮肤或指甲呈苍白色，一旦撤除压迫后，受压区在1～2秒内由苍白转为红润，为毛细血管充盈反应正常。

1. 正常状态　再植术后数天内，指体通常比正常指体红润，毛细血管充盈反应比正常指明显。

2. 动脉危象　如果指体动脉供血障碍，指体苍白，毛细血管充盈反应测试不出，说明发生动脉栓塞或痉挛；如果指体呈灰紫色，指温低，测试毛细血管充盈反应极为缓慢，指端侧方切开处溢出紫色静脉血，此仍属动脉供血障碍，以上现象是静脉血反流所致。

3. 静脉危象　如果指体由红润转变为紫红色，毛细血管充盈反应迅速，说明断指静脉回流大部受阻；如果指体变为暗紫色，指腹张力明显增高，无毛细血管充盈反应，侧方切开放血，先流出暗紫色血液，后流出鲜红色血液，指体又可恢复毛细血管充盈反应，说明静脉已经全部栓塞。

（四）指腹张力

指腹张力主要凭检测者的主观感觉，但这一主观感觉反映出指体循环的变化，是一种直接又简单的检测指标。

再植术后指体血液循环正常，则再植指的指腹张力也属正常，大致同健指或略高于健指，指腹饱满，为正常状态。

1. **动脉危象** 再植指动脉供血障碍，指腹张力会明显降低，指体瘪缩，伴有指体色泽苍白，指体温度降低，毛细血管充盈反应消失或变慢。

2. **静脉危象** 动脉供血正常，静脉回流障碍，则指腹张力会明显增高，指体色泽暗紫色，无毛细血管充盈反应，说明指体静脉回流已障碍。

（五）指端侧方切开放血情况

指端侧方切开放血观察出血情况，是一种直接的观察指标方法，是鉴别动、静脉循环障碍直接而有效的方法。方法：指端经酒精消毒后，用11号手术刀片于指端的任何一侧做深约3mm、长约5mm的切口，根据出血速度、颜色来判断。切开后即流出鲜红血液，用生理盐水棉球边擦边流，说明指体循环正常。

1. **动脉危象** 如果切开后不出血，用力挤压切口处只能挤出少许血液，说明动脉供血障碍；如果切开后待3～5秒，在切口处缓慢地溢出少量暗紫色血液，并继续缓慢地向外溢血，这是指体组织内的静脉血反流所致，仍属动脉供血障碍。

2. **静脉危象** 如果切开后立即流出暗紫色血液，不久又流出鲜红色血液，且流速较快，指体由紫色变红色，说明指体静脉回流障碍。如果切开后流出一些暗紫色血液，量较少，这之后不再流出，但从切口处渗出一些血浆样液体，说明断指先发生了静脉危象，继而又发生了动脉危象，循环障碍时间已久，已丧失探查挽救的条件。

（六）综合表现

以上五项观察指标综合起来在血管危象中的表现如下：

1. **动脉危象的表现** 指体颜色苍白，指温下降，无毛细血管充盈反应，指腹张力低，常比健指低4～5℃，指端侧方切开无鲜红色血液流出。术后1～3天出现上述现象时，首先应怀疑动脉痉挛，并立即肌内注射（肌注）罂粟碱30～60mg，注意保温及对症镇痛处理，经观察10～30分钟。若系动脉痉挛所致，以上症状会渐渐消失，直至完全恢复正常的血液循环。如果经上述处理，又经延长观察时间，症状仍无改变，应怀疑动脉栓塞，需行手术探查。当指体由红润变为灰色，但尚有一些缓慢的毛细血管充盈反应，指端侧方切开溢出少量暗紫色血液，速度缓慢，指温低，指腹张力低下，就仍属动脉危象，颜色改变及出血是静脉反流所致。

2. **静脉危象的表现** 指体颜色发紫，毛细血管充盈反应快，指腹张力明显增高，指温下降，指端侧方切开后立即流出暗紫色血液，继而又流出鲜红色血液，此时手指毛细血管充盈反应重新出现，指温逐渐回升，指腹张力改善。以上系动脉有供血而静脉回流障碍。如果指端切开后溢出少量暗红色血液，继而于切开处渗出血浆样物，仍无毛细血管充盈反应，指温不升，指体仍显暗紫色，张力稍高，为静脉危象后继发动脉危象，此时已丧失了手术探查条件。

3. **断指热缺血时间过长再植后的临床表现** 指体呈蜡白色，指温偏低，毛细血管充盈反应消失，指腹张力增高，指端侧方切开处能迅速流出鲜血，治疗1～2天后，指体由蜡白色渐渐变为樱桃红色或淡红色，指温略有回升，毛细血管充盈反应渐渐开始出现，指腹张力偏高，指端侧方切开处仍流出鲜血，属于基本正常的状态。

术后3天是血管危象高发期，一般给予一级护理。要求每小时观察记录一次，3天后改为2小时一次，6天后改为4小时一次。一旦发现异常变化，应及时报告并给予处理。再植术后顺利者，于7天后停止记录。

四、术后康复治疗

断指再植的目的不仅是挽救离断的指体，而是要使再植成活的断指恢复正常或接近正常的功能，才算再植成功。

断指再植术后功能恢复好坏，与致伤原因，离断部位，热缺血时间，骨与关节内固定的选择，肌腱、血管、神经修复情况及功能锻炼有密切关系。术后康复治疗是决定功能恢复好坏的一个重要环节。

良好的骨与关节内固定、精细的肌腱及神经修复，是术后获得良好功能的前提。配合术后及时的康复治疗，才能获得满意的手指功能。断指再植术后的康复分为三个阶段：早期、中期和后期。

1. 早期康复（0～4周）　第1周为临床术后护理及观察期，如前述，给予"三抗治疗"，保证再植指体的顺利成活。此时不需要康复科参与。术后2～4周，一般患者离院休养，做好伤口换药、拆线。指体注意保暖、禁烟、禁饮含咖啡因的饮料，因为寒冷刺激、吸烟及摄入咖啡因均可引起血管收缩或痉挛。对于愈合欠佳的伤口及创面，给予积极的观察及处理，保证皮肤及时、顺利地愈合，以便于后续康复治疗的跟进。对于未加制动的关节，可在专业人员的指导下进行轻微的屈伸运动，肩肘关节做主动活动练习，避免伤指所在肢体整体功能下降。

2. 中期康复（5～8周）　此时再植指体的伤口已基本稳定，肌腱已初步愈合，骨折端已形成较稳定的纤维联结。可在专业人员的指导下进行关节的主动屈伸运动、轻度的被动屈伸运动，以防止屈伸肌腱中重度粘连及关节僵直，并控制水肿。愈合顺利的骨折，可于术后4～6周后去除固定物，以利于功能锻炼。

3. 后期康复（9～12周）　此时骨折已愈合，肌腱、神经、血管已愈合牢固，可进行主动运动、被动运动及抗阻力运动，逐渐加大活动量，并要求患者使用伤手完成捏、握、抓的作业治疗。如捏皮球，握擀面杖，揉核桃，捏火柴杆、花生米、黄豆等，捏面团，切面团，拧瓶盖，解纽扣，系鞋带等，然后要求患者生活自理，并协助家庭完成适当的家务劳动。在通常情况下，术后3个月要求恢复正常生活及生产劳动，从而使伤手的功能获得较满意的恢复。在患者出院前，要对其反复解释与指导，出院后嘱定期门诊复查，进一步指导功能练习。对于练习不佳、功能恢复较差的患者，要鼓励其加强锻炼，以期达到恢复功能的目的。

断指再植术后早期物理治疗有消除肿胀、解除血管痉挛、防止感染、改善指体微循环、防止关节强直、减少瘢痕及减轻粘连的作用，所以术后适时进行物理治疗是恢复功能的有效措施。常规选用超短波疗法、红外线疗法、蜡疗及音频疗法等，根据不同要求选择实施，在理疗的同时加强按摩及主动、被动功能活动，以促进早日恢复功能。

（焦鸿生）

第五节
断指再植的并发症与预防

一、血管危象

（一）动脉危象

断指再植术后，因动脉痉挛或动脉栓塞导致动脉供血停止的状态称为动脉危象。

1. **动脉痉挛** 好发于术后1～7天内，多发于术后1～3天内。完全性离断再植术后，因指体远端已失去神经支配，断指部分的动脉处于松弛状态，一般不会痉挛，故血管痉挛大部分发生于近端。近端的动脉痉挛导致断指供血中断。有相连指神经的不完全性断指再植术后，由于远、近两端血管均受神经支配，所以远、近两端均可能发生动脉痉挛。其动脉痉挛的发生率比完全性断指更高。

处理方法：首先要寻找并去除引起痉挛的原因。因室温较低，伤者有寒冷感时，应采取保温措施，如打开空调或电热器，使室内尽快达到要求的温度；因疼痛所致者，注射镇痛剂或开大镇痛泵流速；小儿断指再植术后，常因哭闹而引起血管痉挛，可采用异丙嗪及其他镇静剂，使其安静入睡，一旦小儿安睡后动脉痉挛即告缓解。除采取上述措施外，还应立即肌内注射罂粟碱或其他血管解痉药，并严密观察指体变化情况。一般经过10～30分钟，动脉痉挛即可缓解，指体由苍白转为红润，指腹恢复张力，指温回升，出现毛细血管充盈反应，指端侧方切开处重新流出鲜血。如果经上述处理并延长观察时间，指体仍无变化，应怀疑为动脉栓塞，须及早手术探查。对于顽固性动脉痉挛者，术中可采用外膜外组织剥离及血管对抗牵拉法来解除痉挛。对于深入组织内的动脉顽固性痉挛无法采用上述方法时，可于镜下，取3号或2.5号冲洗针头插入该血管小分支内，注入少量罂粟碱，并对指体作持续温热敷，直至指体变成红润时即可解除痉挛。

2. **动脉栓塞** 动脉栓塞常因血管清创不彻底、血管缝合质量差及血管缝合张力过大而引起，也可因血肿压迫、局部感染及动脉长期痉挛而引起。动脉栓塞大部分发生于术后1～3天内，又以术后24小时内多见。术后3天后发生栓塞，多是局部血肿压迫及感染刺激所致。动脉栓塞的临床表现与动脉痉挛相同。发生动脉危象初期，经过解痉处理，观察一段时间后指体仍无血液循环改变时，考虑到有动脉栓塞的可能，应及时进行手术探查处理。有极少数患者术前即存在高凝状态，比如2型糖尿病、遗传性血栓性疾病等，术中、术后可能反复发生血栓，如果发现及时，可及早应用肝素或其他抗凝药物等缓解高凝状态。此类患者一般不建议选择再植手术，术前、术中应及时与患者沟通好病情，高凝状态造成的血栓形成倾向不利于再植指体的成活。

危象探查手术同再植手术一样，先要进行良好的麻醉，再拆除原缝合线，首先检查吻合口情况，查明栓塞的部位及性质后，先对栓塞段的血管作外膜外组织剥离，且栓塞段的远、近端各超出3mm，然后按血管清创要求对栓塞段血管作清创术，直至符合要求。

这里要特别指出，血栓有三种：红栓、白栓、混合栓。断指再植术后所形成的血栓，动脉里是以白栓为主的混合栓，静脉里是以红栓为主的混合栓；动脉的栓子在吻合口附近以白栓为主，渐渐向近端延伸形成混合栓，静脉的栓子在吻合口附近渐渐向远端延伸。白栓主要是血小板沉积黏附及纤维蛋白附着于粗糙的吻合口及内膜而形成的，这类栓子附着力强，且易向近端延伸，因此需尽早探查，否则栓子将越来越长，造成大段血管栓塞。红栓好发于吻合口以远，其核心仍为白栓，但其表面全部被红细胞黏附聚集。这类栓子的起头部分与管壁黏附较牢，延伸一小段后，红栓与管壁脱离，向管腔中央延伸而形成一个栓尾甚长的栓子。为此进行血管探查，在清创、取栓子时应特别小心，术中可用两把镊子缓慢地交替夹捏，轻轻地把栓尾徐徐拖出，再用肝素生理盐水冲洗管腔，使漂浮于管腔内的血块及纤维素冲出。若仍有絮状物附着于管腔内，再用镊子将其取出，经肝素生理盐水冲洗至无任何血块、纤维素及絮状物为止。清创后，可将两血管端靠拢，测试张力。若血管缺损长度为血管直径的6倍以内，仍可做直接对端吻合；如果血管缺损超过这一长度，应做血管移植来修复。为了使探查手术后不再发生栓塞或再次探查，要求术者极其精确高质量地缝合每一针。若对侧动脉未行修复，在探查的同时应予以修复。如果对侧指动脉也发生栓塞，同样要切除栓塞段重新吻合。对于探查术后再次发生栓塞的病例，不应失去信心，只要条件许可，患者有要求的可以再次探查，以期得到挽救。在探查过程中，若发现两侧指动脉栓塞已超过远指间关节以远，除拇指外，其他手指在征得患者同意后可做松解。再植术后10天以上发生动脉栓塞者，若指端侧方切开仍有少量渗出，有条件时可行高压氧治疗。

（二）静脉危象

再植指体静脉回流严重障碍，称为静脉危象。静脉很少痉挛，一般为栓塞或局部压迫所致。应根据断指的致伤原因、离断部位进行不同的处理。单纯切割伤或电锯伤致手指中节中段以近离断，于术后3天内发生静脉栓塞，局部无明显感染发生时，应予以手术探查。探查的方法与动脉大致相同。每指必须重新修复两条静脉，因静脉缺损需行静脉移植修复，血管不必倒置；因绞轧伤致中节中部以远离断，术后局部已发生感染或术后5天以上发生静脉栓塞者，可采用指端侧方切开放血联合全身肝素化的方法来保持断指的循环平衡，借以建立促进静脉的侧支循环。因为绞轧伤的断指除断面静脉损伤外，指体的其他部位也可能有间接的静脉损伤，探查虽能解决吻合口处的栓塞，但解决不了离断平面以近或以远的静脉损伤所致的栓塞；同样，因感染造成静脉栓塞，其栓塞范围较大，难以获得明确的清创界限，即使吻合或移植两条以上静脉暂时恢复血液循环，也难以保证不再发生感染。所以，如因感染造成栓塞，可以放弃再次手术探查。

指端侧方切开放血联合全身肝素化的指征与方法：绞轧伤所致的断指再植术后，经手术探查又发生静脉栓，伤者无要求再次探查者；远指间关节以远断指再植术后3天发生危象者，为了维持断指循环平衡，早日建立侧支循环，可采用指端侧方切开放血联合全身肝素化的方法来挽救再植指。

操作方法：指端消毒后，于指端选任何一侧，用11号手术刀片作一深约3mm、长约5mm的切口，并切除1mm皮缘，呈细菱状切口（使该切口暂时不能自行闭合），从切口内立即流出暗红色的血液，然后流出鲜红色血液，断指由紫色渐变为红色，渐渐出现毛细血管充盈反应，此证明动脉仍持续通畅。然后用全身肝素化的方法来保持指端持续缓慢滴血，以维持这一指体的循环平衡。使用肝素的目的是防止切口处凝血，以便使切口持续出血，而不是预防栓塞或使血栓溶解。

给药方法：肝素50mg（6250U）用9ml生理盐水稀释后缓慢静脉注入，用药后约10分钟即能见效。一般用药3~4小时后作用消失，有的能维持5~6小时。6小时后重复上述剂量与方法再给药，成人每间隔6小时应用1次，每天4次。指端滴血速度每分钟维持3~5滴已够，切忌太快，否则将造成大量失血。如果每分钟以3~5滴速度滴血，每小时约失血10ml，有时甚至更少。如果保持这样的失血速度，对一个成人影响不大。若出血量较大，可以根据失血量及时输血。为了维持血液中肝素的浓度，继续保持抗凝血酶的作用，当连续用药后，避免因肝素过量所引起的意外。一般从用药后的第3天起每天用试管法检查凝血时间。正常凝血时间为4~12分钟，应用肝素后凝血时间延长到正常值的2~3倍，一般以30分钟为限。若凝血时间超过30分钟，则给药的间隔时间应延长或减量，必要时停药；并发出血倾向者，应立即使用等量鱼精蛋白来中和。由于肝素在血液中仅能维持3~5小时，凝血酶作用又渐渐恢复，指端侧方切口的凝血时间将缩短，使切口处发生凝血，所以再次投用肝素前，医护人员可用直径为1mm经消毒的克氏针的针尖在切口处划动，并持续出血，直至再次投用的肝素起作用为止。总之，在指端切开放血并肝素化时，应使指端侧方持续保持滴血，并保持毛细血管充盈反应，就能维持断指的循环平衡。一般经过5~7天，待侧支循环逐渐建立时，就可停用肝素及停止放血。在通常情况下，只要这一再植指仍保持有动脉供血，经采用上述措施，断指与近端的侧支循环就会建立，最后使这一再植指保存下来。

根据笔者观察有以下体会：①凡远指间关节附近的断指再植发生静脉栓塞者，采用上述方法后，其侧支循环建立的速度比从中、近节离断者早；②小儿断指再植发生静脉危象采用上述方法，侧支循环建立的速度比成人早；③术后时间越久所发生的静脉栓塞，采用上述方法的成活率越高。在切开放血过程中，切忌用锐刀在同一切口内做反复多次切割，以免扩大切口，破坏指端血管。为了保持持续滴血，必要时可于对侧另做切开。如果静脉发生危象后长时间不处理，组织间张力增高，动脉供血阻力就会渐渐增大，必将引起继发性动脉栓塞，这一指体就难以挽回。

二、感染

再植术后的感染往往是灾难性的，因指体空间有限，感染往往造成组织严重破坏、创面愈合延迟，甚至危及再植指的成活。断指再植的伤口属于Ⅱ类或Ⅲ类手术伤口，伤口污染的程度与工作环境及致伤原因有关，严格仔细地清创是降低感染的关键措施。及时、彻底地清创可以去除伤口内存在的细菌及坏死污染组织，使伤口接近Ⅰ类伤口而顺利愈合。工厂内机械致伤一般伤口细菌污染不重，属于Ⅱ类伤口，经严格彻底的清创，配合术后抗生素预防应用，感染率不高。但农用机械、加工肉类或搅拌饲料机械等所致伤口杂菌污染严重，属于Ⅲ类伤口（污染严重或感染），即使经过仔细的清创，术后发生局部感染的概率仍然较高。

再植术前对创面要用无明显刺激的消毒液浸泡足够时间。我们一般用稀释碘伏或0.1%新洁尔灭溶液（苯扎溴铵溶液）浸泡30分钟。术中清创一定要严格仔细，可以像切香肠一样切除距离严重污染创面3mm左右的指体组织，尽可能切除污染严重的创面组织。根据抗生素使用原则，此类伤口及创面术前、术中应积极应用广谱抗生素预防感染，术后根据创面分泌物细菌培养结果及药敏结果及时调整抗生素，对感染做到早预防、早发现、早控制，以保证再植断指顺利健康地成活。术后做好内固定物的管理，内固定克氏针的针眼要每天用碘伏或酒精消毒2～3遍，以避免针道感染。针道有红肿及渗出时及时，涂以2.5%碘酊。若有脓性渗出，应及时拔针并进行外制动，改善伤口引流并及时调整抗生素。一旦出现明显感染迹象，肌腱外露及骨质破坏时，应及时采取有效措施来保留指体。若无保留价值时，应及时予以解脱，以利于感染的控制与治疗。

三、骨不愈合

骨折经过治疗，超过一般愈合所需时间骨折断端仍未出现骨折连接，称为骨折延迟愈合。如延长治疗时间，仍达不到骨性愈合，称为骨不愈合。再植术后发生骨不愈合的主要原因是骨断端接触不良，局部软组织嵌顿，固定不稳，局部血运差或术后感染。因此，行内固定时要求术者彻底清创、采用可靠的内固定方式，使两骨断端紧密接触，防止软组织嵌入，强调缝合骨膜。若术中内固定不稳定，应加用外制动来弥补。断指再植成活后仍有骨不愈合者，应每月随诊。无效时，于术后半年重新内固定或做植骨术。

四、肌腱粘连

再植术后大部分会发生不同程度的肌腱粘连。肌腱粘连是肌腱愈合过程中与周围外源性组织连接成一体的现象。发生肌腱粘连的主要原因：①创伤重，肌腱本身挫裂伤较重，肌腱愈合过程中与周围组织形成粘连的机会增大；②骨折愈合需要的内固定时间较长；③术后缺乏主动、被动功能锻炼；④肌腱修复粗糙。肌腱粘连分轻、中、重三度，再植术后形成的粘连一般为中重度肌腱粘连，因为指体离断部位的所有组织包括浅层的皮肤、皮下组织、腱鞘，深层的鞘管、骨膜、骨折断端，均有损伤，术后所有组织均处于修复状态，而且位于同一组织水平，所以伸、屈肌腱的粘连程度较重。

为减轻肌腱粘连应注意：①术中严格、彻底地进行清创，彻底去除坏死污染组织，预防感染；②注意无创操作技术，采用精细技术或显微修复技术缝合肌腱，要求修复的肌腱缝合处无膨大，无腱纤维外露，且缝合处光滑平整；③改进内固定方法，避免贯穿关节的内固定，固定时间适宜。小儿于术后3周拔针，成人于术后4～6周拔针，及早开始主动、被动活动练习；④术后积极指导患者进行主动、被动功能锻炼及必要的物理治疗。再植术后3～6个月可行肌腱粘连松解术。

五、指体畸形

再植术后指体畸形分为多种情况。

（一）指腹明显萎缩，绝大部分和指神经恢复不佳有关

指神经损伤后，其所支配的皮肤区域早期由于血管扩张而皮温升高，色泽潮红。因汗腺分泌功能障碍，皮肤干燥。后期出现营养不良性改变，如皮肤萎缩、指腹扁平、指纹消失、皮肤不光滑等。随着损伤神经的恢复，上述情况逐渐好转。切割伤所致的指神经断裂，断端神经损伤不重，修复后神经恢复较好，指腹萎缩较轻。挤压、撕脱所致的神经损伤，远、近断端神经损伤均较重，往往恢复不佳，指腹萎缩畸形明显，指腹外形较差，对功能的发挥有很大影响，对患者心理影响也较大。为了改善神经恢复质量，术中要仔细清创、探查，挫伤严重的神经要尽可能彻底切除，保证远、近断端神经的质量。只有好的神经断端加上仔细认真的修复，才会有好的神经恢复。如果存在神经缺损，可以采用神经交叉缝合、神经转位，2cm以内的缺损可采用游离神经移植，以期指神经获得良好的恢复，避免指腹明显萎缩等并发症。

（二）指体旋转或成角畸形

由于骨折复位固定时不够仔细认真，指体未与邻指比较，未能及时发现指体的成角与旋转，或采用单枚克氏针纵贯内固定时，内固定欠稳定，术中或术后指体旋转等，将最终导致骨畸形愈合、指体偏斜或指体旋转畸形。因此，要求术者做骨与关节内固定时要认真咬平、修齐骨断端，作精确复位后再行内固定。选用防旋转、固定可靠的内固定材料及方法来修复骨膜。术后半个月，一旦发现有畸形，经X线摄片证实后应及时予以扳直纠正。骨愈合后凡发现有畸形者，可于术后半年采用旋转截骨术及楔形截骨术矫正。

（三）槌状指畸形、钮孔状畸形等

主要是伸肌腱装置修复不佳所致。侧腱束张力调节不佳或遗漏修复可导致术后槌状指畸形，中央腱修复欠佳可造成钮孔状畸形。术后这些畸形还需二次手术纠正，如畸形严重又妨碍功能，只好采用关节融合术来矫正。

（焦鸿生）

第六节
断指再植失败的原因分析与预防

随着断指再植技术的普及，更多手指离断伤者能够获得再植的机会，以减少手的伤残并恢复功能。断指再植的开展，既有成功的经验，又有失败的教训。中国人民解放军第四〇一医院曾统计1978—1985年共再植断指420个，成活386个，失败34个，失败率为8%。下面讨论一下失败的原因，以使我们接受教训，以便进一步提高断指再植的技术水平。

（一）适应证选择不当

1. 指体挫伤较重　如果断指指体有明显挫伤、多发性骨折，指体结构已不完整，血管、神经条件极差，再植成活率就较低，一般不予再植。

2. 指体保存不当或时限过长　有些离断手指在运送过程中直接接触冰块，赶到医院时指体已成冻僵状态；有些指体被刺激性液体浸泡（如酒精）；有些断指转运时间过长，热缺血时间超过10小时（夏季）。上述断指组织已发生不同程度的变性坏死，再植后成活率较低，一般不予再植。

（二）技术原因

符合断指再植适应证而再植失败者主要是技术原因所致。常见的技术原因有：

1. 清创不彻底　离断指体断面未做彻底清创，皮肤、骨骼、肌腱清创不彻底，残留挫伤污染严重的组织轻则局部坏死感染，使治疗期延长，重则造成局部血管栓塞，使再植手术失败。血管清创不彻底，血管断端存在损伤，血管吻合口易痉挛或栓塞，影响再植指体的成活。神经断端清创不彻底，断端神经存在损伤，即使仔细缝合修复神经，神经恢复质量也大打折扣。

2. 血管吻合质量差

（1）张力下吻合：血管于张力下吻合，可导致吻合口栓塞而失败。

当中、小动脉因损伤断裂，经清创造成血管回缩缺损的距离为该动脉直径的8倍以内时，可予以直接缝合，血管远期通畅率可达100%；而当血管回缩缺损的距离为该动脉直径的8～9倍时，行张力下缝合，通畅率为90%～92%，难以保证较高的血管通畅率；当血管缺损回缩的距离为该动脉直径的10倍以上时，不宜采用张力下缝合，应采用血管移植来修复。

（2）外膜内翻缝合：外膜内翻或管壁重叠吻合，易导致吻合口栓塞。所以，术者在吻接每一条血管时，决不能求快、贪省事而草率吻合。

（3）血管扭转：血管蒂较长或行血管移植时，未将血管理顺而缝合。血管扭转造成血管内涡流形成，也容易造成血管栓塞。

（4）错误吻接：动脉与静脉的错误吻接可直接造成血供重建失败。

3. 血管吻合数量少　再植时应尽可能多地吻合修复血管。有学者统计，断指再植术中仅缝合一条指动脉者，成活率为88%；而缝合两侧指动脉者，成活率为91.6%。为了提高断指再植的成活率，术中应尽量多吻接血管。

4. 缝线选择不当　缝线和缝针过粗，易造成吻合口内膜损伤较重，使吻合口栓塞率升高。因此，近节指骨基底以远的断指，建议应用10-0以上的无创线缝合。缝线的选择对提高血管通畅率、再植成活率有直接影响。

5. 皮肤缝合不佳　对合不良易造成皮肤裂开，严重者因皮缘内翻缝合，压迫修复血管而造成血管危象，导致再植失败。另外，也要避免缝合时进针过深而直接穿透血管，造成血管的直接损伤。

（三）血管危象发现及处理不及时

断指再植术后1～3天是血管危象高发期，尤以术后24小时明显，又好发于夜间，这与夜间循环动力下降有关。因此，应严格执行夜间医护人员巡查制度，及时发现血管危象。如确诊为血管栓塞，应及时手术探查。一般血管危象发生后，4～6小时内挽救的可能性较大。超过时间，手术探查成功的可能性就大大降低。

（四）术者的体力因素

断指再植术是一项操作精细、耗体力、费时间的手术（多指离断尤为突出），而且大部分手术在夜间进行，因此要求术者有充沛的体力和精力，以及熟练过硬的技术，以保证再植质量。遇多指离断再植时，应及时组织有关人员，分组施行，避免由一个手术组包干到底而导致术者疲惫，影响再植质量。

（五）吸烟造成的危害

目前的研究认为，香烟燃烧时所产生的烟雾中至少含有2000余种有害成分，其中尼古丁会刺激交感神经，通过刺激内脏神经影响肾上腺髓质，释放肾上腺素。血液中肾上腺素增加，会造成心跳加快、血压升高、呼吸加快、外周血管收缩。烟草燃烧不完全产生的一氧化碳会使红细胞失去荷氧能力，血液携氧能力下降，因此吸烟对断指再植及对吻合血管的组织移植术后患者的危害是不言而喻的。手外科及显微外科病区应禁止吸烟。曾有断指再植成活的患者因术后早期主动或被动吸烟造成再植指体坏死的先例，应引以为戒。

（焦鸿生）

参考文献

[1] 程国良. 断指再植的回顾与展望 [J]. 中华手外科杂志，2000，16（2）：65-66.

[2] 顾玉东，王澍寰，侍德. 手外科手术学 [M]. 2版. 上海：复旦大学出版社，2010.

[3] 程国良，潘达德，侯书健，等. 手指再植与再造 [M]. 2版. 北京：人民卫生出版社，2005.

[4] 王澍寰. 手外科学 [M]. 3版. 北京：人民卫生出版社，2011.

[5] 程国良，潘达德，曲智勇，等. 末节断指再植 [J]. 中华骨科杂志，1982，2（3）：130-131.

[6] 田万成. 逆行法断指再植的临床研究与应用 [J]. 手外科杂志，1987，3（4）：34.

[7] 王成琪，王剑利. 手部严重损伤手指移位再植术 [J]. 中华显微外科杂志，1995，18（4）：244-245.

[8] 程国良. 我国断肢（指）再植的回顾与展望 [J]. 中华显微外科杂志，2007，30（4）：253-256.

[9] 柴益民，林崇正，邱勋永，等. 特殊类型断指再植的临床总结 [J]. 中华显微外科杂志，2004，27（3）：219-220.

[10] 潘风雨，田万成. 多指离断中的同步法再植 [J]. 中华手外科杂志，2006，22（5）：286-288.

[11] 臧成五，赵睿，张航，等. 不同术式在指尖离断再植中的临床应用 [J]. 中华手外科杂志，2013，29（3）：185-186.

[12] 朱家恺. 显微外科学 [M]. 北京：人民卫生出版社，2005.

[13] 蒋良福，高伟阳，李志杰，等. 静脉移植和吻合掌侧静脉在不同平面末节断指再植中的应用 [J]. 中华手外科杂志，2008，24（2）：99-100.

第 四 章

特殊类型断指再植

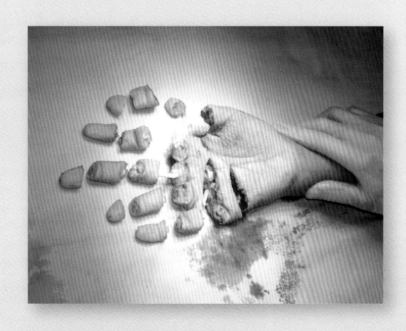

第一节
撕脱性断指再植

一、手术适应证

拇-手指呈撕脱性离断,只要指体比较完整,远、近两端无明显挫伤或多发骨折,有再植要求者,就可适应再植。由于这类断指属于撕脱伤,与其他断指又有区别,所以在选择适应证时应注意以下几个问题:

1. 本类断指的血管、神经大部分从近端抽出,经清创后这些组织大致在离断平面或其稍近处已属正常,可以接受邻指的血管、神经做移位或移植修复。如果血管、神经从远端抽出,应放弃再植。

2. 皮肤呈瓣状撕脱并不少见。多数皮肤在骨与关节离断平面以近1~2cm处断裂,在虎口处常有一个三角形的皮肤撕脱,这一类型断指的撕脱皮肤再植后血液供应较充分,皮肤能全部成活;如果从手背撕脱一块面积较大的皮肤与离断拇-手指相连,再植后这块皮肤难以从再植指体供血,因此须在距骨离断平面以近把皮肤修成全厚皮或真皮下带血管网的皮片,缝回原处并加压包扎,可获得成活。所以,伴有大面积皮肤撕脱的断指仍为再植的适应证。

3. 多指旋转撕脱性离断的伤情比单指离断更为复杂,远、近两端的血管、神经损伤程度也更为严重,难以从邻近健指切取多条血管、神经、肌腱做移位修复,更无条件原位再植。为此,应根据伤情和可能修复的条件,考虑到再植后手指的功能,可选择其中条件较好的一指做血管、神经及肌腱移位再植,邻指无条件提供两个以上断指的血管、神经及肌腱者应做移位再植。

4. 拇指于指间关节处旋转撕脱性离断时，应视伤情而定。如果血管、神经从近端抽出较长，可采用邻指血管、神经，用移位或移植的方法施行再植，但由于移位或移植的血管、神经较长，皮下隧道也长，血管吻合口多，造成血管危象的机会也增多，所以应慎重选择。如果患者有强烈要求，也可选用跛趾末节或跛趾甲皮瓣移植急诊施行拇指再造术；如果血管、神经从近端抽出较短，经骨缩短、关节融合后，血管吻合无张力，或仅做1～2条血管移植修复时，也可考虑再植。

二、手术方法

（一）断指清创

旋转撕脱性离断的拇指，由于伸肌腱、屈肌腱从肌肉肌腱交界处撕脱，长度可达20～25cm，污染较重，有时在转送途中指体保存不妥，被抽出的肌肉及肌腱已干涸而无法再缝接。为了清创时操作方便，可将伸肌腱、屈肌腱各保留10cm左右，多余部分予以切除（图4-1-1）。

按常规对断指进行洗刷消毒，在手术显微镜下细致清创。清创时首先要检查被撕脱的动脉、静脉、神经的损伤程度，以便术者制订再植方案。

1. 断指的血管及神经清创　此类断指的神经从近端抽出较长，污染较重，清创时首先把被拉成鼠尾状的一段神经切除，观察断面神经束情况，然后再逐段向断指侧切割，直到神经束不松散、断面呈颗粒状凸起、色泽晶莹即达健康平面（图4-1-2）。

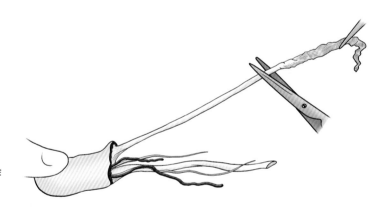

图4-1-1　断指清创前，把带有肌肉的多余部分切除，保留伸肌腱、屈肌腱，长约10cm

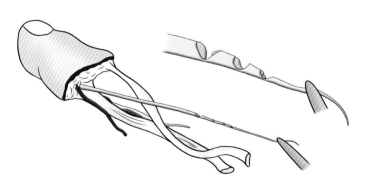

图4-1-2　指神经被撕成鼠尾状，清创时逐段向远端切割，直到能见到长神经束为止

被旋转拉断的指动脉呈缎带状，清创时先把有明显损伤的动脉予以切除。有时在此血管断面可见被剥脱的内膜随之带出，或用镊子轻轻一拖而滑出（图4-1-3）。

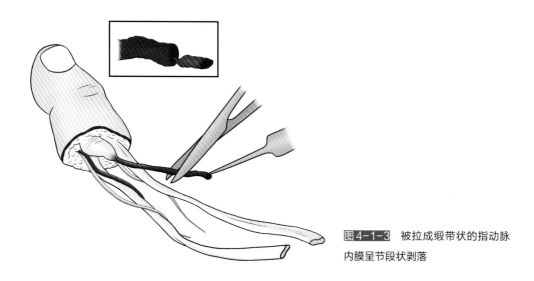

图4-1-3　被拉成缎带状的指动脉内膜呈节段状剥落

随后再逐段向断指侧切，边切边用肝素生理盐水冲洗，直至在手术显微镜下能见到完整、弹性良好的管壁，管腔经冲洗后内膜光滑完整，无任何纤维素或血块附着时，血管清创已达要求。拇指尺侧指动脉口径较粗，便于吻合，然而当伤者仰卧在手术台而上肢外展时，拇指处于旋前位，给修复较粗的拇指尺侧动脉带来不便，而拇指桡侧指动脉虽细，但镜下修复较为方便。为此，两侧动脉均应同时清创，以供吻合时选择。

拇指背侧静脉的离断平面大部分与皮肤一致（约占65%），且静脉撕脱较短，清创后可与近端作原位吻合。近1/3的病例，静脉从近端抽出较长，损伤程度比前者重，经清创后造成静脉缺损较长，不能与近端静脉直接吻合，术者可根据静脉的缺损长度来决定采用静脉移位或移植的方法修复。由于静脉具有瓣膜，清创后的断面应选择在瓣膜以近或以远，如在瓣膜处吻合易造成吻合口栓塞。于掌指关节附近离断的拇指，指背静脉仅2~3条，血管外径为1~1.5mm，有利于镜下吻合。

2. 肌腱清创　伸肌腱、屈肌腱在清创洗刷前已将被污染的大部分肌腱切除，与拇指相连的这部分肌腱也需在手术显微镜下清创，尽量保留一些可利用的腱周组织，以减少术后肌腱粘连。清创后，把断指放入冰箱内保存。

（二）近端清创

1. 静脉　断指的静脉部分从近端抽出，断面附近一般找不到可选择作直接吻合的静脉时，可采取邻指静脉移位的方法进行修复。首先在第2掌骨或掌指关节背侧做S形皮肤切口或从拇指断面向第2掌骨背侧做一横切口，分离两侧皮下。选择一条长度及粗细适中，远端有分叉的皮下静脉，形成Y形的静脉蒂。若此切口内没有带分叉的静脉，可选两条粗细适中的静脉同时游离，为移位吻合做准备（图4-1-4，图4-1-5）。

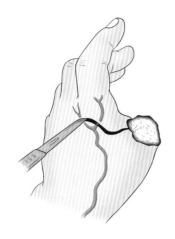

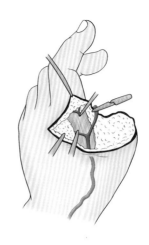

图 4-1-4 自断面向第2掌骨背侧做一延长切口，显露手背静脉及示指固有伸肌腱

图 4-1-5 在第2掌骨背侧找到一条远端有分叉的静脉并分离、切断、移位

2. 伸肌腱　拇长伸肌腱从肌肉、肌腱交界处撕裂后，原位缝接已不可能，肌腱固定只是权宜之计，因术后将无伸指功能。为了使再植拇指恢复伸屈功能，可选择较理想的动力肌移位来修复。示指固有伸肌常为首选。方法：在第2掌骨背侧的切口内示指总伸肌腱深层的尺侧即示指固有伸肌腱，在止点处切断该肌腱，保留腱周组织并向近端游离，使该肌腱移位后的力线与原拇长伸肌腱相一致即可。此时把示指固有伸肌腱连同Y形静脉蒂直接移位至拇指断面，缝合第2掌骨背侧皮肤切口（图4-1-6，图4-1-7）。

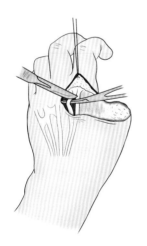

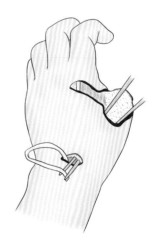

图 4-1-6 在手背同一切口内找出示指固有伸肌腱，于止点处切断

图 4-1-7 将示指固有伸肌腱向近端分离，通过皮下隧道从断面引出

遇示指固有伸肌腱缺如者，可选择小指固有伸肌腱、桡侧腕长伸肌或桡侧腕短伸肌作为动力肌。若拇指于掌指关节处离断，行掌指关节融合术，拇短伸肌不需修复。

3. 屈肌腱　拇长屈肌损伤同拇长伸肌一样，肌肉、肌腱交界处撕裂后不能再行原位缝接，为了使再植拇指恢复伸屈功能，同样要选择一条动力肌转位修复，以环指的指浅屈肌移位较为理想。方法：在环指掌横纹处做一横切口，显露并切开鞘管，认清环指指深、浅屈肌腱的关系后，将环指指浅屈肌腱挑起并切断。然后在掌侧腕横纹以近再做横切口，将环指指浅屈肌腱作潜行剥离后，从该处抽出，用探针于拇指断面沿拇长屈肌腱鞘管逆行插入，通过腕管从掌侧腕横纹切口引出，把环指指浅屈肌腱远端的引线穿在探针上，将移位肌腱从拇指断面引出，将残存的拇长屈肌腱鞘管做部分切除，两处皮肤切口随之缝合（图4-1-8，图4-1-9）。

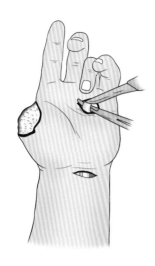

图 4-1-8　在环指掌横纹以远做一横切口，显露并切开鞘管，找出环指指浅屈肌腱并切断

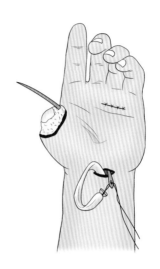

图 4-1-9　在掌侧腕横纹以近做横切口，将环指指浅屈肌腱从该切口抽出，探针通过腕管及拇长屈肌腱鞘管，将环指指浅屈肌腱从断面引出

　　如果患者同时伴有其他手指缺损（陈旧或新鲜），也可以利用移位残存手指的指浅屈肌腱来代替。当然，也可选用其他指浅屈肌腱移位。

　　4. 动脉　由于指动脉有较长一段的损伤，两端血管经清创，一般缺损长达3～4cm。血管移植虽是一种修复方法，但由于存在两个吻合口，增加了栓塞的机会。采用邻指动脉移位的方法重建拇指血液循环，是一种比较可靠的方法。方法：自拇指断面掌侧，沿虎口及大鱼际纹皮肤做一个V形切口（图4-1-10），掀起掌侧皮肤，找到示指桡侧或尺侧指固有动脉并予标记，暂时不予切断，待吻合血管时再选择切断移位（图4-1-11）。

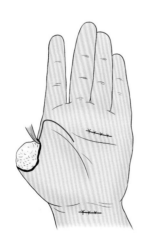

图 4-1-10　沿虎口及大鱼际纹做V形皮肤切口，掀起皮瓣

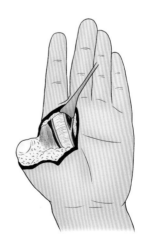

图 4-1-11　在切口内显露示指桡侧及尺侧的指动脉与神经

5. 神经 拇指两侧指神经被拉长后断裂，断面参差不齐，呈鼠尾状，两端神经清创后的缺损长度可达5～6cm。为了使术后拇指恢复感觉功能，再植时可采用神经移植或移位的方法修复。若采用神经移植方法修复，则需在近端做延长切口，直至找到近端撕裂了的神经，经清创所造成的神经缺损将会更长。长段神经移植后感觉的恢复多不甚满意，同时近端又增加了新的创伤。采用神经移位修复是一种既简单又有效的方法：①示指桡侧部分神经束移位。在解剖分离示指桡侧指固有动脉的同时，分离桡侧神经，并在手术显微镜下把该神经纵向分为两束，向远、近两端游离后在掌指关节附近选尺侧一束切断并标记，然后移位；②示指尺侧指神经移位。在游离指动脉同一切口内，解剖分离示指尺侧指神经，向两端游离，在掌指关节以远切断该神经，继续向近端分离至指总神经时，可在手术显微镜下纵行分离，然后连同指动脉一并移位（图4-1-12，图4-1-13）。

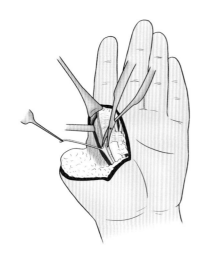

图4-1-12 在显微镜下分离示指桡侧指神经束

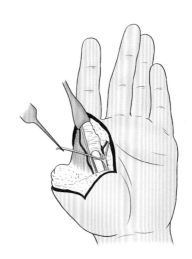

图4-1-13 示指尺侧指神经移位

经以上处理，近端的动脉、静脉、神经、肌腱均为再植做好了准备。

（三）断指再植

从冰箱内取回断指，按下列程序进行再植：

1. 骨骼固定 以邻指的血管、神经、肌腱移位再植者，这些组织长度已足够与远端进行缝合，所以两端骨骼不必过多短缩，仅做一般清创修整即可。拇指旋转撕脱性离断大部分发生于掌指关节附近，因此骨内固定有以下两种形式可供选择：①离断于掌指关节者，行掌指关节融合术，内固定时使掌指关节略呈屈曲旋前位；②离断于近节指骨基底部者，应保留掌指关节，仅对近节指骨适当清创、修整，然后行内固定并缝合骨膜（图4-1-14）。

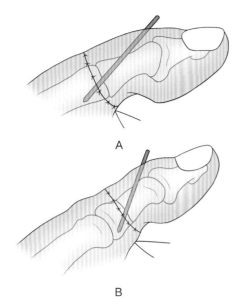

图4-1-14 骨骼固定

A. 掌指关节离断，行掌指关节融合术 B. 近节指骨基底部离断，采用斜向克氏针内固定

2. **肌腱的修复** 为了减少术中手术显微镜抖动，再植时伸肌腱、屈肌腱应同时修复。

3. **拇长伸肌腱的修复** 与断指相连的拇长伸肌腱经清创，把该肌腱通过拇长伸肌腱鞘及里氏结节（Lisch 结节）与移位的示指固有伸肌腱在调节张力后用编结法缝合，使拇指处于伸直位（图4-1-15）。若示指固有伸肌腱缺如，拇长伸肌腱也可以与桡侧腕长伸肌腱或桡侧腕短伸肌腱缝合。

4. **拇长屈肌腱的修复** 与离断的拇指相连的拇长屈肌腱经清创，把该肌腱通过鞘管及腕横韧带，与移位的环指指浅屈肌腱用Kessler缝合法或Tsuge缝合法进行缝合（图4-1-16）。

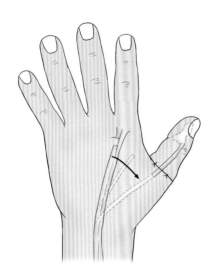

图4-1-15 示指固有伸肌腱移位，与离断拇指的拇长伸肌腱缝合

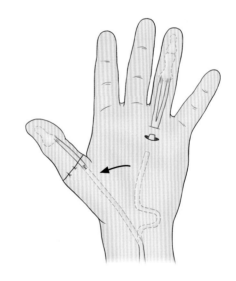

图4-1-16 环指指浅屈肌腱移位，与离断拇指的拇长屈肌腱缝合

使拇指伸肌、屈肌张力处于休息位。若术者不选用环指指浅屈肌腱，也可用其他手指的指浅屈肌作为动力肌来修复。

5. **拇短展肌的修复** 为使拇指术后获得更好的功能，除修复拇长伸、屈肌腱外，拇短展肌的修复也不容忽视。然而是否都要修复拇短展肌，又取决于离断部位。于掌指关节处离断的同时伴有拇短展肌撕裂，再植时除做掌指关节融合外，应同时修复拇短展肌；于近节指骨基底部离断，拇短展肌未撕裂，不需修复。

6. **静脉的修复**　离断呈旋转撕脱性时，静脉断裂的部位与损伤程度不全一致，因此静脉修复的方法也要相应变更。若静脉从近端抽出，经清创缺损较长，则选择离断拇指的两条指背静脉与邻指移位的Y形静脉或其他两条移位静脉端端吻合（图4-1-17）。如果静脉缺损不多，适当调整搭配可行直接对端吻合。如果断面仅有一条静脉可行直接吻合，而另一条缺损较长，则可从邻指移位一条静脉或移植一条静脉修复。总之，为了保证再植拇指静脉回流，应修复两条以上静脉。

7. **缝合指背皮肤**　静脉修复后，应及时缝合指背皮肤，以保护已修复的静脉。如果有皮肤缺损，则在不影响血液循环及静脉回流的前提下，可作局部皮瓣转移或游离植皮覆盖背侧创面。如果从手背撕脱一块面积较大的皮肤，可将撕脱部分皮肤修成全厚皮片。

8. **神经的修复**　邻指指神经移位修复是一种简单有效的方法（图4-1-18）。修复时，拇指尺侧的指神经与移位的示指尺侧指神经作束膜缝合。若拇指近端背侧或示指指背皮神经有一定长度可与拇指远端桡侧神经缝合时，则应尽量予以修复。

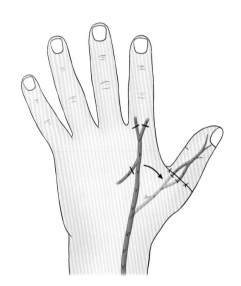

图4-1-17　第2掌骨背侧的Y形静脉移位，与离断拇指的两条指背静脉吻合

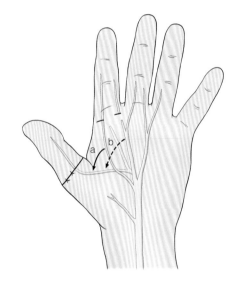

图4-1-18　神经移位修复示意图

a. 示指桡侧部分神经束切断移位，与离断拇指的尺侧指神经缝合　b. 示指尺侧指神经切断移位，与离断拇指的尺侧指神经缝合

Pho采用示指尺侧指神经，通过掌侧皮下隧道与拇指尺侧指神经缝合，示、中指指背皮神经移位与拇指桡侧指神经及指背皮神经缝合，对拇指感觉的恢复将更为有利。

9. **动脉的修复**　同神经一样，两端指动脉经清创后缺损较多，可采用邻指血管移位的方法来修复（图4-1-19）。根据动脉缺损长度，量取足够长度的示指桡侧指固有动脉，从远端切断，移位至拇指近侧断面，局部敷以罂粟碱，待2～3分钟开放血管夹，若喷血有力即可吻合。由于示指桡侧指动脉口径比拇指尺侧指动脉细，因此在吻合前可对示指桡侧指动脉做适当机械扩张；若与拇指桡侧指动脉吻合，则不必扩张。若采用示指尺侧指动脉移位修复，由于两动脉口径相近，可直接缝合。

以选用11-0无创尼龙线缝合8～10针为例。动脉移位修复时应特别注意：示指桡侧或尺侧指动脉移位前，应把近侧指总动脉作适当分离，使动脉向桡侧移位时成一直线走向，以利于血液流动。绝对不准把动脉按成角移位来修复。动脉缝合术后开放血管夹，拇指即恢复血液循环。若不采用动脉移位或无条件作动脉移位时，也可用血管移植修复。偶尔也可采用指动脉交叉吻合的方法来重建血液循环。最后缝合掌侧皮肤及各个切口，结束手术。

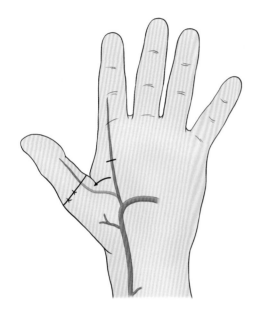

图4-1-19 示指桡侧指动脉移位，与离断拇指的尺侧指动脉吻合

三、注意事项及术后训练

术后治疗与一般断指再植术相同。如果发生血管危象，应及时手术探查。术后4～6周拔除克氏针，鼓励伤者进行自主功能练习，必要时辅以理疗。一般经3～6个月功能练习，伸拇、屈拇及拇对掌功能均可获得较理想的恢复，个别病例几乎可完全恢复拇指的功能。如果伤者不积极配合功能练习，其功能必然受到影响。

感觉功能的恢复则根据手术时神经修复的方式来决定。采用示指桡侧部分神经束移位修复的病例，少数经4～8个月使用与适应，可改变原来示指桡侧的定位感觉，转为拇指尺侧感觉，但大部分病例拇指尺侧的感觉仍反映为示指桡侧的感觉。拇指外形好，指腹尚饱满（略较健侧萎缩），能出汗，两点分辨觉为6～12mm，但示指桡侧一半指体也有萎缩，两点分辨觉比对侧示指减退2～3mm；而采用示指尺侧指神经移位者，拇指尺侧的感觉仍为示指尺侧的感觉，拇指外形较前者丰满，尤以拇指尺侧为明显，能出汗，两点分辨觉为6～8mm。示指尺侧略有萎缩，但对示指感觉功能基本无碍。

通过比较，我们主张以采用示指尺侧指神经移位为优。有条件时，用示、中指指背皮神经移位修复拇指桡侧指神经或拇指背侧皮神经，有利于拇指感觉的恢复。

用示指固有伸肌移位代替拇长伸肌时，术后经训练和适应，伸拇功能大部分均能恢复；以环指指浅屈肌移位修复拇长屈肌时，术后功能如何，与下列诸因素有关：①移位时环指指浅屈肌所带的腱周组织及原拇长屈肌腱腱周组织多寡；②肌腱缝合部位选择在骨断端还是在其以近；③残存的拇长屈肌腱鞘管是否有损伤；④无创操作及肌腱吻合的材料与方法；⑤清创术及术后功能练习等均有重要关系。一般术后经过半年左右的练习，大部分病例能恢复对指、对掌及捏握功能，部分病例指间关节有10°～60°伸屈功能。

（孙乐天）

小儿断指再植

一、手术适应证

手外伤也是儿童外伤中发生率较高的一种。儿童生来具有好奇、活泼、多动的天性，大多缺乏生活常识及预防危险的能力，且手又是儿童接触外界物体的重要器官，儿童断指时有发生。

由于儿童手指的结构比较细嫩，组织反应和毛细血管的渗透性较强，各种组织的再生能力也较旺盛，所以儿童的创伤愈合的速度比成人快，愈合过程比成人短；而且儿童骨折愈合有较强的塑形能力，成人骨折愈合后所造成的畸形是难以消失的，但儿童随着年龄的增长可使畸形渐渐纠正甚至消失，并且部分短缩的肢体可代偿性增长。活泼好动为儿童的天性，所以小儿骨干骨折的外固定应比成人牢固。一旦解除固定，他们可以毫无顾忌地利用伤肢（手）进行所需要的活动，从而使伤后功能获得较满意的代偿和恢复，而成人常为了保护伤肢（手）而不敢练习及使用，导致失用性萎缩，其功能恢复也比较差。在断指再植术后的随访中发现，同类外伤，同类断指，用相同的方法再植，儿童的功能恢复比成人更佳。

（一）小儿断指的特点

1. 小儿手指离断大多数由生活中的意外导致　小儿断指多发生在6～8岁儿童群体，其中完全离断病例明显多于不完全离断病例，且示指及中指离断最多，环指离断次之，离断部分多发生在指间。离断分为四类：锐性切割性离断、钝性切割性离断、挤压性离断、撕脱性离断。小儿因好奇好动又缺乏生活及预防常识，常常发生一些成人不会发生的外伤。如大人切食物时，小儿伸手去拿切过的食物，从而把手指切断，其意外的动作往往是大人难以预防的；农村的铡刀是用来铡草的，小儿如果对其性能缺乏了解，把铡刀当作一种玩具来玩，结果造成手指被切断。

2. 小儿断指大部分组织挫伤及污染程度较轻　凡因切割伤离断者，一般断面较整齐，污染较轻。这为再植手术提供了方便条件，也可避免术后感染，并给术后功能恢复带来有利因素。

3. 小儿手指离断后家长要求再植心切　当小儿因意外造成手指离断时，家长的焦急心情是难以形容的，有的家长甚至急得昏厥。尤其是遇到断指丧失再植条件时，部分家长会情绪失控，甚至会跪在地上恳求医生，这反映了家长的迫切心情。

（二）对手术适应证的认识

成人断指再植适应证也适用于小儿。由于小儿尚处于生长、发育阶段，拥有健全的双手对其今后的学习、工作、生活、身心健康发育都相当重要，因此对小儿断指应持重视态度，决不轻易放弃。由于小儿对创伤具有较强的修复、再生、塑形和代偿能力，所以小儿断指再植的适应证应比成人相对宽一些。

再植时除检查指体完整性，以及血管、神经、软组织损伤情况外，尚应根据断指平面、骨骺损伤情况、骨骼短缩程度等，全面评估再植后能否恢复良好的功能与外观，再决定是否再植。凡小儿单指离断，均应予以再植。多指离断，应根据骨骺损伤情况，合理搭配，可采用移位再植。拇指离断，应力争再植。示指离断，中指可示指化，若有骨骺损伤、关节破坏可不予再植。小儿断指再植不同于成人，因骨骺的存在，再植后的手指能够继续生长。因骨骺损伤将影响骨骼生长，故小儿再植时应注意保护骨骺。关节处离断，只要关节与骨骺尚完整，均应予以保留。除关节部严重损伤外，一般不做关节融合，同时应尽量减少指骨缩短。如果出现软组织缺损，需应用各种皮瓣进行修复。

小儿手指血管细小，可能会给再植带来困难。其实小儿手指的血管并不像人们所想象的那样细得不能进行吻合，目前我国生产的手术显微镜、缝合针线已能保证小儿血管吻合的需要，只要经过严格的小血管吻合技术训练，就能吻通外径为 0.3mm 的小血管，小儿远指间关节附近的断指照样能再植成活。

对于小儿断指缺血时限的认识与成人无区别。如果小儿断指离断后做适当保存，在 24 小时内重建血液循环，绝大部分断指是能再植成活的。成活后的指体外形、功能均无明显影响。如果小儿手指离断后能及时适当冷藏，则断指的缺血时限还能延长。

（三）原位缝合

小儿因切割伤所致的指端部分离断，因血管过细而无法进行再植时，只要指端无明显挫伤就可做原位缝合。方法：对两断端稍做清创，采用钳夹止血法，细克氏针内固定，用 3-0 缝线，按手指皮纹作精细的缝合，可通过组织渗液，促使新生毛细血管生长，建立侧支循环而成活。缝合处使用大量油纱布覆盖，尽可能做好创面保湿。

有的学者除按上述处理外，还会对指端采用缝合加压包扎法，以减少断端间积血及积液，提高原位缝合的成活率。对于末节离断、已无再植条件，而指端部分无明显挫伤，伤后在 6 小时以内者，可将远侧断指做较多切除，保留指端无挫伤的组织，按以上方法行原位缝合并加压包扎，以保留手指末端外形。

二、骨与关节的处理

小儿处于生长发育阶段，对小儿骨与关节创伤的处理与成人不同。对于小儿断指再植术中的骨与关节处理应遵循以下原则：

1. **骨骼短缩不宜过多** 在通常情况下，小儿断指再植时两骨端以缩短2～3mm为限，每指总缩短长度以5mm为限。凡挫伤范围大、清创时软组织清除较多时，骨短缩的长度也可相应增加，以达到在无张力下缝合血管、神经、肌腱及皮肤为原则。

2. **尽量保留骨骺** 为了使小儿指骨术后能继续生长，各端的骨骺应尽量保留。凡遇骨骺附近离断者，这一端的指骨不宜缩短，以缩短相对侧的骨干为主。

3. **保持良好的关节功能** 遇关节附近离断而关节囊完整者，应保留该侧关节、缩短相对侧的骨干，禁作关节融合。若关节已开放且关节面已损伤者不做关节融合，可对骨干做适当短缩后使关节成形。

4. **克氏针内固定的原则** 宜采用直径为0.7～1mm克氏针固定，克氏针只准贯穿一个关节，不宜贯穿两个关节，不提倡用注射器针头做固定。采用X线片证实骨断端对位对线是否良好，术后3周可拔除克氏针，之后做功能锻炼。

三、手术要点

(一) 血管标记

由于小儿手指小、血管细，血管辨认比成人困难。但儿童与成人一样，神经血管束均位于指屈肌鞘的两侧，动脉位于指神经的外背侧，神经位于指固有动脉的内掌侧，关系恒定，寻找并不困难。小儿断指最难寻找的是指背静脉。指背静脉位于皮下与指伸肌腱之间，可自左至右或自右至左在镜下小心寻找。口径较粗的静脉于镜下容易寻找，凡幼儿血管或口径较细的血管都可边清创边寻找。应注意的是儿童血管壁薄，直径小，病变血管彻底清创后，血管断端不宜过多游离，而且仅对需要的血管断口外膜做适当清除。用弹簧剪清除组织时应留心，当发现管状组织时，很可能就找到了静脉，沿该管状组织最终可找到静脉断口。由于静脉是呈网状相连的，可沿已认定的静脉血管壁向两侧或远、近两端游离，顺此可同时找到2～3条呈网状相连的静脉断口。术者也可以把断指自远端向近端断面做轻微挤压，当断端出现血性小红点时，即能找到静脉断口。

(二) 血管吻合

小儿的血管粗细与年龄有关。年龄越小，血管越细，血管壁越薄。但小儿的血管并不像人们所想象的那样细得不能缝合。一个4岁幼儿，其手指末节基底部的血管外径为0.3～0.5mm。经过严格的小血管吻合训练，能吻通外径为0.3mm小血管者，有把握对小儿断指施行再植。术者要抱以充分信心、顽强毅力，严格按照操作要领进行吻合。小儿远指间关节处离断者，也是可以再植成活的。由于小儿血管细，吻接难度大，再植术中应注意以下几点：

1. 吻合血管应选用11-0或12-0无创伤尼龙单线。取来针线时，术者不要急于吻合血管，可以先把此针在附近创面脂肪组织中缝穿一次，借以达到滤洗针线的目的。

2. 血管外径为0.3～0.4mm时可缝4～6针，0.5～0.6mm时缝6～8针，0.7mm以上时缝8针。

3. 小儿血管，尤其是幼儿血管不但细小，而且管壁菲薄，当外膜外组织一经剥离，血管壁几乎是透明的。所以对小儿血管进行缝合时应格外小心，绝对避免用镊子夹捏管壁，仅利用镊子尖小心地夹持血管壁外膜外的一层疏松组织即可。当吻合血管时，用镊子尖轻轻地挑、拨管壁，以达到垂直进针、出针的目的。吻合小血管的其他操作要领与成人相同，但对于小儿尤应轻柔，打结时两条线的拉力应适中。对于小儿指骨末节再植，虽不强调血管吻合比例，但应尽可能多地吻合动脉（或静脉）。小儿指骨末节再植，静脉回流比动脉修复更容易影响手指血运，因此对于小儿指骨末节再植，如何重建静脉回流关系着再植的成败。对于静脉缺损或回流障碍的指骨末节再植，常规吻合指固有动脉后，除甲床渗血、指腹小切口放血外，还可用髓腔扩大回流的方法。通过克氏针扩髓后，以5ml注射器固定指骨断端，动脉血经过交换后通过髓腔静脉窦进入骨毛细血管或微毛细血管，最后注入皮下静脉，形成新的动静脉回流。

4. 基于小儿血管壁细而薄，应精心挑选血管夹。夹持力宜小，以不超过10g为宜。在手术台上，术者可以按小儿年龄、离断部位及血管的粗细来选择或调节血管夹的松紧度，以达到既能阻断血流，又不损伤血管的目的。如果术中无合适的血管夹时，静脉可采用开放式吻合，助手应根据术者操作的进程，用肝素生理盐水冲洗两侧血管断口，使血管断口在充盈张开的情况下进行缝合，或把两侧血管断口浸泡在肝素生理盐水中，使血管腔自然张开（利于吻合），并避免缝穿对侧血管壁。当吻合最后一针时，静脉血可从近端通过吻合口反流到远端，而不从吻合口流出，所以缝合最后一针时也十分方便。吻合指动脉时，可以在指根部用橡皮筋阻血。用橡皮筋阻血时应注意以下几点：①指根部应衬以薄纱布垫或薄海绵片以保护皮肤；②橡皮筋阻血每次以1小时为宜，若需继续使用，应放松橡皮筋，5分钟后再继续阻血；③以使用橡皮筋阻血阻断动脉血流为原则，不宜结扎过紧，防止损伤神经血管束；④放松橡皮筋时，局部应予按摩，使指根皮肤软组织松散，恢复弹性。

5. 小儿血管弹性较好，一般经骨短缩后，两断端的血管是可以对端吻合的。即使血管缺损长度为血管外径6倍时，吻合后也不会造成血管张力过大。当然，血管缺损较多时，也应采用血管移植进行吻接。切忌在张力下缝合，否则因张力过大，会导致管壁撕裂或造成吻合口栓塞。

6. 断指再植术后小儿往往不能配合治疗，常因哭闹而引起血管痉挛，所以小儿断指再植术后发生血管危象的概率比成人大。为了提高小儿断指再植成活率，防止术后发生血管危象，除提高小血管吻合质量外，小儿的两侧指动脉应同时予以缝合，指静脉缝合数应多于指动脉缝合数。

7. 如果有少量未挫伤的指蹼或与皮蒂相连的断指，在清创时应予以保留，不宜将这些组织清除。对于小儿来说，这一部分皮蒂有利于侧支循环的建立及循环能力的代偿。原中国人民解放军第四〇一医院曾遇一例2岁9个月的小儿断指，因铡刀致右手示、中、环、小四指完全性离断，远断端除示指呈单个离断外，其余三个断指均有少量指蹼相连。再植小指时因条件较差，只能吻合动、静脉各1条，由于指动脉吻合后张力较大，半小时后发生血管栓塞，指端侧方切开也无血液流出，当时术者已通宵连续手术20小时，十分疲乏，无精力再作重新吻合而结束手术。术后第2天查房，见该小指指腹尚有一定张力，指端侧方切开处有渗液，指体呈灰白色。术后第3天，见该小指指腹张力较前增大，指端侧切开处可见浆液渗出。第5天，小指变为粉红色，并出现缓慢的毛细血管充盈反应，证明该小指侧支循环已建立而宣告成活。由此可见，这些相连的少许皮蒂对断指侧支循环的建立及循环能力的代偿有着重要的作用，所以在清创时决不能为了省事而把少量相连的皮蒂切断。

（三）断指再植伴软组织缺损时皮瓣的选择

手背侧软组织缺损时常伴有静脉缺损，手掌侧软组织缺损时常伴有指固有动脉缺损。手术可先取游离静脉桥接血管缺损，然后用皮瓣覆盖缺损区；也可选择带有动脉或静脉的皮瓣，皮瓣内的血管与手指的血管吻合，既修复了缺损，又恢复了血供。手指近节掌、背侧的软组织缺损，在桥接血管后均可选择掌背动脉逆行岛状皮瓣进行修复，但皮瓣通常只能修复近节软组织缺损，不能修复中远节的缺损。手掌侧软组织缺损在桥接缺损的指固有动脉后也可用邻指皮瓣进行修复。静脉皮瓣可以修复手指近中节掌、背侧软组织缺损。静脉皮瓣能达到同时修复皮肤缺损和桥接指背静脉（或指固有动脉）的目的。指骨末节离断伴指背皮肤及甲床缺损时，由于指骨末节背侧静脉通常被破坏，再植很困难，故常寻找掌侧皮下静脉进行吻合，背侧皮肤缺损常选用邻指筋膜瓣覆盖后行游离植皮。如再植指成活，邻指筋膜瓣和植皮一般都能成活。邻指指动脉岛状皮瓣可以同时修复邻指掌侧软组织缺损伴指固有动脉缺损。手术一般在邻指侧方切取皮瓣，皮瓣内除保留指固有动脉外，还要注意保留至少1条指背静脉。该皮瓣转移到缺损区后，吻合指固有动脉，重建断指的动脉供血，皮瓣内的静脉要与近端指背静脉吻合，使皮瓣有良好的血液回流，防止皮瓣肿胀。2005年，原中国人民解放军第四〇一医院何旭等对30例患儿进行断指再植，平均年龄6.73岁，共37个断指，男23指，女14指，均伴有不同程度的软组织缺损。37块皮瓣中成活35块，37指再植中34指成活，皮瓣成活率94.6%，断指再植成活率91.9%。本组病例中，23例获得术后随访，随访时间为6~18个月，平均为12.4个月，手功能恢复情况用《中华医学会手外科学会断指再植功能评定试用标准》进行评价，本组病例中优占30.4%，良占56.5%，差占8.7%，劣占4.4%。

四、术后管理

建立患儿再植病房，调节室温至25~28℃。过低的体温对再植指体有刺激，易使血管痉挛。保持湿度60%~70%，室内紫外线消毒，为患儿营造安静、整洁、舒适、温馨的病房环境，控制探视，防止交叉感染。

6岁以上的小儿，断指再植术后尚能配合治疗。大部分小儿，尤其是4岁以下的幼儿，术后均不能配合治疗，每当注射、换药或不顺其意时常常哭闹不安，同时患儿痛阈低，对疼痛耐受能力较成人差。而疼痛可使机体释放5-羟色胺，有强烈的收缩血管作用，如不及时处理可导致血管闭塞或血栓形成，容易发生血管危象，影响再植指成活。可根据患儿年龄及体重，术后常规应用异丙嗪和氯丙嗪（属助眠药）肌内注射，使患儿情绪镇静，减轻疼痛刺激。原中国人民解放军第四〇一医院手外科曾做过一次统计，在6年内再植的44个小儿断指中，术后因哭闹而发生血管危象的计8指，其中4指发生动脉痉挛，经及时处理，使患儿安睡后痉挛才解除。为此，我们对6岁以下小儿除个别能配合治疗外，大部分于术后常规应用小剂量助眠药使患儿安睡，一般经3~4天后患儿已适应环境，可停用助眠药，仅个别小儿应视当时配合程度而定。同样原因，小儿断指再植术后，对患肢应加强制动，需有家长陪伴以配合治疗。

小儿断指再植术后的治疗与成人相同，用药剂量应按患儿年龄、体重酌减。由于小儿创伤后组织愈合、修复及再生能力比成人快，所以一般于术后10天可以拆线，3周可以拔除克氏针。断指再植术后指端感觉的恢复根据离断平面的高低而需不同时间。为此，特别要告诫家长，不能让患儿伤手接触过烫或过冷的物体，以防灼伤或冻伤，并避免与吸烟者同聚。

术后3周，家长可以把小儿断指处的痂皮轻轻剥除，或用油剂润透后小心地剥除，并作轻柔按摩及关节被动活动。术后6周骨断端已达临床愈合，可渐渐加大按摩及活动幅度，直至让小儿用伤手随意活动及使用玩具。由于小儿能毫无顾虑地使用伤手，不断使用玩具，比成人能有更好的自主活动，所以小儿断指再植术后功能恢复比成人佳。

中国人民解放军第四〇一医院于1978年12月至1986年12月共再植小儿断指32例54指，术后发生血管危象者8例12指。其中发生动脉痉挛者3例4指，经及时处理，痉挛全部解除。发生动脉栓塞者5例8指，经手术探查成活3例6指，失败2例2指。以上血管危象发生于术后24小时以内者4例5指，发生于术后24~48小时者2例4指，发生于48小时以上者2例3指。从中可以看出，小儿断指再植术后血管危象的发生率高于成人。这与小儿血管细、吻合难度大、术后小儿不配合有关。然而，术后3天血管危象发生率明显下降，这与小儿血管吻合后内皮细胞生长修复比成人快有关。此外，小儿组织一经修复，在有效循环的条件下侧支循环的建立比成人早。

虽然小儿断指再植术后血管危象的发生率高于成人，但是小儿断指再植术后血管危象是可以预防的。主要措施：①认真细致地在镜下清创。血管经清创后获得正常的结构与弹性，内膜完整光亮，无纤维及血块沉着；②施以精确无误的小血管缝合技术，并尽可能多地缝接血管。每指要求缝合2条动脉及2条以上静脉；③术后及时应用防凝及解痉药；④适时应用助眠药及做必要的肢体制动。

（何旭）

第三节
手指多节段离断再植

　　1963年陈中伟在国际上首次报告断臂再植成功，开创了我国断肢断指再植的先河。1965年Komatsu和1966年陈中伟等相继断指再植成功，随后，北京积水潭医院、中山医科大学附属第一医院、原中国人民解放军第八十九医院、原中国人民解放军第四〇一医院等也相继有成功案例报告。随着手术显微镜和显微器械的不断改进，显微外科技术的不断提高，我国断指再植的成功率很快就提高到96%以上，小儿断指再植及指尖再植的成功率都达94%以上。我国的断指再植水平远高于其他国家，不仅表现在再植数量上和质量上始终居世界第一，而且在特殊类型的断指再植上取得了很多的突破性进展，具体表现在：①突破了再植平面的界限，从指根到指尖各个部位的断指均可再植，指尖的血管直径只有0.1～0.2mm，血管细小，再植难度大，1986年田万成等总结了应用逆行法进行指尖再植的经验，既加快手术进程、缩短手术时间，又确保手术治疗效果；②突破年龄界限，患者年龄从5个月的婴儿到年逾七旬的老年人，均有断指再植成功报告，并恢复了较好的功能；③突破了离断形态的界限，取得了环形离断、纵形离断，以及多手指、多平面离断的再植成功。由于多手指、多平面离断情况复杂，要求再植技术高，多手指、多平面离断的再植成功，也显示我国显微外科再植技术的实力。1989年刘毅等首先为3例4指8段离断实施再植，成活3指6段。田万成报告为3例12指26段实施再植，成活11指24段。1995年范启申等报告1例9指11段完全离断再植全部成活。2004年黄东等报告4指8段离断再植全部成活。谢昌平等报告1例6个平面17段离断再植成功，显示了再植技术的极高水平，取得了令世人瞩目的成就，创造并保持了单手多平面节段最多指、段再植成功的世界纪录，处于世界领先水平。程国良和柴益民分别对特殊类型断指再植进行临床总结和报告，成功率都达93.8%以上；④手指小块组织的离断再植成功；⑤最为突出的是十指离断再植成功。1995年裴国献结合自己的手术病例就手部多平面创伤的命名、分类、再植指征与手术要点等进行了系统的阐述,使肢(指)体多平面离断这一近年来受到持续报告的特殊类型创伤,在理论与临床上有了较为完整与系统的概念和治疗方法。

手指多平面创伤离断是一种特殊类型的创伤,表现为手指两个以上平面离断,创伤严重,伤情复杂,手术部位多,再植难度大,技术要求高,不同于一般手指离断创伤与再植,是断指再植中的一种特殊类型;随着断肢(指)基础研究的进展与临床对断肢(指)再植技术研究提高,过去认为不能再植的手指多平面离断,现已成为可能,多手指、多平面离断再植成功,是再植技术的进一步扩大与发展,标志着我国的断肢(指)再植技术又上了一个新的台阶,已达到极高的水平。笔者曾在原工作单位中国人民解放军第一五三中心医院和郑州仁济创伤显微外科医院做过多手指、多平面离断再植手术,全部再植成活。

一、手术适应证

断指再植的目的是使离断的指体重新成活,外形良好并获得有用的功能。功能的恢复不仅只用关节活动和感觉能力来衡量,还应重视在日常生活、活动中的作用。

随着断指再植基础研究的进展与临床对断指再植技术的不断研究提高,再植的适应证正在逐步拓宽,过去无条件再植的,现在创造条件也可以再植;过去技术难以达到的,现在技术可以达到。同时,随着人们经济水平与文化素质的不断提高,对美的追求也越来越高。对于多数人来讲,缺失1个手指,甚至1个指节,都会给伤者带来沉重的心理压力与自卑感,临床上应充分考虑到这一点。我们认为再植指适应证宜放宽。但是,若自身情况不允许,如不能耐受长时间手术,年龄偏大,肢体结构已失去完整性,血管、神经与皮肤损伤严重,缺血时间已较长,预计组织已有变性,离断平面过多、相距过近且创缘参差不齐,清创后缺损较多,再植后手指长度顺序发生变化,预计再植后外形不佳,效果低劣等任意一种情况出现时,均宜慎重考虑是否实施再植手术。

具体适应证如下:

1. 对于手部多平面、多节段的离断伤,因涉及多个部位、多种组织与多个手指,致残率高、致残程度重,对手的外形与功能影响很大,势必给患者造成严重的精神创伤,严重影响日常生活与工作,并给家庭和社会带来沉重的负担。另外从临床分析,手部多平面离断再植,由于创伤平面低,通常不会出现高位离断再植术后的严重并发症与低劣的术后效果,只要患者全身情况良好,能耐受较长时间手术,指体缺血时间不长(6~8小时,冬季最长24小时),离断指体完整,血管、神经、皮肤损伤轻,预计功能恢复好的,均应积极予以再植。否则手功能的严重障碍甚至缺失,与手部外形的毁损,将导致手的永久性残疾。

2. 对于青壮年,特别是年轻妇女,手部外形的完整、美观与其功能同等重要,要积极争取再植。

3. 对于多手指、多平面离断,选择再植顺序时,应按手部功能的主次来选择再植,集中精力优先保证拇指、示指及中指的再植与成活;如患者主要手指指体损伤重,难以原位再植时,可将完整的次要手指离断节段移位至主要手指进行再植,以最大限度地恢复手部功能。

4. 根据手部多平面离断伤的损伤性质来选择再植顺序。先后顺序应是切割伤、电锯伤、冲压伤、挤压伤。手部多平面离断多为锐器伤（切割伤），缺损组织少，只要对各类离断组织予以良好的对接修复，组织缺损时相应转位与移植，经过术后早期正确的功能康复训练，多可获得满意的再植效果。

5. 对于损伤较重的手部多平面离断伤，即使一期再植手术效果不佳或某些组织一期未修复，则最初的再植手术起码能为进一步的功能修复与重建创造最基本的条件，再通过择期松解、转位、移植、整形等手术，同样可以获得一定的手功能与手外形。

6. 对于局部条件较差的手部多平面离断伤，若患者年轻且有强烈的再植要求，也可采用微型皮瓣移植、足趾组织移植桥接、利用废弃指组织作节段桥接等方法进行再植，但前提是要确保成活，否则就损失惨重，牺牲太大。

二、手术方法

手术分为远端组和近端组。

在手术准备期间，远端组先进入手术室，辨认多指各节段归属，在显微镜下行清创，寻找标记血管、神经，缩短骨骼，在无血状态下按同步法行再植术；按固定各节段骨骼—缝合各节段指伸、屈肌腱—吻合各节段指背静脉2～3条—缝合指背侧诸伤口—吻合各节段2条指固有动脉、指固有神经—缝合指掌诸伤口的顺序进行。近端组在麻醉生效后，在止血带下对近端创面进行清创，寻找标记血管、神经，解剖出指伸、屈肌腱、适当缩短骨骼；松止血带时，将已再植好的远断端诸指固定在近端，缝合指伸、屈肌腱；上止血带，在显微镜下吻合需再植指的指背静脉；松止血带，缝合指背皮肤伤口；再次上止血带后，吻合所有断指的指固有动脉和指固有神经，缝合指掌侧皮肤伤口，一次性同步灌注所有再植指的血管，血液循环恢复后清洗伤口，包扎后打石膏托，并行外固定；应用抗生素、抗凝、抗痉挛等治疗，密切观察再植指节的血液循环，发现血管危象时及时处理，必要时行手术探查；2周后拆线，3～4周拔克氏针，并行功能锻炼。

【典型病例】

手指多平面多节段离断再植

患者，女性，18岁，2006年12月因工作不慎被快速切蛋卷机器连切右手，致右手5指及手掌呈6个平面共17节段离断，于伤后3小时就诊入院。全身情况良好，患者及家属强烈要求再植。专科检查：右手拇指自甲根、近节远端及近节中段3个平面完全离断，示指从中节、近节远端及近节近端3个平面完全离断，中指从甲根部、中节、近节中段及近节近端4个平面完全离断，环指从甲根部、近节远端及近节近端3个平面完全离断，小指从中节、近节中段2个平面完全离断。右手第2～5掌骨自远端、中段及近端离断，其中手掌部中段仅掌侧约2cm宽皮肤相连，近端背侧横行裂开，深达掌骨，创缘整齐，污染轻。

采用臂丛神经阻滞麻醉，仔细辨认各指节归属，组合后分4组进行再植，历时21小时，再植右手第1～5指，各指节血液循环均建立，术后石膏托外固定，经抗凝、抗痉挛、抗生素药物治疗，给予特护，连续进行第1～5指血液循环密切监护。术后第2天及第3天，出现拇、中、环3指末节静脉危象，以0.9%氯化钠注射液500ml加肝素6250U，24小时维持静脉滴注，经指端小切口放血5～8天，再植右手掌及第1～5指完全成活。术后35天拇指去除内固定，第2～5指60天去除内固定，进行关节主、被动功能锻炼。

　　术后1年随访，拇指指间关节活动范围为-5°～30°，掌指关节活动基本正常，第2～5指掌指关节活动范围为20°～80°。术后5年随访，再植第1～5指红润，张力适中，毛细血管反应迅速，痛觉及触觉均恢复，皮肤有出汗，拇指内收、外展、对指、对掌功能良好，指间关节强直，第2～5指掌指关节活动范围为0°～90°，远、近指间关节强直，恢复基本抓握、捏持功能，能从事一般劳动及日常生活（图4-3-1）。

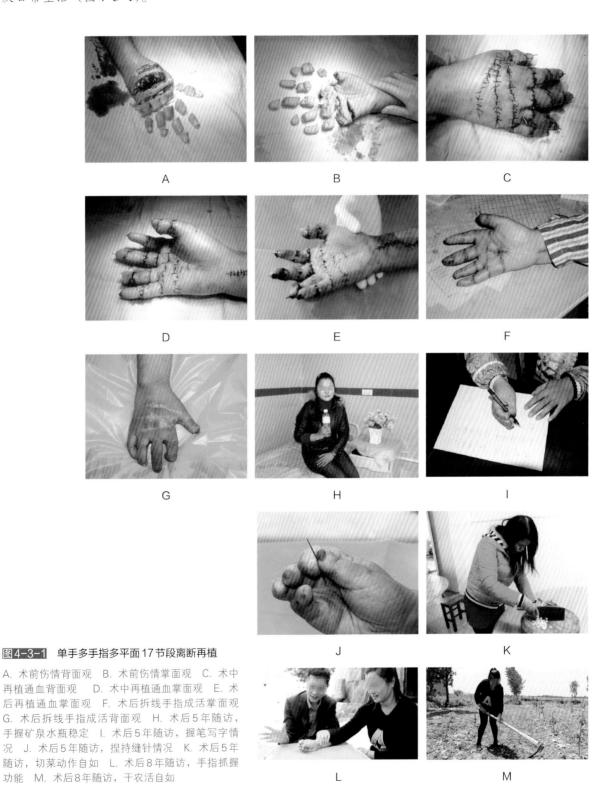

图4-3-1 单手多手指多平面17节段离断再植

A. 术前伤情背面观　B. 术前伤情掌面观　C. 术中再植通血背面观　D. 术中再植通血掌面观　E. 术后再植通血掌面观　F. 术后拆线手指成活掌面观　G. 术后拆线手指成活背面观　H. 术后5年随访，手握矿泉水瓶稳定　I. 术后5年随访，握笔写字情况　J. 术后5年随访，捏持缝针情况　K. 术后5年随访，切菜动作自如　L. 术后8年随访，手指抓握功能　M. 术后8年随访，干农活自如

三、手术注意事项

1. **检查及纠正全身情况，选择麻醉方法，建立静脉通道** 患者由于手部多手指、多平面的离断伤，创伤严重，伤情复杂，创面多，出血较多，加之剧烈疼痛、精神紧张，常伴有创伤性失血性休克的发生，有些可能伴有其他器官的损伤。所以，当患者急诊入院时，不能仅注重局部情况检查，更要重视全身情况的检查，发现问题及时处理纠正，迅速建立静脉通道（套管针穿刺等），确保患者生命安全的情况下行再植手术。麻醉方法：若系单侧损伤，可采用臂丛神经阻滞麻醉、高位硬膜外麻醉；若为两侧损伤，可采用双侧间隔臂丛神经阻滞麻醉或全身麻醉；小儿可采用基础静脉麻醉加臂丛神经阻滞麻醉。

2. **术前讨论** 制订严密而行之有效的手术方案，统一组织指挥，合理搭配技术力量，科学安排时间，分组手术，尽量缩短组织缺血时间，保证手术人员精力旺盛，体力充沛，尽早完成手术。由于手部多平面多节段离断创伤重，再植部位多，技术要求高，手术时间长，故要做好术前讨论，制订严密而行之有效的手术方案、手术步骤、手术注意点，合理安排再植顺序。可由一名经验丰富的上级医生统一组织指挥，科学安排时间，分组手术。

在手术方案制订后，在患者术前准备时，离断远端手术组立即进手术室，对离体节段辨认出指节段归属后分2～3组，对离断指节段行彻底清创，防止感染。清除皮肤软组织时既要彻底又要有所顾惜，采用无血再植，这样做术野清晰，操作方便，修复质量高。采用流水式作业，分别将每个离断指体的多节段进行再植操作，即按清创—寻找标记血管、神经—骨固定—修复指伸、屈肌腱—吻合指背静脉—缝合指背伤口皮肤—吻合指动脉、指神经—缝合指掌侧伤口皮肤的顺序，以提高手术速度。

离断近端手术组在患者麻醉生效后，先对肌肉组织耐缺血时间短的掌部进行清创再植，尽快恢复血液循环，缩短手掌肌肉组织缺血时间；待远、近端的再植手术都完成后，再采用同步法再植，将多个断指同一类操作一次完成，同一掌（背）面的操作也一次完成，最大限度地缩短断指缺血时间及手术操作时间。合理交替间隔使用止血带，严格控制时间，每小时放1次，每次10～15分钟，手术操作不间断。上止血带时做精细操作，寻找和吻合血管，松止血带时做大体操作，如固定骨骼、缝合肌腱、皮肤等，确保手术连续不间断，节省手术时间。

3. **科学合理安排手术时间和再植顺序** 将暂不予再植的手指节段置于冰箱中冷藏，遵循每清创一指即取出再再植一指节的原则。可先行主要功能指远断端无血再植，后放入冰箱中冷藏，待麻醉生效后行近端清创，寻找血管、神经，流水式作业，用缝线缝合肌腱后备用，取出远断端行再植。按拇指—示指—中指—环指—小指的顺序再植，交替使用止血带。上止血带做吻合血管等精细操作，松止血带行固定骨骼、缝合肌腱等操作，合理安排手术步骤，争取缩短再植时间。不可行同步灌注法再植。再植一指就相应地取出一指，减少断指热缺血时间。

4. **骨关节的处理** 指骨的缩短尽量远离关节，尽可能保留关节。骨骼固定，采用操作简单、牢固、安全的方法，为固定时尽量避开关节，不损伤关节，中间段较长的掌指骨行交叉克氏针内固定，否则行0.8mm纵行贯穿内固定。切忌将克氏针从中、远节指骨背侧中央腱止点和侧腱束止点处穿出，以防中央腱和侧腱束止点撕脱，出现钮孔状畸形和槌状指畸形，影响外形和功能。避免手指旋转，以防术后手指屈曲时碰撞。方法：①手指的甲缘呈平行状态；②第2～5指屈曲时的纵轴延长线均指向腕舟骨结节。小儿及20岁以下的青少年注意保护骨骺，以防影响生长发育。

5. **肌腱的修复**　注意无创操作，防止肌腱抽出。屈肌腱采用腱内U形缝合，既快又光滑；伸肌腱采用间断缝合3针。缝合要牢靠，肌腱缝合要光滑，预防术后肌腱粘连。对于中间＜1cm的既细又短的肌腱可予舍弃，减少一次吻合，减小肌腱粘连的机会。

6. **血管、神经的修复**　尽可能多地吻合健康的血管，避免吻合有红线征、缎带征的不健康血管，高质量精细吻合血管，保证每次吻合通畅，任何一个吻合口不通都有可能造成再植失败。改进血管吻合的方法，血管吻合采用随意定点、逐一转圈吻合法，每条血管只缝4针，最多5针。血管吻合的针距大、边距宽，保证既通畅又不漏血即可，减少对血管内膜损伤，减少栓塞的机会。神经吻合通常采用对称缝合神经外膜2针的方法以恢复神经功能。

7. **术后严密观察**　发现动静脉危象要及时处理：动脉危象行罂粟碱30mg静滴，局部罂粟碱封闭、热敷等；静脉危象可行指背伤口拆除压迫皮肤的缝线、向心性按摩，切除指端或指节表皮及部分真皮放血。如经处理1～2小时无效，及时手术探查，重新吻合或静脉移植。

8. **把康复的理念贯穿于治疗的始终**　多平面离断再植的目的是恢复手功能及外形，因此要把康复的理念贯穿于治疗的始终。术前冷藏保存断指，减少热缺血；术中想方设法缩短手术时间，无创操作，多吻合血管，减轻组织水肿；术后早期特定电磁波加激光照射；尽早去除内固定，3周后拔出指骨克氏针，行主动活动，1周后行保护下的指间关节被动活动，5周后拔出掌骨克氏针。不要以骨痂生长为拔出克氏针的指标，避免遗留关节僵直。经临床证实，早期拔出克氏针，很少会造成骨不连和骨畸形愈合。少数功能不好者可行手术松解、整形、重建、掌指关节侧副韧带切断等手术来矫正，功能恢复较好。

（谢昌平　李海洲）

第四节
多指离断再植

　　20世纪，显微外科的兴起促进了手外科的发展，在手外科领域，顾玉东院士曾指出：中国手外科借助显微技术走向世界舞台，走在世纪前列；1963年，陈中伟报告第1例断肢再植成功，给世界很大震动；1966年，杨东岳、顾玉东第1例足趾移植成功，1973年其皮瓣移植成功；1981年，于仲嘉手再造手术成功。这些都显示了我国手外科在创伤修复领域处于世界领先地位。自1963年和1965年陈中伟在国际上首先报告断肢再植、断指再植成功以来，断肢（指）再植术已经历了50余年的不断发展和提高。我国断指再植的成功率很快就提高到96%以上，小儿断指再植及指尖再植成功率都达94%以上，我国的断指再植水平远高于其他国家，不仅表现在再植数量和质量上始终居世界第一，而且表现在特殊类型的断指再植上取得了很多突破性进展，突破了指尖再植困境，血管直径仅0.1～0.2mm；突破了婴幼儿（5个月）、老年（70岁以上）再植的困境；突破了形态的界限，如多指多平面再植；突破了手指小块组织再植的困境；最为突出的是取得了十指离断再植的成功先例。我国的病例最多，成功率最高，处于世界领先地位。十指离断不同于一般断指再植，其损伤部位多、创伤严重、离断指体缺血时间较长、手术规模大、参加手术人员多、手术时间长、技术要求高、修复难度大，常耗费大量精力和体力，对术者和患者是个挑战，若不予再植或处理不妥，可导致患者严重残疾。故多指及十指离断再植，应力争全植全活，最大限度地恢复伤手的外观与功能，已成为手外科同道们的共识。

　　多指离断伤是指外伤性两指以上（含两指）的复杂的特殊类型损伤。近年来，随着我国工业化的飞速发展，多指离断在临床上较为常见，且伤情复杂、损伤重，处理不当会造成严重残疾，给患者的工作、生活带来极大的不便，心理压力重，给家庭和社会增加负担，因此在临床上只要条件许可，均应力争全部再植，提高再植的成功率，最大限度地恢复伤手的外形和功能。尤其在双手十指离断再植中，更应做到全植全活，恢复外形和功能。

十指离断全部再植最早由中国台湾长庚纪念医院整形外科魏福全于1984年9月报告（1983年1月30日手术），但该例仅成活七指，左手拇、环指和右手小指术后不久即出现血液循环危象，后因术中麻醉时间过长未能探查而坏死。十指离断再植全部成活首先由第四军医大学第一附属医院西京医院于1986年1月在国际上报告，至今在国际上已有40例十指离断再植全活的成功报告，其中我国36例（含台湾省1例），韩国4例。十指全部再植手术完成时间由6小时45分钟至36小时不等，这与技术熟练程度、条件及投入的技术力量有关。6小时45分钟、7小时15分钟及9小时15分钟十指全部再植成功均由原中国人民解放军第一五三中心医院全军显微外科中心完成（图4-4-1），平均每指再植时间不足1小时，且恢复了良好的功能。这说明再植技术已相当娴熟，反映了一个单

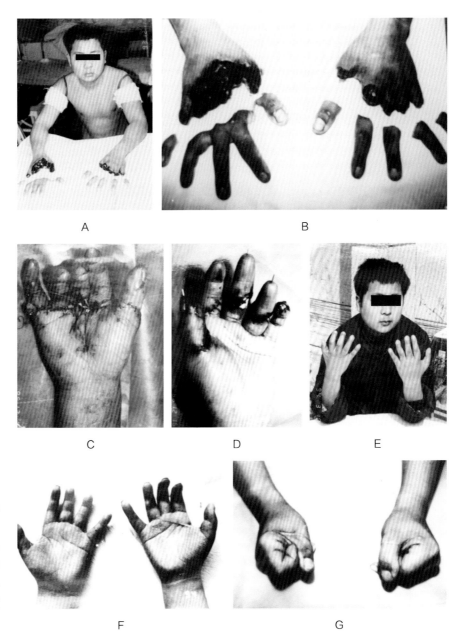

图4-4-1 双手十指完全离断再植成功

A. 十指离断情况 B. 十指离断外观 C. 十指再植术后即刻 D. 十指再植后通血状况良好 E. 术后背侧面外观 F. 术后掌侧面外观 G. 术后功能情况

位的整体显微外科技术水平和技术力量，已达到极高的水准。36小时将离断十指全部再植成活的病例，由中国台湾嘉义市仁义医院吴国君一人主刀完成，显示出其超人的毅力和难能可贵的拼搏精神，创造了世界外科手术的新纪录。这40例十指离断再植病例，术后大多实施了良好的康复，随访时间为1～5年，手的外形满意，手的抓握力、手指捏持力、指尖至掌心距离、两点分辨觉和手指活动度均有良好的恢复。全部病例均重返工作岗位。大多数病例在术后4～9个月又实施了二期功能重建手术，如手指旋转畸形截骨矫正术、手指屈肌腱松解术等。

现将目前国际上部分十指离断再植成功病例列表介绍如下（表4-4-1）。

表4-4-1　十指完全离断再植成功一览表

序号	手术日期	手术者单位	手术历时
1	1986年1月	第四军医大学第一附属医院西京医院(中国)	27小时
2	1986年11月	中国人民解放军第八十九医院(中国)	21小时45分钟
3	1987年3月	仁济(Inje)大学医学院(韩国)	31小时
4	1987年3月	韩国大学医学院Guro医院(韩国)	31小时
5	1987年11月	仁济(Inje)大学医学院(韩国)	27小时30分钟
6	1988年3月	韩国大学医学院Guro医院(韩国)	27小时30分钟
7	1988年5月	沈阳医学院附属中心医院(中国)	33小时43分钟
8	1988年10月	台湾嘉义市仁义医院(中国)	36小时
9	1992年2月	大连医科大学附属第一医院(中国)	26小时
10	1993年12月	中国人民解放军第一五三中心医院全军显微外科中心(中国)	9小时15分钟
11	1994年6月	北京积水潭医院(中国)	32小时
12	1995年7月	东莞市虎门医院(中国)	18小时10分钟
13	1995年10月	河南医科大学附属第一医院(中国)	26小时30分钟
14	1996年12月	中国人民解放军第一五三中心医院全军显微外科中心(中国)	6小时45分钟
15	1997年11月	中国人民解放军第一五三中心医院全军显微外科中心(中国)	7小时15分钟
16	1997年12月	中国人民解放军兰州军区兰州总医院(中国)	18小时
17	1997年12月	宁安市人民医院(中国)	22小时37分钟
18	1998年7月	广州和平手外科医院(中国)	12小时
19	2000年1月	中国人民解放军第四七四医院显微外科(中国)	16小时30分钟
20	2000年1月	浙江中医药大学附属温州中医院手外科中心(中国)	10小时30分钟
21	2001年7月	山东省文登整骨医院(中国)	9小时20分钟
22	2001年9月	温州医学院附属第二医院(中国)	23小时30分钟
23	2003年4月	枣庄市立医院(中国)	未报告
24	2006年5月	北华大学附属医院(中国)	未报告
25	2007年8月	吉林大学中日联谊医院(中国)	15小时15分钟

续表

序号	手术日期	手术者单位	手术历时
26	2007年12月	广州恒生手外科医院(中国)	9小时
27	2009年4月	河南省洛阳正骨医院(中国)	未报告
28	2009年9月	中国人民解放军第二〇九医院(中国)	18小时
29	2009年10月	宁波市第六医院(中国)	9小时
30	2010年7月	无锡市手外科医院(中国)	10小时
31	2011年12月	成都现代医院(中国)	8小时
32	2014年9月	深圳市龙岗区骨科医院(中国)	11小时55分钟
33	2014年12月	怀化市第三人民医院(中国)	12小时30分钟
34	2016年2月	武警广东省总队医院番禺分院(中国)	11小时
35	2016年5月	中国人民解放军第四六四医院(中国)	12小时40分钟
36	2016年6月	合肥经开外科医院(中国)	12小时
37	2017年3月	大连市中心医院(中国)	11小时

一、手术适应证

1. 双手多指离断对肢体功能影响较大，只要患者全身情况许可，能耐受较长时间手术，通过再植能重建部分功能或外形改善者，均应积极再植。

（1）小儿正处于生长发育旺盛时期，小儿多指离断尤应创造条件再植，力争全植全活。青壮年断指再植应着眼于功能恢复。因老年人身体机能均有所衰退，60岁以上者再植应慎重。

（2）断指再植时限一般要求为6～8小时，气温低时可延长至24小时。

（3）切割伤断指是再植的最佳适应证，电锯伤、冲压伤次之，爆炸伤（往往是爆震伤）所致断指血管长度受损者，难以再植。

2. 局部条件尚可，指体完整，损伤轻，血管损伤少，无红线征、缎带征，不伴有皮肤碎裂、粉碎性骨折，保存较好，未用化学性刺激液体浸泡。

3. 预计术后外形功能有较好恢复者。双手多指离断伤，多见于操作机器时不慎损伤，以切纸机多见，患者创伤严重，心理上所受打击大，如不予再植，会给患者造成残疾及心理压力而导致自卑，所以应尽全力再植。只要患者全身状态允许，断指有一定的完整性，再植后能恢复一定外形及功能者，均视为再植适应证。

二、手术方法

统一指挥，若技术力量充足，应分组手术。首先对远断端清创，寻找并标记血管、神经、屈肌腱，缝线以备用，短缩的骨骼打克氏针以备用。单侧多指采用臂丛神经阻滞麻醉，双侧多指采用双侧间隔臂丛神经阻滞麻醉；麻醉生效后上止血带，对近端清创，寻找并标记血管、神经，寻找肌腱，将屈肌腱拉出后，U形缝合备用，短缩骨骼；争取在1小时内完成，1小时后松止血带。待远断端清创后，在松止血带间隙，流水作业，固定骨骼、缝合指伸、屈肌腱。松第二个止血带期间力争按同步灌注法吻合所有断指的指背静脉（采用随意定点逐一转圈吻合血管的方法），松止血带间隙缝合指背皮肤。松第三个止血带时缝合所有指的指固有动脉、指固有神经（同步法），松止血带一次的同时同步供血，恢复血液循环，手指红润后缝合指掌侧，手术结束，包扎，用石膏托外固定。

若技术人员力量薄弱，技术不够熟练，术中慎用流水作业操作和同步法再植，避免得不偿失。应根据自己的技术情况，按功能主次的顺序（即拇指—示指—中指—环指—小指）逐个再植，再植一个，相应通血一个，力争全部再植。该手术体力消耗较大，是对术者意志的考验。

术后应用"抗生素、抗凝、抗痉挛"的三抗治疗，严密观察再植指血液循环，及时发现和处理血管危象，将康复的理念贯穿治疗的始终。术前冷藏保存断指，减少热缺血时间，延缓组织变性程度，减轻术后肿胀。术中无创操作，多吻合血管，术后尽早去除内固定，一般3～4周去除，行主动屈、伸指锻炼，1周后在保护下进行被动关节活动，增加关节的活动度。主动活动是活动肌腱，防止粘连；被动活动是活动关节，防止关节僵直。作业治疗是锻炼手指协调性、灵活性，为日常生活打基础；手指的感觉再训练，促进手指感觉和两点分辨觉尽早恢复。经术后半年功能锻炼，功能恢复不好者可行二期松解、重建侧副韧带等手术，多可恢复满意功能。

三、手术注意事项

1. **术前检查** 术前应认真仔细地做全身体格检查，发现问题及时处理，全身情况纠正后再行再植手术，不能只注重局部情况而忽视了全身情况。多指离断创面多，创伤重，出血多，疼痛剧烈，多有创伤性失血性休克的存在，故术前应注意发现，及时纠正休克。待休克纠正后再行手术，以防危及生命。坚持"先保命，再保指"的原则。

2. **清创** 若确定有条件再植，且技术力量充足，应分组手术。可于患者做术前准备时即有一组或两组人员在显微镜下对多断指进行清创，寻找标记动脉、静脉及神经。清创时切除皮缘及坏死组织，在尽可能保留的前提下彻底清创，预防术后感染的发生。技术力量不足不能分组手术时，应按拇指—示指—中指—环指—小指顺序逐一再植。

3. **骨关节的缩短** 骨骼短缩尽量远离关节，保护关节的功能，固定时尽量不损伤关节。能用交叉克氏针时，就不用单枚克氏针贯穿固定。对于未发育成熟的人群（包括婴幼儿、儿童、青少年），短缩骨骼时一定不能破坏骨骺，防止影响手指发育。行关节融合时，一定要将关节固定在功能位融合。克氏针避免在手指的中末节基底部背侧穿出，防止将中央腱及侧腱束止点撕脱，造成钮孔状畸形及槌状指畸形，影响外形和功能。防止手指旋转，首先与手指甲缘平行，其次第2～5指的纵轴延长线指向舟骨结节。

4. **肌腱的处理** 一定要做到无创操作，切除指浅屈肌腱，仅留指深屈肌腱。清创时用止血钳夹住要切除的肌腱，紧贴止血钳，在肌腱的两侧各切一刀，把要切除的肌腱不完全切下，将肌腱缝合线由切开的肌腱处U形缝入并缝出以备用。近端屈肌腱也是同样处理，等再植时将预留的缝线在吻合口间隙内打结，再用细线沿吻合口转圈，逐一缝合，保证牢靠、光滑。调整好肌腱的张力，既不能过紧，又不能过松。指伸肌腱间断缝合3针，防止缝到周围组织而造成粘连。

5. **血管的处理** 清除不健康的血管，如红线征、缎带征的血管。血管的吻合质量是断指再植成活的关键，吻合血管只需做到通畅不漏血即可，尽量减少吻合针数，既可减轻对血管内膜的损伤，减少血栓的形成，又可缩短血管吻合时间。我们通常吻合指背静脉、指总动脉、指固有动脉，用10-0线缝4针，最多5针，使血管通畅不漏血。笔者的做法是将进针的边距加宽，这样针距就增大了，吻合的针数就少了。另外，笔者采用了自创的随意定点逐一转圈吻合法，操作方便，术野清晰，不需来回翻转血管，减少手术操作时间。一般一条血管仅2～3分钟即可吻合，非常实用，值得推广应用。

6. **神经的处理** 神经的修复原则是尽早宜多，吻合外膜2～3针，对合要好，防止扭转和神经束外露，影响神经功能的恢复。

7. **术后抗凝治疗** 若用肝素等抗凝药物，要按时定期检查出、凝血时间等指标，以及有无鼻衄等出血倾向。

8. **严密观察** 观察各再植手指的血液循环，发生血管危象及时处理。动脉危象用罂粟碱30mg静脉滴注，另用罂粟碱局部封闭、热敷，如果1～2小时不缓解，立即手术探查，重新吻合或行静脉移植；静脉危象可行指背缝线拆除，并行指腹向心性按摩，在指端表皮及部分真皮切除放血缓解，若不缓解，立即手术探查，重新吻合或行静脉移植。

9. **克氏针的去除** 为了断指能恢复良好的功能，防止关节僵直，应早期拔出克氏针。一般手指中末节3周、近节4周、掌部5周、儿童2周即可拔出克氏针，不能以看到骨痂为拔出克氏针的依据。经多年的临床实践，很少见到因过早拔出克氏针而造成骨不连、骨畸形愈合；相反，越早拔出克氏针，越早锻炼，功能恢复越好。对于部分手指功能康复不好的患者，可二期行肌腱松解、掌指关节侧副韧带切断、重建等手术来恢复功能。

（谢昌平 李海洲）

第五节
远节指骨离断再植

一、手术适应证

远节指骨离断再植，指的是发生于指间关节以远的指体完全或不完全离断，包括指体部分离断、指尖离断多种类型。远节指骨离断发病率高，约占所有手外伤的10%，在所有类型断指中占20%。该病好发于从事工农业生产的青壮年。随着第三产业比重的上升，工业生产向城市周边撤离，居民日常工作、生活中发生的断指常表现为远节指骨甚至指间的完全或不完全离断。

（一）对远节指骨离断再植的认识

在显微外科发展的早期，不同于中节、近节断指，远节断指是否再植存在着较大争议。1973年Miller认为，手指中节基底部以远的断指要获得再植成功是难以做到的，所以他不赞成再植该部位以远的断指。1974年Corry认为，手指离断如果超过近指间关节以远，要获得再植成活是困难的；同年，Frykman仅主张对近指间关节以近的断指进行再植。吉津孝卫认为，手指中节中部以远离断残端缝合后，功能没有受到多大妨碍，因此也认为再植是没有意义的。然而，奥津一郎于1974年曾提出远指间关节部位的断指进行再植，在技术上是可能的。松田于1976年报告再植的23例40个断指中，有7个是远节断指，经再植成活3指。孙峰于1979年报告在再植49例76个断指中有6个远节断指获再植成活，吉村光生也认为对远节断指再植后，可保存掌指关节及远指间关节功能，以减少对指体功能的损伤。程国良于1983年共再植中节远端至远节指骨中段54例60个断指，成活58指，成活率为96.7%，不仅外形较好，而且功能比近端离断再植成活要好，从而由他首先提出了远指间关节附近的断指适应再植的主张。May于1982年对18例29个于近指间关节以远的断指进行再植，成活27指，认为中节中部以远的断指可以再植。1991年田万成对手指甲根部以远的指尖离断进行再植，共28例38指，成活36指，获94.7%的成活率。1999年章伟文再植211个离断指尖，获得96.7%的成活率。上述病例随访证明，手指离断部位越远，再植成活后功能越好。21世纪以来，随着显微外科技术的成熟，围手术期理念的发展，人们对远节指骨离断的认识上升到了一个崭新的高度，远节指骨中段离断、指尖离断、瘀斑型离断等多种断指已纳入手术适应证，再植后指体外观、功能趋于完善，将断指再植技术推向了新的高度。

（二）远节指骨离断再植的手术适应证

通过40余年人们对远节断指的不断探索和认识，基本形成了以下共识。

1. **手指末节缺损对手部功能影响较大** 拇指末节缺损，拇指失能50%，全手失能18%；示、中指末节缺损，手指失能45%，全手失能8.1%；环、小指末节缺损，手指失能45%，全手失能4.5%。

2. **远节指骨指体解剖特点适宜再植** 远节指骨体积小，再植后只要指体维持一定的血液循环，指体就能成活，且侧支循环建立比较早。经过正规的小血管吻合技术训练，只要能吻通直径为0.3mm的小血管，这一部位断指的血管吻合就不困难。即使是小儿手指末节的血管，在一定的放大倍数下也可成功吻合。远节指骨离断再植不需修复指伸、屈肌腱，只需行骨内固定，所以再植时间比其他断指短。

3. **远节指骨离断再植术后功能恢复较好** 由于近指间关节正常，中央腱及指浅屈肌腱附着处未受损伤及破坏，近指间关节仍保持正常功能，即使远指间关节行功能位融合，该手指也仍能保存基本功能。同时，指体较小，神经恢复相应较早，指体成活后，指腹饱满，指甲生长正常，感觉功能恢复比高位手指离断快，两点分辨觉为4～7mm，能完成捏、握、抓等手的基本功能，外观也基本恢复正常。

4. **远节指骨离断再植成功率较高** 国内程国良、田万成、章伟文先后报告，远节指骨离断再植成活率分别为96%、94.7%、96.7%，指尖再植成活率可达到94.7%。国外学者最近对2273例远节指骨离断进行回顾性研究，发现远节指骨离断再植成功率达86%，切割伤所致的远节指骨离断再植手术和术中成功吻合静脉的再植手术成功率更高，而离断平面对成功率无影响。

综上所述，远节指骨离断再植的适应证为：60岁以内，各种原因导致的手指末节完全性离断，以及不吻合血管不能成活的不完全性离断，只要指体结构完整，远、近两端无明显挫伤及多发性骨折，均适合再植。

（三）远节指骨离断再植的禁忌证

1. 患有全身性疾病，不允许长时间进行手术。

2. 断指及近端手指伴有多发性骨折及严重软组织挫伤，手指血管床严重破坏，血管、神经从远端撕脱较长者。

3. 断指经刺激性液体浸泡时间较长者。

4. 断指发生于夏季或高温地区，离断时间较长，且未经冷藏者。

5. 多发性手指撕脱伤，血管、神经、肌腱从近、远端抽出较长，没有条件行移位再植者。

6. 精神不正常者或本人无再植要求者。

二、分类与应用解剖

（一）分类

远节指骨离断可以表现为多种类型，临床医生最好能熟知各种损伤类型，才能分辨每种类型的特点、损伤机制、神经血管损伤情况和预后情况等。理想的分型应该涵盖可重复的解剖、诊断和预后等因素，能判断合并的动静脉、肌腱、神经、骨等组织的具体情况，并指导进行恰当的治疗。目前国内外有如下分型。

1. **章伟文等的分型**　章伟文等根据远节指骨的显微解剖结果，发现手指指纹中心即为指端动脉弓的体表投影区。按手指末节血管的分布，将离断部位分为三型（图4-5-1）：①Ⅰ型。远节指间关节横纹至甲根部；②Ⅱ型。甲根部至指纹中心；③Ⅲ型。指纹中心以远。Ⅰ、Ⅱ型（指端动脉弓以近区域）的动静脉、神经在断端两侧呈弧形向指纹中心靠拢，按此弧形走行，在放大10倍的手术显微镜下寻找比较容易。特别是Ⅱ型，从甲根部到指纹中心，两指动脉从两侧向中央呈弧形走行，越向远端，两动脉越向手指中央靠拢；而指静脉要在掌侧真皮下寻找。Ⅰ、Ⅱ型远节指骨离断再植时应建立动静脉血液循环。Ⅲ型远节指骨离断，指动脉弓的中央末梢支和指腹静脉间支较粗。动脉在脂肪层中，静脉在真皮下。如不能找到指腹静脉者，可用近端静脉、远端动脉，按动静脉逆转法建立血液循环。在Ⅲ型中，如手指离断部位在指纹中心至手指末端1/2以远，则因血管、神经过细，吻合极为困难而不宜进行再植。

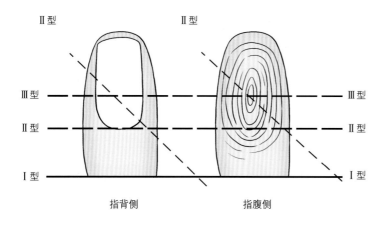

图4-5-1　章伟文等的分型示意图

Ⅰ型：远指间关节横纹至甲根部

Ⅱ型：甲根部至指纹中心（包括斜面离断）

Ⅲ型：指纹中心以远

2. **Tamai的分型**　Tamai根据指动脉和指骨解剖，将其分为三个区域（图4-5-2）：①Ⅰ区。甲弧以远；②Ⅱ区。远指间关节至甲弧之间的区域；③Ⅲ区。远指间关节以近的区域。该分类方法在国际上较为通用。对于手指末节断指，主要分为Ⅰ区和Ⅱ区，两区的主要不同为是否包含指动脉在末节的动脉弓。Ⅱ区断指两侧指动脉从指神经背外侧逐渐走向指腹中间，约在指腹中心处与对侧指动脉吻合，形成指端动脉弓，两侧指动脉的口径为0.3~0.6mm。指腹和指背的静脉丰富，口径为0.3~0.8mm。其中，以拇指的动、静脉最粗。因此Ⅱ区断指较易重建动静脉循环。Ⅰ区的动脉是从动脉弓部分出的4~5个分支，走向指腹远端及指背两侧，口径为0.1~0.3mm。弓部的动脉口径略细于远节指骨近端。指背甲底基部很难找到静脉，指腹静脉紧贴真皮下，管壁菲薄，口径为0.2~

0.4mm，较恒定地走行于指腹中间和指两侧。因此常难以吻合静脉，可采用动脉静脉化或指尖放血等措施改善循环。

3. 国际上其他分型 如图4-5-3。

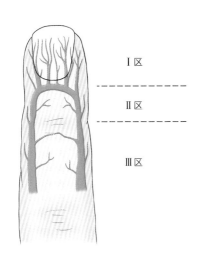

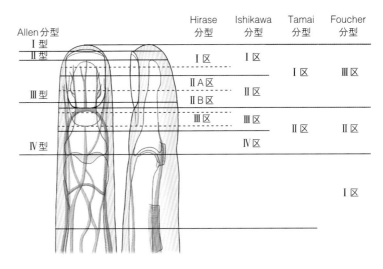

图4-5-2 Tamai的分型示意图

图4-5-3 国际上其他分型示意图

（二）应用解剖

手指末节是由指骨、指甲、极其敏感的皮肤与指纹、血管、神经及指伸、屈肌腱附着部分所组成。各种结构都有其特殊的功能及解剖意义。

1. 远节指骨 远节指骨的特点是末端有一个膨大的爪粗隆。它是手指末节皮下组织附着处，使手指接触任何物体时稳定有力，防止滑脱。爪粗隆约占远节指骨远端1/3，位于指甲远1/2的腹侧，其间仅一层甲床相隔。指骨体略扁平，其基底部的掌侧为指深屈肌腱附着处，背侧为两侧腱束会合的终腱止点，与中节指骨形成一个合页关节。

2. 动脉 指固有动脉到达手指末节基底时开始分支，一支向末端延伸，向掌背侧发出分支，继续向前延伸，达指端掌背侧，血管外径为0.3~0.4mm；一支向指腹中央走行，始发处的血管外径为0.4~0.7mm，与对侧在指腹中央会合，形成动脉弓。这一段动脉长度为2~4mm，血管外径为0.3~0.5mm。以上动脉在指端掌背侧形成动脉网。

3. 静脉 手指末节静脉回流有掌、背侧两种途径。手指末节背侧小静脉经汇集后走向指甲两侧，在甲床基底中央会合成1~3支，向近端走行2~4mm后又呈网状分流出2~3支，向近端回流。这一段静脉位于指背皮下，在指伸肌腱背侧的一层较疏松的间隙中，因此较易寻找和游离。此段静脉的外径为0.3~0.7mm。静脉分支越少，外径越粗；分支越多，外径越细。若为一支时，其口径往往较粗，有时可达0.7~0.9mm，更利于镜下吻合。手指掌侧的静脉自指端细小静脉会合后，在指腹中段及末节基底部真皮下又会合成1~3支，向近端回流。一般以2支型多见，外径为0.3~0.5mm，其走行不恒定，且管壁较薄，所以在清创时常被疏忽而损伤。遇远节指骨中段离断时，因背侧无静脉可以选用，可选用掌侧静脉来吻合。因此，遇远节指骨中段以远再植时，清创中应十分小心地寻找并予以保留。

4. **神经** 当指固有神经延伸到手指末节近1/3时，向掌背侧分为指腹支及甲下支，每支又分为许多小细支，共同构成指腹及指背的感觉神经网。

5. **指甲** 指甲由角质构成，占手指末节指背的1/2，起着加强指腹捏、抓、压等动作力量的作用，指甲也是手指美容不可缺少的部分。甲下、甲床有丰富的毛细血管网，便于观察手指末梢血液循环的变化。指甲的生长依靠甲根部甲基组织。断指经再植成活后指甲照常生长，而指甲的质地与神经修复优劣有关。指神经修复佳，功能恢复优良者，指甲生长速度与外形就与对侧指甲无差异；若指神经修复欠佳，或未经修复，则指甲生长缓慢，指甲增厚，出现横行嵴，表面无光泽，粗糙。

三、手术方法

（一）手术策略

采用Tamai分类，分别为Ⅰ区离断和Ⅱ区离断。

1. **Ⅰ区离断** 该离断平面为甲弧以远，远节指骨离断平面为中段及其以远。

（1）指骨：该类型断指基底一般完好，指骨末端作适当短缩后，用直径为0.8mm左右的克氏针将远节指骨作纵贯内固定。

（2）动脉：这一离断平面的动脉一般位于断面掌侧的中心，口径大致为0.3mm，由于分支增多且呈网状，因此有利于移位吻合。

（3）静脉：由于这一平面的断指其背侧为甲基或指甲，指背已无静脉，因此只能在掌侧寻找；而掌侧静脉口径细，管壁薄，位于真皮下，一旦回缩，寻找就比较困难。为此，可沿指腹真皮下自左至右或自右至左小心地寻找，也可将指体轻微挤压，在断面出现血性红点时即可找到静脉。

2. **Ⅱ区离断** 该离断平面为远指间关节至甲弧之间的区域。

（1）指骨：若远指间关节及远节指骨基底完整，且指伸、屈肌腱止点均完好，应保留该关节的完整性，仅短缩远节指骨，内固定时尽量不贯穿关节。若远节指骨基底已伤及，关节囊或部分关节开放者，成人应做关节融合术，儿童不宜施行关节融合，在保留其骨骺完整性的前提下行远指间关节成形术，行克氏针制动，并修复指伸、屈肌腱，以便形成假关节，以利手指发育及保存部分关节功能。成人拇指行指间关节融合时，应固定于掌屈20°～25°位，其他手指固定于掌屈25°～30°位较为理想。

（2）动脉：这一平面的断指，其血管的走向及位置与其近端断指大致相同，动脉及神经仍可在指屈肌腱两侧偏掌面寻找。由于动脉、神经离断后均有回缩，因此必须按解剖位置着意寻找。一旦找到一侧指动脉或指神经，这一侧的指神经或指动脉就可按其解剖关系顺利找到。

（3）静脉：这一断面的静脉也较为恒定，可在指伸肌腱背侧的皮下疏松间隙中寻找。由于静脉有少许回缩，用显微镊深入这一间隙内小心地夹持少许外膜将其拖出，一般可找到一条管壁较薄、口径较粗的静脉。如果找到两条静脉，其口径往往比一条者更细。若为三条静脉，其口径将更细，为此应小心保护。

（二）手术步骤

1. **麻醉** 采用臂丛神经阻滞麻醉或指神经阻滞麻醉，上臂捆扎气囊止血带，可结合指根橡皮筋止血带阻断。

2. 清创 按常规洗刷，去除污染及坏死软组织，根据具体情况将指骨缩短2mm左右。

3. 血管、神经标记 在显微镜下，在开放止血带下先对近端确定指端动脉的搏动点，然后在指根部用橡皮筋止血、清洗创面后，在动脉附近寻找神经，并予以标记，神经一般比动脉粗；在掌侧真皮下寻找静脉，由于静脉管壁薄，血管细，寻找十分困难，找不到时也不必浪费过多时间，可暂时放弃。断面稍做清创，根据近断端动脉、神经及静脉相应位置寻找远断端血管及神经，并作相应标记。

4. 骨内固定 修整并打磨指骨断端，根据指体大小以直径为0.8mm或1mm的克氏针逆向纵行固定指骨，穿针时两骨端作密切接触，以消除间隙。

5. 缝合指甲及两侧皮肤 用3-0缝线分别缝合两断端掌侧皮缘，并防止损伤已标记的静脉。

6. 缝合1~2条指端神经 在手术显微镜下，用11-0无创尼龙单线缝合1~2条指端神经，按标记找出动脉，经清创，开放止血带，证实近端动脉有力喷血时，采用压迫止血，3~5分钟后用橡皮筋再止血。两断面经清洗，根据动脉口径用12-0无创尼龙单线缝合4~6针，然后用上述缝线缝合1~2条静脉，开放止血带，断指恢复血液循环，用温生理盐水清洗后，缝合掌侧皮肤，术毕。

7. 若断面找不到静脉无法标记时 按上述再植顺序缝合动脉后开放止血带，可见到远端掌侧皮下有出血点处即是静脉，然后于止血带下，在近断端相应位置寻找静脉并修复。

四、手术注意事项

(一)动脉的处理

远节指骨离断再植血液循环重建中，动脉处理的关键点为确定损伤平面与指动脉弓的关系。指动脉弓于掌侧一般位于指纹中心，于背侧一般位于甲弧处。若损伤平面未达指动脉弓，可按照一般断指再植的方法处理指动脉。若损伤平面位于指动脉弓及其以远，此处动脉为指动脉发出的3~5条分支，失去了近节、中节指体中神经与动脉的走行规律，由于血管接近末梢，分支增多且呈网状，因此可供吻合的血管较少，口径大致为0.3mm，需要耐心寻找，并仔细吻合。

(二)静脉的处理

由于在无血状态下远端的静脉非常难以寻找，因此动脉吻合完成后，给予指尖少量通血，紧贴位于皮下指腹两侧的指尖静脉，即可较易找到并可进行吻合。离断于远指间关节和远节指骨基底处的Ⅱ区离断，可在指背中央发现1~2条指背静脉，口径较粗，适宜吻合。若指背静脉较细或Ⅰ区离断时，指背静脉无修复条件，可于掌侧真皮下寻找较粗的静脉进行吻合。

(三)未吻合静脉的处理

末节断指血管的条件与一般断指不尽相同。于中节远段，远指间关节离断再植时，应尽量多地修复动、静脉；于远节指骨基底部以远离断再植时，一般难以遵循以上原则，凡有可吻合的动、静脉，尽量予以修复，即使动、静脉各修复一条，也有成活的把握。若无条件吻合静脉，可采取以下几种方法：

1. 动静脉转流 遇远断端无静脉可吻合而近断端尚有静脉的情况时，在吻通一条动脉后，可将远端另一侧动脉与近端静脉吻合，以维持断指血流平衡。

2. 切开放血　遇远节指骨中段以远离断，远、近两端无可供吻合的静脉时，先吻合动咏。缝合皮肤后，于指端一侧切开放血；也可采用拔甲渗血的方法，以维持再植手指的血流平衡。

3. 结扎一侧指动脉　指动脉指背分支与指背静脉有直接交通，结扎一侧指动脉，可通过指动脉背侧分支向指背静脉分流，完成循环过程。术中吻接两侧指动脉，将弱势侧的指动脉在断面以近1.5～2cm处结扎，使之成为再植指静脉回流的一个新途径。

（四）指尖离断的逆行再植

该部位指体离断行再植时，采用逆行法较为方便。由于指背仅为甲基或指甲，已无静脉可寻，掌侧动脉分布又不规则，清创时要仔细寻找掌侧真皮下较粗的静脉、一条较粗的动脉及神经，并予以标记，经适当骨短缩，克氏针贯穿断指远节指骨后暂不与近端远节指骨固定。先缝合掌侧皮肤，并注意防止损伤掌侧皮下静脉，接着修复静脉，再修复神经及动脉，最后固定骨骼，缝合两侧皮肤及指甲。

（五）吻合血管的质量

远节指骨断指再植难就难在吻接血管。然而，对经过正规小血管吻合训练的医生来说，要吻接直径为0.3～0.7mm的小血管难度并不大。在施行断指再植中，由于有各种组织阻挡，位置深浅不一，血管条件不一，在不允许作过多游离的情况下，行血管吻接就比较困难。高质量地吻合小血管，是远节指骨离断再植成活的关键。因此，对小血管吻合必须在高倍手术显微镜下进行，采用12-0无创伤缝针线，仔细地、轻巧地吻接指动脉，力求做到对合准确，针距及边距对称。

（六）术后血管危象

远节指骨离断再植术后，发生血管危象并不罕见。发生动脉危象时，应及时查明原因，及时处理，必要时行手术探查。发生动脉栓塞时，应切除栓塞段做重新缝合，造成血管缺损时应采用血管移植修复；发生静脉危象时，由于离断的部位不同，应视不同情况采用不同的方法来处理：凡远节指骨基底部以近离断且吻合静脉者，于术后48小时以内发生静脉危象的，应及时手术探查；因静脉栓塞所致者，应切除栓塞段，重新缝合或做血管移植修复；于术后3天发生静脉危象，动脉仍有供血者，可于指端侧方切开放血或以拔甲渗血的方法来挽救；若远节指骨中段以远再植术后发生静脉危象，动脉仍有供血者，可采用拔甲渗血的方法来挽救，甲床处敷以蘸有肝素生理盐水的棉球以维持渗血。一般经5～6天渗血，待侧支循环建立后才可停止放血，指体才有成活的可能。因冲压伤、截板机伤及压砸伤致远节指骨离断者，静脉条件较差，术后发生静脉危象时，仍采用指端侧方切开放血或拔甲渗血的方法来挽救。

（何旭）

第六节
手指组织块离断再植及节段组织缺损再植

一、手指组织块离断再植

(一)手术适应证

如果离断的组织块完整,两断端断面整齐,血管、神经、骨骼及肌腱是被锐性切断的,可试行再植。此伤多为弧形或半圆形刀具冲压离断所致。

(二)手术方法

此类组织块离断均系锐性切冲伤,断面整齐且污染较轻,常规稍做清创,对离体及远、近端组织尽量不做过多短缩。其再植顺序、方法与断指再植类似。但由于离断的类型不同,其再植的方法也不尽相同。

1. Ⅰ型 由于远端指体血供正常,骨内固定及肌腱修复后,将离断组织块近断端的动脉、静脉与指体近端相应血管缝合,而神经采用桥接的方法修复。

2. Ⅱ型及混合型 由于远端指体无血供,在骨内固定及肌腱修复后,将离体组织块远、近端的动脉、静脉及神经桥接缝合。若一侧皮肤相连较多,离体组织块的近端静脉与指体静脉缝合即可,远端静脉可不必缝合,动脉及神经仍需以桥接方法修复。

(三)手术注意事项

1. 凡是钝性冲压伤导致的离断,离断组织块内血管、神经损伤较重,不宜尝试再植。

2. 离断组织块及远、近两端组织稍做清创,尽量减少骨短缩,采用克氏针纵行贯穿固定。

3. 这类手术以桥接再植为主，为保证组织成活与功能恢复，要求术者精确无误地修复血管、神经及肌腱。

4. 术后若发生血管危象，应根据体征正确判断栓塞部位并及时探查。若组织无成活可能时，在征得伤者同意后，可采用相应部分足趾组织移植桥接修复。

5. 注意避免组织块内组织相互分离的情况。血管、神经等重要组织不可剥离过多，以免与小组织块分离。

【典型病例】

右中指组织块离断再植

患者，中年女性，木材厂削皮机切伤，致右示指末节离断，中指远指间关节背侧复合组织块（含皮肤、肌腱、骨质）离断。急诊右示指行常规再植，中指行远指间关节背侧离断组织块再植，远指间关节融合。由于组织块内无可供吻合的动脉，故将桡侧指动脉拉向背侧，与组织块内皮下一条浅静脉吻合，行静脉动脉化再植；另两条组织块皮下静脉与近端指体静脉分别吻合。术后组织瓣经历颜色稍暗紫—变浅—转红润的变化过程，其间无严重肿胀、水泡形成等情况，最终组织块顺利成活。术后2年随访，再植组织块外观良好（图4-6-1）。

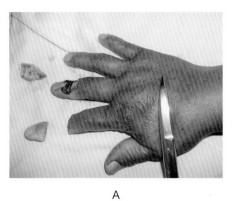
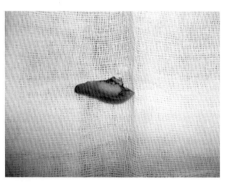

A

B

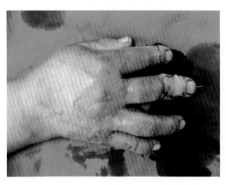
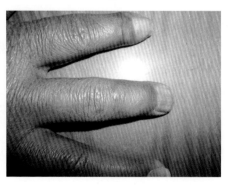

C

D

图4-6-1 右中指背侧组织块离断再植

A. 入院时外观　B. 离断组织块侧面观　C. 再植术后外观　D. 术后2年随访情况

（图片来源：河南周口骨科医院高治宇提供）

二、节段组织缺损再植

对于伴中间节段复合组织缺损的断指再植，可采用皮瓣加骨瓣加血管、神经、肌腱多种组织移植的方式修复，但是从足趾切取一节趾体来桥接移植重建手指长度及外形，仍是对其功能与外观恢复最好的方法。

（一）手术适应证

手指离断后造成中间节段组织挫灭及缺损，而远端离断指体及近端指体完好，患者保指愿望强烈者。另外，由于掌指关节及近指间关节的功能比较重要，对于在这两个平面形成的节段性缺损，应积极桥接带关节的趾体来再植；若远指间关节平面缺损，则可骨短缩，而不必重建关节，皮肤缺损也可以桥接踇趾腓侧C形皮瓣来修复。

（二）手术方法（以足趾节段性桥接移植为例）

1. 节段趾体的切取　根据断指近端与远端清创后所造成的中间节段缺损的距离，可于对侧或同侧相应的第2趾切取适当长度趾体节段组织移植。方法：在硬膜外或蛛网膜下腔阻滞麻醉后，于气压止血带下于近端做切口，切开背侧皮肤，找到并保留趾背至跖背静脉，并分离之，在高位切断并标记。锐性分离趾长伸肌腱，高位切断。再于跖侧做切口，首先沿第2趾两侧神经血管束逆行向近端小心分离，分离至足够长度后连同两侧趾底神经一并高位切断并标记。然后切开鞘管，高位切断趾长屈肌腱，并根据骨与关节缺损情况截断近节趾骨或从跖趾关节离断，供趾创面直接缝合。根据所需移植节段长度，于第2趾远端做鱼嘴状切口，并按上述顺序分离切断远端趾背静脉、趾长伸肌腱、趾长屈肌腱、两侧神经血管束，最后截骨。若远节趾骨可用来修复其他部位，则最为理想；若无处可利用，则弃之。

2. 在无血条件下先行节段趾体与远端指体再植　先行骨内固定，修复指伸、屈肌腱，吻合指、趾背静脉及两侧的指、趾动脉。缝合指、趾神经，最后将节段趾体远端鱼嘴状皮瓣与远端断指皮缘缝合，避免形成环状狭窄。

3. 近端指体与节段趾体再植　将近节指骨与趾骨做骨内固定，依次修复指伸肌腱及指深屈肌腱，并注意调节肌腱张力。然后吻接指、趾背静脉及两侧的指、趾动脉，缝合指、趾神经。

【典型病例】

病例一：踇趾腓侧C形皮瓣桥接再植中指

青年男性，机器挤压至左中指远指间关节平面不全离断，远指间关节毁损及关节周围软组织缺损，清创后骨短缩1cm复位固定，残余的血管、神经、皮肤缺损，切取同侧的踇趾腓侧C形皮瓣桥接再植（图4-6-2）。

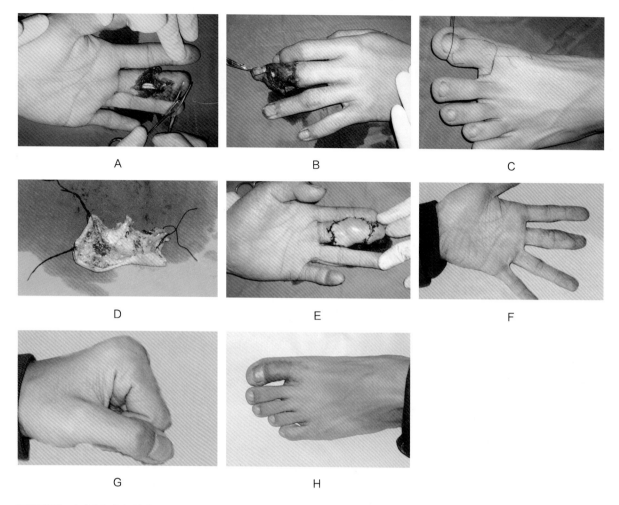

图4-6-2 左中指远指间关节平面节段性毁损的桥接皮瓣再植

A. 术前掌侧观　B. 术前背侧观　C. 左足设计踇趾腓侧C形皮瓣　D. 制备左足踇趾腓侧C形皮瓣　E. 左足踇趾C形皮瓣桥接再植术后即刻　F. 术后5个月复查掌侧观　G. 术后5个月手指功能情况　H. 术后5个月供区外观

病例二：第2趾近趾间关节平面复合组织瓣桥接再植示指

中年女性，机器挤压伤至右示指离断伴近指间关节平面节段性毁损，远侧残端背侧皮肤断面为斜行。设计并切取左足第2趾，携带腓侧趾动脉、趾神经，形成近趾间关节平面复合组织瓣，第2趾胫侧趾动脉、趾神经及部分皮肤软组织留在原位，切取的复合组织瓣移植至示指中间节段，腓侧趾动脉桥接示指尺侧指动脉，背侧浅静脉桥接指背浅静脉。足趾骨短缩固定，缝合（图4-6-3）。

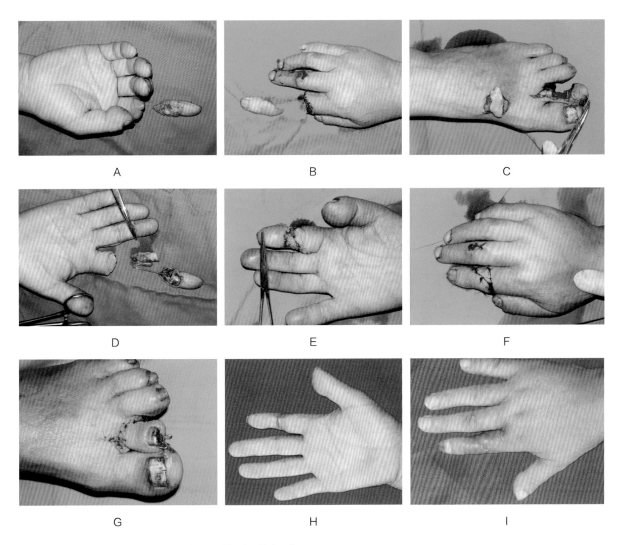

A   B   C

D   E   F

G   H   I

图4-6-3 左足第2趾近指间关节复合组织瓣桥接再植右示指

A. 术前右手掌侧观 　B. 术前右手背侧观 　C. 切取左足第2趾近趾间关节平面复合组织瓣 　D. 复合组织瓣移植至右示指中节节段 　E. 术后掌侧观 　F. 术后背侧观 　G. 术后足趾情况 　H. 术后4个月掌侧观 　I. 术后4个月背侧观

病例三：跖趾关节复合组织瓣桥接再植示指

　　左手拇指末节缺损，示指不全离断，合并掌指关节平面节段性缺如。切取右足第2趾，并分为两个部分，跖趾关节复合组织瓣桥接再植左手示指，远端趾体嵌合右足第3趾胫侧皮瓣再造左手拇指末节（图4-6-4）。

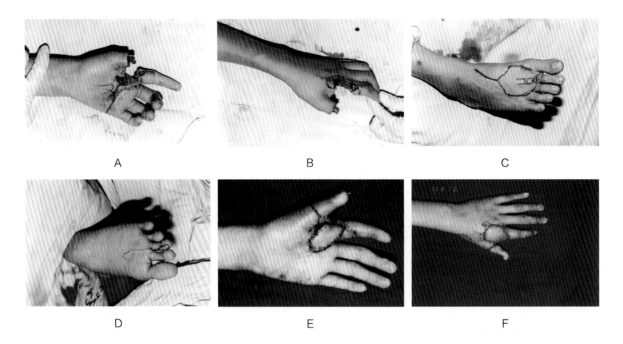

A   B   C

D   E   F

图4-6-4 右足第2趾跖趾关节复合组织瓣桥接再植左示指

A. 术前左手掌侧观   B. 术前左手背侧观   C. 设计右足第2趾两部分的复合组织瓣足背观   D. 设计右足第2趾两部分的复合组织瓣跖底观   E. 术后1个月左手掌面观   F. 术后1个月左手背面观

（图片来源：温州手足外科医院陈福生提供）

（三）手术注意事项

1. 切取节段趾体的骨与关节长度应与节段指体缺损长度相一致。

2. 节段趾体内两端的血管、神经及肌腱应保留足够长度，以保证节段指体缺损所造成的上述组织缺损的修复。桥接的神经与血管必须保证质量。两侧远、近端动脉均应吻合，静脉应多于动脉。

3. 因趾体较细，而手指较粗，所以桥接趾体两侧的皮肤应作改形与调整，以避免缝合后环形狭窄。

4. 若拇指近节节段性缺损，为了保持原拇指外形，不宜取第2趾节段桥接，可切取跗趾近节C形皮瓣加植骨移植桥接。

（谢振军　张建华）

第七节
断指移位再植

一、手术适应证

1. 同时多指离断，且重要指毁损，无再植条件。将次要指移位至重要指处以恢复其功能，最常见的是将其他指移位至拇指、示指缺损处。

2. 断指有节段性毁损或手掌部分毁损，再植回原位则指体短小，不利于其功能的恢复。其他指近端较长，移位后再植可望恢复更好的长度、外观及功能。

3. 移位后重建的手指可保留近指间关节或掌指关节等重要关节的功能。

二、手术方法

再植的方法同一般的断指再植。

【典型病例】

病例一：环、小指移位再植于示、中指

老年男性，机器挤压伤致左手示、中、环、小指离断，示、中指指体挤压严重，环、小指指体完整。将环、小指移位再植于示、中指的位置（图4-7-1）。移位理由：修复重要指。

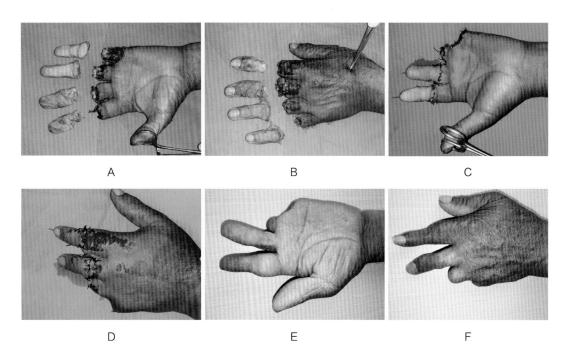

A   B   C

D   E   F

图4-7-1 左手环、小指移位再植于示、中指

A. 术前左手掌侧观 B. 术前左手背侧观 C. 术后左手掌侧观 D. 术后左手背侧观 E. 术后3年随访，左手掌侧观 F. 术后3年随访，左手背侧观

病例二：小指移位再植于中指

老年男性，右手环、小指自近指间关节平面旋转撕脱离断，中指近节以远陈旧性缺如。将小指移位再植于中指（图4-7-2）。移位理由：①利用了中指的掌指关节及伸、屈肌腱完好的特点；②修复重要指。

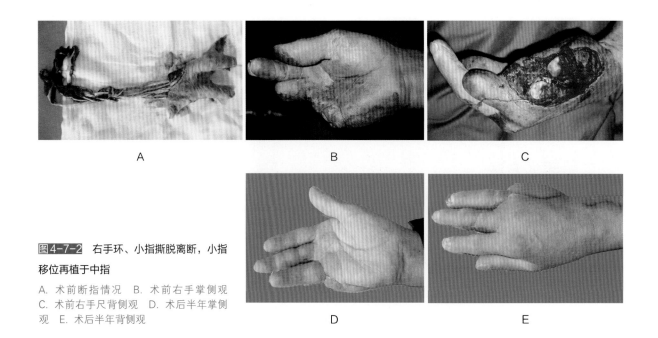

图4-7-2 右手环、小指撕脱离断，小指移位再植于中指

A. 术前断指情况 B. 术前右手掌侧观 C. 术前右手尺背侧观 D. 术后半年掌侧观 E. 术后半年背侧观

A   B   C

D   E

病例三：脱套示指移位再植于小指

　　青年男性，机器挤压伤，右手示指脱套离断合并近节组织毁损，中指脱套性不完全离断，小指脱套离断合并指体毁损。清创后见示指中、末节脱套离断的指体尚完整，若再植回示指则面临中间节段皮肤和长段血管缺损。小指相对较短小，其掌指关节及近指间关节等构造尚完整，于是将示指移位再植于小指，而示指进一步行含足部跛甲骨皮瓣的三叶皮瓣再造（图4-7-3）。移位理由：可恢复一个完整的小指且血管可以直接吻合，示指视情况行修残或再造均可。

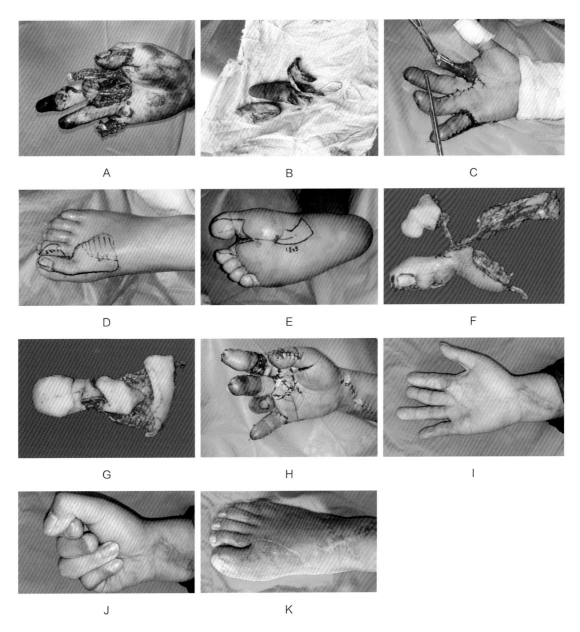

图4-7-3　脱套的右示指移位再植于脱套毁损的小指，足部三叶皮瓣再造示指

A. 术前右手掌侧观　B. 脱套离断的指体　C. 示指移位再植于小指　D. 设计足部含跛甲骨皮瓣的三叶皮瓣足背侧观　E. 设计足部含跛甲骨皮瓣的三叶皮瓣足底侧观　F. 制备含跛甲骨皮瓣的三叶皮瓣　G. 三叶皮瓣重新组合后外观　H. 术后即刻右手掌侧观　I. 术后1年随访，右手掌侧观　J. 术后1年随访，手指抓握功能　K. 术后1年随访，足背侧观

三、手术注意事项

1. 移位后要更有利于再植指及整个手功能的恢复。

2. 其他手指移位重建拇指时，由于示、中、环、小指较拇指纤细，移位再植后创缘周径存在一定的差距，直接缝合会造成皮肤张力过大，对吻合的动脉与静脉形成卡压。若术后指体进一步肿胀，卡压也会逐渐加重，极易导致血管危象（尤其是静脉危象）的发生。因此，可在移位再植的指体两侧中线上做纵行切口；如近端两侧皮肤较多，则在与切口相对应的位置设计三角形皮瓣插入切口内，再予以缝合，可增加指体的周径，减少皮肤张力。另一方面，指骨留存的长度应较肌腱、血管、神经、皮肤等软组织短0.5cm以上。由于移位后血管、神经的位置不对应，吻合的血管斜行，为保持血管无张力或在低张力状态下缝合，血管段若能比骨段长0.5cm以上则较为可靠。再者，移位后对于指骨粗细不一致的情况，一般优先行背侧对齐，以避免伸肌腱走行方向的改变，减轻伸肌腱的粘连。

3. 移位再植手术的设计过程有时是灵活多变的。由于每个人的伤情各异，所以我们要灵活掌握，因人而异（考虑患者年龄、性别、工作性质及个人要求等因素），因伤情而异。近年来，随着拇指再造技术的不断改进并日趋成熟，尤其是组合拇指再造技术的发展，使得再造一个外观及功能俱佳的拇指（甚至其他手指）已成为可能，而移位其他手指再植拇指需放弃一个手指，而且再植的拇指比较纤细，外观虽好于足第2趾移植，却不如组合再造的拇指。手术相对简单，风险较小也是其优点。因此，要强调综合考虑。

（谢振军　张建华）

第八节
异位寄养再植

异位寄养再植是指将离断的指体通过吻合血管的方法使其在其他部位首先成活，暂时寄存，待全身情况好转或局部条件允许后再移回原位的方法。

一、手术适应证

1. 当断指远端较好而近端有广泛而严重的损伤时，直接原位再植不安全，可以先用其他方法覆盖创面。考虑将断指先移位寄养到其他部位，如股前外侧、对侧手背、足背、腹股沟区等部位，分别与旋股外侧动脉降支、指动脉、跖背动脉（或跗外侧动脉）、腹壁下动脉等吻合。待断指近端条件改善后（一般为2~3个月），再将移位寄养的断指回植。

2. 患者为中青年，血管条件好、保指愿望强烈者。

3. 预期寄养指回植后对手的功能有较大改善者。

4. 全身情况可耐受手术者。

二、手术方法（以移位到足背为例）

（一）一期手术

离断的手指清创，将足背相应的部分切开，显露足背动脉或其分支（第1跖背动脉、跗外侧动脉），离断的手指以一枚克氏针与足部相应部位的骨骼进行固定，吻合动脉、静脉。拇指残端的创面应用负压封闭引流技术，或行腹部皮瓣修复。

（二）二期手术

手术采用全身麻醉，分两组进行。一组行手部手术，解剖出受区的动脉、静脉、神经及肌腱；另一组解剖出寄养指的动脉、静脉，待与手部相应管径的动脉、静脉吻合，需携带皮瓣时，将相应大小的足背皮瓣与寄养指一并切取，足部创面植皮覆盖。然后将寄养指移植于手部，固定骨骼，吻合相应的血管、神经、肌腱。

【典型病例】

拇指寄养于右大腿后再植

中年男性，机器挤伤致左手掌软组织毁损，拇、示、中、环、小指远端均无血运。急诊清创后见：手掌和手背的皮肤、掌浅弓、骨间肌、鱼际肌均缺损。分组进行手术，一期行游离股前外侧血流桥接（flow-through）皮瓣联合足背动脉及其属支移植重建掌浅弓并覆盖手掌、手背创面，伴行静脉系统桥接重建静脉回流系统。同时，另一组医生将撕脱离断的拇指寄养再植于右大腿，旋股外侧动静脉束的远端与拇指的指动脉及指背静脉分别吻合。术后27天，二期将寄养的拇指携带股前外侧穿支皮瓣回植于左手第1掌骨残端，旋股外侧动静脉束与桡动脉、头静脉用镶嵌法吻合。最终5个手指均得以保全，皮瓣成活良好。术后17个月随访，患手恢复部分功能（图4-8-1）。

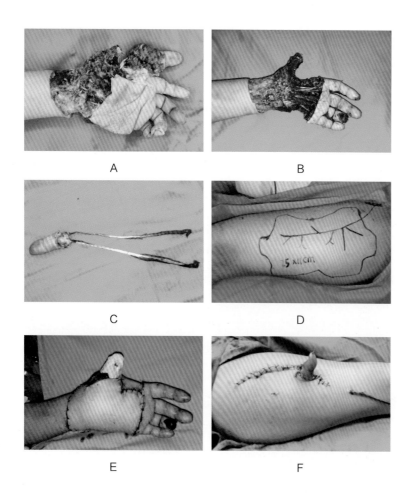

A   B

C   D

E   F

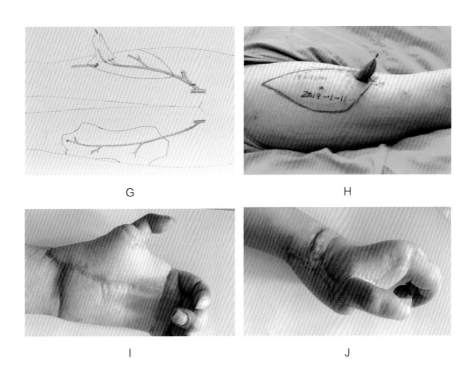

G	H
I	J

图4-8-1 拇指寄养于右大腿后再植

A. 入院时外观 B. 清创后手部外观 C. 拇指外观 D. 一期股前外侧血流桥接（flow-through）皮瓣设计 E. 创面皮瓣修复，重建第2~5指血运 F. 拇指寄养再植于右大腿 G. 股前外侧血流桥接（flow-through）皮瓣及寄养拇指手术示意图 H.二期寄养拇指携带股前外侧皮瓣设计 I. 术后17个月随访掌侧观 J. 术后17个月随访拇指背侧观

三、手术注意事项

1. 断指寄养于对侧健手时，一般将断指接到指蹼处，解剖游离健侧的指动脉、指背静脉，与断指血管进行吻合。

2. 断指寄养于足背时，将断指移到跖背处，与跖背动脉及足背静脉吻合。

3. 断指回植时，将与寄养的断指吻合的动、静脉向近端解剖游离一段长度，再连同寄养的断指一起回植，可以解决血管缺损的问题。如需要，甚至可以从寄养部位携带一块皮瓣一起回植。

4. 断指回植后，寄养部位的血管可以通过静脉移植的方法来修复。

5. 骨关节、肌腱等的处理同一般的断指再植。

6. 选择寄养指的受区时，术者应综合考虑对供区解剖结构的熟悉程度、寄养处的皮肤颜色和质地、拟吻合血管口径匹配程度、手术时体位的舒适度、患者的接受程度及对供区影响的程度等各种因素。

7. 本术式由于手术次数多，疗程较长，需要良好的显微外科技术。在寄养和回植的过程中还有一定的难度，比如在寄养指回植时供区血管周围有瘢痕，分离血管有困难，有时还会误损伤；有时需携带皮瓣同时移植；需要同时移植肌腱、神经等，因此需要术者及患者有充分的思想准备，严格掌握手术适应证。

四、优点和缺点

（一）优点

1. 临床医生有足够的时间和把握处理其他合并伤，并能分组手术（如手部创面处理与寄养可同时进行），充分利用人力、物力。

2. 将手指寄养在健康组织上，比直接再植于创伤较重、条件较差的软组织床上成活率更高，更有利于指体成活。

3. 若指体得以保全，患者付出的代价会小于手指再造。

（二）缺点

1. 手术次数增多，疗程较长，需要良好的显微外科技术；

2. 回植时存在一定的风险。

3. 若断指寄养于足部，需损伤一条主干动脉。

（谢振军　张建华）

参考文献

［1］程国良，潘达德，曲智勇，等. 拇指旋转撕脱性离断的再植（附12例报告）［J］. 中华外科杂志，1982，20（12）：712.

［2］李瑞华，阚世廉，高燕新，等. 拇指旋转撕脱离断的再植术式改进［J］. 中华骨科杂志，2012，32（12）：1157-1160.

［3］宿晓雷，杜志国，张远林，等. 拇指旋转撕脱离断伤再植［J］. 中华手外科杂志，2013，29（5）：315-316.

［4］程国良，潘达德，侯书健，等. 手指再植与再造［M］. 2版. 北京：人民卫生出版社，2005：154-161.

［5］程国良，潘达德，杨志贤，等. 小儿断指再植［J］. 中华外科杂志，1984，22（9）：540.

［6］程国良，张宁埠，潘达德，等. 45个小儿断指再植的长期随访报告［J］. 中华外科杂志，1996，34（4）：205-208.

［7］李锦新，李超红. 小儿断指再植的临床研究（附23例报告）［J］. 中国社区医师：医学专业，2012，14（11）：169.

［8］田万成. 逆行法断指再植的临床研究与应用［J］. 手外科杂志，1987，3（4）：34.

［9］陈福生，李军，王增涛，等. 五个月婴儿示指中指末节离断再植成功一例［J］. 中华显微外科杂志，2001，24（2）：35.

［10］王允彦. 手指多段离断再植3例报告［J］. 手外科杂志，1989，4（4）：220.

［11］范启申，曹斌，魏长月，等. 双手九指11段完全断离再植全部成活一例［J］. 中华显微外科杂志，1995，18（3）：222-223.

［12］黄东，吴伟炽，张惠茹，等. 一手四指八段离断再植成功一例［J］. 中华显微外科杂志，2004，27（3）：199.

［13］谢昌平，侯建玺，谢书强，等. 单手多平面17节段离断再植成功一例［J］. 中华显微外科杂志，2009，32（3）：244-245.

［14］庞水发，常湘珍，张方晨，等. 显微外科在手外科的应用与进展［J］. 中华显微外科杂志，2009，32（3）：177-180.

［15］程国良. 我国断肢（指）再植的回顾与展望［J］. 中华显微外科杂志，2007，30（4）：253-256.

［16］柴益民，林崇正，邱勋永，等. 特殊类型断指再植的临床总结［J］. 中华显微外科杂志，2004，27（3）：219-220.

［17］裴国献. 手部多平面离断再植［J］. 中华手外科杂志，1996，12（4）：211-213.

［18］谢昌平，赵东升，张文，等. 双手十指完全离断再植成功二例报告［J］. 中华手外科杂志，1997，13（4）：224-225.

［19］程国良，潘达德，曲智勇，等. 末节断指再植［J］. 中华骨科杂志，1982，2（3）：130-131.

［20］臧成五，赵睿，张航，等. 不同术式在指尖离断再植中的临床应用［J］. 中华手外科杂志，2013，29（3）：185-186.

［21］丁淑蓉. 单侧指动脉结扎治疗无静脉可供吻合手指末节断指再植的方法与效果［J］. 中国全科医学，2017，20：177-179.

［22］高慧，丁俊杰，强强，等. 不同Tamai和Yamano分型末节断指再植成活率比较［J］. 临床骨科杂志，2018，21（6）：693-694，698.

［23］王建军，张振伟，张咸中. 手指离体复合组织块再植六例［J］. 中国修复重建外科杂志，1999，13（5）：328.

［24］柴益民，林崇正，邱勋永，等. 手指复合小组织块离断再植的研究［J］. 中华显微外科杂志，2003，26（4）：257-258.

［25］曾剑文，边子虎，黄大江，等. 手指离体复合组织块再植［J］. 中华手外科杂志，2003，19（1）：29-30.

［26］冯伟，邢丹谋，任东，等. 手部复合组织块离断再植［J］. 中华手外科杂志，2012，28（4）：227-229.

［27］刘光军，张树明，王成琪，等. 趾节移植桥接再植指节缺损性断指［J］. 中国矫形外科杂志，2003，11（18）：1257-1259.

［28］邢丹谋，任东，冯伟，等. 节段毁损性断指（拇）短缩再植的疗效观察［J］. 创伤外科杂志，2015，17（1）：33-35.

［29］顾玉东，王澍寰，侍德. 手外科手术学［M］. 上海：上海医科大学出版社，1999：747-751.

［30］朱家恺. 显微外科学［M］. 北京：人民卫生出版社，2005：112-114.

［31］徐煜，林格生，邓红平. 多指毁损性离断组合移位再植重建拇指一例［J］. 中华显微外科杂志，2000，23（3）：190.

［32］GRAF P，GRONER R，HORL W，et al. Temporary ectopic implantation for salvage of amputated digits［J］. Br J Plast Surg，1996，49（3）：174-177.

［33］洪建军，高伟阳. 复杂断指（肢）的远位寄生及二期再植［J］. 中华显微外科杂志，2001，24（1）：63-64.

［34］倪国骅，徐世保，杨红海，等. 爆炸伤断指远位寄养二期回植一例［J］. 中华手外科杂志，2007，23（5）：318.

［35］LI J，NI G H，GUO Z，et al. Salvage of amputated thumbs by temporary ectopic implantation［J］. Microsurgery，2008，28（7）：559-564.

［36］顾玉东，王澍寰，侍德. 顾玉东、王澍寰手外科学［M］. 上海：上海科学技术出版社，2002.

［37］王成琪，王剑利，王增涛. 手部严重损伤手指移位再植术［J］. 中华显微外科杂志，1995，18（4）：244-246.

［38］王思夏，战杰，石强，等. 多指离断手指移位再植拇指25例［J］. 实用手外科杂志，2015，29（1）：95-96.

第 五 章

传统的拇指再造与功能重建

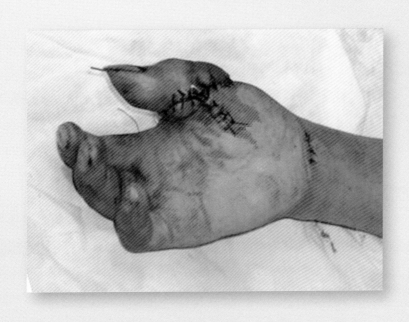

第一节
第1掌骨延长术

1967年，Matev首先采用骨骼延长器来增加掌骨长度并加深虎口。1970年，国内开始开展此手术方法，手术分两期，一期延长后二期取髂骨植骨。20世纪90年代发展为自身骨搬运，手术也分两期：一期骨搬运，二期做虎口加深。优点是手术条件容易达到，不需显微外科技术，不造成其他部位（如供区）损伤，不需植骨，患者容易接受。

一、手术适应证

拇指自近节指骨或掌指关节水平缺损，即拇指Ⅲ～Ⅳ度缺损，虎口轻度挛缩，残端软组织条件良好，残指无法完成对指动作，患者无条件或不愿行游离移植手术。

二、手术方法

早期手术分两期进行：一期做第1掌骨截骨术，并装掌骨延长器。在第1掌骨背侧做长约2cm的纵行切口，切开皮肤及皮下组织，在拇长、短伸肌腱之间纵行切开骨膜，并潜行剥离骨膜，在掌骨远端横穿2枚克氏针，在克氏针近端横行切断骨质，缝合切口，然后将掌骨延长器调节至最短，在相应掌骨近端平行穿入1枚克氏针，安装掌骨延长器（图5-1-1）。术后以每天1～2mm的速度缓慢牵引，使拇指残端皮肤及神经血管束、骨膜一起逐渐伸长，待2～3周拇指达到满意长度后再行二期手术。在牵开的掌骨间隙中植入髂骨块，以2枚克氏针交叉固定，可同时行虎口Z形皮瓣移位术以加深虎口。

随着骨搬运技术的发展，手术不需植骨，将骨延长速度放缓，在骨延长部位出现骨皮质后拆除外固定架，做虎口加深术。

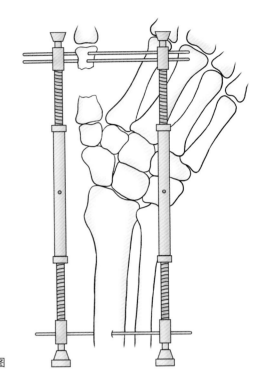

图 5-1-1 第1掌骨延长术示意图

三、手术注意事项

1. **术前准备** 术前应控制感染，常规应用抗生素，评价拇指缺损程度，做X线检查。可嘱患者做拇指残端皮肤牵拉练习，使皮肤更加松弛。

2. **手术要点** 术中做与牵引方向一致的切口，在牵引过程中避免使切口裂开，掌骨牵引速度不能过快，可以前10天每天牵引1～2mm，10天后每天牵引0.5～1mm。为避免牵引过程中远端旋转，掌骨远端平行穿2枚克氏针，拇收肌可能有牵拉作用，可以将其止点下移，缝合于第1掌骨远端骨膜上。

3. **延长长度** 一般以2～3cm为宜，术后应密切观察指残端的皮肤血运、刺痛觉及残留掌指关节的活动度。

4. **术后处理** 术后给予抗炎、对症治疗，常规换药，术后14天拆线，待骨折愈合后拆除克氏针，拆石膏，做功能锻炼等康复治疗。

（路来金 孙希光）

第二节
拇指残端提升加长术

拇指残端提升加长术作为早期拇指重建的手术方法，最早由Thompson提出，在20世纪50～60年代是拇指重建的主要术式之一。该手术方法简单，治疗周期短，效果较好，但手术适应证范围相对较窄。

一、手术适应证

拇指Ⅲ度缺损，残端皮肤松软者，保留1cm以上近节指骨，掌指关节屈伸活动正常，虎口皮肤正常。

二、手术方法

在距拇指残端2.5～3cm处的桡侧设计弧形切口，切口绕过第1掌骨中部至大鱼际纹。切开皮肤及皮下组织，在伸肌腱及鱼际肌表面向远端潜行剥离，形成以虎口掌背侧为蒂的皮瓣；显露拇指残端指骨，切除残端瘢痕，显露拇指近节指骨远端髓腔，切取长1.5～2cm的髂骨块，并修成直径为7～8mm的骨条，将凹面朝向掌侧，插入拇指残端指骨的髓腔中，用克氏针纵行固定。把提升的皮瓣套在植骨条上，包裹骨条表面，遗留的拇指侧裸露创面取中厚皮片移植覆盖（图5-2-1）。

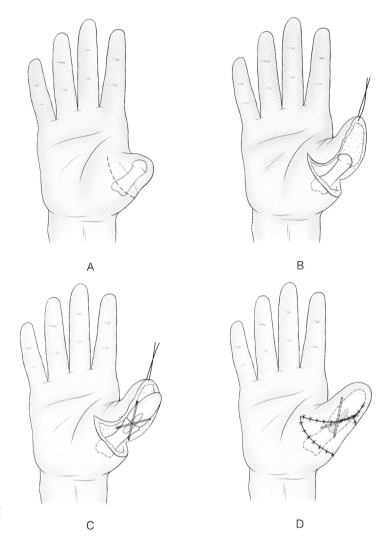

图5-2-1 拇指残端提升加长术示意图

A. 皮肤切口　B. 掀起皮瓣　C. 植骨块固定
D. 创面植皮缝合

三、手术注意事项

1. **术前准备**　术前应控制感染，常规应用抗生素，评价拇指缺损程度，行X线检查，以评价骨断端的质量。

2. **手术要点**　应在拇指伸肌腱的腱周组织及大鱼际浅面做潜行剥离，掀起皮瓣；植骨条长度不超过2cm为限，植入后以既增加拇指残端长度又不影响皮瓣血运为原则；皮片移植加压包扎，以压力不影响皮瓣血运为前提。

3. **术后处理**　术后给予抗炎、抗痉挛、抗血栓等药物对症治疗，保暖，常规换药。皮片移植后，一般术后10天拆除荷包缝合，术后14天拆线；待骨折愈合后（术后6～8周）拆除克氏针、石膏，做功能锻炼等康复治疗。

（路来金　孙希光）

第三节
腹（胸）部皮管移植加植骨术

Noesske于1908年为一例13岁的拇指缺损男孩做了分期皮管指骨成形术，获得成功，保留了拇指的长度和相应功能，但再造后拇指臃肿，持物不稳，无感觉或怕冷等，后有学者采用邻指血管神经岛状皮瓣重建感觉而完善了这一手术的治疗效果。

一、手术适应证
拇指Ⅲ～Ⅴ度缺损，残端及虎口皮肤瘢痕挛缩，年龄偏大，不愿接受其他方法再造拇指者。

二、手术方法
腹（胸）部皮管移植加植骨术分为皮管形成植骨术和皮瓣断蒂术，具体操作如下（图5-3-1）：

1. **皮管形成植骨术** 拇指残端做环形切口或冠状切口，切除皮肤瘢痕挛缩区，分离、松解皮肤。于拇指指骨或掌骨残端开通髓腔，于腹部、胸部或上臂内侧做一轴形皮瓣，将皮瓣掀起后缝合成一皮管。取髂骨，凿取直径约1cm带骨膜的髂骨条，将近端插入拇指残端的骨髓腔内，以克氏针交叉固定。将皮管缝合、固定，包裹植骨处。

2. **皮瓣断蒂术** 术后一般3～4周，经断蒂试验证实已经建立侧支循环后可断蒂，供区直接缝合。

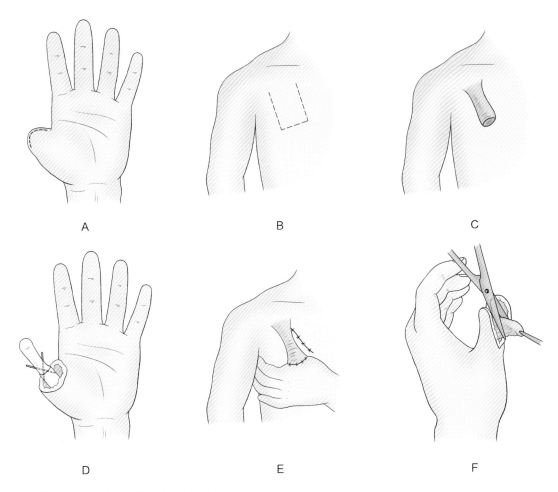

A   B   C

D   E   F

图5-3-1 腹（胸）部皮管移植加植骨术示意图

A. 拇指残端切口 B. 锁骨下皮瓣切口设计 C. 皮管制备 D. 植骨内固定 E. 拇指植骨条套入皮管内 F. 断蒂后修整皮管残端

三、手术注意事项

1. **术前准备** 术前应控制感染，常规应用抗生素，术区清洁，评价拇指缺损程度，行X线检查，一般在全身麻醉下做此手术。

2. **手术要点** 胸部皮管较薄，因而能成为首选；皮瓣需彻底止血，并防止术后出血、继发感染，后者可导致手术失败；髂骨条粗细应合适，皮瓣松紧应合适，防止过紧而影响皮瓣血运，也避免过松而导致持物不稳。皮管端与拇指残端皮缘要对合准确，以利侧支循环的建立。

3. **植入骨条长度** 一般外径0.6～0.8cm，长度不超过2cm。

4. **术后处理** 术后常规改善循环，预防感染，一般术后14天拆线。术后3周开始做断蒂试验，将皮管根部用橡皮筋箍紧以阻断血运，只有阻断超过1小时而皮管血供正常者才可断蒂。术后8～12周可做功能锻炼。

（路来金 孙希光）

第四节
示指拇化拇指再造术

采用示指移位或残余示指移位再造拇指最早被报告于 1949 年，由 Cosset 首先报告。手术就近移位，手术操作较简单，再造拇指的外形功能满意，但有手指缺损，所以手术适应证范围较狭窄。

一、手术适应证

Brunelli 等认为，对于拇指在掌指关节近侧水平缺损且其余四指或三指存在时，选择示指移位再造拇指并重建虎口是第一选择。由于该手术转位时连同骨、关节、肌腱、血管、神经等组织一并转移，手术操作简单，术程缩短，术后可确保血运通畅。早期进行功能锻炼，手运动功能和感觉功能恢复好，以这种方式再造的手外形较游离足趾移植为佳。

一般认为手术适应证为：拇指 V 度或 VI 度缺损，示指末节缺损或示指残指，但手掌及示指近节无明显损伤者。

二、手术方法

在全身麻醉或臂丛神经阻滞麻醉下手术。

供区准备：根据受区所需指体及皮肤长度，在示指上设计手术切口。依次切开皮肤，于示指背侧游离出与示指相连的指背静脉，并连同深筋膜一起游离掀开，切断示、中指指蹼韧带及掌骨头横韧带；在掌侧仔细游离示指两侧指神经及指固有动脉并保留，然后向近端继续游离。结扎并切断示指尺侧由第1指总动脉发出至中指的指固有动脉；劈开并分离第1指总神经；从近节指骨底止点处切断第1骨间背侧肌及第1骨间掌侧肌。根据再造指的长度截断示指指骨或相应掌骨及指伸、屈肌腱。

受区准备：清创后，修整掌骨。将示指移位于拇指并调整至对掌位，用克氏针将示指与第1掌骨（或大多角骨）固定；调整肌张力，缝合拇长伸、屈肌腱；将示指第1骨间背侧肌止点与拇短展肌缝合。将原虎口及示指背侧皮瓣互换位置，重新设计成虎口。如有裸露创面，取中厚皮片移植覆盖，加压包扎。术后用石膏托做外固定（图5-4-1）。

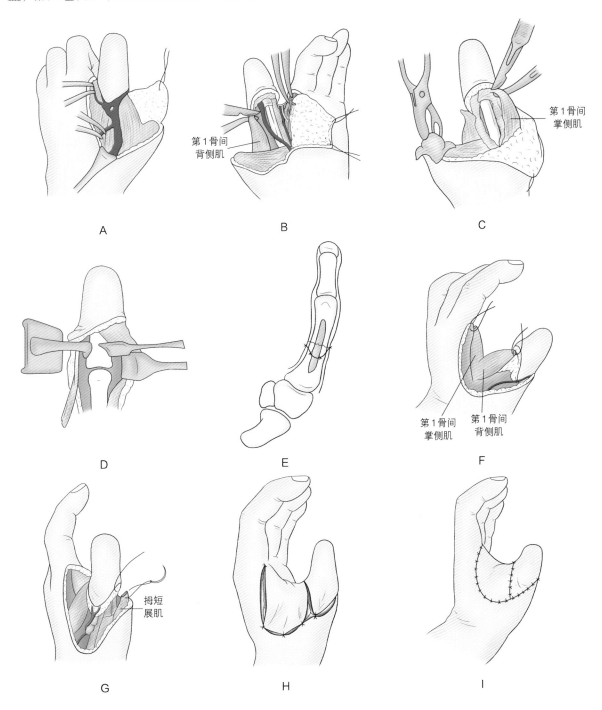

图 5-4-1 示指拇化拇指再造术示意图

A. 分离结扎分向中指的指背静脉　B. 钝性分离第1指总神经　C. 切断第1骨间背侧肌及第1骨间掌侧肌　D. 截断指骨体
E. 骨栓植入　F. 第1骨间背侧肌固定于原示指（新拇指）尺侧　G. 重建对掌功能　H. 两块皮瓣互换，缝合皮肤　I. 手术完成

三、手术注意事项

1. **术前准备** 术前应控制感染，常规应用抗生素，禁食禁水，评价拇指缺损程度，做X线检查。

2. **手术要点** 在示指掌指关节附近掌侧基底做半环形切口，呈V形向背侧延长切口至第2掌骨中部近端，从V形切口顶点向拇指掌骨尺侧做横行切口，并沿尺侧向远端延伸，将皮瓣掀起至掌指关节水平。注意，至少应将一支浅静脉保留在残指内，术中游离神经血管束时要携带足够宽度、长度的筋膜组织，并保护好其伴行静脉不受损伤，以利于转位。术中避免神经血管束受压，指体长度及肌腱张力调整要适中。术后重视康复锻炼，以保证手功能的良好恢复。

3. **术后处理** 术后给予抗炎、抗痉挛、抗血栓等药物对症治疗，注意保暖、常规换药，皮片移植后一般术后10天拆除荷包缝合，术后14天拆线，待骨折愈合后（术后6～8周）拆除克氏针和石膏，做功能锻炼等康复治疗。

（路来金　孙希光）

残指移位拇化术

Guermonprez最早于1988年报告了一例拇、示、中指损伤的患者，先截除示指，然后把残存的中指移位到拇指上，经历4次手术才完成残指移位拇指再造术。

一、手术适应证

损伤导致拇指缺损的同时，也会造成邻指的部分缺损，这种情况下可以将损伤的手指或掌骨远端移位至拇指近节基底或第1掌骨，以重建拇指的长度和功能。适用于拇指Ⅳ度或Ⅴ度缺损，大鱼际肌功能正常，示指或其他手指于中节基底以远缺损，指根部皮肤软组织正常者，一般不应用正常的示指移位。

二、手术方法

在环指及拇指根部背侧设计一不规则的Y形切口，使环指背侧呈Ⅴ形，将Ⅴ形底角向拇指矢状切口弧形延长。保留环指背侧静脉网，于掌侧保留双侧神经血管束，并向近端游离至第2掌骨中段；切断掌骨头横韧带，于近端切断环指伸肌腱，于止点切断骨间掌侧肌；于适当部位截断环指近节指骨或第2掌骨，于第2掌骨近端截取长约1.5cm的骨皮质作为髓内固定的骨栓。掀起并松解拇指残端双侧皮肤，显露拇指残端骨骼，将截断的环指转位至拇指残端，在对掌位将骨栓插入远、近髓腔固定，必要时用克氏针固定，缝合骨膜。将第1骨间背侧肌缝合在环指尺侧原第1骨间掌侧肌止点处；把拇短展肌腱止点缝合在环指第1骨间背侧肌止点处，将拇长伸肌腱与环指伸肌腱缝合，将手掌侧皮肤向背侧缝合，形成虎口（图5-5-1）。

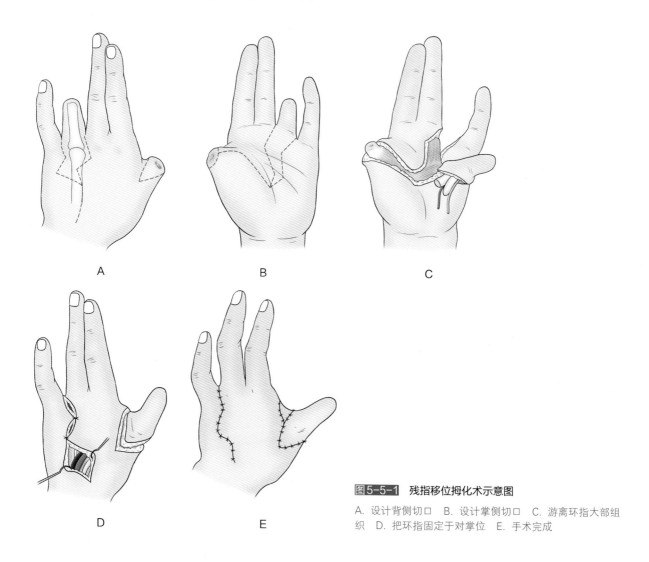

A　　　　　　B　　　　　　C

D　　　　　　E

图5-5-1 残指移位拇化术示意图

A. 设计背侧切口　B. 设计掌侧切口　C. 游离环指大部组织　D. 把环指固定于对掌位　E. 手术完成

三、手术注意事项

1. **术前准备**　术前应控制感染，常规应用抗生素，禁食禁水，评价拇指缺损程度，做X线检查。一般宜在全身麻醉或臂丛神经阻滞麻醉下行此手术。

2. **手术要点**　手术分离时避免损伤两侧血管、神经及指背静脉，分离长度要足够，当出现张力时应短缩骨骼；移位后新的拇指不应长于健侧拇指，一般在6～8cm，以同侧示指近指间关节为标准，移位的手指应处于对掌位；移位后应重视内在肌的修复，缝合张力略高；可将切断的双侧指神经与拇指残端双侧指神经缝合，以修复拇指感觉。

3. **术后处理**　术后给予抗炎、抗痉挛、抗血栓等药物对症治疗，保暖，常规换药，待骨折愈合后（术后6～8周）拆除克氏针、石膏，做功能锻炼等康复治疗。

（路来金　孙希光）

参考文献

［1］顾玉东，王澍寰，侍德. 顾玉东、王澍寰手外科学［M］. 上海：上海科学技术出版社，2002.

［2］曲智勇，程国良，郝铸仁. 实用手外科手术学［M］. 2版. 北京：人民军医出版社，2003：264-266.

［3］BRUNELLI G A，BRUNELLI G R. Reconstruction of traumatic absence of the thumb in the adult by pollcization［J］. Hand Clin，1992，8（1）：41-55.

［4］刘雄华，王鹏，王福星，等. 示指转位再造 Ⅴ、Ⅵ度拇指缺损［J］. 中华手外科杂志，2005，21（4）：202.

［5］程国良，潘达德. 手指再植与再造［M］. 北京：人民卫生出版社，1997.

［6］顾玉东. 手的修复与再造［M］. 上海：上海医科大学出版社，1995.

［7］侯春林. 第一掌骨缓慢延长法治疗拇指缺损［J］. 第二军医大学学报，1990，11（6）：569-570.

［8］顾玉东，王澍寰，侍德. 手外科手术学［M］. 2版. 上海：复旦大学出版社，2010.

第 六 章

足趾移植拇-手指再造

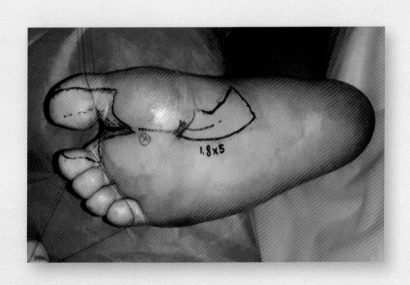

手是人类的劳动器官，也是人体的功能和感觉器官，是人们生产劳动和日常生活不可缺少的重要器官。手还是人体的美容器官，手的完整与美观有助于人们相互间的情感和思想表达。手与手指缺损不仅导致功能的丧失，还会影响人的心理与生活质量，因此，手与手指再造具有十分重要的意义。

传统的拇指功能重建术虽可以恢复一定的夹持功能，但无法获得良好的精细捏持功能与感觉功能，外观也较差。为此，19世纪90年代，奥地利的Nicoladoni尝试采用分期手术的方法，将第2足趾带蒂移植于拇指残端，首次用足趾重建拇指，由于需多期手术，术后手足固定在强迫体位，功能恢复并不理想，因此未能在临床上推广应用。

20世纪60年代，随着显微外科技术的兴起与发展，显微镜、精细手术器械与显微缝线的研制与应用，使小口径血管吻合的技术问题获得突破，使得吻合血管的游离足趾移植再造手指成为可能。我国上海华山医院的杨东岳教授于1966年成功完成了世界上第一例第2趾游离移植再造拇指，获得了良好的功能。Cobbett等于1968年首先报告采用踇趾移植再造拇指获得成功。Morrison于1980年报告采用踇甲皮瓣游离移植修复拇指套状撕脱伤，获得满意的功能与外形。目前，采用足趾移植再造已成为手与手指缺损的首选手术治疗方法并获得广泛应用，绝大多数人功能恢复满意。

由于足趾与手指在外观上存在一定的差异，尤其是第2趾移植再造术后外形仍存在一定缺陷，为此，许多学者为改善再造指外形做了大量探索性研究，程国良教授提出了"修饰性再造"的概念，就是在做好功能重建的前提下，更加重视外形的修复。随着再造技术与方法的不断改进与创新，足趾移植再造的功能重建日趋精细化，外形修复美观化，必定会使足趾移植拇-手指再造获得新的发展和提高。

足部应用解剖

了解足部解剖，对于成功解剖和切取足趾，以及最大限度地减少对足部供区的破坏与功能的影响至关重要。本节重点介绍与足趾移植拇-手指再造有关的足部应用解剖。

一、足部皮肤与皮下组织

足背皮肤与手背皮肤色泽、质地相同，皮下脂肪少，滑动度大，适用于修复手部组织缺损。足背皮下组织薄而疏松，皮神经丰富。

足底皮肤致密，具有较厚的角质层，皮下组织坚实，在作为重力支持点的足跟、姆趾基底部及足侧缘特别增厚。皮肤与跖腱膜之间，或与深筋膜之间，有垂直走行的韧带相连，使足底皮下组织分成许多间隔。足部的筋膜分布特点体现在：可有效地限制皮肤过度移动，形成所谓的皮肤联结；有些区域软组织形成一定角度，构成弯曲的皱褶；足底肌，尤其是其肌腱，被限制在足和趾的凹陷处，便于这些肌腱移动；防止血管、神经过度受压。

足底皮肤按负重功能的主次可分为四区：足跟区、前跖区、外侧区及跖弓区。前三者为负重区，其中以足跟区最为重要，前跖区其次，外侧区再次。跖弓区为非负重区。

二、足部肌肉与肌腱

足背姆长伸肌腱及趾长伸肌腱均由支持带及腱鞘保护、构成（图6-1-1）。

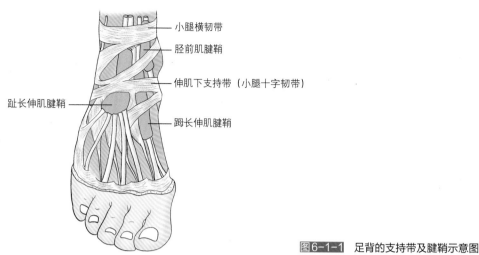

图6-1-1 足背的支持带及腱鞘示意图

小腿横韧带
胫前肌腱鞘
伸肌下支持带（小腿十字韧带）
趾长伸肌腱鞘
跛长伸肌腱鞘

（一）与足部相关的小腿部肌肉

1. 趾长伸肌　位于小腿前外侧皮下，起自胫骨上端、腓骨小头、腓骨前嵴、前肌间隔、骨间膜及小腿筋膜。总肌腱又分为五个肌腱通过十字韧带下的外侧管，四个肌腱分别止于第2～5趾远节趾骨背侧。第5个肌腱止于第5跖骨底，趾长伸肌肌腹中有一部分与此肌腱相连接，构成独立的第3腓骨肌。趾长伸肌能伸第2～5趾，第3腓骨肌能提起足的外侧缘。

2. 跛长伸肌　位于胫骨前肌和趾长伸肌之间，起自腓骨的内侧面下2/3及邻近的骨间膜。其肌腱在十字韧带下通过中间管而止于远节趾骨基底背侧。跛长伸肌能伸跛趾及足，提起足内侧缘。

3. 趾长屈肌　起自胫骨后面，位于跛长屈肌和胫骨后肌内侧，小腿三头肌深面。起自胫骨后面的中1/3及小腿筋膜深层。其肌腱行于内踝后，行向足底，分为4个肌腱，止于第2～5趾远节趾骨底跖面。趾长屈肌能屈第2～5趾的远节趾骨，屈足及旋外。

4. 跛长屈肌　起自小腿后部外侧、小腿三头肌深面，其内侧为胫骨后肌，外侧为腓骨长、短肌。肌腱通过内踝之后，经距骨及跟骨的沟内到足底，止于远节趾骨，使跛趾屈曲、屈足及旋外。

（二）足部肌肉

1. 足背肌

（1）趾短伸肌：位于足背皮下，趾长伸肌的深面。起自跟骨上面的外侧面，三个细腱与趾长伸肌腱斜相交叉，向第2～4趾背与趾长伸肌腱合并，伸第2～4趾，并向外侧牵引。

（2）跛短伸肌：位于趾短伸肌内侧，起自跟骨前部，止于跛趾近节趾骨底，肌腱下有足背动脉通过，伸跛趾（图6-1-2）。

2. 足底肌

（1）内侧群：跛展肌，使跛趾离足底正中而外展；跛短屈肌，屈跛趾第1趾骨；跛收肌，向足底正中牵引跛趾并屈跛趾。

（2）外侧群：小趾展肌，屈小趾第1节趾骨并向外侧牵引；小趾短屈肌，屈小趾第1节趾骨。

（3）中间群：趾短屈肌，屈第2～5趾的中节趾骨；跖底方肌，协助趾长屈肌屈趾；蚓状肌（4个），屈第1节趾骨并向内侧牵引趾骨，伸中、远两节趾骨；骨间跖侧肌（3个），向内侧牵引第3～5趾并屈各趾第1节趾骨；骨间背侧肌（4个），屈中间第2～4趾的第1节趾骨（图6-1-3）。

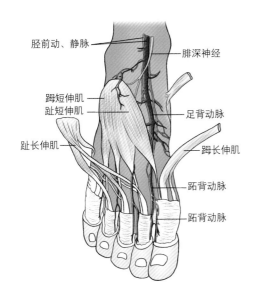

图6-1-2　足背外在肌及内在肌示意图

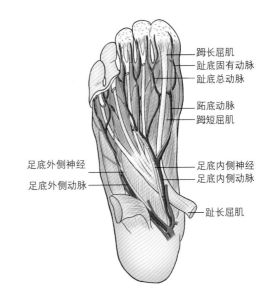

图6-1-3　足底外在肌及内在肌示意图

三、足部血管

（一）动脉

足部血供主要来自胫后动脉和胫前动脉。

1. 胫后动脉　胫后动脉为腘动脉的直接延续。在内踝下出屈肌支持带后分出足底内侧动脉和足底外侧动脉。足底内侧动脉在足底内侧沟内，其末端与第1跖底动脉结合；足底外侧动脉在足底外侧沟内沿第5趾外侧发出一条趾底固有动脉，向内与足背动脉的足底深支吻合构成足底弓，并发出4条跖底动脉；而第1跖底动脉又发出3个趾底动脉，即拇趾胫侧及腓侧趾底动脉及第2趾胫侧趾底动脉。第1跖骨底远1/3处与足底内侧动脉构成一个X形交叉。这一血管走向及血供关系为足趾移植提供了又一个供血系统（图6-1-4）。

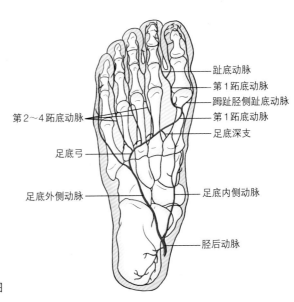

图6-1-4　胫后动脉及其在足底的分支示意图

第1跖底动脉来自胫后动脉，发自足底弓，主要提供踇趾和第2趾跖侧血供。第1跖底动脉是发自足底弓的最后一支跖底动脉，与来自足背动脉的足底深支会合后，该动脉于第1跖骨中段向胫侧钻入第1跖骨跖侧面，并向远端延伸，走行于第1跖骨远1/3的跖侧处。该动脉与足底内侧动脉、踇趾胫侧趾底动脉在第1跖骨下1/3跖底构成X形交叉后，绕过踇趾外侧籽骨，经跖横韧带下走向第1趾蹼，并与第1跖背动脉吻合，向趾底发出踇趾腓侧趾底动脉及第2足趾胫侧趾底动脉。以上这一解剖关系为临床提供了采用足背动脉足底深支第1跖底动脉这一供血系统切取足趾的可能。

根据解剖所见和临床实践，我院对第1跖底动脉在足底的不同位置提出了分型（图6-1-5），为术中分离该动脉提供解剖依据。于第1跖骨跖侧通过中点画一条纵轴线，若第1跖底动脉、足底内侧动脉及踇趾胫侧趾底动脉在第1跖骨底所构成的X形交叉位于纵轴线的腓侧，称CI型，术中可清楚地看到这一解剖关系且易解剖分离；若X形交叉位于纵轴线上，称CII型，在助手充分配合暴露下也能看到这一解剖关系，术中分离较困难，但仍能完整地解剖分离；若X形交叉位于纵轴线的胫侧，称CIII型，即使在助手充分配合下，也难以清楚地看到这一关系，仅看到第1跖底动脉向胫侧弧形走行，术中难以暴露血管关系，也难以分离，只有在牵引跖底动脉的同时带有一定盲目性地把足底内侧动脉及踇趾胫侧趾底动脉用钳夹切断，以保证第1跖底动脉的完整性。

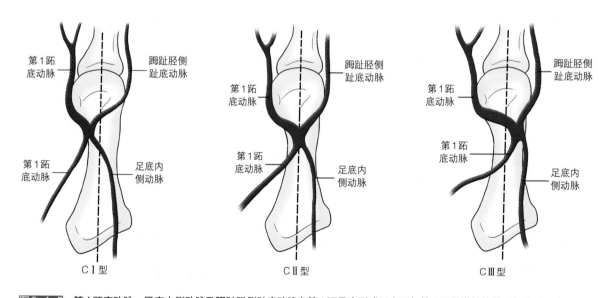

图6-1-5 第1跖底动脉、足底内侧动脉及踇趾胫侧趾底动脉在第1跖骨底形成X交叉与第1跖骨纵轴的关系与分型示意图

2. **胫前动脉** 胫前动脉从腘动脉发出，出伸肌下支持带后移行为足背动脉。该动脉贴近足骨及韧带走向第1跖骨间隙，其内侧为踇长伸肌腱，外侧为踇短伸肌。在第1跖骨间隙的近侧端附近分为两个终支：①足底深支，在第1跖骨间背侧肌两头之间走向足底；②第1跖背动脉，其又发出踇趾腓侧趾背动脉及第2趾胫侧趾背动脉。另外，足背动脉还发出跗内侧、跗外侧动脉及弓形动脉。弓形动脉向远侧发出第2、3、4跖背动脉，在第2、3、4跖骨间隙走行（图6-1-6）。

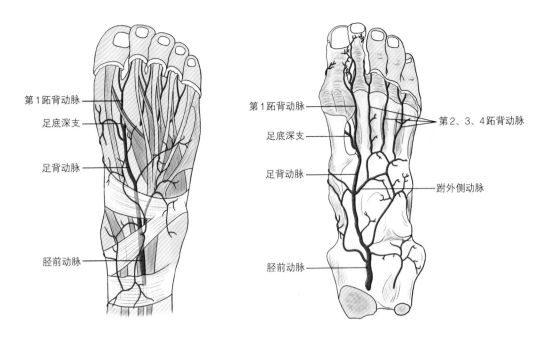

图6-1-6 足背部动脉示意图

基于足底供血来源于胫后动脉，足背供血来源于胫前动脉，其终末支互相交通，因此当切取踇甲皮瓣或踇趾及第2、3趾时，可切取以足背动脉足底深支及第1跖背动脉或足背动脉足底深支第1跖底动脉两个供血系统。

足背动脉大都为胫前动脉的直接延续，始于内、外踝连线的中点，终于第1跖骨间隙近侧端，通常有两条伴行静脉。足背动脉主干偏向正常位置内侧者占42%，偏向外侧者占58%，后者也有始于腓动脉的。足背动脉极细或缺如者占3.8%～6.7%。成人正常足背动脉干长为6.5～8cm，外径为2～3.5mm。足背动脉干的任何部位都可发出纤细的皮支，大的皮支在近侧段较多。成人近侧段一般外径为0.4～0.6mm，中间段为0.3～0.5mm，远侧段为0.3～0.4mm。第1跖背动脉也发出较多纤细的皮支，并与附近动脉相互吻合，形成皮肤动脉网。以上解剖特点为切取足背皮瓣及带足背皮瓣的第2趾或踇趾甲皮瓣移植提供了重要的解剖依据。

第1跖背动脉位于第1骨间背侧肌与皮肤之间，有同名静脉伴行，其内侧为腓深神经的皮支，第1跖背动脉在第1跖骨间隙的位置按Gilbert（1976）分为三型。

Gilbert I型：第1跖背动脉走行于第1骨间背侧肌表面或浅层肌纤维之间，达第1跖骨间隙远侧端，走行于跖深横韧带背侧面，移行为趾背动脉。该型出现率为46%～66%。第1跖背动脉若走行于足背皮肤下与第1骨间背侧肌之间，称第1跖背动脉足背动脉延续型，或 I a型；若走行于第1骨间背侧肌的浅层，称 I b型（图6-1-7）。

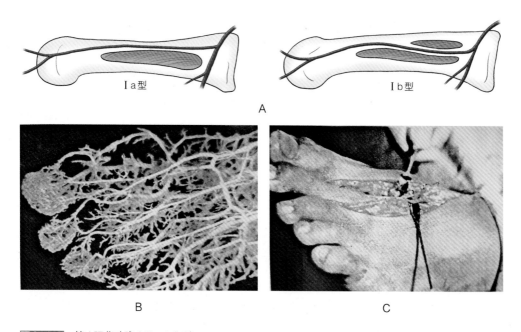

图6-1-7 第1跖背动脉 Gilbert Ⅰ型

A. Ⅰ型走向示意图　B. Ⅰ型铸塑标本　C. Ⅰ型解剖所见

　　Gilbert Ⅱ型：第1跖背动脉位置较深，起于足底深支下部。该动脉常于第1跖骨间隙远侧1/3处跨越至第1骨间背侧肌表面，为Ⅱa型；若完全行走于第1骨间背侧肌并于足底深支发出一支细小的动脉，沿第1骨间背侧肌表面行走，为Ⅱb型（图6-1-8）。该型出现率为22%～46%。当术中遇到Ⅰ～Ⅱ型时均能顺利切取足趾。

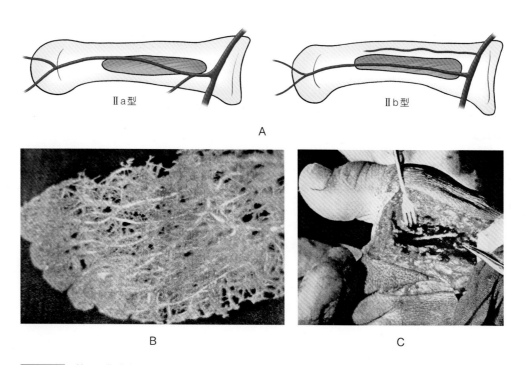

图6-1-8 第1跖背动脉 Gilbert Ⅱ型

A. Ⅱ型走向示意图　B. Ⅱ型铸塑标本　C. Ⅱ型解剖所见

Gilbert Ⅲ型：第1跖背动脉极细，外径小于1mm或缺如。该细小的第1跖背动脉不足以提供足趾移植后的血供。该型出现率为8.4%～12%。当术中遇到Ⅲ型时操作较为困难，需细心地向深处解剖，采用足背动脉-足底深支-第1跖底动脉这一供血系统来切取足趾（图6-1-9）。

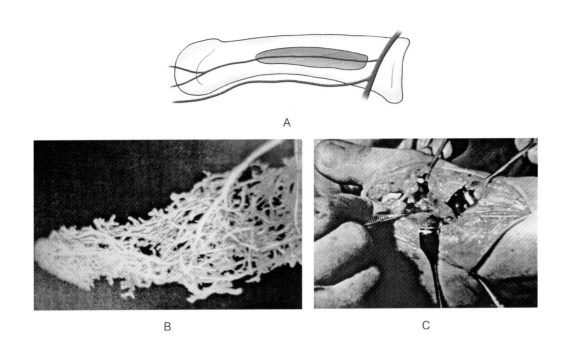

A

B　　　　　　　　　　　　　　　　　C

图6-1-9　第1跖背动脉Gilbert Ⅲ型

A. Ⅲ型走向示意图　B. Ⅲ型铸塑标本　C. Ⅲ型解剖所见

足背动脉足底深支由足背动脉发出，外径为1.8～3mm，于第1跖骨间隙近侧端穿过第1骨间背侧肌两头之间下降通向足底，与足底外侧动脉吻合，构成足底弓。在足趾移植术中，遇第1跖背动脉为Gilbert Ⅰ～Ⅱ型时，为了保持足背动脉和第1跖背动脉的连续性，常切断并结扎下段足底深支；若术中遇到Gilbert Ⅲ型时，则需保留深支，以足背动脉-足底深支-第1跖底动脉这一供血系统来切取足趾。

（二）静脉

足部静脉分深静脉与浅静脉两组。深静脉与知名动脉伴行，而浅静脉是足部主要回流静脉，也是足趾移植时需切取的静脉（图6-1-10）。

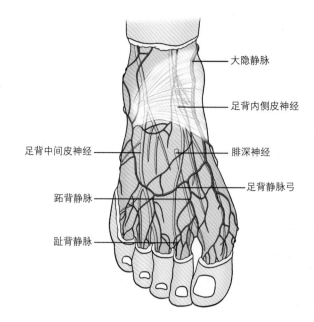

图6-1-10 足背静脉示意图

1. **大隐静脉**　该静脉为全身最长的浅静脉，在内踝前方时，它是足背和第1～3趾回流的主要血管，外径为3～5mm。

2. **小隐静脉**　位于外踝后方，是第4、5趾和小腿后侧静脉回流的主要血管，外径为2.2～3mm。

3. **足背静脉弓**　由趾背静脉会合而成，静脉弓的内侧端连大隐静脉，外侧端接小隐静脉。该静脉弓典型者占92.5%，不成弓者占3.3%，弓不完整者占4.2%。

足背静脉弓外侧通常无瓣膜存在，在弓的内侧端、第1跖间隙足底深支的外侧，常有一个瓣膜存在。第1跖背静脉的血流主要汇入大隐静脉，足底内侧静脉和足底外侧静脉瓣膜恒定存在。

四、足部神经

足部神经主要来自腓总神经（司足背感觉）及胫后神经（司足底感觉）。腓总神经是混合神经，绕过腓骨小头外侧后分为以运动为主的腓深神经（司足背及第1趾间隙的皮肤感觉）和以感觉为主的腓浅神经（主要司足背及趾背的皮肤感觉），以及腓肠神经（司足背外侧皮肤感觉）。

胫神经（混合神经）于内踝后屈肌支持带下分为足底内侧神经及足底外侧神经。足底内侧神经之于足底相当于正中神经之于手掌，足底外侧神经相当于手掌的尺神经。足底内侧神经支配蹈展肌、趾短屈肌、蹈短屈肌、第1蚓状肌和第2蚓状肌，还发出一条趾底固有神经分布于足内侧缘皮肤。足底内侧神经又分为3个趾底总神经，并各自分为2个趾底固有神经而分布于蹈趾至第4趾的皮肤。足底外侧神经随同名动脉而行，分为深支和浅支，浅支发出趾底神经至小趾的外侧面及第4趾的相对侧。神经与趾底动脉相伴，位置、走行与手指的相应神经、动脉类同。足底外侧神经支配足底方肌、小趾展肌、小趾屈肌、第3蚓状肌、第4蚓状肌、骨间肌及蹈内收肌（图6-1-11，图6-1-12）。

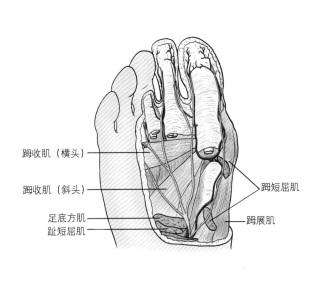

图6-1-11 与拇趾有关的跖侧内在肌示意图

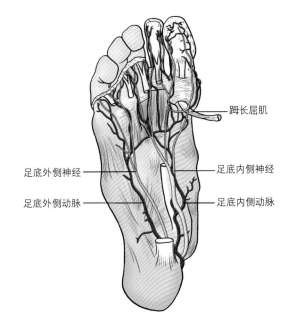

图6-1-12 跖侧的动脉与神经示意图

五、足部骨与关节

足骨包括跗骨、跖骨和趾骨（图6-1-13）。

足的跗骨包括距骨、跟骨、足舟骨、楔骨和骰骨。距骨位于胫骨、腓骨、跟骨与足舟骨之间，有5个关节面，占骨表面积的75%，无肌肉附着。距骨是支持与活动中心。跟骨位于距骨下后方，长轴指向外上。跟骨可分上、下、前、后、内、外6面。足舟骨介于距骨头和3个楔骨之间，分上、下、前、后、内、外6面。楔骨有3个，介于足舟骨与第1~3跖骨之间，由内向外分别为内侧楔骨、中间楔骨和外侧楔骨，它们的排列在足跟的形成中起重要作用。骰骨呈不规则立方形。

足的跖部如同手掌部，由5个跖骨构成。在长轴上互以跖骨间隙相隔，第1跖骨比其他跖骨短而粗，第2跖骨最长。跖骨可分为体、小头及底。跖骨小头比掌骨小头狭窄而两侧较扁。跖骨体为三棱形，在矢状面略向跖侧弯曲，向背侧突隆。跖骨底与远侧的跗骨形成特殊的关节面。跖骨与跗骨不在同一平面上，而是构成一个上方隆突下方凹陷的穹隆，构成足跟、第1及第5跖骨头的三个着力点。

趾骨的形状及数量与指骨相同，仅大小与指骨不同。拇趾的趾骨比拇指的指骨粗，其余各趾骨比相应的指骨小。

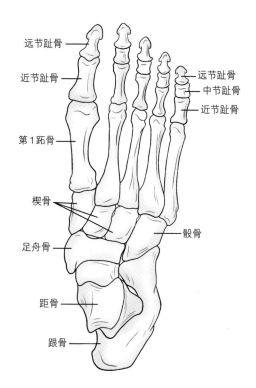

远节趾骨

近节趾骨

远节趾骨
中节趾骨
近节趾骨

第1跖骨

楔骨

骰骨

足舟骨

距骨

跟骨

图6-1-13　足部的跖骨、距骨及趾骨示意图

（孙乐天）

第二节
足趾组织移植概论

一、足趾的切取步骤与方法

足趾移植拇指再造的供区选择多数情况下为第2趾或蹬趾，除了Ⅰ度、Ⅱ度拇指缺损，甚至个别Ⅲ度拇指缺损，选用蹬趾为供区外，大多数Ⅲ度拇指缺损及Ⅳ～Ⅵ度拇指缺损以第2趾为供区。第2趾也是手指再造的主要供区。只要掌握了第2趾的切取步骤与方法，也就能够切取其他足趾，因此本文仅介绍切取第2趾的手术方法。

（一）静脉的切取

术前观察供区足背静脉的分布与走行，根据受区的情况设计手术切口（图6-2-1）。切开皮肤，仔细观察第2趾背静脉、跖背静脉和大隐静脉的走行及主干与分支的关系，由远及近地解剖游离静脉，保留第2趾背静脉、跖背静脉、足背静脉弓及大隐静脉的连续性，切断、结扎与第2趾静脉回流无关的分支，游离静脉血管蒂主干（图6-2-2），直至踝前，保证第2趾有完整的静脉回流系统即可。如果跖背静脉较细，为保证回流，应保留第2趾胫侧或腓侧趾蹼处与足背静脉弓及大隐静脉相连的静脉网。静脉血管的变异较少见，但在个别择期再造病例中发现因在急诊截指术后静脉输液时穿刺过大隐静脉或足背静脉，导致足背静脉管腔变细、管壁变厚的情况，可能影响血管解剖与吻合。静脉解剖游离结束后，用盐水纱布湿敷保护。

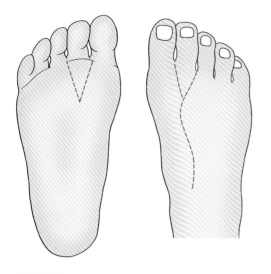

图6-2-1 手术切口设计示意图

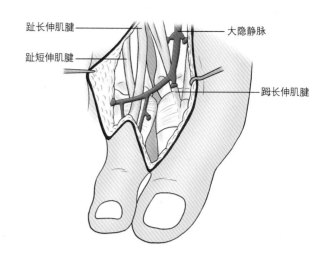

趾长伸肌腱 　大隐静脉

趾短伸肌腱 　　拇长伸肌腱

图6-2-2 结扎、切断与第2趾静脉回流无关的分支，游离静脉血管蒂主干

（二）动脉的切取

足趾切取过程中遇到的血管变异主要是动脉的变异，足趾移植拇指再造的早期常因此而影响手术进程。临床上常见的动脉变异为足背动脉变异及第1跖背动脉变异，这里分别予以论述。

1. 动脉无变异的切取方法　动脉的切取方法一般由近端向远端解剖游离。与静脉的切取方向相反，首先在切口近端拇长伸肌腱与趾长伸肌腱之间找到足背动脉及其伴行静脉（图6-2-3），沿动脉走行方向切开深筋膜与足背动脉血管鞘，切断拇短伸肌腱，由近向远小心分离足背动脉与其伴行静脉（图6-2-4）。沿途分别切断、结扎外踝前动脉、内踝前动脉、跗外侧动脉、跗内侧动脉及其他细小分支，完全游离出足背动脉主干。当解剖游离足背动脉至发出足底深支处时，要小心分

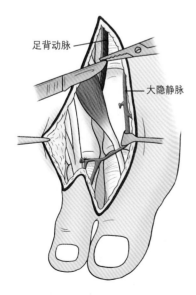

足背动脉

大隐静脉

图6-2-3 牵开静脉血管蒂主干，切开深筋膜，显露足背动脉及其伴行静脉

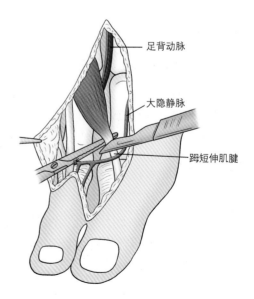

足背动脉

大隐静脉

拇短伸肌腱

图6-2-4 切断拇短伸肌腱，游离足背动脉及其伴行静脉

离、结扎足底深支及其伴行静脉，处理不当会造成出血而影响手术进程。然后，继续向远端解剖游离第1跖背动脉。该动脉沿第1跖骨间隙向前走行，根据第1跖背动脉存在与否、血管口径及其与第1骨间背侧肌的关系，Gilbert将第1跖背动脉分为三型，即Gilbert I 型、Gilbert II 型、Gilbert III 型。Gilbert I 型与Gilbert II 型的第1跖背动脉远端均位于跖骨头横韧带的背侧，在第1趾蹼处构成大致相似的解剖关系。切取第2趾时，应切断、结扎踇趾腓侧趾背和趾底的动脉、静脉，使第1跖背动脉、趾总动脉、第2趾胫侧趾背动脉及趾底动脉保持解剖的连续性，并注意保留第1跖背动脉分向第2趾胫侧的其他分支，以保证第2趾能获得足够血供（图6-2-5）。当切取踇甲皮瓣时则相反，应切断、结扎第2趾胫侧趾背动脉及趾底动脉，使第1跖背动脉、趾总动脉、踇趾腓侧趾背动脉及趾底动脉保持解剖的连续性，并注意保留第1跖背动脉分向踇趾腓侧的分支，以保证踇甲皮瓣能获得足够血供。完成上述血管解剖游离后，将足背动脉及其足底深支与第1跖背动脉充分游离，保护足背动脉与第1跖背动脉的连续性，尽量于深处切断、结扎足底深支。

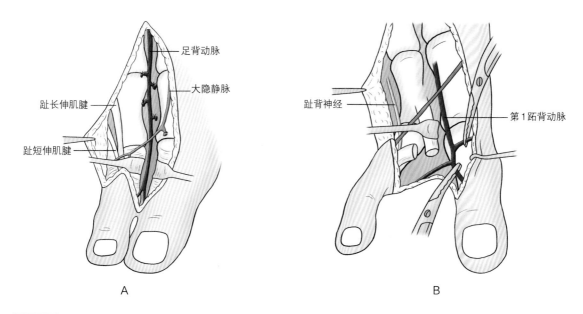

A B

图6-2-5 结扎足背动脉的分支，游离足背动脉主干，注意保护好第2趾胫侧的分支

2. 足背动脉变异的切取方法 足背动脉缺如的出现率为3.7%～7%，为此术前可采用超声多普勒血流仪检查足背血管，也可用手指触摸以了解足背动脉存在与否。当术中出现足背动脉有变异时可采用以下方法处理。

（1）切取腓动脉代替足背动脉：当足背动脉由腓动脉粗大穿支代替时，或当足背动脉的行程极度弯向腓侧时，均存在第1跖背动脉。术中找到腓动脉后，从近端向远端解剖分离，直到在第1、2跖骨间隙找到足底深支后，可按足背动脉-足底深支-第1跖背动脉供血系统切取。

（2）切取第1跖背动脉或跖底动脉：当足背动脉缺如或细小，且无腓动脉的粗大穿支代替时，可由远及近逆行解剖游离，于远端切口内找到第2趾胫侧（或踇趾腓侧）趾背动脉及趾底动脉，然后逆行解剖分离至第1跖背动脉或跖底动脉。于第1跖骨间隙切断跖背动脉或跖底动脉，血管蒂一般长4～6cm，可与受区拇主动脉、掌深弓、掌浅弓及指总动脉吻接，以重建血供。

3. Gilbert Ⅲ型动脉的切取方法　第1跖背动脉Gilbert Ⅲ型并非少见。据Gilbert统计，其出现率为12%。足趾移植再造早期，当手术中遇到第1跖背动脉属于细支、缺如或解剖中损伤的情况时，不少学者主张放弃移植或另取对侧。顾玉东、孙博提出采用第二套动脉供血系统切取足趾。由于第2趾血供除了来自足背动脉足底深支第1跖背动脉，也可来自足背动脉足底深支第1跖底动脉，而第1跖底动脉变异极少，所以当术中遇到Gilbert Ⅲ型时，可采用足背动脉–足底深支–第1跖底动脉供血系统来切取第2趾。

第1跖底动脉的解剖游离方法：常规解剖游离足背动脉及其足底深支，沿足底深支走行于跖底深层，找到相延续的第1跖底动脉，并继续向远端游离，如该动脉于第1跖骨近1/3处走向第1跖骨底就难以在直视下进行解剖游离。于第1趾蹼处做切口，分离出第2趾胫侧趾背动脉与趾底动脉及蹑趾腓侧趾背动脉与趾底动脉，看清上述血管的走行和解剖关系后，切取不同足趾来切断、结扎相应的趾背动脉及趾底动脉。切取第2趾时，分别切断、结扎蹑趾腓侧趾背动脉、趾底动脉及蹑横动脉，沿第2趾胫侧趾底动脉及趾总动脉向近端逆行解剖分离，于跖横韧带下可见第1跖底动脉。切断跖横韧带，可见该动脉向深部走行于蹑内收肌及蹑短屈肌的跖侧，为了显露该动脉，需切断蹑收肌及蹑短屈肌。为了使深部显露清楚，可离断第2趾的跖趾关节或锯断跖骨，根据再造所需长度切断趾长、短伸肌腱及趾长、短屈肌腱，切断骨间肌，根据受区需要分离并切断两侧趾固有神经。向胫侧牵拉第1跖骨，向腓侧牵拉第2趾，仔细观察第1跖底动脉在第1跖骨近1/3处下方的走行，以及该动脉与蹑趾胫侧趾底动脉和足底内侧动脉的X交叉关系（图6-2-6），并小心切断、结扎沿途分支。然后切断、结扎该动脉与蹑趾胫侧趾底动脉及足底内侧动脉的联系及其他分支，此时第1跖底动脉已完全游离。将该动脉拉向腓侧，分别切断、结扎无关的其他分支，继续逆行分离，然后由近及远在切口内分离会合，使足背动脉、足底深支、第1跖底动脉完全分离。切断跖横韧带、蹑收肌及蹑短屈肌，仔细观察X交叉关系，切断、结扎蹑趾胫侧趾底动脉及足底内侧动脉，保护好第1跖底动脉与第2趾胫侧趾底动脉的连续性。

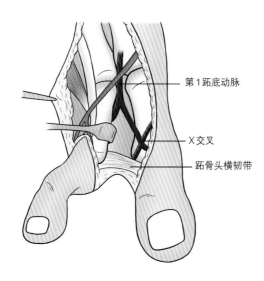

图6-2-6　显露第1跖底动脉

（三）趾底神经的切取

于第2趾跖底V形切开皮肤及皮下组织，在第2趾两侧找到趾底神经，沿该两神经向近端仔细地钝性分离第1趾总神经及第2趾总神经，分别从第1趾总神经及第2趾总神经中分离出至踇趾腓侧的趾底神经和至第3趾胫侧的趾底神经，根据受区需要切断第2趾两侧趾底神经并标记（图6-2-7）。

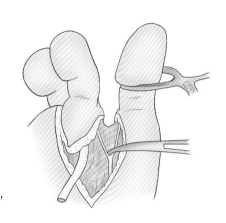

图6-2-7　钝性分离第1趾总神经及第2趾总神经，根据受区需要切断第2趾两侧趾底神经并标记

（四）趾伸肌腱、趾屈肌腱及骨与关节的切取

在足背仔细地锐性分离第2趾长、短伸肌腱，保留一些腱周组织后，高位切断趾长伸肌腱和趾短伸肌腱。然后，根据再造指长短来决定截骨平面。凡需带跖趾关节者，根据再造指长度的需要锯断跖骨，切断止于第2跖骨胫侧和腓侧的足内在肌的腱性部分。注意保护跖趾关节囊，切断其与第1跖骨及第3跖骨间横韧带。不带跖趾关节者，于跖趾关节间离断，切开关节囊及跖板。离断跖趾关节后，切开趾屈肌腱鞘管，根据受区指屈肌腱残留情况尽量高位切断趾长屈肌腱、趾短屈肌腱（图6-2-8）。

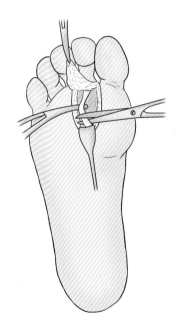

图6-2-8　尽量高位切断趾长屈肌腱、趾短屈肌腱

此时，第2趾除足背动脉及大隐静脉相连外，其余组织均已离断（图6-2-9）。松止血带后，用罂粟碱、利多卡因或2%普鲁卡因沿足背动脉、第1跖背动脉及大隐静脉外敷，趾体及血管蒂用热盐水纱布湿敷5～10分钟，多数情况下趾体可恢复血液循环。若经30分钟湿热敷，趾体仍呈苍白色，应立即查看是否存在血管损伤。只要血管无损伤，为动脉痉挛所致，就应继续用罂粟碱持

续湿热敷，直至痉挛解除。如果血管受损，应及时在手术显微镜下吻合修复，直至恢复趾体血液循环。

（五）供区的处理

供区除趾蹼间皮肤用垂直褥式缝合外，其他皮肤宜直接缝合（图6-2-10）。凡切取时带足背皮瓣第2趾，创面就宜用中厚皮片褥式缝合法加压包扎，以利成活。

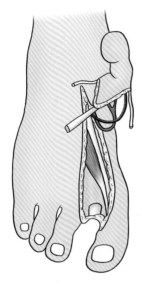

图6-2-9　第2趾除足背动脉及大隐静脉相连外，其余组织均已离断

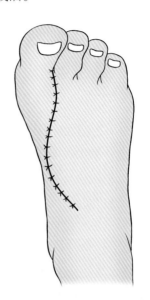

图6-2-10　供区直接缝合

二、再造手术的步骤与方法

（一）受区的准备

手部受区准备应根据拇指缺损程度和足趾组织移植拇指再造手术方案与切口设计而定。其原则是分别解剖、标记出供吻合的动脉、静脉，以及神经和指伸、屈肌腱，游离指（掌）骨断端，并适当咬除残端硬化骨，最后贯通有血管蒂走行的皮下隧道。根据血液循环重建方式，大致有两种受区准备方式。

1. **采用桡动脉、头静脉吻合的方法重建血液循环**　适用于拇指Ⅲ度以上缺损及蹞甲皮瓣移植再造者。

（1）按手术切口设计，切开残端皮肤，并向两侧分离松解，使残端皮肤能松弛提起，于拇指掌侧分离出两侧指神经并加以标记。

（2）于指（掌）骨残端背侧锐性分离、松解拇长伸肌腱、拇短伸肌腱，恢复肌腱弹性。

（3）于指屈肌腱鞘管处锐性分离并寻找拇长屈肌腱。如果屈肌腱回缩，可于前臂远端做弧形切口，找到拇长屈肌腱近端，由近及远"顺藤摸瓜"，找到肌腱远端，锐性分离、松解，并用缝线贯穿标记拇长屈肌腱（图6-2-11）。

（4）骨断端骨膜十字切开剥离后，咬除残端硬化骨，根据再造拇指长度的需要适当短缩骨断端。

（5）于鼻烟窝处做横切口，显露并分离头静脉，在拇短伸肌腱尺侧深层显露桡动脉，在该切口与拇指残端创缘贯通皮下隧道（图6-2-12）。

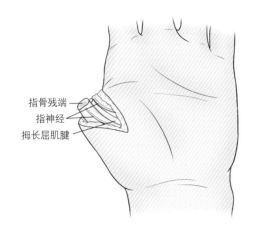
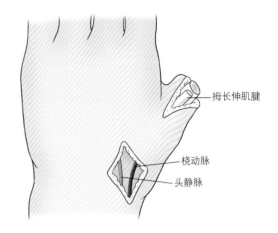

图6-2-11　于拇指掌侧分离出两侧指神经、拇长屈肌腱，并加以标记

图6-2-12　于拇指残端背侧锐性分离、松解拇长伸肌腱和拇短伸肌腱，于鼻烟窝处分离头静脉、桡动脉

2. 采用吻合趾、指动静脉的方法重建血液循环　适用于拇指Ⅰ、Ⅱ度缺损再造者。

（1）按残端切口设计切开皮肤，向两侧做皮下分离，游离两侧指神经并加以标记。

（2）于指背侧锐性分离、松解指伸肌腱，于掌侧指屈肌腱鞘处找到指屈肌腱并锐性松解。

（3）骨断端处理同上。

（4）于近节或第1掌骨背侧做横切口，找到掌（指）背静脉；于拇指近节基底部尺侧做斜切口，分离并找到尺侧指固有动脉或拇主要动脉，最后贯通与残端的皮下隧道。

当做受区准备时，常可同时解剖、游离供趾，做好受区准备后再游离供趾。根据受区供吻合动、静脉血管与再造指残端的距离，来决定需切取的供趾血管蒂长度。断蒂时应先阻断动脉，后阻断静脉，足趾断蒂后用温盐水清洗后移至受区。

（二）骨与关节的固定

1. 骨与关节的固定形式　切取第2趾移植拇指再造，骨与关节的固定有以下4种形式：

（1）拇指Ⅲ度缺损而掌指关节完好者，一般于第2趾跖趾关节处离断第2趾，咬除近节趾骨基底部关节面，趾骨做适当缩短后行趾—指骨内固定。

（2）再造指残端仅保存少许近节指骨基底部而掌指关节完整时，切取第2趾时可从跖趾关节离断，多保留与近节趾骨相连的关节囊，移植后使近节趾骨髁部关节面与掌骨头关节面相接触，克氏针制动于功能位，然后缝合关节囊，形成新的掌指关节（图6-2-13）。

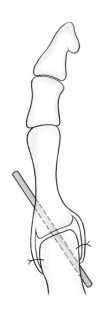

图6-2-13 以克氏针制动于功能位，缝合关节囊，形成新的掌指关节

（3）再造指残端于掌指关节以近缺损，应切除残存掌骨头及多余掌骨，于第2跖骨相应部截骨，移植后试放再造指的位置，精确计量再造指的长度及两侧皮肤缝合的张力，并再次缩短、修整掌骨及跖骨，使再造指长度合适，皮肤缝合无张力，然后将跖、掌骨予以内固定。

（4）拇指Ⅵ度缺损，切取任何形式的带跖趾关节第2趾后，把足够长度的跖骨与大多角骨或舟状骨做嵌插内固定。当大多角骨或舟骨缺损时，也可与第2掌骨呈对掌位固定。

2. 再造拇指长度的量取　在做骨内固定前，应反复将供趾置于拇指残端，判断再造拇指长度。再造拇指长度应等于健侧拇指长度或略短于原拇指为宜，一般保持再造拇指的指端与示指近节中段平齐，并使两侧皮肤软组织能在无张力下缝合。

3. 骨内固定方式　无论选用哪一种内固定材料与方法，应以不贯穿关节、有利于术中肌腱张力的调节及术后功能练习为原则。

（1）克氏针内固定：采用克氏针内固定具有取材方便、操作简单的优点。若采用传统单枚纵贯内固定，往往需要贯穿1～2个关节，不利于术中肌腱张力的调节，且难以克服趾体旋转的缺点，长时间固定又将影响功能练习。所以不要轻易使用单枚克氏针纵向内固定，只有当接近掌指关节或指间关节且关节完整或小儿拇-手指再造时，才可选用克氏针纵向内固定，术后4～6周拔除克氏针，做功能锻炼。应提倡采用单枚斜行或交叉克氏针内固定，以避免克氏针贯穿关节，有利于术中肌腱张力调节，达到固定可靠、防止旋转、便于早期功能锻炼的目的。

（2）钢丝十字交叉内固定：将两骨断端精确修整锉平，距两骨端3～4mm处用直径1mm的克氏针或钻头于掌指骨及趾跖骨的矢状面与额状面各钻2个骨孔，用直径为0.3～0.4mm的软钢丝分别穿过两端相应骨孔，使拇指处于合适的位置，分别将钢丝拧紧固定（图6-2-14），使两骨断端密切接触，剪除多余的钢丝，把残头拧紧折转于骨旁，并缝合骨膜。钢丝十字交叉内固定具有以下优点：①固定可靠，防止旋转；②接触密切，骨愈合快；③不贯穿关节，有利于术中肌腱张力的调节及术后早期功能锻炼。实践证明，采用钢丝十字交叉内固定的再造指功能优于克氏针纵行内固定。

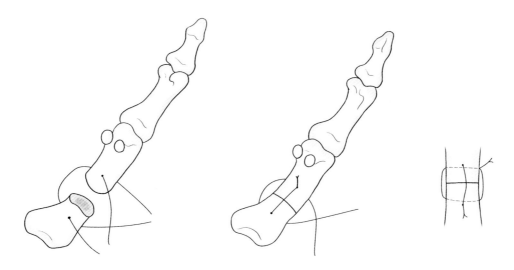

图6-2-14 钢丝十字交叉内固定示意图

4. 其他内固定材料与方法

（1）微型钢板螺丝钉内固定：根据指—趾骨或跖—掌骨连接部位选择不同形式的微型钢板及不同长度的螺丝钉固定，待术后达骨性连接时取出钢板及螺丝钉。

（2）可吸收内固定材料：采用特殊钻头通过两骨断端做不贯穿关节的骨孔，将可吸收的内固定棒锤入骨孔，多余部分截除并锉平。

上述内固定方法中克氏针纵向内固定与钢丝十字交叉内固定最常应用。完成骨内固定后，均应缝合骨膜。

（三）指伸肌腱和指屈肌腱的修复

1. 肌腱修复的顺序是先修复指伸肌腱，后修复指屈肌腱，使肌腱张力调整于静息位。

2. 在受区准备时须彻底松解伸、屈肌腱，恢复良好的滑动性，足趾的肌腱尽量与拇长伸、屈肌腱缝接，当拇长伸、屈肌腱缺损时，可选其他残指或邻指肌腱移位修复。伸指可选用示指、小指的固有伸肌腱，屈指可选指浅屈肌腱移位代替。

3. 带跖趾关节移植行拇指再造，除修复拇长伸、屈肌腱外，还应修复拇短伸肌及拇短展肌腱。若拇短展肌缺损，可选用邻指指浅屈肌腱或残指肌腱移位重建对掌功能。

（四）神经的修复

除非指神经撕脱性缺损，一般外伤性截指后在拇指残端均能找到指神经。指神经常位于残端掌侧皮下相应神经血管束处，寻找不难。拇指 V～VI 度缺损时，指神经残端均回缩于掌指关节以近，个别可能回缩于腕管内，应在掌心寻找，有时须切开腕横韧带。在切取足趾时，两侧趾底神经应根据受区需要尽量高位切断，使神经在无张力下缝合。如果指神经缺损较长，可采用神经移植修复，移植的神经可于供区切取腓深神经。当修复两侧指神经有困难时，以修复再造拇指尺侧神经为主。

（五）血液循环的重建

足趾组织移植再造拇指的血液循环重建是手术成败的关键性操作，它包括供、受区血管准备及血管吻合。

1. 受区的血管准备

（1）静脉：受区静脉可根据循环重建方式选择与准备，常选用前臂远端浅静脉，包括头静脉、贵要静脉等；若采用吻合趾-指动静脉方式重建血液循环者，可选近节指背静脉、掌背静脉等。

（2）动脉：受区动脉也应根据循环重建方式选择及准备，常选用桡动脉、尺动脉等；若采用吻合趾-指动静脉方式重建血液循环者，可选拇指尺侧指动脉、拇主要动脉为供血动脉。

上述动脉、静脉显露应根据不同解剖部位采用横切口或斜切口。鼻烟窝是拇-手指再造受区血管准备的常选部位，常采用横切口显露头静脉，桡神经浅支，拇长、短伸肌腱及桡动脉等重要解剖结构。它的尺侧界为拇长伸肌腱，桡侧界为拇长展肌腱和拇短伸肌腱，远端为第1掌骨基底，近端是桡骨茎突，底为舟骨，鼻烟窝中的头静脉跨于中央，桡神经浅支偏尺侧。桡动脉从拇长展肌腱及拇短伸肌腱下方穿出，常位于鼻烟窝拇短伸肌尺侧深层，有伴行静脉。受区的动脉及静脉均要求在正常组织中解剖显露以获正常的血管，才能与供区血管吻接而重建血液循环。

（3）皮下隧道：皮下隧道应选择于正常的皮肤下，而不宜位于瘢痕下，隧道要贯通受区上述血管切口与残端皮肤间，贯通时动作要轻柔，切忌损伤皮下血管，隧道要宽畅（图6-2-15）。

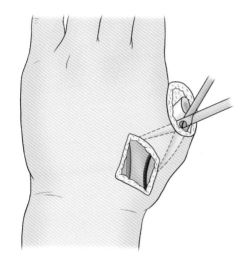

图6-2-15 于正常皮肤下分离出宽畅的皮下隧道

2. 血管吻合　血管吻合前，术者应理顺血管蒂，把静脉及动脉分别通过皮下隧道引至受区吻接处，防止血管蒂发生扭转或迂曲。无论采用何种血液循环重建方式，足趾移植再造拇指的血管吻合均宜采用端端吻合法。为了方便血管直接吻合，应尽可能使供、受区血管口径相匹配，防止出现血流动力学的改变，以保证再造指的血液循环。

（六）缝合皮肤与重塑再造指外形

足趾与拇指在外形上差别较大，为了使足趾移植后再造拇指获得满意的外形，术者应按照手术设计原则选择理想的供趾，精心设计供、受区切口，结合残指情况，充分、合理地利用供、受区的皮肤条件。足趾移植后，在骨关节、肌腱及神经已修复而血液循环未重建前，术者应认真修剪多余的皮肤，使移植的足趾与受区皮肤平整缝合，消除局部畸形及臃肿。缝合皮肤时要求平整、无张力，重塑美观的外形，这一手术操作过程应尽可能在循环重建前完成。

三、再造术后的治疗与管理

随着拇-手指再造技术与方法的发展与完善，手术成功率与疗效不断得到提高，但拇-手指再造术的血管危象一直是手外科医生常见而且较棘手的难题。为了防止血管危象的发生，术后应给予良好的休养环境和术后护理，并常规应用防凝、解痉、抗感染及镇痛药物，密切观察再造指的血液循环变化，及时发现和处理血管危象，是提高手术成功率的关键。

（一）环境要求与术后护理

拇、手指缺损者行足趾移植再造术后，应安排在一个舒适、安静、空气新鲜的病房中休息。室温要求保持在20～25℃，尤其是在冬季，为确保恒定的室温，病房内应备有电暖器或其他保温设施，以随时调节室温。为了便于观察再造指体的血液循环变化及局部加温，常用60W侧照灯局部持续照射，照射距离保持在30～40cm。上述设施是预防血管危象的有效措施，应置办齐全，给患者创造良好的休养环境。

拇-手指再造术后，患者一般需绝对卧床7天，如为发生过血管危象并行手术探查者，应适当延长卧床天数，避免因体位改变而影响血液循环。术后要求抬高患肢，使其与心脏处于同一个水平面，以维持手部稳定、有效的循环血量，减轻术后水肿。患者经1周的卧床休息与治疗，再造指体基本渡过了血管危象的危险期，术后的特殊治疗大致告一段落，此时可让患者在床上做幅度较大的活动，甚至可允许其坐起及适当下地活动。部分患者一开始下地时会出现头晕眼花及恶心，一般经过1～2天适应，症状能逐渐解除。为了安全，应先让患者在室内活动，待体力基本恢复时，再允许其外出活动。尤其是在冬季，因室内外温差较大，为预防寒冷及血管痉挛，伤手连同前臂宜用棉套袖来保护较为妥当。

尼古丁可以引起血管痉挛，为此病区内应绝对禁烟。但现实生活中个别吸烟者无视病区禁烟规定，若患者随意在院内公共场所活动，一旦遇到有人吸烟，可能被动吸入烟雾而诱发血管危象。凡拇-手指缺损患者行足趾移植再造术后经7～10天治疗，即使体力条件可以外出活动，其活动范围也须受到一定限制，特别注意不能准许其进入吸烟区与吸烟者共聚，以避免再造指体发生意外。

（二）药物治疗

拇-手指再造术后7天内，易受各种因素的刺激与影响而发生血管危象，为了预防血管痉挛及血管栓塞的发生，保持缝接血管的持久通畅，术后应常规应用抗凝、解痉、抗感染及镇痛药物治疗。

1. 常用抗凝药

（1）低分子右旋糖酐：分子量为20000～40000的低分子右旋糖酐，是一种解聚抗凝剂及血浆增量剂，静脉滴注后能增加红细胞与白细胞表面的负电荷，从而形成互相排斥。不仅能防止红细胞互相聚集，而且能使红细胞与血管壁的附着作用减弱，有抑制血小板黏附聚集和释放血小板因子Ⅲ的作用，且对纤维蛋白溶解系统有一定的激活作用。低分子右旋糖酐的应用还能提高血浆胶体渗透压，增加血容量，减低血液黏滞度，降低周围循环阻力，疏通微循环，加快血液的流速。

所以，低分子右旋糖酐被视为与肝素性质相似，其作用迅速，持续时间长，是预防小血管栓塞的有效药物。

用法：成人，低分子右旋糖酐500ml，静脉滴注，一天2次，一般在用药5～7天后停药。儿童用药按年龄、体重酌减。根据临床应用经验，一般连续应用5～6天后有些患者会有胸闷、发热、荨麻疹、腹痛、食欲减退、鼻衄或血尿，一旦出现这类症状，应及时停药并予以对症处理，上述症状会渐渐消失。

（2）阿司匹林：阿司匹林能抑制凝血酶原在肝内形成，使血液中的凝血酶原含量减低，并可抑制血管内血小板的聚集，降低血细胞的凝集作用，从而改善微循环。阿司匹林也是有效的解热镇痛药，术后常规应用，有退热止痛作用。

用法：成人，25～50mg，一天3次，口服。儿童按年龄、体重减量。由于阿司匹林对胃黏膜有刺激作用，易发生食欲不振、恶心等，胃部本来就有慢性炎症或溃疡的患者反应尤其明显。为此，可同时服用复方氢氧化铝（胃舒平）或碳酸氢钠。若以阿司匹林肠溶片投药后，上述副作用甚轻。为了减轻阿司匹林的上述副作用，术后常规服3天后可停药。

（3）潘生丁：潘生丁具有抑制磷酸二酯酶的作用和增强前列腺素E及腺苷的疗效，从而使血小板内环磷酸腺苷的量增多。腺苷酸能抑制二磷酸腺苷所诱导的血小板聚集作用。所以，潘生丁除能扩张冠状动脉、增加血流量外，还有抗血小板聚集的作用。潘生丁和阿司匹林联合应用，抗血小板聚集作用更强。

用法：成人，50～100mg，一天3次，口服。儿童酌减，7天后停药。

2. 常用解痉药

（1）罂粟碱：其具有明显解除血管平滑肌痉挛的作用。临床证明，当手术中发生血管痉挛时，局部应用少量罂粟碱后，可见血管完全松弛，血管痉挛即可解除。当术后出现血管痉挛时，若能肌内注射或静脉缓慢注入罂粟碱，有缓解血管痉挛的作用。因此，罂粟碱应为拇-手指再造及其他吻合血管的显微外科组织移植术中及术后常规用药。

用法：成人30～60mg，每6小时皮下注射或肌内注射，3天后逐渐减量并延长使用时间，术后7天停药。用药时应注意：本品能抑制心脏传导功能，减低心肌的兴奋性并延长不应期。用药过量或静脉注射过快时，可引起房室传导阻滞、室性期前收缩、心室纤颤及心搏骤停的严重后果。故用药切不能过量，也不能长期使用，久用易成瘾。该药对肝脏有毒性作用，还有食欲不振、头痛等副作用。一般不用静脉注射，必要时用生理盐水或等渗葡萄糖注射液稀释后缓慢静脉滴注，以防意外。对于小儿，则应严格按照小儿用药剂量要求来应用。

（2）烟酸：当烟酸用量大于20mg时，具有较强的周围血管扩张作用。

用法：成人，50～200mg，一天3次。儿童按年龄体重酌定。用药后有皮肤潮红、瘙痒及胃肠道轻度反应。以饭后服用为佳，一般口服7天后停药。部分患者服用后皮肤瘙痒要持续相当长的一段时间才能缓解。

（3）丹参注射液：其具有活血化瘀、通利脉络、养心安神、改善冠状动脉循环及周围循环的作用。

用法：2～4ml，一天2次，肌内注射；或将本品10ml加入5%葡萄糖注射液100～500ml中，稀释后静脉滴注，一天1次。

3. 抗生素　足趾移植拇-手指再造手术往往用时较长，术中长时间暴露伤口，术后有发生感染的可能，因此术前1天可常规应用抗生素，术后再应用3～5天，预防感染。对急诊或亚急诊拇-手指再造，可根据伤情适当延长用药时间，但不应仅依靠抗生素，而应在术中进行严格、彻底的清创或扩创。用药期间，应密切观察体温、局部情况及全身情况的变化，及时调整抗生素，并注意防止药物对肾脏的损害。

4. 镇痛药及对症药　拇-手指再造术后，当麻醉作用消失时，常因疼痛而引起血管痉挛，所以及时应用镇痛、镇静药物是必要的。近年来，持续性静脉镇痛泵的应用，在术后患者镇痛、镇静治疗上发挥了有意义的作用，可予以常规应用。对个别睡眠不佳、情绪不稳，甚至特别紧张的患者，可予以助眠药，以达到安眠、消除紧张、防止血管痉挛的目的。术后患者常因卧床而致腹胀、恶心，应及时对症处理。为了保持大便通畅，每天可投入适量缓泻剂，以利通便。

（三）观察指标与临床意义

拇-手指再造术后应加强对再造指血液循环的观察，以便及时发现血管危象，及时处理。常规观察的指标有指体色泽、指体温度、毛细血管充盈反应、指腹张力及指端侧方切开放血后的出血情况五项指标。

1. 指体色泽　再造术后指体色泽的变化是最容易观察到的客观指标。拇-手指再造术后，由于再造指血管已失去神经支配，故全部处于扩张状态，指体的色泽比正常指红润。如再造指由红润变成苍白，说明指体处于缺血状态，可由动脉痉挛或栓塞引起。当再造指由红润变成苍白色时，首先应怀疑动脉痉挛，应立即肌内注射罂粟碱30～60mg，并予镇痛治疗，严密观察，一般经10～30分钟后动脉痉挛解除，指体由苍白变为红润。如果经采取上述措施并延长观察时间仍未改善，怀疑有动脉栓塞的可能，应立刻采取手术探查。如果指体由红润变成暗紫色，且指腹张力高，说明静脉回流发生障碍。

2. 指体温度　指体温度的变化是直接反映拇-手指再造术后血液循环好坏的一个重要指标。术后常规应用皮肤测温仪进行接触测试，并及时记录。为了获得正确的指温数据，每次对再造指进行检测前，应及时记录室温，先检测健指指温（以同侧为宜），再检测再造指指温。再造指的温度应大致与健指相同，有时甚至略高出于健指。如果再造指指温比健指低4～5℃，说明断指血液循环已发生障碍，此时应结合其他观察指标进行全面分析。如指温渐渐下降，指体由红润变为苍白，说明再造指发生动脉供血障碍。

3. 毛细血管充盈反应　拇-手指再造术后，轻压再造指指腹或指甲，被压的皮肤或指甲呈苍白色，一旦移开压迫后，受压区在1～2秒内由苍白转为红润，此称毛细血管充盈反应正常。如果再造指供血障碍，不仅指体呈苍白色，而且没有毛细血管充盈反应，这说明发生动脉危象。如果指体由红润转变为紫红色，毛细血管充盈反应迅速，然后又逐渐消失，说明再造指静脉回流障碍。

4. 指腹张力　再造术后指体血液循环正常，以上三项检查指标也显示正常，则再造指的指腹张力也属正常，大致同健指或略高于健指，称指腹饱满。如果再造指动脉供血障碍，不但指体呈苍白色，而且指体瘪缩，发凉，则指腹张力明显降低；如果指体呈暗紫色，再造指静脉回流障碍，则指腹张力明显增高。

5. 指端侧方切开放血后的出血情况　指端侧方切开放血后观察出血情况，是一种既简单又明确的观察指标，也是鉴别动、静脉循环障碍一种直接而有效的方法。方法：指端经酒精消毒后，用11号手术刀片于指端的任何一侧做深3mm、长5mm的切口，根据出血速度、颜色来判断。如果切开1～2秒内即流出鲜红色血液，用生理盐水棉球边擦边流，则说明指体循环正常。如果切开后不出血，用力于切口处挤压，仅挤出少许血液，说明动脉供血障碍。若切开后待3～5秒切口处缓慢地溢出暗紫色少量血液，并继续缓慢向外溢血，系指体组织内的静脉血反流，说明指体无动脉供血。如果切开后立即流出暗紫色血液，不久又流出鲜红色血液，且流速较快，指体由紫色变红色，说明指体静脉回流障碍。

以上五项观察指标都各有其意义。其中最可靠、最直接的观察指标是指端侧方切开放血，可以帮助医生作出较准确的判断，从而及时采取有效处理措施。

四、血管危象的原因分析与预防

（一）血管危象的类型

临床血管危象可分为动脉危象和静脉危象，根据病理可将血管危象分为血管栓塞和血管痉挛，综合上述五项观察指标，将各种类型血管危象的表现描述如下：

1. 动脉危象　指体颜色苍白，无毛细血管充盈反应，指腹张力低，再造指瘪缩，指温下降，常比健指低4～5℃，指端侧方切开无鲜红色血液流出。术后1～3天出现上述现象时，首先应怀疑动脉痉挛，并立即肌内注射罂粟碱30～60mg，注意保温及镇痛，对症处理。经观察10～30分钟，若系动脉痉挛所致，以上症状渐渐消失，直至完全恢复正常的血液循环。如果经上述处理，并延长观察时间，症状仍无改善，应怀疑动脉栓塞，需行手术探查。当再造指由红润变为灰色，但尚有一些缓慢的毛细血管充盈反应，指端侧方切开处溢出少量暗紫色血液，速度缓慢，指温低，指腹瘪缩，说明仍是动脉危象，这是再造指静脉通畅、静脉血反流所致。

2. 静脉危象　指体颜色发紫，毛细血管充盈反应由迅速变为消失，指腹张力明显增高，指温下降，指端侧方切开后立即流出暗紫色血液，继而又流出鲜红色血液，此时手指毛细血管充盈反应重新出现，指温逐渐回升，说明动脉仍保持供血而静脉回流障碍。如果指端切开后溢出少量暗红色血液，继而于切开处渗出血浆样物，仍无毛细血管充盈反应，指温不升，指体仍显暗紫色，张力稍高，说明静脉危象后又继发动脉危象，应立刻手术探查。

（二）血管危象的原因分析

拇-手指再造术后诱发血管危象的原因较多，每一例血管危象的诱因既可能是单一因素，也可能有多个因素同时存在，原中国人民解放军第四〇一医院曾统计164例拇-手指再造血管危象病例，明确记录危象诱发原因的有85例，常见的原因有机械物理因素如血管蒂卡压、迂曲，血肿压迫；睡眠不佳与精神紧张；足部血管变异；术中操作不慎导致血管损伤、痉挛或扭转；探查不及时；血管的吻合质量不佳等（表6-2-1）。

表6-2-1 85例患者血管危象的原因分析

	皮下卡压	皮肤缝合紧或植皮	血管蒂迂曲或扭转	血肿	睡眠不良	术中损伤血管	足背动脉变异	探查太晚	情绪低落	血管口径不同	术中动静脉错吻	合计
动脉栓塞	5		6	2	3	3	3	4			1	27
动脉痉挛	5	7		6	12				1			31
静脉痉挛	7	4	3									14
静脉栓塞	3					2				1		6
动静脉栓塞	2	4		1								7
合计	22	15	9	9	15	5	3	4	1	1	1	85

1. **机械物理因素** 诱发血管危象的最常见因素，占血管危象诱因的64.7%。具体表现为皮下血管蒂卡压，皮肤缝合张力较大或行皮片移植压迫，血管蒂过长迂曲，以及血肿压迫等。以上因素均可造成血流动力学的改变而诱发血管危象，尤其是静脉血管壁薄，血流速度慢，轻微的卡压就可引起回流障碍，导致静脉危象发生。

2. **睡眠与精神状态不良** 以往对患者的术后睡眠不良与精神紧张诱发血管危象重视不够。近年来，笔者观察到术后动脉顽固性痉挛探查后，危象的缓解较慢，而且极易复发，在排除众多诱因后，许多患者存在术后精神紧张和睡眠不良，仅给予一般的安眠药物均不能使其放松和入睡，易继发动脉顽固性痉挛，在给予复方冬眠合剂使患者获得良好睡眠后，顽固性动脉痉挛获得缓解。从临床病例分析中可以看到，血管危象探查术会引起患者及其家属的紧张心情，害怕手术失败的心理使其难以入睡，交感神经异常兴奋，血中儿茶酚胺的浓度增高，引起小血管平滑肌收缩，从而造成恶性循环。从本组病例统计中，因精神紧张而失眠导致危象发生的占25.9%。

3. **足部血管变异** 足趾组织移植再造拇-手指最常应用的供血动脉为足背动脉-足底深支-第1跖背动脉系统。足背动脉的变异表现为血管纤细或缺如，文献报告为4%～6.7%，当采用传统的鼻烟窝处吻合血管的拇-手指再造时，若遇到足背动脉纤细或缺如，因血管长度不够，足趾的供血动脉难以与桡动脉直接吻合，常需行静脉移植桥接，增加了术后发生血管危象的风险。

根据血管起始与走行，第1跖骨背动脉分为三型，其中Gilbert Ⅲ型在正常人群中出现率仅为7.9%。原中国人民解放军第四〇一医院曾统计了118例血管危象病例，Gilbert Ⅲ型33例，占28%，明显高于的正常人群中的比例。第1跖骨动脉为Gilbert Ⅲ时，笔者一般采用足背动脉-足底深支-第1跖骨底动脉-趾底动脉系统为供血动脉。该供血系统的解剖较困难，术中可能会过度牵拉血管，甚至损伤血管，从而导致血管危象的发生。

4. **术中损伤血管** 术者在足趾组织游离、解剖过程中如对血管保护不够，操作粗暴，容易过度牵拉血管，血管钳钳夹损伤，甚至误伤血管；因个别助手对足部解剖不熟悉、血管变异不认识而损伤。原中国人民解放军第四〇一医院曾统计164例血管危象中有5例为足趾组织解剖过程中血管损伤，其中3例在足趾解剖过程中即发现第1跖背动脉在靠近足趾处被切断；1例为足背动脉与第1跖背动脉移行处在足趾组织解剖过程中可能过度牵拉而造成血管内膜损伤；另一例为静脉危象，术后26小时探查时发现在靠近足趾处结扎了主要静脉回流血管。以上发生者仅5例，均系术者人为因素所致。

5. 探查不及时　拇-手指再造血管危象好发于术后1～3天，高发于术后12小时以内，为此术后24小时以内要求护士每小时观察一次血液循环情况，并及时记录。术后一旦出现危象，应立即报告并及时处理。若经保守治疗仍无改善应，立即手术探查。切不可盲目相信自己的血管吻合技术或抱有侥幸心理而等待危象自行缓解，甚至不负责任地故意拖延，最终错失早期探查的良机。

6. 血管的吻合质量不佳　小血管吻合技术水平是影响血管通畅率的重要因素。临床常见的有血管吻合时针距、边距不对称，血管壁内翻缝合，血管外膜外组织剥离不彻底而随缝线带入管腔，从而诱发血栓形成；血管在张力下缝合、扭曲缝合或缝针粗糙而损伤血管内膜，导致血管清创不彻底等；偶尔也有缝合血管时疏忽大意所致。

7. 血管吻合方法的选择　原中国人民解放军第四○一医院2002年统计的868例拇-手指再造病例中，采用传统吻合法的有562例，其中发生血管危象的有96例，发生率为17.08%；采用指-趾动静脉吻合法的有306例，其中发生血管危象的有68例，发生率为22.22%。采用指-趾动静脉吻合重建血液循环，血管危象发生率高的原因：一是血管口径细，吻合难度大；二是较细的血管通过手指掌侧皮下隧道所形成的纤维间隔造成卡压。但是采用指-趾动静脉吻合法重建血液循环有其不可否认的优点，只要慎重处理，仔细缝合，仍是临床常用的重建血液循环的血管吻合方法。

8. 与足趾组织移植的类型有关　足趾组织移植拇-手指再造常选用有踇趾、第2趾及第2、3趾等，原中国人民解放军第四○一医院2002年统计的踇甲皮瓣或踇趾末节移植的有92例，发生血管危象的有23例，发生率为25%；其他足趾组织瓣移植的有776例，发生血管危象的有141例，发生率为18.17%。选用踇趾移植血管危象发生率高的原因可能是踇甲皮瓣在解剖、游离过程中损伤了部分循环，手术创伤大，术后因创伤反应出现组织肿胀而导致缝合皮肤处张力增高，造成血液循环障碍。因此，无论选用踇甲皮瓣或踇趾末节移植，一定要注意防止出现皮肤缝合张力过高的现象。

9. 小儿拇-手指再造血管危象发生率高于成人　小儿足趾组织结构细小，血管细嫩，解剖分离难度大，血管损伤及血管吻合栓塞概率高，加上小儿术后不能配合治疗，因哭闹易发血管危象，所以小儿拇-手指再造血管危象发生率较高。原中国人民解放军第四○一医院2002年统计的868例拇-手指再造病例中，小儿占68例，发生血管危象16例，发生率为23.53%；成人病例占800例，发生血管危象的有148例，发生率为18.5%，充分反映了这一事实。

10. 吸烟因素　术前患者有吸烟史，术后烟瘾发作而偷偷吸烟，或吸烟者来探视患者，导致危象发生。笔者在陈述断指再植术后发生血管危象中已阐述了这一临床现象，应引起重视。

（三）血管危象的预防

1. 术前详细询问病史　了解患者的精神状态、睡眠情况及吸烟史，认真解答患者提出的问题，消除其各种顾虑，对吸烟者应嘱咐其戒烟，积极配合治疗。

2. 解剖、游离足趾过程中应小心、轻柔，防止损伤血管　尤其对血管有变异者，术者应沉着冷静，小心解剖，"顺藤摸瓜"，采取各种应对措施切取足趾组织，并灵活地采取各种措施重建血液循环。

3. 精确无误地缝合每一条血管　术前应挑选合适的显微手术器械与缝线；对两血管断端认真地做清创，剥离吻合口附近外膜外组织，避免吻合时带入管腔内；保证针距、边距对称，保证垂直进、出针，保证血管内膜外翻或平整对合；避免血管在有张力下吻合，避免血管蒂过长迂曲或扭转，防止动、静脉之间错误吻接。

4. **术前合理设计** 术前合理设计供、受区切口，必要时切取足部皮瓣覆盖创面；贯通皮下隧道的操作应轻柔，防止隧道内出血，隧道要走直径，要宽敞；血管蒂通过处要有良好的创基，并有良好的皮肤覆盖；皮肤缝合无张力，保证皮缘外翻，防止皮缘卡压血管。

5. **合适的缝合张力** 在足趾解剖过程中，不宜带过多皮下组织，尤其血管蒂周围应尽可能少带组织。若近趾体处血管蒂周围组织过多，应在手术显微镜下清理，避免足趾与受区皮肤缝合时张力太大。解剖、游离𧿹甲皮瓣时应防止损伤皮瓣血管蒂，避免皮肤在有张力下缝合。在末节𧿹趾移植时，不宜修剪过度，适可而止。

6. **良好的休息环境** 病房应光线充足，空气新鲜，清洁安静，室温恒定，给患者以良好的休息环境；对精神紧张、心理负担较重者及受术的小儿，应及时适量应用复方冬眠合剂；病区禁烟，患者戒烟。

五、血管危象的处理

拇-手指再造术中及术后一旦发生血管危象，均应及时处理。在原中国人民解放军第四〇一医院统计的164例血管危象中，术中发生的17例，术中经及时处理而解除；术后发生的147例，其中8例动脉痉挛经解痉、止痛及镇静，并及时更换敷料，痉挛解除而成活，其余139例均行手术探查，探查1次者99例，2次者35例，3次者5例。该组164例202指血管危象分别采用不同方法进行了处置（表6-2-2），成功150例188指，失败14例14指，处置成功率为93.06%。该组病例的处置结果充分说明一旦发生血管危象应及时手术探查，1次不成，就探查2次、3次、4次，尽最大可能挽救再造指体。

表6-2-2 164例患者血管危象探查术中的处置方法

	静脉移植	重新吻合	解痉处理	重新吻合＋解痉	解痉＋解除卡压	重新吻合＋解痉＋植皮	解痉＋植皮	近端血管转位重吻	腹部皮管修复	未探	合计
动脉栓塞	42	33		5				5			85
动脉痉挛	1		27	5	11					8	52
静脉痉挛				6		3	4				13
静脉栓塞	4	1						1			6
动静脉栓塞	3	3						1	1		8
合计	50	37	27	16	11	3	4	7	1	8	164

（一）术中血管危象的处理

当动脉、静脉吻合成功后1~2分钟内，指体颜色渐渐红润，一旦仍为苍白色，或红润后又渐变成紫色或变得苍白色，首先应探查吻合口。若证实吻合口栓塞，应立刻切断血管，清除血栓，吻合前用肝素生理盐水溶液反复冲洗管腔至管腔内光亮、干净后，重新吻合。若吻合口及近端血管通畅，则需切开皮下隧道，探查是否有血管蒂扭转、压迫，甚至损伤。若为扭转，应切断吻合口，理顺血管后重新吻合；若发生血管痉挛，则采用剥离血管外膜、外敷罂粟碱与温盐水、对抗牵拉血管外膜等解痉措施，常可解除危象。对于深入于组织内的无法采用上述方法处理的动脉顽固性痉挛，可于显微镜下取3号或2.5号冲洗针头插入该血管小分支内并注入少量罂粟碱，并对指体行持续温热敷，直至指体变红润，即告痉挛解除。

（二）术后血管危象的处理

拇-手指再造术后发生血管危象，应首先分析造成血管危象的可能原因，判断是动脉危象还是静脉危象。因室温较低，患者有寒冷感时，应采取保温措施，如打开空调或取暖器，使室内气温尽快达到要求温度；因疼痛所致，即注射镇痛剂或开大镇痛泵流速；小儿再造术后常因哭闹而引起血管痉挛，可采用冬眠合剂或其他镇静剂，使其安静入睡，一旦小儿能安睡后动脉痉挛即告缓解。除采取上述措施外，常规给予60mg罂粟碱肌内注射，更换敷料，并严密观察指体变化情况，一般经过10～30分钟，动脉痉挛即可缓解，指体由苍白转为红润，指腹恢复张力，指温回升，出现毛细血管充盈反应，指端侧方切开处重新流出鲜血。如果经上述处理并延长观察时间指体仍无变化，应怀疑为顽固性痉挛或栓塞，须手术探查。首先拆开再造指背侧皮肤缝线，必要时切开皮下隧道探查，以判断是否在缝合皮肤时牵扯、缝扎血管蒂，以及判断血管蒂是否扭转、压迫或损伤。明确原因后，按术中血管危象的处置方法进行对因处置。危象解除后，若缝合皮肤张力高，闭合切口困难，则需行局部皮瓣转移并植皮。

（三）探查术后的处置

患者经过长时间手术，术后发生血管危象又经手术探查，导致精神紧张、睡眠欠佳，甚至烦躁、悲观；儿童因害怕常哭闹不安。为了预防因心理、精神因素及睡眠欠佳等导致危象再次发生，除术后使用镇痛泵外，应及时足剂量静脉应用复方冬眠合剂，使患者充分入睡，持续应用3～5天再酌情处理。临床应用证明，采用适量复方冬眠合剂是预防术后血管危象的一项有效措施。

六、术后康复治疗

选用足趾移植再造拇-手指，不论选用何种内固定方法，术后都应早期开始功能锻炼，只有这样才能获得良好的功能。术后第4周，应在专业医生指导下开始功能锻炼，以恢复理想功能。

（一）伸指练习

术后第4周开始，患者用对侧健康拇指或其他手指轻压再造指指甲，使其被动呈屈曲状，然后令患者主动用力伸末节手指并弹开拮抗的健指。如此反复多次练习，直至有疲劳感时停止，一天3～4次，6周后可进行抗阻力伸指功能锻炼。

（二）屈指练习

1. 自主伸屈锻炼　术后第4周开始，患者用健侧拇、示指及虎口捏住并固定再造指近节，仅外露远指间关节及末节，在无任何拮抗的条件下，用力伸、屈再造指末节，并能见到末节有一定幅度的伸、屈活动。一天3～4次，每次锻炼到疲劳为止。

2. 自主屈曲拮抗锻炼　术后第7周开始，嘱患者以健侧指腹与再造指腹相接触，使再造指被动伸直，然后用力屈曲再造指末节，此时健侧示指适当用力拮抗，使末节被动伸直。如此反复锻炼，可获得理想的屈曲功能。

3. **滑轮牵引锻炼** 患者面对墙或板壁安坐于桌前，肘部竖于桌面，使手掌面对自己。与再造指末节相对水平的墙壁（或板壁）处固定一个滑轮，通过滑轮绕一条线绳，线绳上端穿一薄皮套，使其正好套入再造指的末节。线绳下端悬挂一个500g沙袋，对侧健手固定再造指前臂，防止肘部随意移动，并使牵引绳保持张力。此时患者可主动屈曲再造指末节，将悬吊的沙袋向上提升。如此反复练习，可增强屈肌腱的力量，并防止肌腱粘连。

（三）协调功能练习

1. 选用两只大小适中的核桃或健身球，置于掌中，利用各手指的伸屈及旋转，使核桃或健身球在手中改变位置。

2. 选一小碗花生米及一小碗大豆混合在一起，让患者用再造指与其他手指对捏，把其中花生或大豆一一拣出。如此反复练习，协调再造指与其他手指的对捏功能。

3. 在家庭练习中还可以训练患者完成执笔写字、持筷、解纽扣、解（系）鞋带等日常生活动作，并强调尽早使用再造拇指及其他手指，以尽早适应生活、工作、学习的需要。

（侯书健）

第三节
拇指缺损的再造

拇指功能占手功能的40%，拇指缺损将严重影响手功能，因此拇指再造具有重要意义。传统的其余手指拇化、拇指残端植骨加皮管成形、拇指残端皮肤帽状提升加植骨与局部皮瓣转移重建拇指等手术方法仅可重建简单的夹持功能，外观并不理想。1966年2月，在杨东岳教授的带领下，由上海华山医院与中山医院协作，成功完成了首例吻合血管的第2趾移植拇指再造，恢复了理想的功能与外形。Cobbett（1969）与Buncke（1973）先后报告了采用𧿹趾移植再造拇指，术后外形的恢复更加令人满意。目前，采用足趾移植再造拇指已成为拇-手指缺损的首选手术方法。近年来，随着该方法的普及与不断改进，以及手术适应证的不断扩大，拇指再造的目的已不仅限于重建功能，而是在重建功能的同时，兼顾部分患者对外观的特殊要求，更加重视外形的修复。

一、拇指缺损的分度

拇指缺损的临床分度对指导治疗与制订手术方案具有重要意义。拇指缺损如何分度，至今尚无统一的分类标准，分度方法较多。王澍寰曾提出四度分类法：Ⅰ度，自近节指骨远端缺损；Ⅱ度，自掌指关节缺损；Ⅲ度，经掌骨水平缺损；Ⅳ度，整个拇指（包括大多角骨）缺损。顾玉东曾提出五区分类法：Ⅰ区，指尖指甲缺损；Ⅱ区，远指间关节或以远缺损；Ⅲ区，近指间关节或以远缺损；Ⅳ区，掌指关节或以远缺损；Ⅴ区，腕骨水平缺损或其近端。张涤生曾提出六度分类法：Ⅰ度，指甲根部缺损；Ⅱ度，远指间关节水平缺损；Ⅲ度，近节指骨水平缺损；Ⅳ度，掌指关节水平缺损；Ⅴ度，掌骨干或根部缺损；Ⅵ度，腕掌关节处缺损。程国良在总结1000余例拇指再造经验的基础上，根据患者的要求与心理需求、足趾移植再造拇指中功能重建的可能性、足趾切取后对供足的影响等因素，结合大量病例随访与功能恢复情况，在六度分类法的基础上，分别将Ⅰ度和Ⅲ度进一步细分为Ⅰ₁和Ⅰ₂，以及Ⅲ₁和Ⅲ₂，将Ⅴ度缺损进一步细分为Ⅴ₁、Ⅴ₂、Ⅴ₃（图6-3-1）。后来，国内骨科和手外科专家们进行认真讨论和补充后，同意了近些年顾玉东提出的三类六区分类法：Ⅰ类为拇指末节缺损，A区为拇指指甲及指端1/2缺损，B区为拇指末节完全缺损；Ⅱ类为拇指近节缺损，A区为拇指近节指骨远端1/2缺损，B区为拇指近节指骨完全缺损；Ⅲ类为拇指掌骨缺损，A区为掌骨远端缺损，B区为掌骨完全缺损。这一分类法与六度分类法并无太大区别。

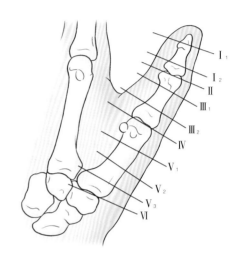

图6-3-1 程国良的拇指缺损分度示意图

二、手术适应证与手术方案设计

1. **Ⅰ度缺损** 远节指骨处缺损，拇指指甲缺损。该类缺损尚保留拇指功能长度，是否再造拇指应视患者代偿功能及心理与职业要求而定。如患者已适应工作、生活要求，认为功能满足需要，则不必再造；如部分患者有特殊的心理、美观、职业及社交需求，要求再造的心情迫切，可采用吻合趾-指动静脉的部分踇趾末节移植再造。

2. **Ⅱ度缺损** 拇指末节完全缺损即指间关节水平缺损。传统观点认为，拇指仍具有功能长度，如部分患者缺损时间较长，已适应工作、生活，且无再造要求，可不予再造。但由于该类缺损拇指丧失长度较多，功能影响大，建议进行再造，可采用吻合趾-指动静脉的踇趾末节移植再造。

3. **Ⅲ度缺损** 于近节指骨处缺损。由于近节指骨较长，可区分为Ⅲ₁度及Ⅲ₂度缺损。不同部位的缺损对残存功能及再造要求也不同：Ⅲ₁度（即近节指骨远端）缺损，宜选用踇甲皮瓣移植再造；Ⅲ₂度（即近节指骨基底部）缺损，宜选用第2趾移植再造；对外形要求高的患者，也可采用踇甲皮瓣加第2趾骨支架移植再造。由于掌指关节的存在，该类缺损的足趾移植再造功能恢复均满意，为拇指再造的最佳适应证。

4. **Ⅳ度缺损** 拇指近节完全缺损，即掌指关节部水平缺损。Ⅳ缺损为拇指再造的绝对适应证，宜采用带踇趾关节的第2趾移植再造，这种缺损者多数保留拇短展肌，应予以修复对掌功能。若伴有虎口挛缩，切取第2趾移植时，应带舵样足背皮瓣来修复虎口。

5. **V度缺损** 于第1掌骨处缺损。宜采用带菱形足背皮瓣及趾趾关节的第2趾移植再造。对第1掌骨远段缺损且拇短展肌完好者，可直接将拇短展肌腱性部分与桡侧骨间肌止点缝合，修复对掌功能；对于第1掌骨近段缺损且拇短展肌缺损者，需行肌腱转位拇对掌功能重建，首选环指浅屈肌，也可选用废弃指的指浅屈肌或其他动力肌加游离肌腱移植。

6. **VI度缺损** 拇指与第1掌骨完全缺损，即腕掌关节水平（或腕骨部位）缺损。宜采用带菱形皮瓣及趾趾关节的第2趾移植再造。因腕掌关节及部分腕骨缺损，可将第2趾骨与大多角骨、舟骨或第2掌骨做骨性对掌位固定，无须行对掌功能重建。皮肤缺损较重者，需同时行游离皮瓣与第2趾组合移植，一期再造拇指并修复虎口及手部皮肤缺损。

三、拇指不同程度缺损的再造

（一）拇指 I ～ II 度缺损的再造

1. **手术方案** 拇指尚保留功能长度，若适应工作、生活的需用，可不必施行再造。对部分强烈要求再造的患者，为了增进功能，改善外形，满足其心理要求，可选用趾趾末节移植再造。

2. **手术方法与步骤**

（1）切口设计

1）受区：选用环形切口或冠状切口（图6-3-2），于拇指近节背侧做斜切口以显露指背静脉，于拇指近节尺侧做斜切口以显露尺侧指动脉或拇主要动脉。

2）供区：选用同侧趾趾末节移植，设计手术切口（图6-3-3），趾趾胫侧自趾根部保留宽14～17mm的舌状瓣，并越过中线逐渐向趾端会合。

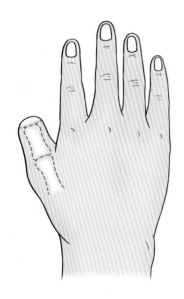

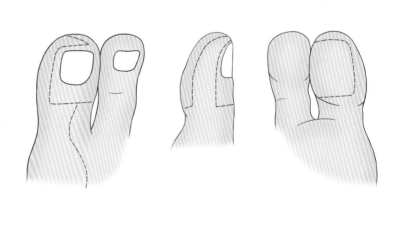

图6-3-2 拇指残断设计环形切口或冠状切口示意图

图6-3-3 同侧趾趾末节手术切口示意图

（2）受区准备：于气性止血带下，沿设计的切口切开皮肤，向掌背侧掀起皮肤，于指腹两侧分别找到残端指神经并松解和标记。于拇指近节背侧锐性分离，找到一条较粗的指背静脉，于拇指近节尺侧分离并找到尺侧指固有动脉或拇主要动脉。于指骨残端切开，行骨膜下剥离，显露骨残端，咬除部分硬化骨，开通髓腔。这样受区就准备完毕了。

（3）供趾切取：气性止血带下，于同侧蹬趾沿设计的切口切开皮肤，从远向近分离趾背及跖背静脉达足够长度，切断并结扎与蹬趾静脉回流无关的分支；于蹬趾腓侧找到趾背动脉、趾底动脉、趾背神经、趾底神经，沿趾背及趾底动脉逆行分离至第1跖背（底）动脉，钝性分离蹬趾腓侧的趾底神经，并高位切断和标记，保留蹬趾胫侧舌状瓣，使胫侧趾底动脉及神经包含在该皮瓣内。于趾间关节处离断蹬趾末节，此时除血管蒂相连外，其他组织均已切断。蹬趾末节血管蒂经罂粟碱及热盐水持续湿热敷，渐渐恢复血液循环。

（4）移植再造：蹬趾血管断蒂，将蹬趾移于受区，供区残端经骨修整，胫侧舌状瓣覆盖残端，缝合皮肤（图6-3-4）。根据拇指再造长度，咬除远节趾骨基底部膨大的骨嵴，将远节趾骨修小、缩短（图6-3-5）。将蹬趾腹皮下脂肪予以修剪，缝合胫侧皮肤，使蹬趾大小近似健侧拇指。将远节趾骨置于拇指残端，确定长度合适后，用直径1mm的克氏针做纵向固定，缝合骨膜（图6-3-6）。于手术显微镜下修复腓侧趾神经和尺侧指神经，将跖背静脉及第1跖背（底）动脉分别通过皮下隧道与拇指的指背静脉及拇指尺侧指动脉或拇主要动脉吻合，重建再造拇指血液循环。缝合皮肤并包扎，术毕。

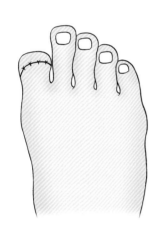

图6-3-4 蹬趾供区直接缝合

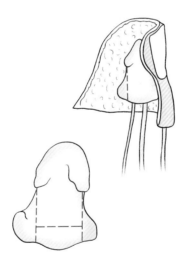

图6-3-5 修剪远节趾骨

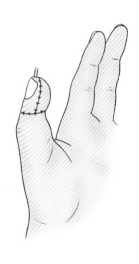

图6-3-6 将远节趾骨和指骨做内固定或关节融合

3. 手术注意事项

（1）凡选用蹬趾末节移植者，均选用同侧蹬趾。

（2）蹬趾胫侧舌状瓣设计一定要讲究，大小合适，趾端切口应越过中线。

（3）蹬趾远节趾骨基底部膨大的骨嵴应予以修小，并适量修剪趾腹皮下脂肪，使再造拇指外形与大小近似健侧拇指。

（二）拇指Ⅲ度缺损的再造

1. 手术方案 拇指Ⅲ度缺损，近似拇指Ⅱ度缺损，再造方法选择及手术步骤基本同拇指Ⅱ度缺损。拇指Ⅲ₂度缺损，因保留了掌指关节，是选用第2趾移植拇指再造的最佳适应证，再造后功能恢复最佳。拇指Ⅲ₂度缺损也可选髂骨植骨加蹈甲皮瓣移植再造拇指，其外形较佳，但功能不如第2趾移植再造者。

2. 手术方法与步骤（以拇指Ⅲ₂度缺损为例）

（1）切口设计

1）受区：拇指残端掌背侧做V形切口或矢状切口（图6-3-7），其目的是把跖背侧的V形皮肤切除，避免因矢状切口而出现驼颈畸形。若残端呈冠状，也可采用冠状切口，以利外形。于鼻烟窝处做横切口，以显露头静脉及桡动脉。

2）供区：选对侧第2趾移植再造。根据受区需要，一般设计为V形切口。在足背V形三角顶部斜向胫侧做一弧形延长切口（图6-3-8），以便解剖和游离大隐静脉及足背动脉。

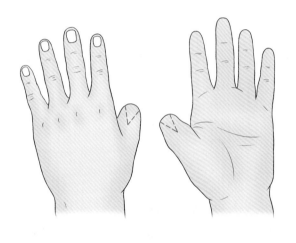 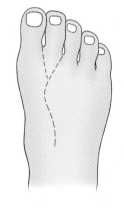 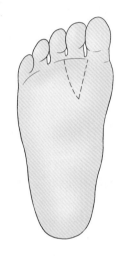

图6-3-7 拇指残端掌背侧设计V形切口或矢状切口　　　**图6-3-8** 于对侧第2趾设计常规V形切口

（2）受区准备：于气性止血带下，沿受区切口切开皮肤，切除掌背侧V形皮肤，向两侧做锐性分离，使两侧皮肤充分松解，于两神经血管束处锐性分离指神经并标记。于近节指骨背侧锐性分离、松解拇长伸肌腱；于掌侧找到拇长屈肌腱断端，并向近端做锐性分离，使其恢复良好的滑动性。于骨断端切开，剥离骨膜，咬除残端硬化骨质，做必要的短缩；于鼻烟窝处做横切口，显露头静脉和桡动脉，并贯通该切口与拇指残端间的皮下隧道，清洗创面，受区准备结束。

（3）第2趾切取（详见本章第二节的第2趾切取方法）：根据受区血管情况决定第2趾血管蒂长度后断蒂，将第2趾移至受区，供区创面直接缝合。

（4）移植再造：根据拇指残端骨长度及两侧皮肤情况，凿除第2趾近节趾骨基底关节面，确定再造拇指长度适宜、第2趾两侧皮肤能在无张力下缝合后，采用钢丝十字交叉固定或克氏针斜行内固定方法固定趾骨和指骨，使再造拇指处于旋前对掌位，缝合骨膜，切除趾短伸、屈肌腱，修复趾长伸肌腱及趾长屈肌腱，调节张力，使再造拇指处于休息位。理顺血管蒂后，将足背动脉及大隐静脉通过皮下隧道引自鼻烟窝切口处并标记，于手术显微镜下修复两侧趾、指神经，先缝合两侧皮肤，再调整并修剪掌背侧多余皮肤，使皮肤缝合平整，无臃肿。在鼻烟窝处吻接大隐静脉和头静脉，吻接足背动脉和桡动脉，重建再造拇指的血液循环。缝合鼻烟窝切口，置引流条并包扎，术毕。

3. 手术注意事项

（1）拇指Ⅲ度缺损的再造，外形修整十分重要。除按皮肤切口设计，切除拇指残端V形皮肤并向两侧充分松解外，在重塑外形时，一定要切除多余皮肤，以防局部隆起及出现驼颈畸形。

（2）血管蒂通过皮下隧道时应将血管理顺，防止扭转及交叉，从鼻烟窝引出后应标记，防止动静脉错接。

（3）由于第2趾较细，移植后长度以不超过示指近节1/2为限，否则将显出再造指过长。

（4）拇指Ⅲ₁度缺损若位于近节远端，且残端较膨大者，可按拇指Ⅱ度缺损，选用蹈趾末节移植，采用吻合趾、指动静脉，重建血液循环再造。

（5）拇指Ⅲ₂度缺损，若选用植骨+蹈甲皮瓣移植再造时，受区准备同上，但须切取一条略有弧形的髂骨条，经修整而长短合适后，将弧形突起位于背侧，行克氏针交叉固定，按蹈甲皮瓣切口设计并切取蹈甲皮瓣（详见本章第五节）。

（三）拇指Ⅳ度缺损的再造

1. 手术方案　常规选择对侧带跖趾关节的第2趾移植再造，伴虎口皮肤瘢痕挛缩及桡掌侧皮肤缺损时，可设计带足背舵样皮瓣及跖趾关节的对侧第2趾来移植再造。

2. 手术方法与步骤　以拇指Ⅳ度缺损伴虎口部分皮肤缺损为例。

（1）切口设计

1）受区：于拇指残端掌背侧做V形皮肤切口。若虎口侧有皮肤瘢痕挛缩，应同时设计切除挛缩瘢痕的皮肤切口；若有桡掌侧皮肤瘢痕挛缩或缺损，应将挛缩瘢痕切除，鼻烟窝处常规做横切口。

2）供区：拇指Ⅳ度缺损无虎口及桡侧皮肤缺损，且残端皮肤松软者，于对侧第2趾越过跖趾关节的足底侧设计V形切口；若虎口侧为皮肤瘢痕挛缩者，设计对侧第2趾偏胫侧带舵样足背皮瓣及跖趾关节的皮肤切口（图6-3-9）；若有桡侧皮肤缺损，设计对侧第2趾偏腓侧带舵样足背皮瓣及跖趾关节的皮肤切口（图6-3-10）。足底侧均为V形切口。

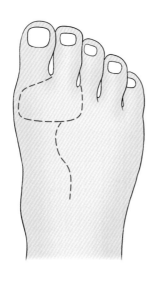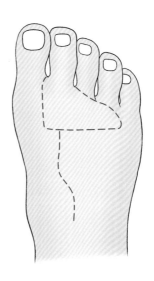

图6-3-9　设计对侧第2趾偏胫侧带舵样足背皮瓣及跖趾关节的皮肤切口　　图6-3-10　设计对侧第2趾偏腓侧带舵样足背皮瓣及跖趾关节的皮肤切口

（2）受区准备：于拇指残端按设计切口，切开皮肤及部分虎口侧挛缩瘢痕，使拇指桡侧及虎口侧皮肤完全松解，并使第1掌骨充分伸展，量取虎口部皮肤缺损面积与形状。于拇指残端找到并松解两侧指神经并标记；于掌、背侧分别找到并锐性松解拇长屈肌腱及拇长、短伸肌腱，使其恢复正常弹性；锐性分离残端拇短展肌，并恢复弹性；于第1掌骨残端做十字切开骨膜并做骨膜剥离，咬除1.5～2cm掌骨头；沿鼻烟窝部做横切口，显露头静脉及桡动脉，并与拇指残端贯通皮下隧道。

（3）供趾切取：根据虎口皮肤缺损形状与面积，于对侧第2趾设计带舵样足背皮瓣及跖趾关节的皮肤切口并切开皮肤，观察舵样足背皮瓣近侧缘与大隐静脉间关系后，自舵样足背皮瓣近侧缘的跖背静脉处至大隐静脉间由远及近分离静脉并切断、结扎无关的分支。足背动脉及两侧趾底神经，以及趾长、短伸肌腱和趾长屈肌腱的切取同拇指Ⅲ度缺损的第2趾移植再造。从深筋膜以浅处掀起舵样足背皮瓣于第2跖趾关节以近约1.5cm处截断第2跖骨，切断两跖横韧带及足内在肌的附着部分，此时除足背动脉及大隐静脉相连外，其他组织均已离断。待受区准备完毕，根据受区血管长度需要于供区断蒂，把第2趾移至受区。除供区足底侧创面直接缝合外，尚有部分背侧皮肤缺损，采用皮片移植加压包扎。

（4）移植再造：第1掌骨及第2跖骨做适当短缩并修整后，掌、跖骨采用单枚斜向克氏针固定或钢丝十字交叉内固定，使再造拇指处于旋前对掌位。将跖板与第1掌骨骨膜以钢丝做8字形缝合，使跖板前移，以消除跖趾关节过伸畸形，缝合骨膜。相继修复拇长伸肌腱、趾长伸肌腱、拇短伸肌腱、趾短伸肌腱、拇长屈肌腱、趾长屈肌腱，使张力状态保持在休息位；将残端拇短展肌的腱性部分缝于第2趾跖趾关节桡掌侧，以修复拇对掌功能。足背动脉、大隐静脉理顺后，通过皮下隧道引至鼻烟窝并加以标记。于镜下修复指神经。创面清洗后，将舵样足背皮瓣转向虎口侧以修复虎口，桡侧及掌背侧创面重塑再造指外形。将大隐静脉与头静脉对端缝合，将足背动脉与桡动脉作端端缝合，以重建再造指血液循环并缝合鼻烟窝皮肤切口，置引流条，包扎，术毕。

3. 手术注意事项

（1）拇指Ⅳ度缺损伴虎口部分皮肤缺损，选用带舵样足背皮瓣及跖趾关节的第2趾移植再造并修复虎口；若残端无皮肤缺损，仍切除V形皮肤，以防驼颈畸形出现。

（2）第1掌骨一般需切除近2cm，甚至2cm以上，才能使带跖趾关节的第2趾移植后两侧皮肤能在无张力下缝合并形成良好的外形。

（3）第1掌骨头完整且有关节囊者，应切除掌骨头及部分第1掌骨，不宜采用保留该关节面与近节趾骨关节面并制动缝合关节囊的方法来修复。其理由：①采用这一方法形成的掌指关节不匹配，影响再造指功能；②若第2趾较长，再造后的拇指也会过长而影响外形及功能。

（4）拇指因旋转撕脱性离断导致拇指Ⅳ度缺损，施行再造时可采用邻指肌腱、神经移位，以重建拇长伸、屈肌及感觉功能，其方法与拇指旋转撕脱性离断的再植方法类同。

（5）拇指Ⅳ度缺损，一般残端均保留拇短展肌，经松解后修复拇对掌功能。

（四）拇指V度缺损的再造

1. **手术方案** 拇指V度缺损均伴有虎口缺损，为了在再造拇指的同时重建虎口，可采用带菱形足背皮瓣及跖趾关节的第2趾移植再造。因拇指V度缺损的部位不同，术中对掌功能重建有较大区别，所以又将拇指V度缺损分为V_1度、V_2度及V_3度缺损：①V_1度缺损，位于第1掌骨头下，因大部分受术者保留有拇短展肌，故术中仅施行对掌功能修复；②V_2度缺损，位于第1掌骨中段，部分患者尚保留足够长度的拇短展肌，可按V_1度缺损行对掌功能修复；部分患者拇短展肌基本缺损，应按V_3度缺损的方法做功能重建。V_3度缺损，位于第1掌骨基底部；拇短展肌全部缺损，应采用肌腱移位的方法做对掌功能重建。

2. 手术方法与步骤

（1）切口设计

1）受区：于手部桡侧设计一杯形皮肤切口，杯口位于第2掌指关节近端，宽2.5~3cm，杯底位于第2掌骨中段，杯柱长约2cm（图6-3-11）。在鼻烟窝或前臂远端的桡动脉搏动点处做横切口，以显露头静脉及桡动脉。

2）供区：以对侧第2跖趾关节为中心，自第1趾蹼向胫侧展开，自第2趾蹼向腓侧展开，设计一菱形足背皮瓣，边长3.5~4cm，胫、腓侧各呈60°夹角，远、近端各呈120°夹角，远、近端相距约4cm，近端120°夹角处斜向足背胫侧设计一弧形切口（图6-3-12）。足底侧设计V形皮肤切口。

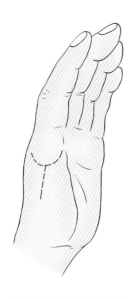

图6-3-11 手部桡侧设计杯形皮肤切口

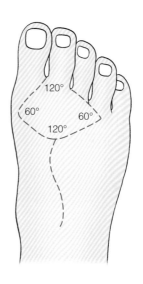

图6-3-12 设计对侧第2趾带菱形足背皮瓣及跖趾关节的皮肤切口

（2）受区准备：按设计的杯形切口切开皮肤，逆行掀起舌状瓣，指背向两侧掀起皮肤。于第1掌骨尺侧寻找、分离尺侧指神经并标记。若找不到该神经，可沿大鱼际部切开皮肤，在腕横韧带以远端找到该神经并松解，恢复正常弹性。于第1掌骨背侧找到并锐性松解拇长、短伸肌腱残端，使肌腱恢复正常弹性；于第1掌骨掌侧寻找并锐性分离拇长屈肌腱残端，使其恢复正常弹性。若该处难以确定该肌腱残端，可于前臂远端掌侧做一横切口，找到拇长屈肌腱并牵拉该肌腱。在残端能见到随着牵拉动作而活动的组织即拇长屈肌腱残端，将其分离、松解并标记。于大鱼际部锐性分离、松解拇短展肌，以恢复其正常弹性。若拇短展肌大部或全部缺损，可于环指掌横纹处做横切口，切开鞘管，找到并尽可能在远端切断环指浅屈肌腱，于前臂远端切口内抽出，通过大鱼际皮下隧道引至拇指残端桡掌侧并标记。第1掌骨处理同拇指Ⅳ度缺损。于鼻烟窝或前臂腕掌侧设计切口，切开皮肤，显露并分离头静脉及桡动脉。

（3）供趾切取：切取第2趾的菱形足背皮瓣时，应从深筋膜自皮瓣的胫、腓侧向第2跖骨纵轴方向掀起皮瓣两侧，保留皮瓣内静脉的完整性与延续性。剩下的第2趾的切取方法与步骤同拇指Ⅳ度缺损的供趾切取。

（4）移植再造：根据受区动、静脉情况，决定切取供区血管蒂的长度，断蒂后记录断蒂时间，把带足背皮瓣的第2趾移至手部，将第2跖骨断端置于第1掌骨残端，了解再造指长度并调整皮瓣，使之形成虎口并覆盖创面，来决定短缩第1掌骨、第2跖骨的长度。若趾体过长，需再次短缩掌骨或跖骨。如果长度合适，所有皮肤均能覆盖上述创面并形成虎口时，可行骨内固定，掌骨和跖骨采用钢丝十字交叉固定或克氏针交叉内固定。

（5）肌腱修复及跖板处理同拇指Ⅳ度缺损：凡拇短展肌大部或全部缺损者，把移位的环指浅屈肌腱缝合于第2跖趾关节桡掌侧原骨间肌的腱止处，以重建拇指对掌功能，使再造指处于旋前对掌位，并纠正跖趾关节过伸现象。两侧趾神经合并，与拇指残端指神经缝合，足背动脉、大隐静脉通过皮下隧道引至鼻烟窝或前臂远端切口。

（6）虎口形成与创面修复：将菱形足背皮瓣、足底侧Ｖ形皮瓣及虎口侧杯形皮瓣适当调整，以重建虎口及覆盖创面。在通常情况下，足底侧Ｖ形皮瓣旋向虎口侧与杯形皮瓣掌侧缘缝合，以扩大虎口掌侧部，菱形皮瓣两翼包绕第2跖骨，使背侧翼覆盖背侧创面，与杯形皮瓣背侧缘缝合，形成虎口背侧部；掌侧翼皮缘与Ｖ形皮瓣缝合，以形成大鱼际部。最后大隐静脉与头静脉、足背动脉与桡动脉做端端吻合，重建再造指血液循环。

（7）足部创面处理：把第3趾向踇趾靠拢，缝合跖骨头横韧带，趾蹼间皮肤做褥式缝合，足背创面取中厚皮片移植，植皮区采用褥式双向加压包扎以利皮片成活（图6-3-13）。

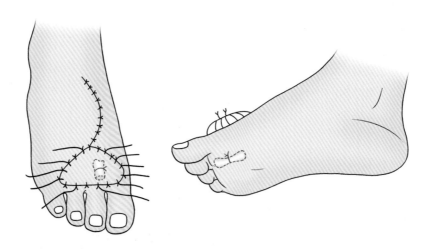

图6-3-13　足背植皮区采用褥式双向加压包扎

3. 手术注意事项

（1）拇指Ⅴ度以上缺损可造成桡侧残端不同形式的创面，术者可根据皮肤缺损情况灵活设计不同形式的足背皮瓣来覆盖创面并重建虎口。

（2）菱形皮瓣、足底侧 V 形皮瓣及受区被掀起的杯形皮瓣，要合理调整位置，充分利用这些皮瓣的有效面积，以保证重建虎口，防止线状瘢痕挛缩。上述皮肤切口设计及皮瓣移植后，均能获得虎口重建及理想的创面覆盖。若仍造成部分大鱼际及手背皮肤缺损时，可用中厚皮片移植。多余皮肤应予以切除，防止局部臃肿。

（3）切取足背皮瓣后，足背创面处理不能忽视。在皮片移植前，创面应彻底止血，宜采用中厚皮片移植加褥式加压包扎，以利皮片成活。

（五）拇指Ⅵ度缺损的再造

1. **手术方案** 拇指Ⅵ度缺损会造成拇短展肌、拇短屈肌及第 1 掌骨缺损，其再造方法与 V_3 度缺损的再造相似，只是在骨支架固定方面有别于拇指 V 度缺损。

2. **手术方法与步骤** 切口设计基本同 V 度缺损。拇指Ⅵ度缺损再造方法基本同拇指 V 度缺损，故不再赘述。由于拇指Ⅵ度缺损已失去第 1 腕掌关节，所以第 2 趾移植后，第 2 跖骨与大多角骨或舟骨做骨性对掌位固定（图 6-3-14）。若无上述两骨，第 2 跖骨也可与第 2 掌骨中段桡掌侧做骨性对掌位固定（图 6-3-15），因而无须行拇对掌功能重建的手术操作。其他肌腱、神经、血管修复与拇指 V 度缺损再造类同。

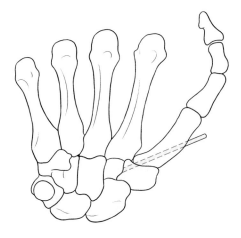

图 6-3-14 第 2 跖骨与大多角骨或舟骨做骨性对掌位固定

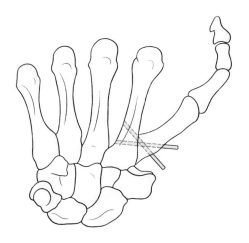

图 6-3-15 第 2 跖骨与第 2 掌骨中段桡掌侧做骨性对掌位固定

（侯书健）

第四节

手指再造

　　示、中、环、小指共占全手功能的60%，因缺损程度不同将影响手功能的发挥。目前，经过临床医生的大量临床实践，对拇指缺损的分度、再造适应证及手术方案设计已基本达成共识。但是，由于示、中、环、小指的缺损类型繁多（不同程度、不同形式），至今尚无一套较为固定的手术治疗原则与手术方案。对不同程度、不同指别、不同数量的手指缺损，其手术治疗原则、方法及供区选择均存在较大的差别，因此对手指缺损的足趾组织移植再造，须因人而异，根据缺损程度、缺损指别、缺损数量、患者的要求及供区的情况确定手术适应证与手术方案。

一、手术适应证与手指缺损分度

　　手的握持功能主要依靠示、中、环、小指四个手指强有力的屈曲功能来完成，其中1～2个手指缺损将造成手部握力下降，但对手部的精细捏持功能影响并不大。由于单个手指功能不如拇指功能重要，而且足趾比手指短，外形较差，因此多数学者认为三指以上的近节指骨或掌骨水平的手指缺损为最佳手术适应证，并认为三指以上的多指缺损者宜再造1～2个手指，形成稳定的三指持物。然而，随着人们生活水平的提高、工作中精细活动的不断增多及社交活动的增多，在日常工作与生活中需要经常从事一些精细操作如敲击键盘、弹琴等，这些均对手的完整性、灵活性及美观度提出较高要求。尽管单个手指的部分缺损对手部功能影响较小，但由于手的外观与完整性受到破坏，对个别患者可能会造成较大的心理负担，从而引起严重的心理障碍，甚至放弃原来的工作，造成生活质量下降，因而要求进行足趾移植再造的愿望颇为强烈。随着足趾移植再造拇–手指技术的不断发展与成熟，尤其是吻合趾、指动静脉的部分足趾移植再造技术的应用，使得手指再造的功能与外观的优良率明显提高。因此，为了恢复满意的功能与手的完整性，对有再造要求的不同程度的手指缺损者，须结合生理要求、职业需求及心理要求等方面评价手术指征，在重建功能的前提下，兼顾外形与患者的要求，以及对供足的影响，只要满足手术条件的均可行足趾移植再造。

目前，手指缺损的分度尚无定论，为了与拇指缺损的分度方法一致，加之其余四指指骨数量比拇指多一节，因此将其余四指缺损的分度采用八度分类法（图6-4-1）。

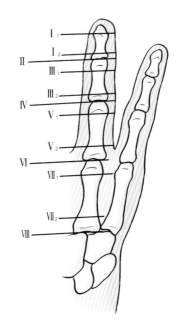

图6-4-1 手指缺损分度示意图

二、手术方案设计与足趾供区的选择

手指缺损因缺损指数、指别及程度不同而多种多样，因此足趾移植再造的手术方案设计应具体问题、具体分析，并结合患者的要求及供区的情况决定。

1. **Ⅰ度缺损** 于远节指骨处缺损。该类缺损基本保留手指的功能长度，部分患者尚保留一段指甲，对缺损的手指及手部功能影响不大，原则上不予再造。尤其是多个手指Ⅰ度缺损，经长期使用能适应生活、工作、学习的需要，不必再造。如果单一示、中、环指出现指甲缺损、残端痛或钩甲畸形，明显影响外形，为了美观，并且患者有强烈的再造要求，可根据正常手指外形及足趾外形选用第2、第3或第4趾移植，采用吻合趾、指动静脉重建血液循环的方式再造。

2. **Ⅱ度缺损** 于手指远指间关节水平缺损。由于基本保留手指功能长度且对功能影响不大，原则上也不宜再造。对单一示、中、环指Ⅱ度缺损或中、环指同时Ⅱ度缺损，由于造成外形缺陷，若患者有强烈的再造要求，可选用第2、第3或第4趾移植，采用吻合趾、指动静脉来重建血液循环的方式再造。

3. **Ⅲ度缺损** 于手指中节指骨处缺损。由于对功能及外形有一定的影响，在选择再造时，可适当放宽适应证。尤其是对单一手指或中、环指同时Ⅲ度缺损，因有明显的外形缺陷，凡有再造要求者，可选用第2趾、第3趾或第4趾移植，采用吻合趾、指动静脉来重建血液循环的方式再造。

若示、中、环指或示、中、环、小指同时缺损，由于3～4个手指断面比较整齐，只要患者能使用伤手并已代偿适应，不宜施行再造。

4. Ⅳ度缺损　于手指近指间关节水平缺损，由于失能较多，又造成较明显的外形缺陷，可根据不同伤情选择再造。若造成中、环指同时缺损而示、小指完好，明显造成外形缺陷，再造十分有必要。若造成示、中、环、小指于同一平面的Ⅳ度缺损，应根据患者对伤手适应及代偿能力而定，尤其是体力劳动者经过长期适应与使用，无再造要求者，可不予再造；对要求完成精细的手工操作劳动及有强烈再造要求的患者，以再造示、中指或中、环指为宜，没必要对四个缺损的手指均施行再造。若示、中指正常而环、小指呈Ⅳ度缺损者，也没有再造的必要。若造成示、中指Ⅳ度缺损，环、小指正常，为弥补外形，患者要求再造时，可再造中指或再造两指。

5. Ⅴ度缺损　于手指近节指骨处缺损，由于失能较多也明显影响外形，可根据患者的要求实施再造。单一示指Ⅴ度缺损，若足趾较长，残存示指近节指骨较长，可予以再造；若足趾较短，残存近节指骨较短，则不宜再造。单一中、环指Ⅴ度缺损，若两个相邻指均为正常长度，为改善外形增进功能，可选第2趾移植长指再造；若第2趾较短，可选两侧第2趾节段桥接移植再造。中、环指同时Ⅴ度缺损，示、小指正常，可选两侧第2趾移植长指再造。示、中指同时Ⅴ度缺损，若环、小指正常，可不予以再造；若环、小指同时Ⅴ度缺损，示、中指正常，也不宜再造。若小指正常，示、中、环三指同时Ⅴ度缺损，根据患者意愿及第2趾长短仅选择再造环指或再造中、环指。若示、中、环、小指同时Ⅴ度缺损，则以再造示、中指或中、环指为原则，不宜再造更多的手指。

6. Ⅵ～Ⅶ度缺损　于手指掌指关节及掌骨处缺损。单一示、中、环、小指Ⅵ～Ⅶ度缺损不宜再造，仅将该指的掌骨1/3以远切除，修整成指蹼即可。若环、小指或示、中指两指同时Ⅵ～Ⅶ度缺损，而另外两个残存指功能正常，可不予再造。若示、中、环三指同时Ⅵ度缺损，拇、小指对指正常，不宜再造；若拇、小指不能对指，可于第5掌骨中段截骨，把小指连同掌指关节整体移位于第4掌骨远端以利对捏。若示、中、环、小指同时Ⅵ～Ⅶ度缺损，则选带跖趾关节的双侧第2趾移植再造示、中指或中、环指，不宜从一足切取2个带跖趾关节的第2、3趾同时移植再造，否则将破坏足弓而影响行走功能。

三、手指不同程度缺损的再造

（一）手指Ⅰ度缺损的再造

绝大多数要求再造的手指Ⅰ度缺损患者是为了满足心理需求及追求美观，故术者应精细地设计手术方案并操作，达到修饰性再造的要求。均采用吻合趾、指动静脉重建血液循环的方式施行再造。

1. 手术方法与步骤

（1）切口设计

1）受区：对急诊再造（又称一期再造）或亚急诊再造，应尽可能保留指端皮肤，即使侧方只保留很小的皮蒂，也有利于修复再造指的良好外形。对择期再造，宜采用冠状切口（图6-4-2）。于近节指骨背侧做斜切口，显露指背静脉；于中节或近节侧方偏掌侧做纵切口，显露指固有动脉。

2）供区：参考健侧手指外形，选用第2、第3或第4趾为供趾。急诊再造或亚急诊再造时，根据受区皮肤切口设计形状；择期再造时，若残端采用冠状切口，则供区也采用冠状切口（图6-4-3）。

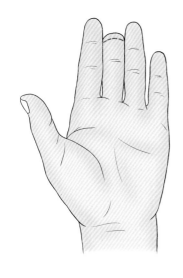

图6-4-2 手指残端设计冠状切口

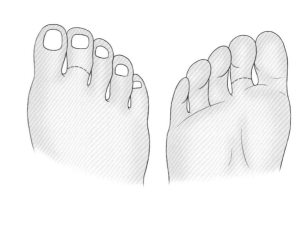

图6-4-3 供区手术切口设计

（2）受区准备：择期再造按切口设计，切开皮肤并向皮下做锐性松解，使周围皮肤提升、松动，于两侧神经血管束处找到两侧指神经，并分离、松解、标记。显露远节指骨，咬除骨残端部分硬化骨，保留远节指骨近段。于近节背侧做斜切口，显露较粗的指背静脉，于中节或近节侧方偏掌侧做纵切口，显露指固有动脉，在切口与残端掌背侧贯通皮下隧道。急诊再造或亚急诊再造时，经彻底清创或扩创后，分别按上述方法解剖、标记神经、血管，处理远节指骨残端，贯通皮下隧道。受区准备完毕，待移植。

（3）供趾切取：按设计的切口，先切开趾背侧皮肤，沿第2、3或第4趾背静脉由远及近做锐性分离，达跖背静脉，切断、结扎与跖背静脉无关的静脉分支，保留一条或两条较粗的趾背静脉或跖背静脉；切开跖侧皮肤，向近侧做锐性分离，找到两侧神经血管束，小心地向近端做锐性分离，尽可能高位切断两侧趾神经并标记；沿两侧趾底动脉逆行分离，保持与跖底动脉或跖背动脉的连续性，根据受区动脉、静脉缝合部位决定跖背动脉或跖底动脉的切断部位，于远趾间关节离断。此时除动、静脉相连外，其他组织均已离断，松止血带，沿血管蒂外敷罂粟碱并湿热敷，待足趾恢复血供后断蒂。供区创面直接缝合（图6-4-4）。

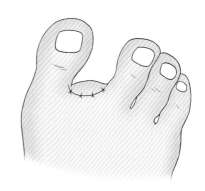

图6-4-4 供区创面直接缝合

（4）移植再造：根据受指再造长度需要，决定足趾骨处理。手指Ⅰ度缺损时，于远侧趾间关节离断，切除趾长伸、屈肌腱止点，将远节趾骨基底部软骨面咬除，与受指远节指骨用克氏针做内固定；手指Ⅱ～Ⅲ度缺损时，于第2趾中节趾骨适当部位截断趾骨，与受区指骨用钢丝十字交叉内固定，并缝合骨膜，修复指伸、屈肌腱，使张力处于休息位；将趾背静脉及趾底动脉（或第1跖背动脉）理顺后通过皮下隧道引至掌背侧切口（图6-4-5），于显微镜下缝合两侧趾、指神经；修整皮缘后缝趾、指皮肤；于显微镜下吻合趾、指静脉及动脉，重建再造指血液循环，随之缝合掌背侧皮肤切口（图6-4-6）。

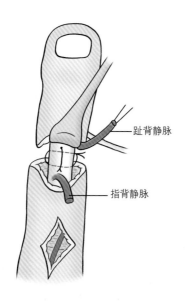

图6-4-5　趾、指骨采用钢丝十字
交叉内固定后缝合骨膜，静脉通过
皮下隧道引至掌背侧切口吻合

趾背静脉

指背静脉

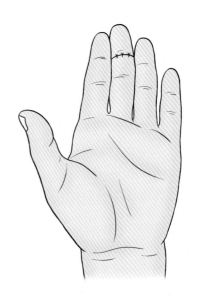

图6-4-6　缝合掌侧皮肤切口

2. 手术注意事项

（1）应根据手指缺损指别、供趾外形，参考健侧指外形，选择切取第2趾、第3趾，还是第4趾。

（2）为保证再造指血液循环，两侧趾、指动脉均应予以修复。

（3）避免采用过长的血管蒂通过狭窄的皮下隧道而导致血管危象发生。

（4）在修整外形与缝合皮肤过程中，应将多余的皮肤予以切除，防止臃肿，指、趾皮肤结合处应平整缝合。

（二）手指Ⅱ～Ⅲ度缺损的再造

1. 手术方法与步骤

（1）切口设计

1）受区：对Ⅱ～Ⅲ度缺损的再造，其切口设计与Ⅰ度缺损再造的切口设计大致相似，多采用冠状切口；若残留皮肤呈左右缝合而愈合者或Ⅲ₂度缺损者，可采用矢状切口。于近节指背做斜切口，显露指背静脉；于近节侧方偏掌侧做纵切口，显露指固有动脉。

2）供区：根据手指缺损及再造长度，选外形近似的第2、第3或第4趾为供趾。供区皮肤切口形状应根据受区皮肤切口设计决定。若受区采用冠状切口，则供区也采用冠状切口；若受区采用矢状切口，则供区也采用矢状切口。

（2）受区准备：按切口设计切开皮肤，并向皮下做锐性松解，使周围皮肤提升松动。于两侧血管神经束处找到两侧指神经，并分离、松解、标记。于受区掌背侧锐性松解指伸、屈肌腱，使其恢复正常弹性。适当咬除中节指骨残端部分硬化骨，使髓腔开放。于近节背侧做斜切口，显露较粗的指背静脉；于近节侧方偏掌侧做纵切口，显露指固有动脉。在切口与残端掌背侧贯通皮下隧道。受区准备完毕，待移植。

（3）供趾切取：按设计切口，先切开趾背侧皮肤，沿供趾的趾背静脉由远向近做锐性分离，达跖背静脉，切断、结扎与跖背静脉无关的静脉分支，保留一条或两条较粗的趾背静脉或跖背静脉，在同一切口内找到趾长伸肌腱并做锐性分离达足够长度；切开跖侧皮肤，向近侧做锐性分离，找到两侧血管神经束，小心地向近端做锐性分离，尽可能高位切断两侧趾神经并标记；沿两侧趾底动脉逆行分离，保持跖底动脉或跖背动脉的连续性，根据受区动、静脉缝合部位决定跖背动脉或跖底动脉切断部位；切开屈趾肌鞘管，挑出趾长、短屈肌腱并尽可能高位切断；保留远趾间关节，于近趾间关节离断。此时除动脉及静脉相连外，其他组织均已离断，松止血带，沿血管蒂外敷罂粟碱并湿热敷，待足趾恢复血供后断蒂。供区创面做直接缝合。

（4）移植再造：于供趾中节趾骨适当部位截断趾骨，与受区指骨用钢丝做十字交叉内固定，并缝合骨膜，修复指伸、屈肌腱，使张力处于休息位；趾背静脉及趾底动脉（或第1跖背动脉）理顺后，通过皮下隧道引至掌背侧切口，于镜下缝合两侧趾、指神经；修整皮缘后缝合趾、指皮肤；于显微镜下缝合趾、指静脉及动脉，重建再造血液循环，随即缝合掌背侧皮肤切口，包扎，术毕。

2. **手术注意事项** 基本与Ⅰ度缺损的再造相同。对Ⅱ～Ⅲ度缺损的再造，因为需切取带远侧趾间关节的足趾移植再造，为利于术中肌腱张力的调节及术后功能练习，尽可能选用不贯穿关节的内固定方法。

（三）手指Ⅳ度缺损的再造

手指Ⅳ度缺损一般均选择第2趾移植再造。手术方法、步骤与手术注意事项基本同手指Ⅲ度缺损。不同之处是：

1. **受区多采用矢状切口** 静脉选用头间掌背静脉，动脉选用指总动脉，所以在切取第2趾时，静脉可于跖背静脉处断蒂，动脉可于第1跖背动脉或跖底动脉处断蒂，便于在无张力下缝合为原则。

2. **供趾均采用第2趾** 由于切取第2趾时须携带近侧趾间关节，截骨平面位于近节趾骨，受区的近节指骨远端应予以切除，切除长度应以能满足再造指长度需要及两侧皮肤能在无张力下缝合为原则。

3. **手指Ⅳ度缺损的再造** 以满足外形为前提，所以供、受区切口设计及移植后做外形须十分讲究，防止出现再造指偏斜畸形及驼颈畸形。

（四）手指Ⅴ度缺损的再造

由于近节指骨较长，手指Ⅴ度缺损部位可位于近节远段及近节基底部，所以再造方法也不同。近节远段Ⅴ度缺损与Ⅳ度缺损程度相似，因此该部位手指缺损可采用常规的第2趾移植再造，再造方法基本同手指Ⅳ度缺损的再造。

手指近节基底部Ⅴ度缺损的长度较长，若为单个短手指，如示指近节基底部Ⅴ度缺损，可采用常规的第2趾移植再造，再造方法也基本同手指Ⅳ度缺损的再造，但再造示指长度明显短于原位手指。如果是中、环指等长手指近节基底部Ⅴ度缺损而示、小指完好，采用常规的第2趾移植再造则难以重建原手指的长度，若勉强采用常规第2趾移植再造，再造指的长度可能短于示、小指，外观较差。为了重建满意外形，近似原长手指长度的再造指，对单个或两个长手指近节基底部Ⅴ度缺损，不能采用常规的第2趾移植再造方法，宜采用双侧第2趾节段桥接移植再造的方法，或第2趾近节植骨加长移植再造的方法进行再造与修复。

1. 近节基底部Ⅴ度缺损的双侧第2趾节段桥接移植再造

（1）适应证：单一中指或环指近节基底部Ⅴ度缺损，邻指均为正常长度。

（2）手术方法：按常规于跖趾关节离断切取双侧第2趾，根据再造指长度，需要保留一近节趾骨中段以远外形较好的第2趾，舍弃近节中段以近部分组织；保留另一第2趾近节趾骨，舍弃近侧趾间关节以远组织，在无血条件下，将上述两趾组织完成骨内固定，修复指伸、屈肌腱及两侧趾底神经和趾底动脉的连续性，修复趾背静脉并修整、缝合皮肤，做好外形。然后将已完成无血再植的该足趾按常规与受指近节指骨、肌腱、神经重建连续性，最后重建血液循环，完成长指再造。采用这一方法再造的目的是增加长度，但会造成趾间关节前移而影响再造指握持功能；切取双侧第2趾合并再造一个手指，损伤较大，且手术风险大。

（3）手术注意事项：①本手术设计十分重要，要合理利用双足趾的组织，既满足长度需要，又不造成过长或臃肿；②两趾间皮肤切口应设计成锯齿状，以防环形狭窄；③在无血再植时，两侧趾底动脉、神经均应认真修复，趾伸、屈肌腱重建连续性后，与受指的张力都处于休息位；④趾—趾骨固定及趾—指骨固定首选钢丝做十字交叉内固定，有利于术中肌腱张力调节及术后功能练习；⑤该手术有较大风险，术前应征得患者同意，认真设计，精心操作。对血管缝接无把握者不宜轻易施行。

2. 近节基底部Ⅴ度缺损的第2趾近节植骨加长移植再造

（1）适应证：单一手指或两指的再造。

（2）手术方法：根据再造指长度需要，量取第2趾近侧皮肤切取长度，于足背自两趾蹼向胫、腓侧呈三角形扩大，形成底大、颈小的烧瓶样足背皮瓣切口（图6-4-7）。其瓶底宽为健侧同名指

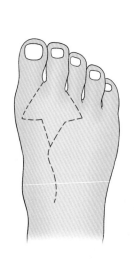
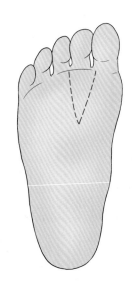

图6-4-7　设计第2趾带烧瓶样足背皮瓣的手术切口

近节周径减1cm，跖侧为增大的V形切口。按常规切取带足背皮瓣的第2趾并于跖趾关节离断，将第2趾近节趾骨基底咬除软骨面。为满足再造指长度需要，可根据指骨缺损长度，截取第2跖骨头，修成相应长度的海棉骨块嵌入移植指、趾骨间并固定，使再造指略长于两相邻指即可，然后按常规修复指伸、屈肌腱以及趾、指神经，并将背侧两叶三角形皮瓣包绕近节趾骨。修整，缝合皮肤，做好外形。血管蒂通过皮下隧道与受区血管缝合，重建血液循环。

（3）手术注意事项：①于足背设计的烧瓶样皮瓣及跖掌侧增大的V形皮瓣面积须够大，使背侧两叶三角形皮瓣包绕覆盖近节趾骨及移植骨与跖侧V形皮瓣缝合，形成指体外形，有不遗留创面的优点。指体形成后略粗，需在术后3～6个月进一步修整；②为满足长度需要，可截取适当长度的第2跖骨头，做成以海绵为主的植骨块，嵌入、移植、固定；③在切取足趾时特别要注意尽可能高位切断趾长屈肌腱及两侧趾底神经，以弥补因植骨延长而造成的神经、肌腱缺损，使其达足够长度而与受指屈肌腱及指神经缝接，避免因长度不足而采用移植方法修复而影响功能。

3. 无趾蹼多指V度缺损的再造　采用第2、3趾联合移植再造手指。本手术适用于示、中、环、小指近节基底部或近节中段无趾蹼的同一平面缺损，尚保留一定长度近节指骨而掌指关节完整者。

（1）受区切口设计及准备：以再造示、中指为例。

于示、中指残端正中设计X形皮肤切口（图6-4-8）。切开皮肤，向两侧各掀起一舌状瓣，做皮下松解，以覆盖第2趾胫侧及第3趾腓侧创面；在掌侧创面找到和分离示、中指两侧指固有神经并标记；在同一切口内找到并锐性松解两条指屈肌腱；于同一切口内小心分离第1或第2指总动脉；在示、中指近节指骨背侧找到指伸肌腱并锐性松解；咬除两指残端硬化骨，开通髓腔；于手掌背侧按掌背静脉走向做横切口，找到并分离一条较粗的浅静脉，受区准备告一段落。

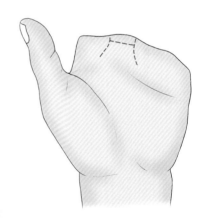

图6-4-8　于示、中指残端设计X形手术切口

（2）供区切口设计及第2、3趾的切取：于对侧设计第2、3趾矩形皮肤切口，在足背做适当延长切口（图6-4-9）。切开皮肤，按常规切取与第2、3趾相连的跖背静脉及大隐静脉，切断、结扎无关分支达足够长度；沿足背动脉走向，顺行分离并切取足背动脉、足底深支及第1跖背（底）动脉，切断、结扎无关分支，于足背适当部位切断两趾的趾长、短伸肌腱；于跖侧按切口切开皮肤，掀起矩形皮瓣，分离第2、3趾底神经，并尽可能高位切断和标记；切开两趾屈肌腱鞘管，尽量高位切断两趾趾长、短屈肌腱；于跖趾关节处离断两趾。此时除与足背动脉及大隐静脉相连外，其余

组织均已离断（图6-4-10）。松开止血带，待两趾恢复血液循环后断蒂，供区创面直接缝合（图6-4-11）。

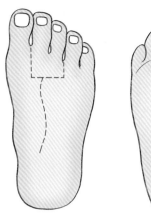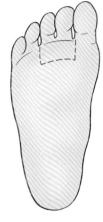

足背动脉
大隐静脉

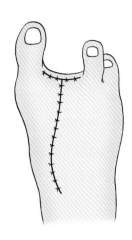

图6-4-9 于对侧设计第2、3趾矩形皮肤切口，并在足背适当延长

图6-4-10 游离静脉与动脉血管蒂，切取第2、3趾

图6-4-11 供区直接缝合

（3）移植再造：第2、3趾断蒂后移至受区，切除多余无关组织后，咬除两趾近节趾骨基底部软骨面，短缩必要的趾骨，试置于两指骨残端，并试用两侧舌状瓣覆盖两侧创面。若两侧皮肤仍有张力，可再缩短指、趾骨，以使皮肤在无张力下缝合为原则。采用钢丝十字交叉内固定，将第3趾固定于示指、第2趾固定于中指，缝合骨膜，先修复两趾伸肌腱，再修复两趾屈肌腱，使张力处于休息位。于镜下缝合指、趾神经，缝合静脉及动脉，重建再造指血液循环，皮肤做修整后缝合，术毕。

（4）手术注意事项：①手术切取过程中保护并保持第2、3趾间组织结构的连续性；②在做外形过程中，注意掌背侧多余皮肤应切除，防止出现臃肿；③为保证第2趾胫侧、第3趾腓侧皮肤创面覆盖，指、趾骨应相应短缩；④若第2、3趾移植再造于中、环指，术中可将示指及小指残端指骨及皮肤作适当修整，以形成较满意的外形；⑤再造两趾时，一般均取对侧第2、3趾移植分别再造示、中指，即第3趾再造示指，第2趾再造中指，使示指略短于中指，这有利于再造后手的外形与功能恢复。

（五）手指Ⅵ～Ⅶ度缺损的再造

1. 受区切口设计及准备　根据再造指设置位置残端做矢状切口或X形切口，切口皮肤掀起皮瓣，找到再造指两侧的指神经及指屈肌腱，并松解、标记；于同一切口或延长切口内找到第1、2指总动脉或掌浅弓；于指骨背侧锐性松解指伸肌腱，在掌背做皮肤切口，分离出一条较粗的浅静脉，受区准备暂时可以告一段落。

2. 供区切口设计及带跖趾关节的第2趾切取　按拇指Ⅳ度缺损时切取带跖趾关节的第2趾移植的相同手术步骤切取第2趾。

3. 移植再造　再造指掌骨及第2跖骨做适当短缩并修整后，掌、跖骨采用单枚斜向克氏针内固定或钢丝十字交叉内固定。将跖板与掌骨骨膜以钢丝做8字形缝合，使跖板前移，以消除跖趾关节过伸畸形。相继修复指伸、屈肌腱，使张力处于休息位。选指浅屈肌腱为动力来源，重建再造指蚓状肌的功能。于镜下修复指、趾神经，重建血液循环。修整、缝合皮肤，完成再造。

4. 手术注意事项

（1）应仅从一侧足切取带跖趾关节的第2趾移植再造，不宜从该足切取带跖趾关节的第2、3趾移植再造，否则将破坏足弓，影响行走功能。

（2）若双手第2～5指呈Ⅵ～Ⅶ度缺损，可选带跖趾关节的双侧第2趾移植，各再造一示指或中指。

（3）若仅一手第2～5指Ⅵ～Ⅶ度缺损，也可选带跖趾关节的双侧第2趾移植，再造示、中指或中、环指。

（4）为消除跖趾关节过伸畸形，术中应注意跖板前移及蚓状肌功能重建。

（5）造成掌侧或背侧皮肤缺损者，可选用带不同形状足背皮瓣的第2趾移植修复。

（侯书健）

第五节
蹈甲皮瓣与第2趾甲皮瓣移植拇-手指再造

Morrison（1980）开发了蹈甲皮瓣包裹髂骨块再造拇指的技术，使再造的拇指具有良好的血液供应及接近正常的感觉功能，外形也更接近正常拇指；而且不减少足趾的数目，为拇指再造提供了一种新方法。但是，这样再造的拇指，无指间关节及屈、伸肌腱，再造拇指仅有捏持的功能，握力及活动度不足，植入骨块也有被吸收的可能。因此，国内外学者对这一术式进行了不少改进，使其应用更加成熟。第2趾甲皮瓣移植则是随着第2趾移植技术的不断成熟，由Khouri（1992）首先用于修复手指皮肤脱套伤。由于该方法保留了手指原有的骨关节及屈、伸肌腱，修复后手指的功能明显优于缺损手指的第2趾移植再造者。

一、蹈甲皮瓣移植再造拇指

（一）手术适应证

1. 拇指皮肤套状撕脱，无条件再植者，是蹈甲皮瓣移植再造的最佳适应证。由于保留了原拇指的完好的骨关节及屈、伸肌腱，再造拇指不但外形近似，而且功能恢复满意。如撕脱面积大，超过掌指关节，甚至到达手背，可选用带足背皮瓣的蹈甲皮瓣移植修复。

2. 拇指离断无再植条件者，或者拇指再植术后发生血管危象，经探查无成活希望者，将拇指皮肤剔除，保留拇指的骨关节和屈、伸肌腱，然后用蹈甲皮瓣包裹，再造拇指外形与功能也接近正常。

3. 拇指Ⅲ度缺损，可取一髂骨条植骨，外裹蹈甲皮瓣以再造拇指。由于拇指掌指关节功能尚存，再造拇指外形和功能也可获得满意恢复。

4. 拇指Ⅳ度或Ⅴ度缺损，为获得较满意的外形，可以选用第2趾的骨关节和趾屈、伸肌腱作为支架，外加踇甲皮瓣移植包裹，并使第2趾皮肤形成带血供的剔骨皮瓣，转移修复踇甲皮瓣切取后的残留创面，以减少对供区的损伤。

（二）手术方法

1. 应用解剖

（1）踇甲皮瓣的供区范围：包括踇趾甲、踇趾除胫侧宽约1.5cm舌状皮瓣以外的背侧、跖侧、腓侧皮肤。

（2）踇甲皮瓣的血供来源（图6-5-1）

1）踇趾腓侧趾底动脉：为踇甲皮瓣的主要供血动脉，由第1跖背动脉或第1跖背动脉与第1跖底动脉吻合后发出，沿踇趾底腓侧走行，沿途发出细小分支至邻近皮肤。该动脉在近节趾骨中段发出一条恒定、粗大的分支——踇横动脉，经踇长屈肌腱深面与趾骨之间，于踇长屈肌腱内侧缘穿出后，分为远侧支和近侧支，分别向远、近端走行。踇横动脉远侧支与踇趾腓侧趾底动脉发出横向走行的吻合支，在上甲皮近侧3～4mm处的浅筋膜内形成趾背动脉弓。

2）踇趾背动脉：由走行在第1跖骨间隙的第1跖背动脉在跖骨头横韧带附近发出，在浅筋膜内沿踇趾腓侧缘走行，沿途发出多个细小分支，营养邻近皮肤。该动脉常发出一条胫侧支横向走行，经踇长伸肌腱深面至踇趾背胫侧皮肤，终支进入趾背动脉弓。

切取踇甲皮瓣时，常采用足背动脉-足底深支-第1跖背动脉-踇趾背动脉及腓侧趾底动脉这一供血系统，当第1跖背动脉纤细或缺如时，采用足背动脉-足底深支-第1跖底动脉-踇趾腓侧趾底动脉为供血系统。

（3）踇趾胫侧的血供来源（图6-5-2）

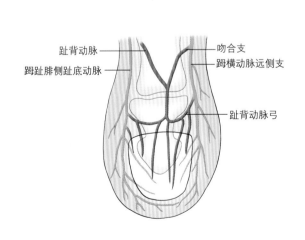

图6-5-1　踇甲皮瓣的血供来源

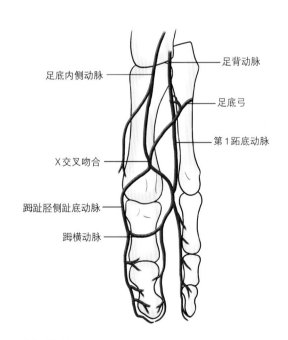

图6-5-2　踇趾胫侧的血供来源

　　踇趾胫侧的皮肤血供主要来源于踇趾胫侧趾底动脉、踇横动脉及第1跖骨头内侧动脉网。

　　足底内侧动脉与第1跖底动脉在第1跖骨头和籽骨后方形成X形交叉吻合后，向胫侧远端发出踇趾胫侧趾底动脉。

　　第1跖骨头内侧动脉网是跗内侧动脉、足底内侧动脉和足背动脉发出的许多细小分支，在第1跖骨头内侧的浅筋膜内形成的动脉网，与踇趾胫侧动脉吻合。

　　切取踇甲皮瓣时，要将踇趾胫侧趾底动脉保留在胫侧舌状瓣内。当采用第1跖底动脉系统切取踇甲皮瓣时，踇趾胫侧趾底动脉和踇横动脉血供中断，应注意保护第1跖骨头内侧动脉网。

　　（4）踇甲皮瓣的静脉回流：踇甲皮瓣的静脉有浅、深两组，深静脉系统与同名动脉伴行，多为两条。浅静脉在踇趾两侧各形成一条趾背静脉。踇趾胫侧趾背静脉沿踇趾胫侧和足背内侧缘汇入足背静脉弓内侧或大隐静脉起始部；踇趾腓侧趾背静脉行向趾蹼，汇集成跖背静脉，注入足背静脉弓内侧。

　　（5）踇甲皮瓣的神经支配：踇甲皮瓣由踇趾背侧的腓深神经内侧支和跖侧的踇趾腓侧趾底神经支配。腓深神经终支在第1跖骨间隙远侧穿出深筋膜，分为内侧支和外侧支，分布于踇趾与第2趾的相对侧趾背。由足底内侧神经发出的第1趾底总神经在第1跖骨间隙跖侧远端，分出踇趾胫、腓侧趾底神经，支配踇趾跖侧。切取踇甲皮瓣时，需切取踇趾背侧的腓深神经和踇趾腓侧趾底神经为缝接神经，将踇趾胫侧趾底神经保留在胫侧舌状瓣内。

　　2. 踇甲皮瓣移植修复拇指皮肤套状撕脱

　　（1）受区准备：急诊患者，应对伤手进行严格清创；择期再造者，参考不同程度拇指缺损的再造原则与方法设计手术切口。标记拇指尺侧指神经及指背神经，保留拇长伸、屈肌腱。指神经常随同撕脱皮肤一起从近端抽出，缺损过长时，可直接转移示指尺侧指神经至拇指尺侧备用。鼻烟窝横切口显露头静脉及桡动脉腕背支。

　　（2）踇甲皮瓣的设计与切取：依受区皮肤缺损形状在同侧踇趾设计切口线，保留踇趾胫侧宽约1.5cm的舌状瓣，内含踇趾胫侧趾底神经、动脉，用亚甲蓝画出（图6-5-3）。

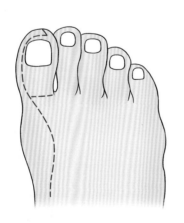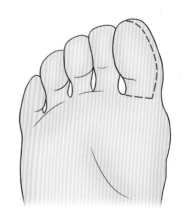

图6-5-3　踇甲皮瓣的设计

　　足背S形切口，切开皮肤，在皮下由远及近显露踇趾趾背静脉、跖背静脉及足背静脉，切断、结扎分支，保留踇趾腓侧趾背静脉-跖背静脉-足背静脉-大隐静脉通路。在第1跖骨间隙处游离腓深神经终末支，保留内侧支，切断外侧支。然后由近及远解剖游离出足背动脉-足底深支-第1跖背动脉，保留其向踇趾背侧的分支及趾底动脉的完整性，结扎其向第2趾胫侧的分支。血管显露清楚后，切开胫侧皮肤，将踇趾胫侧趾神经、趾动脉保留在胫侧舌状瓣内。向腓侧掀起踇甲皮瓣，甲床与远节趾骨间用刀小心地剥离，既不能损伤甲床，也不能切取过多骨膜，以免影响趾背植皮成活。在伸、屈肌腱表面掀起踇甲皮瓣时，尽可能保留腱周组织完整。踇甲皮瓣掀至腓侧时，一定要把腓侧趾底神经、动脉一并包含在内，并向近端游离腓侧趾底神经，高位切断（图6-5-4，图6-5-5）。至此，除血管蒂外，其他组织均已切断。

（3）踇甲皮瓣移植：在合适长度切断踇甲皮瓣的血管蒂，用温盐水清洗干净。用踇甲皮瓣包绕拇指指骨，摆正位置，缝合胫侧皮缘，形成拇指。血管蒂通过皮下隧道引至鼻烟窝。镜下缝合趾、指神经，修整皮缘后缝合拇指掌背侧周缘切口，吻合桡动脉-足背动脉、头静脉-大隐静脉，重建踇甲皮瓣血液循环（图6-5-6）。

（4）供区创面覆盖：将踇趾骨粗隆部咬除，用包含有趾底神经血管束的踇趾胫侧舌状瓣覆盖趾骨残端，其余创面取中厚皮片移植，加压包扎（图6-5-7）。

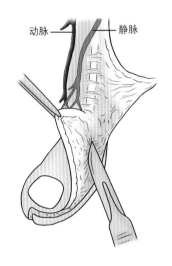

图6-5-4 向腓侧掀起踇甲皮瓣，甲床与远节趾骨间用刀小心地剥离，在伸、屈肌腱表面掀起踇甲皮瓣，要把腓侧趾底神经、动脉一并包含在内

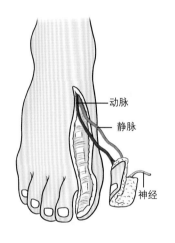

图6-5-5 踇甲皮瓣移植

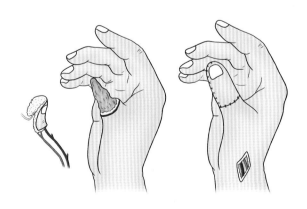

图6-5-6 踇甲皮瓣移植，吻合桡动脉-足背动脉，头静脉-大隐静脉，重建拇甲皮瓣血液循环

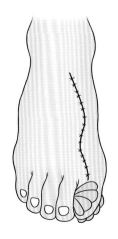

图6-5-7 供区创面覆盖

（5）注意事项：①踇甲皮瓣的设计长度要合适，除考虑留出1.5cm左右的胫侧舌状瓣外，周径也应超出健侧拇指5～8mm。若为拇指大面积撕脱，可根据受区形状设计带足背皮瓣的踇甲皮瓣移植；②剥离甲床时应特别小心，必须在甲床与骨膜间隙内锐性剥离，既不能因骨膜剥离过多而导致骨外露，又不允许过多地将甲床遗留于骨膜上而导致甲床坏死。为保证趾甲的外形和完整性，也可将部分远节指骨一并切取移植；③踇趾趾腹组织肥厚，从跖侧掀起皮瓣时，尽量少带无用脂肪组织，防止修复拇指过分粗大。

3. 以第2趾骨关节及肌腱为支架的踇甲皮瓣移植包裹再造拇指

（1）受区准备：拇指Ⅲ度缺损时，残端做V形切口，切开皮肤，找到拇长伸、屈肌腱，咬除残端硬化骨，找到拇指尺侧指神经并标记。拇指Ⅳ～Ⅴ度缺损时，于第2掌骨桡侧做杯形切口，掀起舌状瓣，形成虎口，切取环指浅屈肌腱，移位重建拇对掌功能。鼻烟窝处做横切口，显露头静脉及桡动脉腕背支。

（2）踇甲皮瓣的设计与切取：除如前在踇趾胫侧设计皮肤切口外，在第2趾胫侧至趾端另行设计纵切口（图6-5-8）。按前述方法先切开足背皮肤，解剖游离趾背静脉至大隐静脉。解剖游离动脉时，在血管蒂内除保留第1跖背动脉分出的踇趾腓侧的趾底、趾背动脉外，还应保留第2趾胫侧趾底、趾背动脉。在跖侧趾蹼间显露踇趾及第2趾相邻侧的趾底神经至第1趾底总神经。掀起踇甲皮瓣后，再沿第2趾胫侧切开，形成以第2趾腓侧趾底动脉、神经为蒂的剔骨皮瓣，保留胫侧神经血管束与第2趾骨关节及肌腱的解剖连续性。根据再造拇指长度，要从跖趾关节或第2跖骨处离断第2趾，神经、肌腱高位切断。至此，踇甲皮瓣与第2趾骨关节及肌腱支架靠同一血管蒂维持血供。

（3）再造拇指：在合适长度切断踇甲皮瓣的血管蒂，温盐水清洗干净，移至受区。将第2趾骨关节支架与拇指残端骨行内固定，修复屈、伸肌腱，调整张力至合适。带跖趾关节移植时，需重建拇对掌功能。踇甲皮瓣包绕第2趾骨关节支架，缝合胫侧皮缘，形成拇指。血管蒂通过皮下隧道引至鼻烟窝。镜下缝合趾、指神经，修整皮缘后缝合拇指掌背侧周缘切口。吻合桡动脉、足背动脉，吻合头静脉、大隐静脉，重建再造拇指血液循环。

（4）供区创面覆盖：用第2趾剔骨皮瓣覆盖踇趾腓侧创面，缝合皮肤（图6-5-9）。

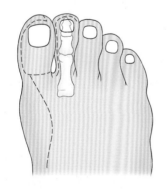

图6-5-8 在踇趾胫侧和第2趾胫侧分别设计皮肤切口

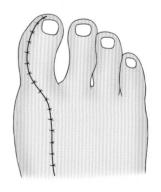

图6-5-9 用第2趾剔骨皮瓣覆盖踇趾腓侧创面，缝合皮肤

（5）注意事项

1）采用髂骨植骨蹈甲皮瓣包裹再造拇指时，需进行精心修整，使其长度、粗细合适，适合拇指Ⅲ度缺损的再造。但这样再造的拇指仅有捏持的功能，而握力及活动度不足，植入骨块也有被吸收的可能。

2）为保证第2趾骨关节、肌腱支架的血供并防止移植后Charcot's关节病变，应注意保留第2趾胫侧趾底、趾背动脉及胫侧趾底神经与骨支架的解剖连续性。

（三）供区的处置与并发症的预防

由于蹈趾在负重及行走过程中的重要性，蹈甲皮瓣移植术后供区的并发症将严重影响患者生活。因此，应十分重视供区的处置，预防并发症的发生。

1. 供区创面植皮成活的关键是保护好趾骨骨膜血管网、蹈长伸肌腱表面腱周组织及蹈长屈肌腱腱鞘。因此，在掀起蹈甲皮瓣时，要保留带血管神经蒂的胫侧舌状瓣与趾骨的解剖连续性，并在腱周组织与腱鞘浅层掀起蹈甲皮瓣，以使植皮容易成活。分离甲床时，在甲床与骨膜之间应小心剥离，保留骨膜血管网的完整性。

2. 蹈趾胫侧舌状瓣保留了蹈趾胫侧的感觉，且可覆盖蹈趾残端骨面，因此在切取蹈甲皮瓣时，一定要将蹈趾胫侧趾底动脉保留在胫侧舌状瓣内，并注意保护舌状瓣血供。当采用第1跖底动脉系统切取蹈甲皮瓣时，胫侧趾底动脉和蹈横动脉血供中断，应注意保护第1跖骨头内侧动脉网，或者将蹈趾腓侧趾底动脉在X交叉以远切断，将第1跖底动脉在跖底X交叉以近切断，两者重新吻合而保持跖底X交叉的完整，既减小了对足底的损伤，又可防止蹈趾胫侧舌状瓣发生坏死。

3. 蹈趾底植皮不耐磨，蹈甲皮瓣移植时，可将远节趾骨与蹈甲皮瓣一并切取，既减少了皮片移植的范围，又可保证蹈甲皮瓣趾甲的外形与完整。

二、第2趾甲皮瓣移植再造手指

（一）手术适应证

主要适用于示、中、环、小指单指或双指皮肤撕脱伤，骨关节及屈、伸肌腱结构正常而撕脱皮肤无再植条件者；或合并单纯指骨骨折，但可获得理想复位与固定者。

（二）手术方法

1. 受区准备　对伤手进行严格清创，切除少许皮缘，剪除肌腱表面污染组织，近端找出两侧指神经，结扎残端指动、静脉。若伴有指骨骨折及肌腱损伤，予以整复固定及修复。指伸、屈肌腱止点以远咬除末节部分指骨。清洗干净后，切开伤指近侧指背或指蹼，找出指背静脉或头间掌背静脉，掌侧找出指固有动脉或指总动脉。

2. 第2趾甲皮瓣的设计与切取　根据伤指皮肤缺损的长度，与同侧第2趾设计相同长度的手术切口。若手指两侧皮肤缺损长度超过趾蹼，则自趾蹼根部背侧向足背设计烧瓶样皮瓣及跖底大V形皮瓣，两者互补，相当于手指外形（图6-5-10）。按第2趾移植解剖游离出跖背、趾背静脉及第1跖背动脉或跖底动脉。于第2趾腓侧做正中切口，并向背侧延伸至近侧切口，从肌腱浅面掀起第2趾甲皮瓣，使第2趾两侧趾底动脉、趾底神经、趾背静脉、跖背静脉、胫侧趾背动脉及第1跖背动脉或第1跖底动脉均包含在趾甲皮瓣内，于远趾间关节处离断第2趾，根据所需长度切断趾底神经，仅动脉、静脉相连，维持血供备用。

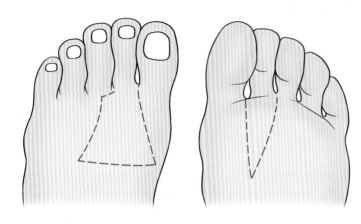

图6-5-10 第2趾甲皮瓣的手术切口设计

3. 移植再造 将第2趾断蒂，咬除远节趾骨关节软骨面，用克氏针固定于手指末节。第2趾甲皮瓣包裹伤指骨关节，形成指体外形。镜下缝合趾、指神经，血管蒂通过皮下隧道与受区血管吻合。由于第2趾皮肤周径小于手指，皮瓣包裹指骨后两侧常有创面残留，可取中厚皮片移植覆盖。

4. 供区创面的覆盖 切取第2趾甲皮瓣后，残留骨关节无保留意义，可直接从跖趾关节离断，咬除跖骨头关节面后直接缝合或以中厚皮片移植修复。

（三）注意事项

1. 第2趾较正常手指短小，修复中末节手指皮肤套状撕脱手术方便，外形、功能更优。

2. 第2趾周径小于正常手指，移植后侧方遗留创面，不应勉强缝合，防止因皮缘张力过高而坏死。

3. 甲床与远节趾骨不易剥离，切取第2趾甲皮瓣时，保留第2趾末节于甲皮瓣内，与伤指远节指骨做内固定，既能保留远指间关节的屈、伸功能，又不会损伤第2趾的甲床。

（刘亚平）

第六节
全手指缺损的再造

全手指缺损，是指第1～5指均存在不同程度的缺损，大致分为全手指大部缺损与完全缺损。按Swanson手功能损害评定标准，拇-手指自掌指关节水平及其以近缺损，即为该指功能100%丧失。因此，第1～5指自掌指关节水平及其以近缺损才能判定为全手指完全缺损。其中，又将腕关节及尺骨、桡骨远端水平的全手指完全缺损称为全手缺损。全手指完全缺损将造成手功能100%丧失，患者丧失生活与劳动能力，其痛苦是可以想象的。传统的掌骨拇化术仅能使伤手恢复有限的功能，仍不能满足患者对工作、学习及生活的需要。随着显微外科技术的发展，采用多个足趾组织移植一期完成拇-手指再造，可为全手指缺损者重建部分手功能。

一、全手指大部缺损的再造

（一）适应证及手术方案设计

根据残存手指的部位、功能，以及拇-手指缺损的部位与程度，结合伤者的要求，以再造拇指为首选，根据残存指缺损程度与部位再造1～2个手指。以再造拇、示、中三指为宜，可选用一足第2趾再造拇指，另一足第2、3趾再造示、中指；也可选用一足踇甲皮瓣移植再造拇指，另一足第2、3趾移植再造示、中指。

（二）手术方法

以一手同时再造拇、示、中三指，选对侧第2趾移植再造拇指，同侧第2、3趾移植再造示、中指为例。手术分三个小组同时进行，其中两组分别切取双侧第2趾，一组做手部准备并完成移植再造。

1. **受区准备** 根据拇-手指不同缺损程度及残端皮肤条件，按拇指再造与手指再造受区切口设计原则设计皮肤切口（图6-6-1），分离、松解残端指神经、指伸肌腱、指屈肌腱，处理骨残端并做受区血管准备。

2. **供趾切取** 根据全手指缺损的再造方案，于对侧第2趾及同侧第2、3趾设计皮肤切口，按第2趾及第2、3趾切取手术方法与步骤切取上述足趾组织，并根据受区伤情携带必要的组织及足够长的血管神经蒂，断蒂后移至受区，创面予以直接缝合或以皮片移植覆盖。

3. **移植再造** 对侧第2趾及同侧第2、3趾断蒂后移至受区，第2趾移植于拇指，第2、3趾移植于示、中指，与受指完成骨关节内固定，修复指伸、屈肌腱及对掌功能，重建蚓状肌功能，修复趾、指神经。根据血液循环重建方式不同而有以下两种选择。

（1）供趾血管与受区血管分别采用直接吻合法：若受区桡动脉、尺动脉、掌浅弓、头静脉及掌背皮下静脉存在，可将第2趾足背动脉及大隐静脉通过皮下隧道与鼻烟窝头静脉、桡动脉吻合，重建再造拇指的血液循环；第2、3趾足背动脉及大隐静脉通过皮下隧道与掌浅弓或尺动脉及掌背皮下静脉吻合重建，再造示、中指血液循环（图6-6-2）。修整缝合皮肤，完成拇-手指再造。

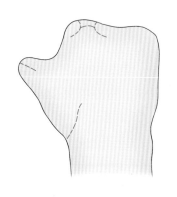
图6-6-1 受区手术切口设计（背侧观）

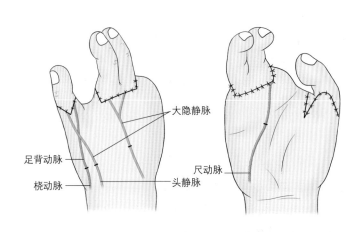
图6-6-2 供趾血管与受区血管分别采用直接吻合法重建血液循环

（2）采用血管并联吻合法：如果受区仅有1条可供吻合的动脉，可将第2、3趾的足背动脉或第1跖背（底）动脉与再造拇指的第2趾足背动脉足底深支吻合，再将再造拇指的第2趾所携带的足背动脉与鼻烟窝处的桡动脉吻合，即以血管并联吻合法重建血液供应。如果受区有两条以上静脉可供吻合，静脉回流仍采用上述方式吻合静脉血管；如果受区仅有1条可供吻合的静脉，同样可采用血管并联吻合法，将第2、3趾的大隐静脉与第2趾所携带的大隐静脉较粗的分支端端吻合，第2趾大隐静脉与受区静脉端端吻合，建立所有足趾组织的静脉回流（图6-6-3）。

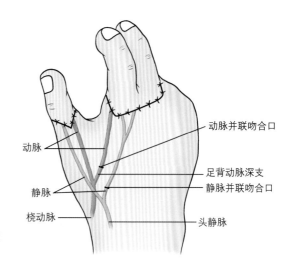

图6-6-3 采用血管并联吻合法重建血液循环

二、全手指完全缺损的再造

（一）适应证及手术方案设计

由于拇-手指自掌指关节及其以近缺损，须采用带跖趾关节的足趾移植，为了不影响足部功能，宜选用双侧带跖趾关节的第2趾移植再造拇指与一个手指，一般以再造拇、中指为宜。

（二）手术方法

参考本章拇指Ⅴ度缺损及手指Ⅵ～Ⅶ度缺损的再造手术方法与步骤，血液循环重建方法同上。

三、全手缺损的再造

（一）适应证及手术方案设计

腕关节及尺骨、桡骨远端水平的全手指完全缺损，传统的前臂分叉术仅恢复简单的夹持功能，采用足趾组织移植再造重建部分手功能，则优于前者。可采用不锈钢人工掌骨插入桡骨加双侧第2趾移植再造两指，或人工掌骨加一足第2趾与另一足第2、3趾再造三指；也可采用双侧带跖趾关节的第2趾分别移植尺骨、桡骨残端再造两指，重建部分手功能。

（二）手术方法

1. 受区准备　于腕部或前臂残端设计冠状切口（图6-6-4），切开皮肤及皮下组织，将掌、背侧皮肤做舌状掀起，显露尺骨、桡骨残端。解剖游离正中神经、尺神经及屈、伸肌腱近端，选择动力良好的4条屈肌腱及2条伸肌腱，解剖出尺动脉、桡动脉、头静脉及贵要静脉待移植（图6-6-5）。

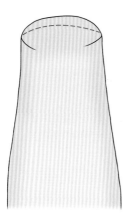

图6-6-4 腕部或前臂
残端设计冠状切口

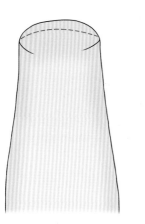

图6-6-5 解剖游离并标记前臂残端
血管、神经、肌腱

2. 供趾切取　根据全手缺损的再造方案，于双足设计带跖趾关节的第2趾移植再造，一般设计为常规的V形切口。按带跖趾关节的第2趾手术切取方法与步骤切取足趾组织，并根据受区伤情携带必要的组织及足够长的血管神经蒂，断蒂后移至受区，创面直接缝合。

3. 移植再造

（1）骨内固定：骨内固定是全手缺损的足趾移植再造术中极其重要的一个操作步骤，能否安置与固定好两个足趾的位置，将决定再造指的功能。

1）人工掌骨固定：该方法为于仲嘉教授所创，用于前臂尺骨、桡骨远端水平的全手缺损的移植再造。人工掌骨由不锈钢制成二叉形或三叉形，将不锈钢人工掌骨的近端直接插入桡骨，在其远端的分叉上分别移植双侧第2趾再造两指（图6-6-6）或移植一足第2趾与另一足第2、3趾再造三指。

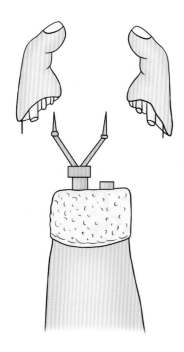

图6-6-6 二叉形不锈钢人工掌骨插入桡骨，
在其远端的分叉上分别移植双侧第2趾再造
两指

2）双侧第2趾固定于桡骨：该方法也是于仲嘉教授所创，即将双侧带跖趾关节的第2趾跖骨跖侧修成长斜形，将桡骨的尺、桡侧凿除少量皮质，将2个足趾分别置于桡骨两侧，采用骨栓将双侧跖骨固定在桡骨上，使2个足趾趾腹保持相对。

3）双侧第2趾分别固定于尺骨、桡骨：首先凿除并锉平尺骨、桡骨远断端，使尺骨、桡骨两断端平齐，再将双侧带跖趾关节的第2趾跖骨修成向背侧形成10°的倾斜角，并将断端锉平（图6-6-7）。先固定尺骨上的足趾，后固定桡骨上的足趾。采用克氏针交叉内固定，使2个足趾形成20°分离角，同时2个足趾的额状面成120°夹角（图6-6-8）。使桡骨被动旋前，让移植于桡骨上的足趾与移植于尺骨上的足趾趾腹相对。将2个足趾的跖板与尺骨、桡骨骨膜缝合，使跖板前移，以消除跖趾关节过伸畸形。

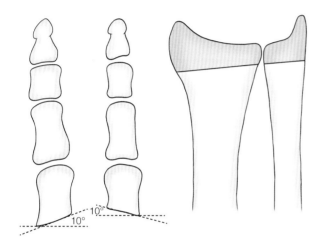

图6-6-7 锉平尺骨、桡骨远断端，双侧带跖趾关节的第2趾跖骨修成向背侧形成10°的倾斜角

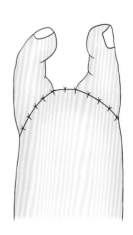

图6-6-8 采用克氏针交叉内固定，使2个足趾形成20°分离角，同时2个足趾的额状面成120°夹角

（2）肌腱的修复：先修复伸肌腱后修复屈肌腱，使2个足趾处于轻微屈曲位。将另外两条屈肌腱分别缝合于桡骨上的跖趾关节尺侧内在肌止点及尺骨上的跖趾关节桡侧内在肌止点，重建蚓状肌功能。

（3）神经的修复：镜下将移植于桡骨上的两侧趾神经与正中神经缝合，将移植于尺骨上的两侧趾神经与尺神经缝合。

（4）血液循环的重建：镜下将移植于桡骨上的足趾大隐静脉与头静脉、足背动脉与桡动脉，移植于尺骨上的足趾大隐静脉与贵要静脉、足背动脉与尺动脉吻合，重建血液循环。如果前臂仅存在1条可供吻合的动脉或静脉，则可采用血管并联吻合法重建血液循环。缝合皮肤，包扎术毕。

四、手术注意事项

1. 全手指缺损实施拇-手指再造是针对不同程度的拇-手指缺损，选用不同形式的足趾组织移植，两者结合而完成再造。为此，手术设计必须根据伤手拇-手指缺损程度、残存指的部位及残留长度、伤手的术前功能、患者的要求、受区条件、可提供供趾的可能性、切取供趾后对供足功能的影响、再造指的位置设置、血液循环重建及再造后预计功能恢复的可能性等作全面考虑。手指再造后预计功能恢复的可能性为其重点，应以最小的牺牲获得最佳功能为目的制订手术方案。

2. 由于足趾外形短小，不能达到正常手指长度，再造术后手指功能与外形远不如自然手。而且由于该类患者须行带跖趾关节的足趾移植，切取2个以上足趾对足部功能破坏较大，甚至造成严重的足部并发症。为此，对于第1～5指全手指缺损，再造的目的应以重建捏持功能为主，不宜追求再造指数量，更不能奢望重建理想的外形。

3. 合理选用手部动力肌，宜选粘连轻、弹性好、损伤轻、有正常神经支配的动力肌，修复指伸、屈肌腱并重建其功能。术中注意各关节的活动范围及肌腱张力的调节，以利功能恢复。

4. 尽量选用以修复原手指感觉为主的近端指神经，如缺损时，也可选用其他指神经移位修复。避免神经移植。

5. 多个足趾组织移植再造全手指缺损的血液循环重建可根据手部应用解剖，灵活选择供血动脉及静脉，采用血管并联吻合重建血液循环的方法有一定的风险。术者无把握时，应选用血管直接缝合法为宜。

6. 全手指缺损若伴有手部皮肤瘢痕性增生、挛缩，手术中将瘢痕切除、松解后，也可造成不同程度的皮肤缺损。另外，由于必须带跖趾关节移植，多数患者还可能存在一定的皮肤缺损，可设计带不同类型足背皮瓣的第2趾移植再造。

7. 再造指骨骼固定好坏将直接影响再造指功能的发挥，尤其是全手缺损的患者。由于前臂仍具有旋转功能，当两个再造指分别固定在尺骨、桡骨上时，不应使两再造指指腹处于相对面，而应将其额状面呈120°夹角，利用桡骨的旋转功能，使两再造指保持对指。另外，两再造指应形成20°分离角，而不是平行固定在尺骨、桡骨纵轴线上，使两再造指伸指时有一定的间距，以发挥捏持功能。

（侯书健）

复合组织移植与组合移植拇-手指再造

多数拇-手指缺损采用前几节介绍的方法均可一期完成组织移植再造与修复，但部分复杂的拇-手指缺损，如采用常规的方法，则难以获得满意的疗效，个别病例甚至需要多次手术才能完成再造。如拇-手指中间节段部分缺损，而末节指体的指甲与指腹完好，传统的再造方法是将末节截除，采用第2趾移植再造，外形远不如自然手指。若将第2趾修剪成仅包含中节与近节的节段性复合组织瓣移植桥接再造，则可以保留原位手指的末节，获得外形逼真、长度适宜的再造指。另外，对伴有大面积皮肤缺损的拇-手指缺损，传统的治疗需一期采用带蒂皮瓣修复皮肤缺损，二期进行足趾移植再造，治疗周期长。随着显微外科技术与再造外科技术的发展，采用足趾组织与游离皮瓣组合移植一期完成拇-手指再造并修复皮肤缺损，既可以缩短治疗周期，减轻患者的负担与痛苦，又能早期进行功能锻炼。

一、复合组织移植拇-手指再造

复合组织移植是指不同组织以同一个供血动脉为血管蒂的移植，概念上足趾移植应属于复合组织游离移植的范畴。本节所叙述的仅指切取足趾的一部分，或切取完足趾后对其进行修剪，将其中的一部分形成复合组织瓣进行移植再造。如将蹈趾末节腓侧半解剖、游离，制成带部分远节趾骨的半侧趾甲皮瓣即蹈趾腓侧半复合组织瓣，用于修复拇指末节纵行半侧缺损，可以做到完美的功能与外形重建。复合组织移植拇-手指再造的内容与修饰性拇-手指再造的内容相近，本节仅阐述手术适应证。

1. 拇指末节纵行半侧缺损，采用踇趾腓侧半复合组织瓣移植修复；手指末节纵行半侧缺损，既可以采用踇趾腓侧半复合组织瓣移植修复，也可以采用第2趾胫侧半复合组织瓣移植修复。

2. 拇－手指指甲、背侧皮肤及远节指骨部分缺损，可采用带部分远节趾骨的踇趾或第2趾甲皮瓣移植修复。

3. 拇－手指中间节段缺损，末节指体的指甲、指腹完好，可采用带第2趾近侧趾间关节和屈、伸肌腱的节段复合组织瓣移植桥接再造。如再造指末节指体无血供，可以利用复合组织瓣内的血管桥接动、静脉来重建血液循环。

4. 拇－手指掌指关节缺损伴皮肤缺损，可采用带第2趾跖趾关节的复合组织瓣移植修复；拇指指间关节缺损伴皮肤缺损，或手指近指间关节缺损伴皮肤缺损，可采用带第2趾近侧趾间关节的复合组织瓣移植修复。

复合组织移植拇－手指再造的手术操作精细，难度大，血液循环重建方式均为趾、指动静脉吻合法，其再造与修复的目的不仅是重建功能，更要恢复逼真的外形。因此，术前须征得患者的同意，在全身情况允许的前提下才能施行手术。如果患者的愿望不强烈，不可勉强实施手术。

二、组合移植拇－手指再造

组合移植是指将各自具有独立血管蒂的性质相同或不同组织通过吻合血管的手段变成只有一个血管蒂的组织移植。组合移植拇－手指再造既可以切取2块组织，也可以切取多块组织，然后将各个组织的血管蒂通过血管串联吻合、并联吻合或串并联吻合相结合的方式，变成一个血管蒂，与受区血管吻合,重建血液循环。目前，常用的组合形式包括：双侧足趾组织组合移植、双侧足趾组织与皮瓣组合移植、第2趾与皮瓣组合移植、踇甲皮瓣与皮瓣组合移植。

（一）手术适应证

1. 拇指Ⅳ～Ⅵ度缺损合并虎口及桡侧受区贴骨瘢痕或皮肤缺损，采用带足背皮瓣的第2趾移植再造拇指，虎口区往往存在皮肤缺损，可以切取足外侧皮瓣、前臂桡动脉皮瓣或足背皮瓣进行组合移植。由于前臂桡动脉皮瓣与足背皮瓣切取后对供区影响较大，已较少应用。足外侧皮瓣具有血管蒂长、解剖位置恒定、皮瓣菲薄、供区隐蔽、切取后供区功能影响小等优点，为首选游离皮瓣。

2. 拇－手指缺损合并手掌、手背大面积皮肤缺损，可采用股前外侧皮瓣或小腿内侧皮瓣与足趾组织组合移植再造。如果手背皮肤缺损合并指伸肌腱缺损，采用带趾长伸肌腱的足背皮瓣移植为最佳适应证。如果拇－手指缺损合并手部与前臂大面积皮肤缺损，则采用胸脐皮瓣或背阔肌皮瓣与足趾组织组合移植再造。

3. 近节指骨基底水平的长手指单指缺损，若采用常规的第2趾移植再造，长度将短于其他手指，反而影响手的整体美观。若采用双侧第2趾桥接组合移植再造（详见本章第四节手指Ⅴ度缺损的再造），则可以重建自然长度的手指，外形良好，不足之处是需切取2个足趾。

4. 全手指缺损采用双侧足趾移植再造2个以上手指时，如受区仅存在1条供血动脉，须采用血管并联吻合重建血液循环的方法组合移植再造。

5. 全手皮肤脱套伤，可采用带足背皮瓣的踇甲皮瓣与股前外侧皮瓣（或胸脐皮瓣）组合移植，一期再造拇指并修复手部皮肤缺损，术后功能与外形良好。

（二）手术方法

组合移植拇-手指再造手术时间长，供区多，最好分2～3个小组同时进行，一组准备受区，其他组分别切取足趾和游离皮瓣，最后汇总在受区，完成组合移植再造。下面以拇指V度缺损合并虎口区瘢痕挛缩为例，介绍第2趾与足外侧皮瓣组合移植再造的手术方法与步骤（图6-7-1）。

1. 受区准备　彻底切除受区的皮肤及深部瘢痕组织，充分松解至正常组织，如拇收肌挛缩，须予以切断，松解第1腕掌关节，使第1掌骨可以充分外展，必要时可采用克氏针贯穿第1、2掌骨，保持虎口的宽度。受区准备的其他步骤同拇指再造的手术操作。

2. 足趾的切取　根据受区皮肤缺损情况，切取带足背皮瓣和跖趾关节的第2趾，足趾的切取方法同本章第三节中拇指V度缺损再造的手术操作。

3. 足外侧皮瓣的切取　足外侧皮肤的血供为多源性，常选用的血管蒂有2个，其中之一是以腓动脉穿支终末降支为供血动脉，另一个是以跗外侧动脉为供血动脉，静脉回流为小隐静脉（图6-7-2）。

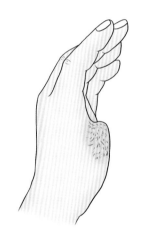

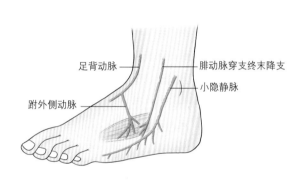

足背动脉
腓动脉穿支终末降支
小隐静脉
跗外侧动脉

图6-7-1　拇指V度缺损合并虎口区瘢痕挛缩　　图6-7-2　足外侧皮肤的血供来源

下面介绍以腓动脉穿支终末降支为蒂的足外侧皮瓣的切取方法。根据受区创面形状与大小量取布样，一般为菱形，于足外侧以跗骨窦为中心设计皮瓣（图6-7-3）。腓动脉穿支终末降支的穿出点位于小腿前正中线与外踝尖连线中点上方约6cm处，两点间连线即为腓动脉穿支终末降支的体表投影。该连线向第5跖骨基底的延长线为皮瓣的轴线。

在外踝前上缘做纵行切口，于小腿前正中线与外踝尖连线中点上方约6cm处解剖腓动脉穿支终末降支及其伴行静脉，并向下游离该血管。再将踝上切口向下延长至皮瓣后缘，解剖、游离小隐静脉，切断结扎以上血管的与皮瓣无关的分支。沿皮瓣的其余切口线切开皮肤，从深层逐渐掀起皮瓣，保护腓动脉穿支终末降支远端进入皮瓣的皮支。切断、结扎腓动脉穿支终末降支与跗外侧动脉及其他动脉的交通支时，除腓血管及小隐静脉相连外，其余组织均已离断（图6-7-4），松开止血带，观察皮瓣血液循环，待移植。局部创面用中厚皮片移植并加压包扎。

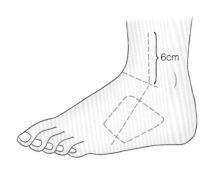

图6-7-3 于足外侧以跗骨窦为中心设计皮瓣

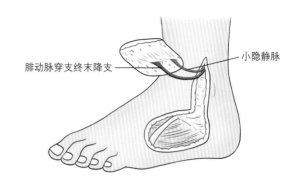

图6-7-4 切断、结扎腓动脉穿支终末降支与跗外侧动脉的交通支，此时除腓血管及小隐静脉相连外，其余组织均已离断

4. 再造与修复 当第2趾血管断蒂后移至受指，经骨修整及内固定后，缝合骨膜，修复指伸、屈肌腱及指神经，理顺足背动脉及大隐静脉，并通过皮下隧道将血管引至鼻烟窝。将足外侧皮瓣断蒂后移至虎口，与虎口创缘皮肤简单缝合几针以固定皮瓣。于手术显微镜下将腓动脉及小隐静脉分支与第2趾的足背动脉深支及大隐静脉分支做端端吻合，足背动脉与大隐静脉在鼻烟窝处与桡动脉腕背支及头静脉做端端吻合，重建以上两处游离组织的血液循环，调整皮瓣位置后缝合皮肤（图6-7-5）。

第2趾与足外侧皮瓣组合移植再造拇指的血液循环重建方式为血管并联吻合。血管串联吻合一般用于第2趾与前臂桡动脉（或尺动脉）皮瓣及小腿内侧皮瓣的组合移植再造拇指。方法：按常规切取皮瓣，断蒂后移至虎口，与虎口皮肤缝合几针以固定皮瓣。然后把皮瓣近端的动、静脉与受区动脉、静脉吻合，以重建皮瓣的血液循环。再把第2趾的足背动脉、大隐静脉与皮瓣远端的动脉、静脉相吻合，重建第2趾的血液循环。

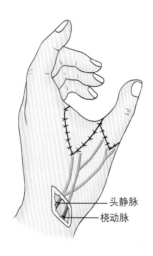

头静脉
桡动脉

图6-7-5 足背动脉与大隐静脉在鼻烟窝处与桡动脉腕背支及头静脉做端端吻合，重建血液循环

（侯书健）

急诊再造与亚急诊再造

自1966年杨东岳教授成功完成了首例第2趾游离移植拇指再造术以后的10多年中，足趾移植拇-手指再造主要应用于拇-手指截指后的晚期再造与修复，能否急诊采用足趾组织游离移植进行拇-手指再造一直是临床医生关注的问题之一。1980年，Morrison等首先采用姆甲皮瓣游离移植对侧拇指皮肤撕脱伤进行修复与再造之后，国内的多家医院也先后报告了急诊拇-手指再造，均获得了满意的疗效。

一、手术适应证

对无再植条件的拇-手指离断伤，是急诊行清创截指后等待一段时间再行晚期足趾移植再造，还是急诊即采用足趾移植再造，临床上持不同观点。部分学者认为，急诊足趾移植拇-手指再造有发生感染的可能，且风险大，尤其是在夜间，有经验的手术人员往往难以及时到位，因此主张择期再造为妥。但是，对某些特殊部位的拇-手指离断伤，如拇指近节基底部离断，如果不采用急诊足趾移植再造，在行清创截指时，为使皮肤缝合无张力，术者常迫不得已须切除近节趾骨基底部并咬除部分掌骨头，在骨缩短后再缝合皮肤。为此，不仅要切除原来完好的掌指关节，还要破坏拇短展肌、拇短伸肌、拇短屈肌、拇收肌等的止点，其造成的损失是巨大的。这样不但晚期的足趾移植拇指再造会增加手术难度，而且再造拇指的对掌及内收等功能也远不如急诊再造（又称一期再造）者。如果急诊行第2趾移植再造拇指，既可以保留原掌指关节，又能保留上述肌肉的止点，再造手术也不复杂，更重要的是术后功能甚佳。

急诊拇-手指再造具有以下优点：①伤指断端皮肤正常、弹性好，皮肤可以获得充分利用，以保留重要的关节功能，覆盖创面；②指伸、屈肌腱为新鲜断端，近端肌肉弹性正常，肌腱张力易调节；③急诊再造时多数近端神经较长且完好，可在无张力下缝合，获早期感觉恢复；④急诊再造时多数近端血管条件较好，易采用吻合趾、指动静脉的方法移植足趾行拇-手指再造；⑤骨断端为新鲜骨折断面，易行骨内固定及正常骨连接；择期再造者骨残端一般都会发生骨质疏松、脱钙、关节挛缩或强直等继发性改变，影响骨固定、愈合及功能练习与恢复；⑥手术一期成功，减轻患者多次手术痛苦及经济负担，功能恢复好。

所以，对无再植条件的拇-手指离断伤，只要患者全身条件允许，无颅脑、胸腹复合伤，手与前臂无多发性骨折及严重的神经、血管、肌腱逆行撕脱，无脚癣（或其他足部感染）及其他器质性疾病，患者要求再造者，均可急诊施行足趾组织移植拇-手指再造与修复。尤其对以下无再植条件的拇-手指离断伤，应积极采用急诊足趾移植再造：

1. 无再植条件的拇指近节基底部离断，如果行清创截指时需切除原来完好的掌指关节，应采用对侧第2趾游离移植再造。

2. 无再植条件的2～5指的末节、中节、近节基底部离断，如果行急诊再造可保留患指的远指间关节、近指间关节或掌指关节，可采用第2、3、4趾游离移植再造。

3. 拇-手指皮肤脱套伤，骨与关节、肌腱保留完好，宜采用踇甲皮瓣或第2趾甲皮瓣游离移植修复与再造。

4. 全手皮肤脱套伤伴有或不伴有拇-手指缺损时，可采用带足背皮瓣的踇甲皮瓣或第2趾与游离皮瓣组合移植，同时进行拇-手指再造与手部创面修复。

二、手术注意事项

1. **再造手术时机**　通常情况下，手指离断或毁损伤若无再植条件，在进行必要的术前准备后，应争取在伤后12小时或24小时内施行急诊再造较为适宜。如果因各种原因无法施行急诊再造，可对伤手或伤指进行简单的清创与包扎，并应用有效的抗生素，待条件许可时施行亚急诊再造。

2. **方案设计与手术方法**　急诊拇指再造与急诊手指再造的手术方案设计及手术方法与择期再造类同，可分别参考本章第三节与第四节中的相关内容。拇指皮肤脱套伤及手指皮肤脱套伤分别首选踇甲皮瓣移植或第2趾甲皮瓣移植修复。

3. **严格的清创与扩创**　急诊或亚急诊拇-手指再造术的一个重要手术步骤是严格的清创与扩创，术中应经过严格而正规的清创及扩创，使创面变成一个新鲜、干净的外科切口创面，才能接受足趾组织及其他复合组织的移植，完成再造与修复。

三、利用废弃足趾的急诊拇-手指再造

人体的创伤是多种多样的，临床上偶可遇到拇-手指毁损伤，同时合并小腿毁损伤而丧失再植条件，但踝部以下足部完好的病例。此时术者应灵活应对，可在急诊时利用患者自体废弃足趾施行

拇-手指再造，从而达到一举两得的治疗目的。

1. **适应证** 因外伤造成拇-手指毁损，同时伴有小腿毁损且丧失再植条件，而踝部以下足部完好时，只要患者全身情况允许，为减轻患者多次手术痛苦和经济负担，尽早恢复功能，可在急诊截肢时，利用废弃足趾组织移植再造拇-手指。

2. **手术注意事项**

（1）该类患者伤后常有不同程度的休克发生，入院后在积极抗休克治疗的同时，冷藏保存踝关节以下的正常足部组织，待患者全身情况好转后再行常规截肢与急诊拇-手指再造。

（2）手部经严格清创，根据伤情制订再造与修复手术方案，在手部做相应组织准备。

（3）根据拇-手指及皮肤缺损情况，在离体的足部设计、切取相应的足趾组织。尽可能充分利用废弃的足部组织，切取肌腱、骨骼、神经及血管作为备用。

（4）由于供足早已离体，足内无任何血液存留，组织完全是苍白的，给术者解剖游离带来了困难。为此，采用结扎踝部较粗大的深、浅静脉，抽取防凝全血，注入胫前动脉或胫后动脉，使动脉管腔内有红色血液衬托出有血管的组织对比的方法，有利于手术分离而防止切取时损伤血管。

（5）尽量减少足趾组织热缺血时间，移植再造与修复的手术步骤均同本章前文已描述过的拇-手指再造。

四、足趾节段桥接游离移植拇-手指再造

因外伤致拇-手指完全或不全离断，造成拇指近节或手指近、中节节段组织缺损或环形组织缺损，且常伴有拇指指间关节或手指近指间关节缺损，即使远段手指未损伤，其原位再植的意义也不大。以往对该类拇-手指离断均予以清创截指，患者往往难以接受。为了保留远段手指，可采用足趾节段组织桥接再造，进行急诊修复。

（一）手术适应证

外伤性拇-手指完全或不完全离断，若其近节、中节节段组织缺损或环形组织缺损，而其远端部分保持完好，当患者强烈反对截指并同意采用足趾节段组织桥接再造时，均可采用带近趾间关节的节段性第2趾复合组织移植桥接再造。

（二）手术方法

1. **受区准备** 彻底清创后，找出并标记指屈肌腱及指伸肌腱，于远、近端创面找到双侧指固有动脉及双侧指固有神经，标记备用。对不完全离断的断指残存皮条内有神经血管束者，则只标记缺损侧的神经血管束。在手背找出指背静脉或掌骨头间静脉并标记，在手掌找出手指优势侧指固有动脉（或指总动脉）及指神经，并标记。咬除远、近骨断端参差不齐的骨质并予以锉平，测量指骨缺损与皮肤缺损长度，待移植。

2. **供趾切取** 根据拇-手指节段组织缺损的大小及部位，在第2趾近趾间关节附近设计皮肤切口，组织块包含第2趾近趾间关节。于气性止血带下，首先按照第2趾切取的步骤与方法由远向近解剖、游离静脉，切断、结扎与第2趾静脉回流无关的分支，保留第2趾背静脉、跖背静脉、足背静脉弓及大隐静脉的连续性，然后由近向远解剖、游离动脉。一般仅游离第1跖背动脉及第2趾胫

侧趾固有动脉，切断、结扎其他无关的分支。最后解剖、游离双侧趾固有神经、趾长屈肌腱、趾伸肌腱。于跖趾关节切开关节囊，予以离断，观察第2趾血液循环状况，恢复后断蒂，供区直接缝合。根据患指血管缺损情况，可同时携带姆趾腓侧趾固有动脉，以备与患指另一侧指固有动脉远端吻合。

3. 移植再造 首先，根据受区缺损的情况，在无血状态下将第2趾修整成带近趾间关节的复合组织瓣。于远趾间关节切开关节囊，切除足趾末节。如果拇-手指掌侧部分皮肤相连，则将第2趾跖侧皮肤沿中线切开，沿腱鞘浅层将皮肤向两侧游离，以便与伤指掌侧皮肤缝合；如果伤指侧方有残存皮条相连，则将第2趾腓侧皮肤沿中线切开，以便与伤指桡侧或尺侧残留的皮条缝合。根据受区骨缺损情况，适当咬除中节趾骨头与近节趾骨底的部分骨质。将修整好的带近趾间关节的复合组织块移至受区，将近节趾骨与受区近节指骨远端用钢丝十字交叉固定，中节趾骨与远节指骨采用克氏针交叉固定或纵行固定。通过第2趾伸肌腱桥接修复指伸肌腱。指屈肌腱无缺损者，将指屈肌腱通过腱鞘后予以直接修复；如指屈肌腱存在缺损，可通过第2趾长屈肌腱桥接修复。于手术显微镜下分别将两侧趾神经桥接、缝合，用于修复患指指固有神经。将第2趾复合组织块远断端的静脉与患指末节的指背静脉缝合、足背静脉与掌骨头间静脉缝合，以第2趾复合组织块的趾动脉桥接修复伤指对应侧指固有动脉。对于伤指两侧指固有动脉均断裂缺损者，可同时将解剖的姆趾腓侧趾固有动脉通过皮下隧道与伤指的另一侧指固有动脉缝合，以保证患指末节有2条动脉供血。

（三）手术注意事项

1. 手指节段复合组织缺损若选用相应足趾组织移植修复，均应征得患者同意并签字。

2. 对有部分侧方皮条相连的拇-手指不完全离断，应保留该皮条。在选取足趾时，可根据残存皮条位置选择同侧或对侧第2趾。再造时，将第2趾腓侧切开，将残存皮条嵌入其中并缝合，这样可以增加足趾周径，改善外形。

3. 凡携带整体趾骨、关节、肌腱及皮肤趾体节段组织移植者，供区残趾无保留意义，一般直接缝合。

4. 若远端指体无血供，需利用足趾节段桥接。应先在无血情况下吻合远端，后吻合近端，尽量修复远端两侧趾、指动脉，并保证静脉回流。

5. 尽量选用不贯穿关节的内固定材料与方法，术中对趾、指骨进行修整，近端采用钢丝十字交叉固定，远端用克氏针交叉固定或垂直固定，以利术中肌腱张力的调节及术后功能恢复。

6. 在两断端做骨修整固定过程中，要求解剖复位，防止出现成角畸形。

7. 外形修整十分重要，多余皮肤应予以切除，注意趾、指体皮肤相融及延续性，防止出现凹陷及隆起畸形。

（王振军）

小儿拇-手指再造

上肢及手先天性畸形是人类常见病,其中先天性手及拇-手指缺如、发育不全及短指畸形的发生率约计各类手畸形的4%。在我国,小儿外伤性拇-手指缺损的发生率明显高于先天性。造成小儿外伤性缺损的主要原因为生活意外,大多数系鞭炮及雷管炸伤,其次为机器伤及皮带轮挤伤等。

小儿拇-手指缺损或缺如不仅会对小儿手的功能、生理和心理产生较大的影响,而且更会为给家长带来极大的心理压力。因此,小儿拇-手指缺损或缺如,家长要求再造并修复与重建手外形与功能的愿望十分强烈。近年来,随着显微外科技术的不断发展、普及与完善,采用足趾组织移植再造拇-手指的手术成功率和疗效已有了明显提高。对各种原因所致的小儿拇-手指缺损,手外科医生有能力和义务想方设法为其重建手功能,并尽可能恢复良好的外形。

一、手术适应证和手术时机

拇-手指外伤性缺损或先天性缺如的分度与成人相同,其不同程度的缺损或缺如所造成的功能损害也与成人相同,因此小儿拇-手指缺损或缺如再造的适应证及禁忌证也与成人相同(详见本章第三节与第四节)。基于小儿的特点,在选择适应证与制订手术方案时却不同于成人。尤其对于幼儿拇-手指末节基底以远的 I 度缺损,由于对手的功能影响较小,伤后小儿经长期使用可能已代偿适应,暂不宜再造。若施行远节指骨再造毕竟有较大的手术风险,如家长强烈要求再造,可待儿童生长发育到较大年龄时再施行再造手术为宜。

小儿处于生长发育阶段,组织创伤愈合的速度比成人快,愈合过程比成人短,且儿童有较强的塑形和代偿能力。好动为小儿特性，如小儿骨干骨折的外固定要比成人牢固，一旦解除制动，让其使用后，他就毫无顾忌地使用伤肢，其功能恢复比成人为优。Foncher等认为，对先天性拇-手指缺如或发育不良应尽早施行手术，随着儿童大脑的发育及动手能力的增强，两者不断地进行整合与相互促进，再造指能很快地融入日常生活中。

足趾组织移植拇-手指再造是有风险的手术，尤其对小儿拇-手指缺损或缺如，在选择适应证时应特别重视手术时机（年龄）的选择。小儿手指、足趾小，血管细，组织细嫩，即使在放大镜下进行解剖分离的手术操作也不是很容易，更何况小儿还存在血管解剖变异及先天性拇-手指缺如，并且伴有其他组织结构的畸形、变异与缺如，会比常规手术有更大的困难与风险，所以对小儿拇-手指再造时机的选择应慎重。原中国人民解放军第四〇一医院曾为68例83指小儿拇-手指缺损或缺如选用足趾组织移植再造拇-手指，其平均年龄为8.4岁，其中24例学龄前小儿的平均年龄为4.8岁。因此，小儿选用足趾组织移植再造拇-手指的年龄以4~5岁为宜，术后经过1~2年功能练习及适应使用，可为其今后按时上学创造条件，消除其心理障碍，有利于患儿融入儿童群体中。学龄前儿童足趾组织移植再造也不宜太晚，由于儿童代偿适应能力强，拇-手指外伤性缺损后，手处于非正常的使用状态，若延迟再造，一旦代偿适应，就会发生即使施行再造也难以改变使用习惯的状况，将影响再造指的功能。

二、手术方案及设计原则

小儿拇-手指缺损或缺如，选用足趾组织移植施行再造的适应证与成人相同，拇-手指再造方案与手术设计原则也相同（详见本章第三节及第四节）。基于小儿骨与关节的解剖特点，在制订手术方案及骨架形成时却不同于成人。

1. 成人拇指Ⅱ度缺损或末节基底部缺损，原则上选用踇趾末节移植，采用关节融合术；而小儿相同程度的缺损施行再造时不宜采用关节融合术，应采用半关节移植或关节成形术，也可选用第2趾移植再造。

2. 小儿跖、掌骨或趾、指骨内固定宜选择骨干中段，不宜选择在近节基底部或髁部的骨骺处。尽量保留移植骨或受指的骨骺。

3. 学龄前小儿骨干细，骨组织娇嫩，以直径为0.7~0.8mm的克氏针纵贯内固定为宜，术后3~4周拔除克氏针，尽早做功能练习。年龄超过6岁时，宜选用钢丝十字交叉内固定。

4. 不宜超关节移植，防止移植趾体过度增长。选用带跖趾关节的第2趾移植再造拇指时，跖趾关节平面应低于正常第1掌指关节，使第2趾趾端位于示指近节中段，不宜超越该平面；选用第2趾移植再造手指时，第2趾关节数与骨骺数应与健侧同名指相同，不能超越关节数及骨骺数。

5. 先天性拇-手指缺如或短指畸形实施再造设计手术切口时，应充分利用畸形指或悬浮指的有感觉的剔骨皮瓣覆盖创面或重建感觉，尽量减少供足皮肤的切取。

6. 先天性拇-手指缺如或短指畸形，手术设计时应根据其他残存指长度、外形、功能及家长要求综合考虑，不宜机械地套用成人的手术设计原则。但肌腱、神经修复及手内在肌功能重建原则不能改变。小儿拇-手指外伤性缺损或先天性缺如施行拇-手指再造是永久性成形手术，要求术者慎重选择适应证，缜密地设计，精心完成操作，认真地重塑再造指外形，做好每一例手术。

三、手术注意事项

小儿足趾组织移植拇-手指再造是一项较复杂而精细的修复与重建显微外科手术。为了获得良好的功能与外形，应严格掌握手术适应证，在拇-手指再造手术方案和手术设计原则的基础上，术者应重视再造术中的各项操作与术后处理。小儿拇-手指再造涉及多种组织，如骨、关节、肌腱、神经、血管与皮肤的修复与功能重建，术者在重视无创操作技术，认真细致地解剖手部受区与足部供区，清楚辨认各类组织结构的前提下，对各类组织的修复与功能重建都要求准确、精细，尽可能做到周密。同时应重视术后的观察、护理与功能康复。

（一）术中注意事项

1. **受区准备与供区处理** 小儿手部受区的手术切口设计原则与成人拇-手指再造基本相同。由于小儿手部组织结构细小，术中应小心地解剖分离神经、血管、肌腱，避免误伤。在准确标记以上组织的同时，对各类组织的缺损情况要做到心中有数，便于进行修复与重建。解剖足部供区前应根据手部皮肤条件与切口设计情况，合理设计足部切口，并决定是否切取带足背皮瓣的足趾组织。小儿足部皮肤软组织柔软，弹性大，解剖与分离并不困难，但其血管、神经、肌腱非常细小，必要时可在放大镜下进行解剖。根据手部受区缺损程度尽可能切取足够长度的血管、神经及肌腱组织，切勿因人为因素造成切取长度不足而被迫行移植修复，从而影响再造指成活与功能。在切取足趾组织后，应认真处理供区骨骼与皮肤，尽量减少对足部功能的影响。

2. **骨支架固定** 在小儿拇-手指再造术中，骨内固定方式多采用钢丝十字交叉固定或克氏针内固定。两种方法各有其优点。采用钢丝十字交叉内固定，有利于屈、伸肌腱张力的调节，术后即使不取出钢丝也不会影响骨骼发育。由于小儿指（趾）骨细小，骨骼又处于发育期，无论采用何种内固定方式，其原则都是不损伤骨骺及不贯穿关节固定，同时尽量做到牢固固定，以利于术后早期进行功能锻炼。原中国人民解放军第四〇一医院曾对小儿拇-手指再造术后进行长期随访，发现再造拇指时采用钢丝十字交叉内固定的总主动活动度（total action motion，TAM）平均为90°（55°～160°），采用克氏针内固定的TAM平均为58.5°（0～115°）；再造手指时采用钢丝十字交叉内固定的TAM平均为125.6°（85°～195°），采用克氏针内固定的TAM平均为99.7°（45°～175°），表明采用钢丝十字交叉内固定优于克氏针内固定。

3. **肌腱的修复** 小儿拇-手指再造术中肌腱的修复应选用5-0尼龙单线进行缝合，顺序是先指伸肌腱后指屈肌腱。由于足趾有发生屈曲畸形与欠伸畸形的倾向，在修复伸肌腱时张力可稍大些。拇指Ⅳ度以上缺损行带跖趾关节的第2趾移植再造的同时应修复拇短伸肌腱。

4. **神经的修复** 神经修复的质量将直接影响再造指功能与外形。术者应像吻合血管一样重视每一条神经的修复，避免在张力下缝合。原中国人民解放军第四〇一医院曾对拇-手指再造术后患儿进行长期随访，按照英国医学研究会评定标准（1954年），感觉恢复均在S_3^+以上，多数为S_4，两点分辨觉为3～8mm，平均4.61mm，明显优于成人拇-手指再造的感觉功能恢复。

5. **血液循环的重建** 小儿手指、足趾小，血管细，凡学龄前儿童施行再造，不宜采用吻合指、趾动脉重建血液循环的方式修复血管，而是应采用跖背（底）动脉与指总动脉端端吻合或足背动脉与桡（尺）动脉端端吻合。超过7岁的儿童，可按与成人相同的吻合方法重建血液循环。

6. **创面的修复** 小儿外伤性拇-手指缺损选用足趾组织移植再造供、受区的切口设计同成人。小儿因先天性拇-手指缺如或短指畸形施行再造时，术者应充分利用残手或残指的皮肤修复创面，以减少对供足的损害。

7. **重视再造指外形的修复** 切取第2趾移植再造的拇-手指外形缺陷较明显，常见的有再造指屈曲畸形、欠伸畸形、驼颈畸形等。为了克服屈曲畸形与欠伸畸形缺陷，在缝合肌腱时应使伸肌腱张力稍大于屈肌腱张力，防止掌侧皮肤缝合过紧，并注意术后包扎。为了消除驼颈畸形，关键在于供、受区的皮肤切口设计，对圆钝的手指残端，掌、背侧设计V形皮肤切口，并切除掌、背侧V形皮肤，适当修剪两侧皮肤。供区V形皮肤切口不宜过大、过长，切取后使之合适地嵌入受指V形皮肤缺损区，使皮肤贴合紧密。

（二）术后管理的注意事项

1. 小儿拇-手指再造术后应有家长陪护，以配合治疗及护理。

2. 为防止血管危象，可根据小儿年龄、体重，持续应用助眠药物3~5天，待小儿适应后，可逐渐减量或改用其他镇静剂。

3. 再造术后的治疗同成人，并根据小儿年龄、体重准确计算用药，给予高能量饮食，减少术后粪便形成。

4. 小儿术后常因哭闹而发生血管危象，除持续应用助眠药物外，护士应及时巡视，密切观察、记录指体血液循环变化情况。一旦发现异常就应及时报告并处理，必要时进行手术探查。

5. 采用克氏针固定者，可于术后3~4周拔除克氏针，在保护再造指的前提下，鼓励患儿锻炼伤手，并且选择合适的玩具做功能锻炼。避免与过热或过冷物体接触，防止烫伤或冻伤。对年龄较大的儿童，积极鼓励使用伤手，以尽早恢复功能。

（侯书健）

第十节
足趾微型组织瓣移植拇-手指再造与修复

随着拇-手指再造技术的应用与提高，手指几乎任何部位的缺损都可以移植足趾相应部位的复合组织进行修复与重建，以保持相似组织的完美外形，达到缺多少补多少，甚至以假乱真的目的。对手指末节侧面、背侧、掌侧或其他某一部分的复合组织缺损，为了获得完美的外形和功能恢复，选用足趾相应部分侧面的甲皮瓣、背侧甲皮瓣、趾腹皮瓣及足趾部分复合组织移植，采用吻合趾、指动静脉，重建血液循环的方式，进行精细的专科修复与重建，统称为足趾微型组织瓣移植拇-手指再造。

一、手术适应证

因外伤所致拇-手指末节背侧、掌侧及手指其他任何部位的复合组织缺损，为保持指体长度与外形，重建指甲及指纹，恢复良好感觉，只要全身情况允许，愿选用足趾相应部位组织进行修复者，均适合此类手术。

二、手术方案设计与注意事项

1. 此类手术是用足趾的相应部位修复手指的缺损，手术要求精心设计，注重细节，特别是趾甲、指纹等影响手指外形的关键部分，要准确对合。

2. 手术部位接近指端，过长的血管蒂易导致血管危象，因此不仅要有可靠的微小血管吻合技术作保证，而且手术方案设计时应充分考虑供、受区血管的特点，选用合适的趾别及部位，采用吻合趾、指动静脉的方式重建血液循环。

3. 趾、指神经的修复是获得满意外形与感觉的关键因素之一。

三、拇-手指指腹缺损的修复

拇-手指指腹缺损，传统的修复方法如交臂皮瓣、邻指皮瓣、指动脉岛状皮瓣等，手术相对简单，风险小，但修复后的指腹或瘢缩或臃肿，无指纹，感觉差，甚至发生皲裂或冻伤。选用吻合血管的趾腹皮瓣移植修复则不但指腹饱满，有指纹，而且感觉恢复满意。

（一）拇指指腹缺损的修复

1. 受区准备　急性创伤病例需彻底清创，择期病例则需切除缺损区周围硬化的瘢痕，修整皮缘，矫正畸形，然后量取创面布样（图6-10-1）。受区静脉既可在掌侧寻找，又可在指背寻找，只要管径粗大、方便吻合即可。创缘向拇指尺侧延长，显露拇主要动脉（图6-10-2）。

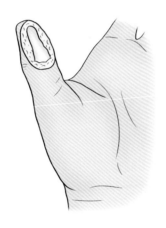

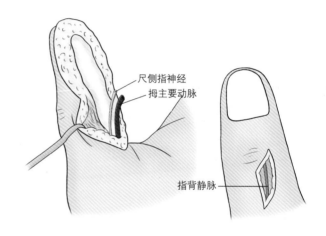

尺侧指神经
拇主要动脉
指背静脉

图 6-10-1　修整拇指指腹缺损的皮缘，量取创面布样　　**图6-10-2**　创缘向拇指尺侧延长，显露拇主要动脉

2. 趾腹皮瓣设计与切取　按布样于同侧蹬趾腓侧设计皮瓣，将蹬趾腓侧趾底动脉及趾底神经包含在皮瓣内（图6-10-3）。先在跖侧近端切开皮缘，小心寻找并分离真皮下较粗大的静脉，并向近端分离达足够长度。若未找到合适的跖侧静脉，则沿皮瓣边缘向背侧延长切口，小心分离皮瓣内细小的静脉，向腓背侧汇集至趾背静脉。待静脉分离后沿皮瓣腓侧切开，分离腓侧趾底神经、趾底动脉，并向近端游离至合适长度。随后掀起皮瓣，仅神经血管蒂相连，观察血运无障碍后即可断蒂。

3. 移植修复　蹈趾趾腹皮瓣移至受区，与受区皮缘缝合，注意保持指纹对齐、神经血管蒂顺畅。先修复尺侧指神经，再吻合指、趾静脉及动脉，重建趾腹皮瓣血液循环（图6-10-4）。

4. 注意事项　拇指组织缺损位于掌侧，应特别注意供、受区静脉的选择与显露。由于跖掌侧静脉通常均较细小，切取足趾组织瓣时宜尽量保留跖侧静脉与背侧静脉的吻合，借背侧静脉提供血液回流。

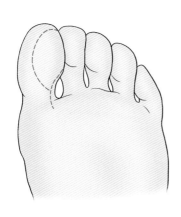

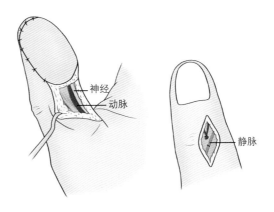

图6-10-3　按布样于同侧蹈趾腓侧设计皮瓣

图6-10-4　蹈趾趾腹皮瓣移至受区，先修复尺侧指神经，再吻合指、趾静脉及动脉，重建趾腹皮瓣血液循环

（二）手指指腹缺损的修复

1. 受区准备　受区准备同拇指指腹缺损修复，血管准备则需根据指别，选用相对粗大的一侧。如为示指指腹缺损，选偏桡侧指背静脉及尺侧指动脉。

2. 趾腹皮瓣的设计与切取　手指指腹缺损的修复可用蹈趾趾腹皮瓣，也可用第2趾趾腹皮瓣。切取方法类同，仅因受区血管位置不同而在趾别选择上有所不同，如示指指腹缺损，可选对侧第2趾趾腹皮瓣，面积较大时选用同侧蹈趾趾腹皮瓣。

3. 移植修复　类同于拇指指腹皮瓣的修复。

四、拇-手指指甲及背侧缺损的修复

（一）拇指指甲及背侧皮肤缺损

1. 受区准备　与指腹缺损相反，拇指指甲及背侧缺损者往往指腹完整，神经血管束未受损伤，而拇长伸肌腱常有缺损，指间关节常有开放，甚至远节指骨部分缺损（图6-10-5），因此受区准备时应严格清创，尽可能保留指间关节的完整性，否则应直接行关节融合术。于拇指近节指背显露指背静脉及皮神经，于尺掌侧显露拇指主要动脉。量取拇指背侧缺损范围及形状，制成布样。

2. 蹈趾背侧甲皮瓣的设计与切取　按布样于同侧蹈趾背设计背侧甲皮瓣（图6-10-6），沿设计切口切开皮肤，解剖并游离趾背静脉及跖背静脉，显露腓深神经内侧支，再沿蹈趾腓侧趾背动脉逆行游离至第1跖背动脉。然后从蹈长伸肌腱浅面掀起皮瓣，必要时携带部分远节趾骨，于合适长度处断蒂。

3. **移植修复**　将蹬趾背侧甲皮瓣移至受区，远节趾骨缺损者行趾、指骨内固定，缝合趾、指远端皮肤，腓深神经内侧支与拇指指背皮神经缝合，跖背静脉及第1跖背动脉通过皮下隧道与拇指近节指背静脉及拇主要动脉吻合，重建背侧甲皮瓣血液循环（图6-10-7）。

4. **注意事项**　当组织缺损位于指背侧时，甲床、甲根及甲襞的损伤程度常不尽相同，修复时必须考虑远期的外观效果。拼合的甲根、甲床的修复效果不及完整的甲根、甲床。因此，当缺损超过甲床面积的2/3时，应剔除残留的甲根、甲床，可保留甲襞，由供趾提供完整的甲床及甲根。

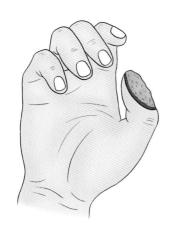

图6-10-5　拇指远节指骨部分缺损

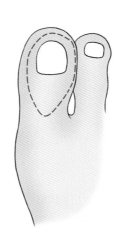

图6-10-6　按布样于同侧蹬趾背设计背侧甲皮瓣

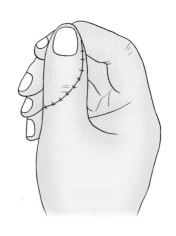

图6-10-7　蹬趾背侧甲皮瓣移至受区，重建背侧甲皮瓣血液循环

（二）手指指甲及背侧皮肤缺损

根据手指远节指甲及背侧缺损的范围、形状，于第2趾或蹬趾背偏腓侧设计背侧甲皮瓣。趾别的选择因受区血管位置而有所不同，如示指远节背侧缺损，选用对侧第2趾背侧甲皮瓣或同侧蹬趾背偏腓侧甲皮瓣。第2趾背侧甲皮瓣的切取类同于蹬趾背侧甲皮瓣的切取，在趾伸肌腱浅面掀起以腓深神经外侧支、跖背静脉及第1跖背动脉为蒂的背侧甲皮瓣。

五、拇-手指半侧缺损的再造与修复

（一）拇指半侧缺损

1. **受区准备**　拇指半侧缺损常伴有指甲及指骨的部分缺损（图6-10-8），需严格清创后修齐边缘。尺侧半缺损时，沿创面尺侧近端向掌侧、掌背侧做斜行切口，显露拇主要动脉及较粗大的指背静脉，并显露尺侧指固有神经。拇指桡侧半缺损时，仍显露尺掌侧的拇指主要动脉、粗大的指背静脉，受区神经则显露桡侧指固有神经。量取缺损范围，制成布样。

2. **蹬趾腓侧部分甲皮瓣的设计与切取**　拇指桡侧半缺损，选对侧蹬趾腓侧部分甲皮瓣；拇指尺侧半缺损，选同侧蹬趾腓侧部分甲皮瓣。根据拇指半侧缺损范围及形状设计蹬趾腓侧部分甲皮瓣（图6-10-9），先从近端背侧显露并游离趾背静脉，再向深部显露并游离蹬趾腓侧趾背动脉、趾底动脉及第1跖背动脉或跖底动脉，以及伴行的蹬趾腓侧趾底神经，切开甲皮瓣周缘，形成部分蹬甲皮瓣。如果拇指指骨缺损超过一半，可携带相应形状的趾骨于跚趾腓侧部分甲皮瓣内。

3. 移植修复 将跚趾腓侧部分甲皮瓣断蒂后移至受区，固定趾、指骨，对合好甲襞及甲嵴，缝合趾、指甲，形成甲廓。修整边缘后缝合掌侧皮肤，尽量对齐指纹。镜下缝合趾、指神经，血管蒂通过皮下隧道至近侧，吻合趾、指动静脉以重建血液循环（图6-10-10）。

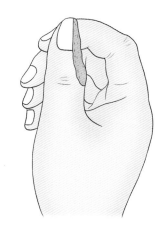

图6-10-8 拇指半侧缺损常伴指甲及指骨的部分缺损

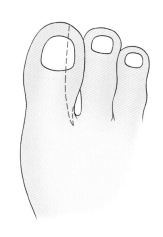

图6-10-9 根据拇指半侧缺损范围及形状设计跚趾腓侧部分甲皮瓣

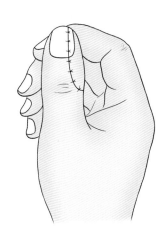

图6-10-10 跚趾腓侧部分甲皮瓣移至受区，缝合趾、指神经，吻合趾、指动静脉以重建血液循环

（二）手指半侧缺损

手指半侧缺损的修复类同于跚趾半侧缺损的修复。手指桡侧半缺损，可选择同侧第2趾胫侧部分的甲皮瓣；手指尺侧半缺损，选择对侧第2趾胫侧部分的甲皮瓣。根据手指半侧缺损的范围、形状，于第2趾设计胫侧部分甲皮瓣。第2趾胫侧部分甲皮瓣的切取类同于跚趾腓侧部分甲皮瓣的切取，先从近端背侧显露并游离趾背静脉，再向深部显露并游离第2趾胫侧趾背动脉、趾底动脉及第1跖背动脉或跖底动脉，以及伴行的第2趾胫侧趾底神经，切开甲皮瓣周缘，形成部分趾甲皮瓣。由于第2趾的甲体小，与受区常不易匹配，若指甲缺损过多，可携带第2趾完整趾甲一并移植。

六、拇-手指中间节段缺损的再造与修复

拇-手指中间节段缺损常因外伤而致，缺损可波及背侧皮肤、伸肌腱、骨关节、屈肌腱、神经、血管，甚至掌侧皮肤，但远端指体完整。以往对该类拇-手指离断均予以清创截指，患者往往难以接受。为了能保留远段指体，选用足趾相应部位复合组织移植进行桥接修复，可最大限度地保留伤指的外形、长度与功能。

1. 受区准备 严格清创，修齐皮缘（图6-10-11）。向近、远两端延长切口，找出并标记指屈肌腱及指伸肌腱，显露远、近两端指背静脉、指固有动脉及指固有神经，标记备用。对不完全离断指残存皮条内有神经血管束者，则只标记缺损侧神经血管束。确认远端指体血液循环及神经支配是否需要重建。咬除远、近骨断端参差不齐的骨质并予以锉平，测量指骨缺损长度与皮肤缺损长度，待移植。

2. 足趾复合组织瓣的设计与切取 根据组织缺损部位及组织缺损的构成，于足趾相应部位设计复合组织瓣。如单纯手指环形皮肤缺损，可设计踇趾C形皮瓣（图6-10-12）；如指背皮肤缺损合并指伸肌腱及指骨缺损，可设计第2趾背侧复合组织瓣（图6-10-13）。

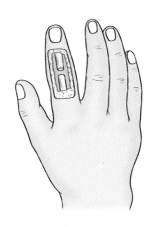

图 6-10-11 严格清创，修齐皮缘

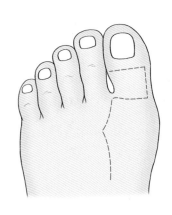

图 6-10-12 踇趾C形皮瓣切口设计

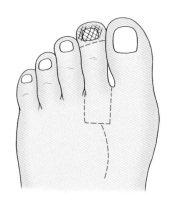

图 6-10-13 第2趾背侧复合组织瓣切口设计

根据拇-手指节段组织缺损的大小及部位，在第2趾近趾间关节附近设计皮肤切口，组织块包含第2趾近趾间关节。于气性止血带下，首先按照第2趾切取的步骤与方法由远及近解剖、游离静脉，切断并结扎与第2趾静脉回流无关的分支，保留第2趾背静脉、跖背静脉、足背静脉弓及大隐静脉的连续性。然后从近端向远端解剖、游离动脉，一般仅游离第1跖背动脉及第2趾胫侧趾固有动脉，切断、结扎其他无关的分支。最后解剖、游离双侧趾固有神经、趾长屈肌腱、趾伸肌腱。于跖趾关节处切开关节囊（予以离断），待观察到第2趾血液循环恢复后断蒂，供区直接缝合。根据患指血管缺损情况可同时携带踇趾腓侧趾固有动脉，以备与患指另一侧指固有动脉远端吻合。

3. 移植修复 将复合组织瓣移至手指缺损区（图6-10-14）。首先，根据手指缺损区（受区）缺损的情况，在无血状态下，将第2趾修整成带近侧趾间关节的复合组织瓣。于远趾间关节切开关节囊，切除足趾末节。如果拇-手指掌侧部分皮肤相连，则将第2趾跖侧皮肤沿中线切开，沿腱鞘浅层将皮肤向两侧游离，以备与伤指掌侧皮肤缝合；如果伤指侧方有残存皮条相连，则将第2趾腓侧皮肤沿侧中线切开，以备与伤指桡侧或尺侧残留的皮条缝合。根据受区骨缺损情况，适当咬除中节趾骨头与近节趾骨底的部分骨质。将修整好的带近趾间关节的复合组织瓣移至受区，将近节趾骨与受区近节指骨远端用钢丝十字交叉固定，中节趾骨与远节指骨采用克氏针交叉固定或纵行固定。通过第2趾伸肌腱桥接修复指伸肌腱。指屈肌腱无缺损者，在指屈肌腱通过腱鞘后予以直接修复；如指屈肌腱存在缺损，可通过第2趾长屈肌腱桥接修复。于手术显微镜下分别用两侧趾神经桥接缝合患指指固有神经。将第2趾复合组织块远断端静脉与患指末节的指背静脉缝合，足背静脉与掌骨头间静脉缝合，用第2趾复合组织块的趾动脉桥接修复伤指对应侧指固有动脉，以重建血液循环。术毕，缝合皮肤（图6-10-15）。

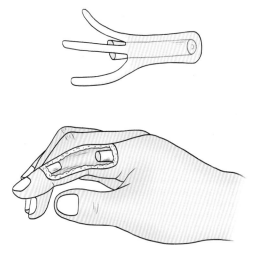

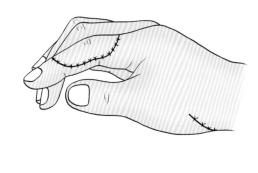

图6-10-14 复合组织瓣移至手指缺损区　　图6-10-15 复合组织瓣移植修复后外观

4. 手术注意事项

（1）手指节段复合组织缺损，若选用相应足趾组织移植修复，均应征得患者同意并签字。

（2）对有部分侧方皮条相连的拇-手指不完全离断，应保留该皮条。在选取足趾时，可根据残存皮条位置选择同侧或对侧第2趾。再造时，将第2趾腓侧切开，将残存皮条嵌入其中缝合，可以增加足趾周径，改善外形。

（3）凡携带趾骨、关节、肌腱及皮肤趾体节段组织整体移植者，供区残趾无保留意义，一般直接缝合。

（4）若远端指体无血供，需利用足趾节段桥接。应在无血情况下先吻合远端，后吻合近端，尽量修复远端两侧趾、指动脉，并保证静脉回流。

（5）尽量选用不贯穿关节的内固定材料与方法，术中对趾、指骨进行修整，近端采用钢丝十字交叉固定，远端用克氏针交叉固定或垂直固定，以利术中肌腱张力的调节及术后功能恢复。

（6）在两断端做骨修整固定过程中，要求达解剖复位，防止出现成角畸形。

（7）外形修整十分重要，多余皮肤应予以切除，注意趾、指皮肤相融及延续性，防止出现凹陷及隆起畸形。

（刘亚平）

参考文献

［1］顾玉东. 手的修复与再造［M］. 上海：上海医科大学出版社，1995.

［2］程国良. 手指再植与再造［M］. 2 版. 北京：人民卫生出版社，2005.

［3］蔡佩琴，郑忆柳，戴祥麟. 拇指截指分类法专题讨论的学术意义［J］. 中华手外科杂志，2000，16（2）：112-113.

［4］顾玉东，王澍寰，侍德. 顾玉东、王澍寰手外科学［M］. 上海：上海科学技术出版社，2002.

［5］程国良，方光荣，潘达德，等. 不同程度拇、手指缺损采用不同形式的足趾组织移植再造与修复［J］. 中华手外科杂志，1995，11（4）：200-203.

［6］方光荣，林彬，曲智勇，等. 拇、示指部分缺损的足趾移植再造［J］. 中华显微外科杂志，1988，11（3）：136-139.

［7］顾玉东. 足趾移植的回顾与展望［J］. 中华显微外科杂志，2000，23（1）：10-11.

［8］侯书健，程国良，方光荣，等. 拇指末节部分缺损的再造与修复［J］. 中华显微外科杂志，2001，24（1）：23-25.

［9］潘达德，顾玉东，侍德，等. 中华医学会手外科学会上肢部分功能评定试用标准［S］. 中华手外科杂志，2000，16（3）：130-135.

［10］程国良. 我国足趾移植拇手指再造与修复回顾与展望［J］. 中华手外科杂志，2007，23（2）：65-68.

［11］程国良，方光荣. 拇指节段缺损踇趾腓侧半月形皮瓣桥接再植术［J］. 中华显微外科杂志，1999，22（2）：98-100.

［12］程国良，方光荣，侯书健，等. 拇手部分缺损的修饰性修复与重建［J］. 中华医学杂志，2005，85（38）：2667-2673.

［13］侯书健，程国良，方光荣，等. 第三或第四趾移植修复手指末节缺损［J］. 中华手外科杂志，2007，23（4）：200-202.

［14］康庆林，曾炳芳，柴益民，等. 第二足趾外观塑形再造手指［J］. 中华显微外科杂志，2008，31（1）：9-11，80.

［15］潘勇卫，田文，田光磊，等. 改良游离拇甲皮瓣移植再造拇指［J］. 中华手外科杂志，2005，21（2）：79-82.

［16］王东，凌彤，谭成祥，等. 第二跖背动脉逆行岛状皮瓣修复拇甲瓣切除后的创面［J］. 中华手外科杂志，2000，16（1）：40-42.

［17］程国良. 不同形式的足趾移植拇手指再造与修复［J］. 中华显微外科杂志，2002，25（1）：8-9.

［18］朱家恺. 显微外科学［M］. 北京：人民卫生出版社，2005.

［19］侯瑞兴，冯连银，王海文，等. 第二趾甲皮瓣修复手指中末节皮肤脱套伤［J］. 中华手外科杂志，1999，15（4）：240-241.

［20］CHENG G，FANG G，HOU S，et al. Aesthetic reconstruction of thumb or finger partial defect with trimmed toe-flap transfer［J］. Microsurgery，2007，27（2）：74-83.

［21］MORRISON W A，O'BRIEN B M，MACLEOD A M. Thumb reconstruction with a free neurovascular wrap-around flap from the big toe［J］. J Hand Surg Am，1980，5（6）：575-583.

［22］FOUCHER G，MERLE M，MANEAUD M，et al. Microsurgical free partial toe transfer in hand reconstruction：a report of 12 cases［J］. Plast Reconstr Surg，1980，65（5）：616-627.

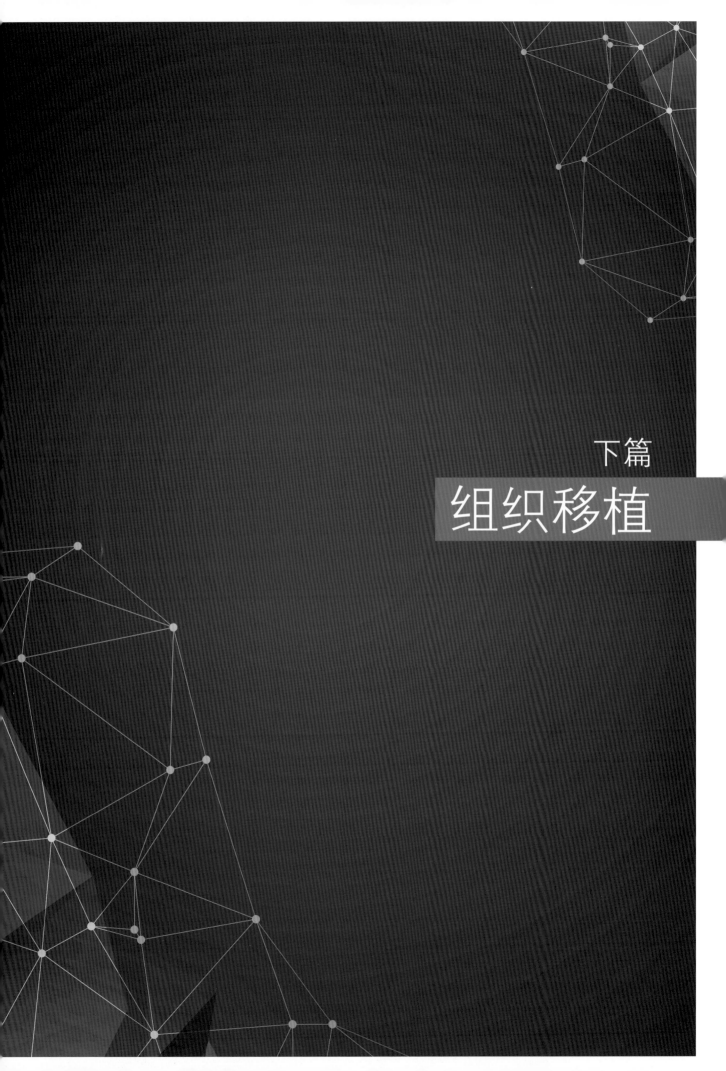

下篇

组织移植

第 七 章

组织移植概述

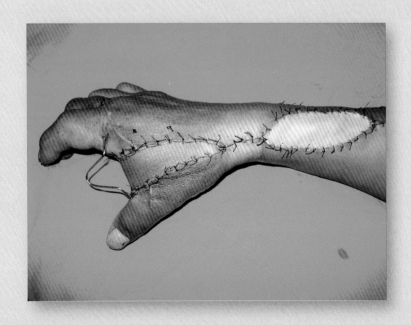

第一节

手部皮肤的结构与功能

一、全身皮肤结构概况

皮肤是人体最大的一个器官，位于人体最表面，占体重的5%～15%，总面积为1.5～2m²。身体各部位皮肤的厚薄不一，为0.5～4mm，一般肢体屈侧皮肤较薄，伸侧较厚，但手掌和脚掌较特殊，掌侧皮肤较背侧皮肤厚。皮肤颜色分白、黄、红、棕、黑等，主要因人种、环境、年龄、性别及部位不同而异。皮肤主要维持人体内环境的稳定，同时也参与人体的生理代谢。它主要有两个作用：一方面防止体内水分、电解质等重要物质丢失；另一方面可阻止外界有害物质入侵。

（一）皮肤结构基本构成

1. 皮肤 覆于人体最表面，按层次可分为表皮、真皮及皮下组织。表皮由角化复层扁平上皮细胞构成，真皮主要由致密结缔组织构成。皮下组织借纤维细束与真皮相连，这些纤维细束又称皮肤支持带。

皮肤含有丰富的附属器官，主要包括汗腺、皮脂腺、指甲（或趾甲）、血管、淋巴管、神经和肌肉等。皮肤既是感觉器，又是效应器，物理（含温差）和化学性刺激均可反射性地引起皮肤血管收缩或舒张、立毛肌收缩、汗腺分泌、皮肤毛细血管通透性改变。

表皮层由角质层、透明层、颗粒层、基底层和棘层构成：①角质层，主要作用是帮助阻挡外界物质侵袭和皮肤水分的流失；②透明层，只存在于手、脚掌，主要增强耐磨性；③颗粒层，是由1～2层无核细胞构成的薄膜，主要使肌肤免受紫外线损伤；④基底层，是表皮的最下层，由单层的有核细胞构成，具有不断分裂产生新细胞的功能；⑤棘层，由10层左右的有核细胞构成，由基底细胞不断产生增加，从而形成棘层细胞。

2. **真皮**　位于表皮深层，主要决定皮肤的弹性和张力，属于支撑系统。厚度是表皮的7倍，含有神经和血管，破坏后无法修复。真皮分为乳头层和网状层。乳头层内有毛细血管、神经和淋巴管。网状层含有胶原纤维和弹性纤维，抵御外界的牵拉主要靠胶原纤维，使牵拉之后的肌肤恢复原状主要靠弹性纤维。

3. **皮下组织**　又称为皮下脂肪组织，对外来的压力和冲击有缓冲作用，能保持体温，供给能量。除了脂肪以外，还含有丰富的血管、淋巴管、神经、汗腺、皮脂腺和毛囊。汗腺主要发挥排泄汗液、帮助人体排除代谢废物、调节体温的作用；皮脂腺主要发挥分泌油脂、滋润表皮、防止水分蒸发、吸收脂溶性物质的作用，是皮肤吸收营养物质的主要通道。

（二）皮肤附属器官

皮肤附属器官主要包括指（趾）甲、汗腺、皮脂腺、血管、淋巴管、神经和肌肉等。

淋巴管：起于真皮乳头层内的毛细淋巴管盲端，与血管走行基本一致，在浅部和深部血管网处形成淋巴管网，逐渐会合成较粗的淋巴管，流入所属的淋巴结。淋巴管是辅助循环系统，可阻止微生物或其他异物入侵。

（芮永军）

二、手部皮肤结构概况

（一）手掌和手指掌侧皮肤结构特点

手掌侧皮肤厚而坚韧，厚1～4mm，角化层明显增厚。手掌皮肤无毛囊和皮脂腺分布，但含有大量汗腺。由于无皮脂腺，因此手掌侧皮肤不油滑，不会发生皮脂腺囊肿。手掌大鱼际处皮肤较薄，掌心及小鱼际处较厚。浅筋膜在大鱼际和小鱼际处较薄，但在掌心部很致密，并借纤维间隔将皮肤连于掌腱膜。临床上，若皮下的纤维间隔发生化脓性感染，切开排脓时务必较广泛地切断这些纤维间隔，以利于引流通畅。

掌面真皮层较厚，由致密结缔组织构成，真皮深部与皮下组织相连，但两者间没有清楚的界线。真皮又分为浅面的乳头层和深面的网状层：乳头层为薄层结缔组织，纤维细密，含细胞较多，并向表皮底部突出，形成嵴状或乳头状的隆起，称真皮乳头，该隆起使表皮细胞从真皮的组织液中获得营养，乳头内含丰富的毛细血管、游离神经末梢和触觉小体，尤其是在指尖部，神经末梢和触觉小体更加密集，因而手指有"盲人的眼睛"之称；网状层由致密结缔组织构成，与乳头层无明显分界，主要由粗大的胶原纤维束交织成网，并有许多弹性纤维，使皮肤有较大的韧性和弹性，此层内还有较多的血管、淋巴管和神经，并存在大量汗腺，环层小体也较多。

手掌皮下浅静脉和浅淋巴管各自形成细网，在掌心部行向前臂，两侧部行向手背，故手掌感染往往引起手背明显肿胀。手掌皮神经来自尺神经、正中神经和桡神经。尺神经掌支分布于手掌尺侧1/3部皮肤；正中神经掌支分布于桡侧2/3部；桡神经浅支分布于大鱼际桡侧。

手掌和手指有许多皮纹：主要分为粗纹和细纹。粗纹较恒定，主要分布于运动幅度较大的部位，相当于皮肤的关节，与手术定位有密不可分的关系。细纹在末节指腹，称指纹，每个个体的指纹均存在差异性，也被称为"手指的身份证"。

1. **腕掌侧横纹** 或称腕远横纹，腕部掌侧可以见到3条横行的皮肤皱襞，在屈腕时比较典型。其中以腕远侧横纹最为明显，标志着腕横韧带的近侧缘及近侧列腕骨，具有一定的临床意义。

2. **腕中间横纹** 一般平尺骨、桡骨茎突的末端，相当于桡腕关节线的两端。

3. **腕近侧横纹** 一般与尺骨头位于同一平面，但不太明显，并且临床意义不大。

4. **鱼际纹** 又称近端掌纹，位于手掌的桡侧，起于腕前正中，其近端与腕远横纹中点相交，交点深面有正中神经通过斜行于鱼际的尺侧，沿鱼际隆起的尺侧缘向下外，远侧弯向桡侧，近似横行。此纹主要适应拇指单独的活动，当拇指内收并对掌时，该纹路特别明显，因此又称拇掌横纹。

5. **掌中纹** 又称近端横褶纹，近似横行，通过手掌中部。起于小鱼际隆起桡侧缘的中份稍斜向桡侧走向，通过掌心并与鱼际纹会合，直至第2掌指关节的桡侧缘。该纹与掌正中线的交点处深面为掌浅弓的顶点，主要适应示指的掌指关节活动。有的人该纹缺如。

6. **掌远纹** 又称掌指横纹或远端横褶纹，近似横行，从示、中指的指蹼间到手掌尺侧，是中、环、小指掌指关节活动的结果。根据掌远纹和掌中纹标志掌指关节的水平，可看出中指掌指关节位于最远点。

7. **指横纹** 手指掌侧有3处具有指间横纹，从近到远分别称为指根横纹、近侧指间横纹和远侧指间横纹。

8. **拇指近侧纹** 平第1掌骨头，当拇指外展时近似垂直，此纹延于第1指蹼，第1指蹼松弛柔软，拇指运动时形成一些斜纹襞。

9. **拇指远侧纹** 有1～2条，平拇指指间关节。

10. **指近侧纹** 又称掌指襞，于手指根部与手掌交界，手指掌边缘，平近节指骨中部。

11. **指中间纹** 一般为2条，两端抵手指掌背面交界处，平近指间关节。

12. **指远侧纹** 一般只有1条，平远指间关节。

为适应手的捏、持、抓、握和感觉等功能，手掌和指掌侧皮肤有以下结构特点：①角化层较厚。角化层由多层扁平的角质细胞构成，能阻止异物和病原体侵入并耐受机械性摩擦，厚薄与职业有关；②皮肤弹性差，不易移动。皮肤深面有许多垂直的纤维束使皮肤与浅筋膜、深筋膜、腱鞘、骨膜等深部结构相连。这种解剖构造从功能来看，使皮肤缺乏弹性，不易移动，有利于抓、握和持物。由于上述结构特点，掌侧皮肤小面积的缺损也很难对合，需移植结构近似部位的皮肤进行植皮，或采用皮瓣修复。

（二）手背皮肤结构特点

背侧皮肤在手指末节或中节常常没有毛发生长，但是在部分个体中，中节指背和其他部位可见毛发，与人种、性别、激素及年龄有关，手部背侧的毛发通常向尺侧偏斜生长，从毛发生长的方向可以判断双侧离断手指。手背皮肤薄而柔软，富有弹性和伸缩性。手背皮肤的这一特性使手在握拳时手背皮肤不会过紧，伸指时也不会过松。因此，手背皮肤缺损修复时，必须充分估计握拳时的缺损范围。由于人体其他部位皮肤大多不具有手背皮肤的弹性，在游离皮片植皮或皮瓣修复时，须增加其切取面积，并尽量选择功能接近的供区，术后需将手固定在屈曲或半握拳位。

腕背侧横纹：背伸桡腕关节时，于腕背可见两条横行的皮纹皱襞，以桡侧半最为明显，而近尺骨茎突处不典型。

手掌侧、手背侧的这些纹路表明关节的活动在皮肤表面的标志点、纹路的深浅，还表明在平时活动时力量的大小和作用点，这与"其实地上本没有路，走的人多了，也便成了路"是一样的道理。

（三）手部皮肤附属器官

甲体是遮盖在手指与足趾末节背面的角质板，略呈弯曲的四边形，相当于皮肤的角化层。甲体附着于指端处下面的部分称甲床。甲体的前线游离，后缘称甲根，两侧缘及甲根嵌入甲床的四周，其周围的皮肤皱襞称甲襞，甲襞与甲床之间的沟称为甲沟。在甲体的基底部有一白色半月形区域，称甲弧影或甲半月。指甲由此不断地生长、延长。弧影的细胞层较厚，甲床内的毛细血管不能透过，呈白色。

指甲是指端的一种重要皮肤附属结构，具有保护指端、增加指端握捏力量的作用；在生活中指甲具有搔、刮等辅助功能，同时指甲也是手部美学的体现。

1. 指甲的形态　指甲覆盖于手指末端背面，为扁平而有弹性的角质化表皮，由多层连接紧密的角化上皮细胞凝聚而成，呈半透明长方形板状。指甲外露部分与下方的甲床紧密相连，称为甲体；甲体远端与皮肤脱离，称为独立缘（游离缘）；近端（甲根）隐藏于皮肤下方，甲体基底部有半月形区域称甲弧影，颜色发白。其出现率个体差异非常大，总的趋势是从拇指至小指依次递减，与手指功能相一致，手指功能所占比重越大，其出现率就越高。

指甲的近端和两侧与周围皮肤相接处形成皱襞，称为甲廓（甲襞），覆盖甲根的角质层向远端延伸一薄的表皮皱襞，掩盖甲弧影的一部分，叫上甲皮；甲外缘与甲廓之间的沟称为甲沟，独立缘下方的表皮叫下甲皮，甲体下方的皮肤称为甲床。

2. 指甲再生的组织学基础　指甲的生长速度，与年龄和生理情况有关，一般来说平均每天约增长0.1mm。指甲破坏后能否再生主要与甲根和甲弧影下方的甲床有关，此处甲床由多层上皮细胞构成，细胞分裂活跃，称为甲母质（甲基质），为指甲生长区。新生的细胞逐渐角化、增厚，并向浅层和甲的远端移动，促使指甲生长。甲体下方的甲床与指甲紧密相贴，提供指甲向远端生长的滑面。甲母质是指甲生长的基础，在指甲损伤清创时应妥善保护，只要甲母质存在，仍可长出新的指甲。

（芮永军　惠涛涛）

第二节
手部创面的分型及修复原则

一、手部创面的分型及一般处理原则

(一) 按创伤原因与临床特点分型

结合顾玉东在《现代手外科手术学》一书中对手部创伤的分型，根据手部创伤的原因与临床特点，归纳为以下几大类型：

1. **机械伤型** 是手部最常见也是最多发的损伤类型。常见的机械性损伤包括压砸伤、切割伤、电锯伤、旋转撕脱伤、挤压伤、贯通伤和绞压伤等，不同的受力部位、作用时间及受伤环境，导致组织的损伤程度和治疗效果也不相同。采用重建阶梯原则作为创面的闭合原则，彻底清创后尽量做到一期无张力缝合。如果伤口不能一期闭合，可减张拉拢缝合，防止皮肤的回缩。与皮纹垂直而跨越关节的伤口、平行于指蹼或与肌腱纵行重叠的伤口，避免直接缝合，在皮肤无血供障碍的情况下应予Z字成形术。缝合伤口时，应遵循整形外科的缝合原则，不需刻意外翻创缘，平整对合即可。在缝合伤口之前，必须在止血带松弛的情况下检查出血情况，彻底止血是关键；较大或较深的伤口，应放置引流条或负压吸引管；如为有骨、肌腱、神经、血管等重要组织外露的创面，在急诊期能通过转移皮瓣或各种类型的岛状皮瓣修复的，必须予以早期覆盖，以免继发组织感染或坏死。不能急诊修复的可以采用负压吸引结合敷料暂时覆盖，1周内予创面修复。

2. **热伤型** 按照烧伤处理。Ⅰ度烧伤不需要特殊处理，能自行消退。浅Ⅱ度烧伤起水疱或表皮脱落，水疱皮可充当生物敷料，来保护创面、减轻疼痛，有利于创面愈合。如水疱皮已撕脱，可

用无菌油性敷料外敷。深Ⅱ度和Ⅲ度烧伤会伤及真皮深层或皮肤全层，单纯依靠换药而不进行适当的手术治疗，不仅使愈合迟缓，还可因瘢痕愈合而造成挛缩畸形，遗留严重功能障碍。因此多主张采用积极的手术治疗，包括早期切痂（切除深度烧伤组织达深筋膜平面）或削痂（削除坏死组织至健康平面），并采用皮片或皮瓣等复合组织移植修复创面，配合术后积极的功能锻炼及职业训练，可取得良好的效果。Ⅳ度烧伤已伤及深部的肌肉肌腱，若组织毁损严重需截肢（或截指、趾）治疗。皮瓣修复给Ⅳ度烧伤提供了一定的保肢（或指、趾）可能，但仍可留下畸形、运动障碍等后遗症。

3. 化学伤型　是常温或高温的化学物质对手部皮肤的直接刺激、腐蚀作用，以及化学反应等引起的急性皮肤损害。常见的化学物质有强酸、静脉注射的抗肿瘤药物等，会引起顽固性皮肤溃疡或局部皮肤坏死等。手部化学性皮肤灼伤虽然面积较小，但易造成功能障碍，处理上应先用大量生理盐水清洗创面，必要时需要扩大创面，特别是在深部组织受到损伤或侵犯时，需要仔细清除毒物，解毒后再行创面覆盖，必要时需要多次扩创。药物渗透性损伤病程长，应先进行观察，不要轻易手术。

4. 复合伤型　多见热压伤、爆炸伤、高压注射伤、咬伤等，既有化学性损伤，又有机械伤或热伤等多种创伤特点。处理应该兼顾各类损伤的特点，分清主次，依次进行。热压伤在该种类型中最常见，是既有热力又有挤压甚至撕脱的严重复合外伤，常见于造纸、橡胶和存在较高热能及动能的设备致伤。其严重程度取决于机器内的温度、压伤持续时间和压力大小，处理上按照热伤型。对于深度烧伤者，除需彻底清创外，往往要细致观察或多次清创后才能闭合创面，急于以皮瓣覆盖常常容易导致伤口迁延不愈或手术失败。对于咬伤类，无论是被动物咬伤，还是被人咬伤，伤口深达真皮层以下者，必须开放或扩大伤口。

（二）按创面性质分类

结合美国国家研究委员会（United states National Research Council，NRC）伤口分类法，按照创面性质分为以下几类：

1. 清洁创面（Ⅰ类）　如手部瘢痕切除、先天畸形的手术创面，应一期修复。

2. 污染创面（Ⅱ类）　急诊创伤或者干净的肉芽创面，经清创或者扩创术后可转变成Ⅰ类创面，应争取一期修复。

3. 感染坏死创面（Ⅲ类）　控制感染，减轻炎症反应。对局部小面积坏死者，可切除坏死组织后一期覆盖；对感染严重及炎症反应明显的，宜先彻底清除坏死感染组织，有学者建议对感染及坏死组织进行类似针对肿瘤组织的节段性切除法，切除后用负压封闭引流（vacuum sealing drainage，VSD）灌洗，或用抗生素骨水泥填塞无效腔。这方法可重复多次采用，直至创面清洁后二期皮瓣覆盖。

4. 分界不明确创面（Ⅳ类）　电、热、化学物质腐蚀创面，在其损伤早期失活组织的界限往往不能分清，处理上也多有拖延或者反复，扩大范围的多次清创可使部分创面得以早期覆盖。

（三）按创面深度分度

2000年宋修军等对手部创面进行归纳总结，按照创面的深度分为以下五度：

1. Ⅰ度　仅限于皮肤全层毁损。断层皮或全厚皮片移植效果良好。

2. **Ⅱ度** 皮肤全层和浅筋膜层毁损而深筋膜、肌腱、腱周膜健全。宜用全厚皮片或带真皮下血管网皮片移植修复创面，但在指腹部位或者手指掌侧创面，宜用皮瓣修复，以免发生指腹感觉缺失或手指屈曲挛缩。

3. **Ⅲ度** 伴深筋膜、腱周膜、腱膜毁损。皮片移植不能成活，各种皮瓣或者超薄皮瓣均可选用，也可一期进行腹壁埋藏，二期取出植皮。

4. **Ⅳ度** 伴肌腱缺失或骨质缺损。需行肌腱移植修复或者骨移植，加皮瓣覆盖。对肌腱缺损并骨质裸露的创面，有学者建议游离皮瓣时联合肌腱移植一期修复。关于肌腱及骨组织移植的时机，还需根据创面的条件，也可以选择待创面皮瓣覆盖并伤口愈合后，二期再做肌腱或骨移植。

5. **Ⅴ度** 伴关节毁损，大块骨坏死或指体坏死。需行关节融合（或移植）术、节段性截肢术、指再造术，对毁损或坏死指体或骨关节功能完全丧失者，多只能行截指术。在截肢（或截指）时，要尽可能保留长度，必要时可以通过皮瓣移植覆盖骨外露的创面来保留肢（指）体的长度。

（四）按创面范围和部位分型

2014年芮永军等针对手指末节软组织缺损，根据手部创面的范围及部位可分为以下类型：

1. **指腹型** 要求有感觉功能、耐磨、饱满，趾腹皮瓣或踇趾腓侧游离皮瓣可满足上述要求，也可用推进及岛状皮瓣修复，如V-Y推进皮瓣、指掌侧推进皮瓣、指动脉逆行岛状皮瓣、鱼际皮瓣等。

2. **指掌型** 需要耐磨、相对重要的感觉功能、一定的软组织厚度。踇趾侧腹皮瓣、邻指岛状皮瓣、足底内侧皮瓣、足背皮瓣等吻合神经的皮瓣可供选择。

3. **指背型** 要求柔软、不臃肿。皮片移植于筋膜完好的创面可获得较好效果；如指甲缺如，可用游离趾甲皮瓣修复。若指甲部分缺如，可用甲床扩大术；若为单纯小面积软组织缺损，可用同指动脉指背支岛状皮瓣或掌背动脉岛状皮瓣。面积较大者可选择足背皮瓣，小腿内、外、后侧的穿支皮瓣。

4. **脱套型** 处理较困难，应兼顾上述部位的要点，但往往难以顾及，重点是保留手指各关节的活动度及重建指腹感觉。踇趾甲皮瓣、第2趾甲皮瓣、足背皮瓣及多个岛状皮瓣包裹都是可以选择的术式；远位带蒂皮瓣因难以重建指腹感觉，需慎重采用。脱套组织再植术后或废弃指骨皮瓣移植术后效果良好。

二、手部创面的修复原则

（一）手部创面修复的总原则

1. **系统性评估原则**

（1）手部创面修复前，应首先系统地检查，判断有无生命体征及有无危及生命的其他重要脏器损伤，如颅脑及内脏损伤、气胸等，特别是交通事故伤及机器牵拉伤、绞伤，往往会引起大血管及神经不同平面的撕裂，因此在检查的同时一定要问清楚致伤原因。对危及生命的损伤，应首先抢救生命。对大肢体严重开放性损伤或者离断伤，生命体征稳定，可以做肢体修复与再植。如血压等生命体征不稳定、创伤评分高，必须立即进行截肢。肘关节、膝关节以上肢体离断再植，要慎重考虑，曾有因保肢而失去生命的案例。

（2）清创前的伤口评估，即由浅入深对各组织进行检查。首先观察肢（指）体的血供情况，检查肢（指）体末梢的动脉供血、静脉回流有无异常，外观有无畸形，伤口周围的皮肤和筋膜组织有无撕脱、碾锉情况，同时观察伤口周围的污染程度；其次要认真检查手部各关节的活动度，了解手指深浅屈肌腱和伸肌腱的损伤情况，并检查手指末梢的感觉有无异常；再次要结合X线及CT等辅助检查，明确受伤平面上、下两个关节的范围内有无骨折、脱位等。最后结合受伤时间、污染程度、年龄、有无骨筋膜室综合征及患者和家属的意愿、术者的手术经验等开展清创术。目前对大肢体创伤的评估方法主要有肢体损伤严重程度评分（mangled extremity severity score，即MESS评分）、肢体损伤指数（limb injury score，即Lis评分）等，此类评分适用于下肢的创伤，对上肢创伤并不完全适合。

（3）清创后的局部伤口评估。在初次清创结束后，受伤部位污染及坏死组织已清除，术中经探查也完全了解相关组织损伤程度和类型，这时开始由深入浅恢复各组织的解剖结构，通过再次评估有助于选择修复与重建的时机。评估的内容有：骨关节的固定方式，肌腱的修复术式，肌肉活性、出血情况，如有主要血管缺损、需移植血管的来源、神经损伤程度及修复情况，以及软组织的缺损范围、撕脱的皮肤能否回植、创面的大小，考虑在急性期还是亚急性期覆盖创面等。

2. **术前抗生素的应用原则** 手外科创面覆盖多见于Ⅱ类切口（清洁-污染手术）和Ⅲ类切口（污染手术），预防用药应在切开皮肤（黏膜）前0.5～1小时开始给药，以保证在发生细菌感染之前血清及组织中的药物已达到适宜的血药浓度。原则上不联合使用抗菌药物预防感染，推荐单独应用一代头孢菌素（如头孢唑啉）或二代头孢菌素（如头孢呋辛）。Ⅱ类切口由于手部血运较好，受伤时间少于6小时或污染程度低，经彻底清创，原则上可不使用抗菌药物。但受伤时间超过6小时或污染程度中等，推荐术后1小时内或入急诊室后即给药。手外科Ⅱ类切口预防使用不超过48小时。若患者合并有多种感染高危因素，可根据体温、切口渗出情况及炎症指标等适当延长时间。Ⅲ类切口是开放性骨折后期或手外伤未经清创等已造成术野严重污染的手术，此类手术需预防性地应用抗菌药物，且越早使用越好。污染手术可依据患者情况酌量延长时间，如预防使用时间超过48小时，需做细菌培养，并根据药敏试验结果选用恰当的抗菌药物。断肢（指）再植、游离组织移植是手外科常见术式，该类手术时间往往较长，如手术时间超过3小时或失血量超过1500ml，此时抗生素的有效浓度就难以维持，抗生素使用时间要适当延长，剂量也可适当增加。清创术仍是手外伤治疗的最重要手段，抗菌药物不能替代彻底清创。

3. **早期覆盖原则** 彻底清创和尽可能恢复损伤组织的解剖结构，是创面修复的先决条件，随着早期抗生素的应用，在有经验的专科医生操作下，清创后闭合伤口不再局限于伤后6～8小时内，在条件许可的情况下12～24小时内也可进行。清创后早期创面覆盖能有效地控制开放性损伤的感染，以及有利于肢体功能的恢复和后期的功能重建。对单纯皮肤撕脱伤可采用游离皮片移植，对伴有深部软组织缺损或肌腱、神经、骨骼外露者，如创面不大，局部有足够的皮瓣或肌皮瓣转位者，则采用局部皮瓣、轴型岛状皮瓣或肌皮瓣转位覆盖。如创面较大，局部又无足够的皮瓣或肌皮瓣转位者，则采用吻合血管游离皮瓣或肌皮瓣移植。创面因全身情况不许可或因局部条件不具备清创后一期闭合时，可先用封闭负压引流敷料覆盖，等待时机进行创面修复。封闭负压引流技术是1992年德国乌尔姆大学（Ulm University）Fleischman博士首创的，在手部损伤中的主要适应证有手部的大面积皮肤缺损，手部软组织的撕脱伤、脱套伤，手部的开放性骨折合并软组织缺损伴肌腱外露或骨外露，手部的慢性骨髓炎及创面不愈合，以及手部骨筋膜室综合征等。主要优点有：变开放性创面为闭合性创面，持续全方位的负压吸引可排出创面内的坏死组织、分泌物、脓液等，刺激组织新生，促进肉芽组织生长等。但是对于手部创面活动性出血是绝对禁忌的，尤其对于手部血运障碍或者再植的患者，负压敷料的局部压力极可能压迫血管而引起组织或手指坏死，VSD的应用需绝对谨慎。一般情况下手部VSD维持不宜超过5天，况且若过度延迟覆盖创面，常因结缔组织或者胶原过度增生，使创面及周缘硬化，造成局部瘢痕挛缩、关节僵硬，最终影响手功能。根据英国骨科医师学会（British Orthopaedic Association，BOA）2017版的指导原则，经清创可达到 I 类切口者，均应争取一期覆盖成功。清创后需要二期创面修复者，也建议在72小时内完成。根据我院的经验，考虑医务人员、场所、技术力量等因素，一般在5～7天内完成创面的二期覆盖。

4. 个性化原则　创面覆盖的一个极其关键的原则，是指根据受伤的程度、功能部位、有无重要组织外露及患者的美学要求等情况来选择相应的修复方法。传统的创面覆盖采用"阶梯原则"（图7-2-1），即从手术操作的难易角度和治疗结果的安全角度，从简单到复杂、从相对安全到有一定风险的原则来选择术式，目的仅仅是实现创面的覆盖，对所修复创面部位的外观及功能的考虑较少。Koshima等在20世纪90年代首先提出了超显微外科理论，随着显微外科小血管吻合技术的逐步普及，口径在0.8mm以下的血管吻合都能顺利完成。因此血管吻合技术不再是创面修复的难题。游离皮瓣修复手部创面能允许患肢早期功能锻炼，并对手部创伤、外观、功能提供最好的基础条件。另外游离皮瓣的供区可在全身任意部位选择，因此建议推广游离皮瓣修复手部创面的方法。目前对手部重要部位的软组织缺损应用足部相应部位皮瓣、踇甲皮瓣、趾腹皮瓣进行修复与重建，已达到"缺什么补什么，缺多少补多少"的临床效果。手部创面的修复已经向微型化、功能化及美观逼真方向发展。因此在术式选择上，我们更推荐采取"电梯原则"（图7-2-2），即根据缺损区对外观与

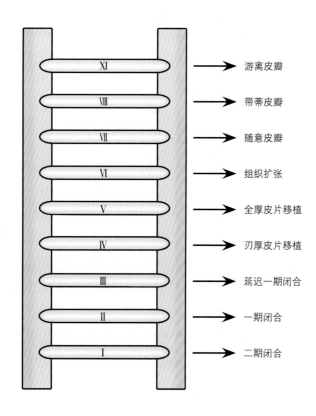

图7-2-1　"阶梯原则"示意图

功能的要求，直接定位于修复效果最佳的方法，而非最简单的方法，尽量做到个性化精准修复。

对于一些复杂病例，创面损伤范围大或多发，并且创面不同区域又各具特点，修复要求不尽相同。如前臂累及腕和手部的创面，腕掌侧肌腱神经外露需皮瓣覆盖，手掌侧创面需要超薄皮瓣重建，而前臂近端有肌腹外露可植皮修复，还有一些散在创面需二期缝合。对于此种复杂的多样性创面，可用"修复模块"理论（图7-2-3），即在创面修复时，可将创面根据各自的特点分为多个区域模块，每一模块可根据"重建电梯"原则选择修复方法。各种技术的综合应用、模块化分割组合的理念，在最大限度地确保修复效果的同时，简化了手术。

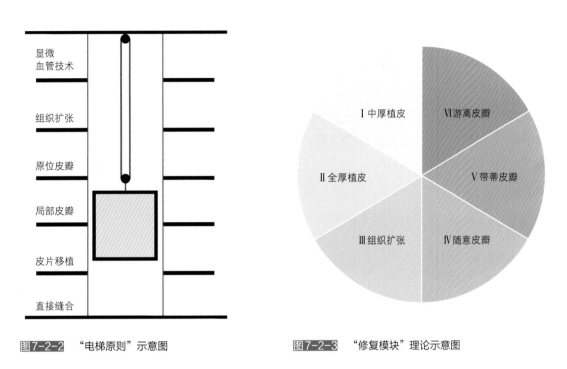

图7-2-2 "电梯原则"示意图　　　　图7-2-3 "修复模块"理论示意图

（二）手部创面修复的术式选择原则

1. 综合供区与受区的情况　选择一个术式，尤其是应用皮瓣修复创面时，首先考虑供受区匹配度和皮瓣切取后对供区的功能和外观影响程度，手指、手掌背、腕关节和前臂均为暴露器官，对修复后外观要求比较高，需要选择与缺损部位组织结构相近的皮瓣来修复。其次，皮瓣的供血动脉解剖恒定、变异少，供区选择相对隐蔽的部位。大面积缺损可选择背部、腹部、大腿外侧的皮瓣，足部、上臂外侧、前臂皮瓣对中小面积的创面比较合适。重要功能区修复需选择带感觉神经的皮瓣，如趾侧腹皮瓣、足底内侧皮瓣等。超声血管探测、CT血管成像或磁共振血管成像（magnetic resonance angiography，MRA）等皮瓣穿支血管定位技术，大大降低了在解剖皮瓣时对血管恒定性的依赖，可以在全身任意部位切取皮瓣，减少创伤而达到精准治疗。基于选择皮瓣的个性化原则，当需要通过皮瓣血管来桥接肢体血管以恢复（或增加）肢体远端血供时，可以采用股前外侧皮瓣，利用其轴型血管来桥接桡动脉、尺动脉或胫后动脉的长段缺损，形成血流桥接皮瓣（flow-through flap）；对于不规则的多发创面，可以采用足背分叶皮瓣、股前外侧分叶皮瓣或上臂外侧分叶皮瓣等来修复；对于凹陷性缺损或者伴有无效腔的创面，可以采用背阔肌皮瓣或股前外侧肌皮瓣来修复；对于有大段骨缺损的创面，可以选择带髂骨的髂腹股沟皮瓣及腓骨皮瓣；对于创伤严重，甚至没有合适供血动脉的受区，可以考虑带蒂皮瓣或桥式皮瓣，如伴有肌腱、肌肉、骨关节缺损的受区，尽量选择带肌腱的皮瓣、肌瓣及骨瓣一期修复。

2. **为二期功能重建提供最佳手术条件** 在创面覆盖前应尽可能一期修复、重建和固定肌腱、神经和骨骼等深部组织。肌腱组织如有缺损，可予肌腱移植或转位重建，带肌腱的足背皮瓣移植修复可同时修复伴伸肌腱缺损的手背创面；对于开放性骨折，清创后予坚强内固定，若有骨缺损的可以游离植骨，带髂骨的髂腹部皮瓣对修复伴有骨缺损的掌背部创面比较合适；若有指关节缺损，可以采用足趾关节联合皮瓣移植修复。但若创面不具备一期重建深部组织的条件，必须采用皮瓣修复创面，为后期功能重建创造良好的软组织床，而不可简单植皮覆盖。曾有报告在皮瓣覆盖肌腱缺损的创面时，皮瓣下预置硅胶管，以逐渐形成光滑的类腱鞘样基床，为二期重建肌腱并获得良好的滑动功能创造有利条件。对于伴有骨关节等复合组织缺损的创面，在皮瓣覆盖前，采用外支架或钢板固定骨缺损的两端，也可用抗生素骨水泥充填以保留缺损空间，以便在皮瓣成活后二期进行骨、关节移植。对于合并多指和有重要功能的手指缺损，其长度就是功能。因此，即使是没有良好皮肤覆盖的手指残端，也要尽可能通过皮瓣修复来保留其长度，为日后手指再造做准备。

3. **为早期手功能锻炼提供条件** 由于手对功能的要求很高，必须早期活动，按照加速康复外科（enhanced recovery after surgery，ERAS）理念，运用各种有效手段对围手术期患者进行干预处理，以最大限度地减少手术相关应激，预防患肢功能障碍，加速术后康复，改善预后。创面修复和功能重建的目的是重建手的功能和外观，强调尽早积极开展功能锻炼，最大限度地恢复手的活动度、柔韧性，以及感觉和力量。皮瓣的完全覆盖及完全成活是创面修复后能一期愈合并能早期功能锻炼的关键，要结合自己所掌握的技术，首选尽可能确保一次成功的术式，再考虑采用游离皮瓣或是各种岛状皮瓣。在急诊创面的修复中，岛状皮瓣更为常用，各种类型岛状皮瓣所覆盖的最远端往往是最需要软组织修复的部位，也是临床工作中最容易出现血供不足，甚至坏死并发感染的部位，术者一定要根据自己所掌握的技术精心设计皮瓣。带蒂皮瓣，尤其是腹部带蒂皮瓣，其治疗周期长，术后在注重手部功能锻炼的同时，还需要防止肩关节僵硬。因此除了选择合适的皮瓣外，骨折固定和肌腱的修复也必须牢固和坚强，这样更能够配合早期的肿胀控制、瘢痕抑制、关节松动，后期的感觉功能练习、力量训练、作业训练等治疗的要求。

（三）手部创面修复的术式选择

1. **皮肤牵张术** 1976年，Barrer等创立了皮肤牵张法，用以修复较小面积的皮肤软组织缺损。经过40多年的研究与实践，已有10余种皮肤牵张装置应用于临床。皮肤牵张的原理为皮肤具有机械性蠕变特性（即黏弹性），皮肤软组织在固定张力作用下，皮肤长度在一定范围内逐渐增加，获得了"额外的皮肤"，之后停止牵拉皮肤，皮肤不会回缩至原位。采用橡皮筋式（系鞋带式）牵张术或皮肤牵张器将牵张力均匀分散到创缘皮肤周围，会通过外力向中心牵拉创缘皮肤，利用皮肤机械性蠕变特性完成皮肤最大化的牵拉，最终可使皮肤松弛延展，降低吻合张力，以实现闭合创面的目的。近年来宋文超等报告，采用外固定皮肤牵张术用于四肢皮肤缺损，取得了良好的效果（图7-2-4）。皮肤牵张术操作方法简单，损伤小，患者容易接受；牵张后的皮肤颜色、感觉无改变，毛发正常，具有相同的耐压性及耐磨性；相对于减张缝合术而言，皮肤牵张术能更有效地利用皮肤扩张效应，避免因皮缘游离而破坏局部血运，使创缘低张力缝合，缝线切割反应轻，减少瘢痕产生。皮

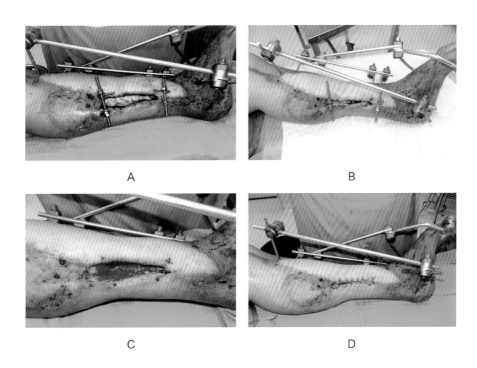

A   B

C   D

图7-2-4 外固定皮肤牵张术应用于感染创面

A. 右小腿外侧感染创面，放置皮肤牵张器 B. 牵引2周 C. 拆除皮肤牵张器 D. 创面直接缝合

肤牵张术适用于四肢中小创面、切开减压残留创面及皮瓣切取后的供区创面。

2. 皮片移植 将表皮及部分或全层真皮自身体某部位切取下来，移植到身体另一皮肤缺损区的手术方法称为皮片移植（skin graft）。1817年，Cooper最早将截断下来的拇指的全层皮肤移植到指端创面上，并获得了成功。皮片移植后完全依靠受区的基底与植皮间重新建立血液循环而成活，因此对创面的基床有一定的要求，不适合有组织坏死、肌腱、骨外露、感染的创面。皮片移植前一定要确保基床彻底止血，皮片移植后表面适当加压、患肢制动，有利于皮片和基床之间的有效接触并建立血液循环，直接关系到皮片的成活。临床常用的皮片分为表皮皮片、断层皮片、全层皮片和带真皮下血管网皮片四种类型，因指甲和甲床是由表皮与真皮衍生的一种特殊结构，因而将其归为皮片的第五种类型，1929年Sheehan将切取的甲床表层（0.2mm左右）移植到甲床缺损区并获得成功。皮片移植成活后均有不同程度的收缩和色素沉着，皮片越薄，收缩越多，色素沉着越明显；皮片越厚，收缩得越少，色素沉着也越不明显。关节附近、耐磨部位或暴露部位不适合采用断层皮片移植，可以考虑全厚皮片和带真皮下血管网皮片。对于皮片供区的选择，首先要考虑到供皮区的隐蔽性，如髂腹部、大腿内侧、上臂内侧等。对于小面积的手部掌侧的创面，也可采用质地相近的腕横纹处与足底内侧皮肤移植，以减轻色素沉着、瘢痕挛缩等并发症。皮片移植后感觉恢复相当缓慢，对于感觉恢复要求高的指腹部软组织缺损，建议采用趾侧腹皮瓣修复。为确保创面修复后肢体的早期活动与功能恢复，术者勿忘对创面的系统性评估原则，对于不适合采用皮片移植的创面，选择合适的皮瓣修复。

3. 皮肤扩张术 皮肤扩张术（skin expansion）是皮肤软组织扩张术的简称，其原理就是将皮肤软组织扩张器植入病变附近正常皮肤软组织下，通过间断地向扩张囊内注射液体，增加扩张器容量，使其对表面皮肤软组织产生压力。通过局部扩张机制使组织和表皮细胞分裂增殖，细胞间隙拉大，从而增加皮肤面积，取出扩张囊后，就可以用新增加的皮肤软组织进行组织修复和器官再造了。1979年，在美国整形外科医师协会（American Society of Plastic Surgeons，ASPS）上，皮肤扩张术得到了正式承认，此后也得到了广泛应用，1984年皮肤扩张术引入中国，1985年张涤生等首次在国内报告皮肤扩张术在10例烧伤后遗畸形修复中的应用。临床上应用的扩张器主要是由硅橡胶材料制成的可控扩张器，由扩张囊、注射壶及连接导管三部分组成。手部皮肤扩张术的步骤有：①在创面周围选择和创面皮肤质地最接近的供区；②选择合适的扩张器，包括形状、容量、数量等；③扩张器植入。手部脂肪层薄，剥离层次选择在深筋膜浅层，一般要适当超出剥离范围。植入前创面止血（温热生理盐水纱布填塞腔隙5～10分钟止血），因手部感觉敏感，为减轻患者注水时的疼痛感，一般将注射壶外置；④注水扩张。术后在不影响切口张力的前提下，尽早进行扩张，一般术后1周开始注水扩张。在临床应用上，常规使用的是间断扩张法，每次注射目标容量的10%左右。3～4天注水1次（每周注水2次），12周左右完成扩张，扩张至预定容量后应维持一段时间；⑤扩张器取出，行皮瓣转移术。临床上一般注水1.5～2个月就可以行扩张皮瓣转移术。术中通过皮瓣推进或滑行、扩张囊壁的井字形切开等方法，尽可能将扩张皮肤利用最大化（图7-2-5）。皮肤扩张术具有手术操作简单、可重复扩张等优点，治疗周期长，治疗费用稍大，有伤口裂开、漏水、感染等并发症为其不足之处。扩张过程中要随时观察，保持负压状态，降低感染率。

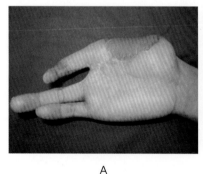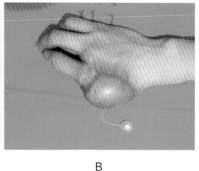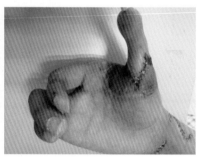

A   B   C

图7-2-5　皮肤扩张术

A. 右拇指Ⅴ度缺损　B. 扩张器植入　C. 拇指再造术后2周

4. **随意皮瓣术**　随意皮瓣（random flap）是指根据受区需要，在全身任意合适的部位形成皮瓣。随意皮瓣的血供来源于直接皮动脉、肌皮动脉、动脉干网状血管和肌间隔或肌间隙血管，皮瓣内仅存真皮层血管网、真皮下层血管网，有时也带有皮下血管网。皮瓣的长宽比例必须有一定的要求，单蒂皮瓣为1∶1～1.5∶1，双蒂皮瓣2∶1～3∶1。皮瓣的厚度可根据受区的需要及受区基床情况进行修薄，但最薄也要保留好真皮下血管网，带上少许脂肪组织更安全。由于随意皮瓣的手术简单，成活率高，在手外科的创面修复中属于常用的皮瓣之一。根据供受区的关系，随意皮瓣可分为局部皮瓣和远位皮瓣两种。

局部转移皮瓣是在邻接缺损区或与缺损区邻近的部位形成的皮瓣。这种皮瓣要求创面周围的皮肤有伸展性和可移动性，手术创伤小，成活率高，质地与受区相近，因此有一定的优越性。局部皮瓣包括邻接皮瓣和邻位皮瓣两种类型，其中邻接皮瓣在手外科创面修复中更为常用，常见的有推进皮瓣、旋转皮瓣和交错皮瓣。推进皮瓣比较典型的有：常用于重建指蹼的矩形推进皮瓣、用来修复指端缺损的V-Y三角形推进皮瓣和修复手指侧方缺损的双蒂推进皮瓣。旋转皮瓣是沿旋转点旋转，封闭半圆形皮肤及皮下组织缺损，供区直接缝合或植皮修复。当皮瓣旋转时，由于最大张力线是旋转弧的半径，因此皮瓣推进缘要足够长，以防转移后皮瓣缝合张力过高或不能完全闭合创面。在手部跨关节的线状或蹼状的瘢痕挛缩及束带松解时的切口设计，最为常用的是以Z字成形术（图7-2-6）、五瓣成形术（图7-2-7）和连续多Z字成形术为代表的交错皮瓣。交错皮瓣术的最好时机应在瘢痕成熟后，并且术中要求彻底松解挛缩组织后皮瓣才能互换位置；五瓣法是沿条状、蹼状瘢痕纵轴设计一对Z字成形皮瓣和一组Y-V成形皮瓣，将条状、蹼状瘢痕旁的正常皮肤组织，通过三角形皮瓣的推进、伸延而进入瘢痕区，从而阻断瘢痕的连续性，达到改善瘢痕区组织弹性的目的，因此要求瘢痕纵轴周围皮肤组织必须要有一定的弹性及松弛度。邻位皮瓣在与受区相邻的部位所形成的皮瓣，供、受区之间有正常的皮肤组织相间隔，常见的有邻指带蒂皮瓣。

图7-2-6 Z字成形术

A. 左手掌线状瘢痕挛缩，设计多个Z字成形皮瓣　B. Z字成形术后外观

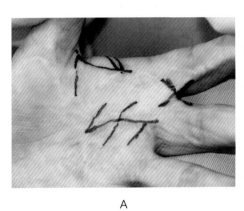
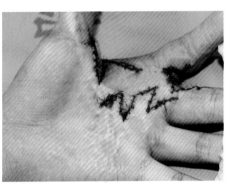

A

B

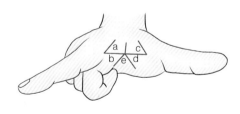
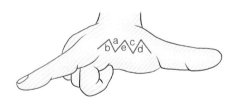

A

图7-2-7 五瓣成形术

A. 五瓣成形术示意图　B. 左手示、中指指蹼挛缩予五瓣成形术，掌侧切口设计　C. 背侧切口设计　D. 五瓣成形术后外观

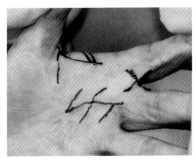
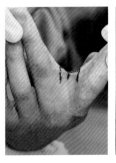
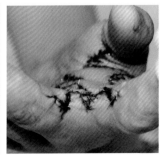

B

C

D

远位皮瓣是指远离创面，在外观和功能相对不重要的较为隐蔽的部位所形成的皮瓣。由于远位皮瓣和创面缺损的皮肤在质地、厚度等方面有差异，因此修复效果不如局部皮瓣。在修复过程中需要皮瓣连接蒂部并制动2～3周，经蒂部血供阻断试验确认皮瓣与受区建立血液循环后才能断蒂。因此往往需要2次或2次以上的手术才能完成创面修复，不利于肢体的早期康复训练，一般不作为临床首选。根据皮瓣形态和在转移过程中是否需要中间站，远位皮瓣又可细分为直接远位皮瓣、间接远位皮瓣和管形皮瓣三种。在手部创面修复中最常用的直接远位皮瓣有腹部带蒂皮瓣（图7-2-8），既可随意切取单叶或分叶皮瓣，修薄至真皮下血管网以修复指背创面，又可切取较大面积皮瓣来修复掌、腕部皮肤软组织缺损。间接远位皮瓣需要建立中间站，在皮瓣与中间站建立血供后，切断原始蒂部，再以中间站为蒂修复远处创面，需要3次或3次以上的手术才能完成皮瓣转移，在手部创面修复中很少使用。管形皮瓣较多应用于手指脱套伤的修复，在修复后还需做指腹部的感觉重建。

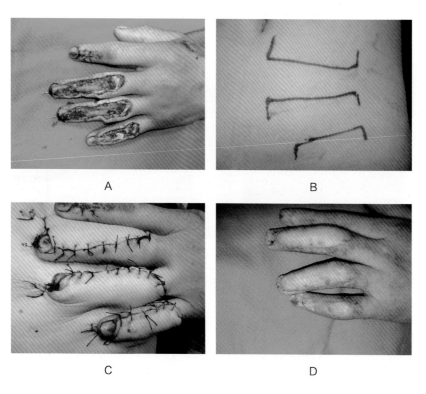

图7-2-8　随意型腹部直接远位皮瓣

A. 左手中、环、小指背侧缺损　B. 设计左腹部三块随意皮瓣　C. 皮瓣缝合后　D. 修复术后外观

5. **筋膜蒂岛状皮瓣术**　在了解筋膜蒂岛状皮瓣之前，首先要了解筋膜瓣和筋膜皮瓣两个概念，并加以区别。筋膜瓣（fascial flap）不带有表面皮肤，常用来填塞空腔和修补凹陷部位，若修复创面，还需要在成活的筋膜表面植皮。筋膜皮瓣（fasciocutaneous flap）是指包含深筋膜这层结构的皮瓣，由Pontén于1981年首先发现并描述命名。皮瓣根据血供来源可分为四种类型：①主干动脉带小分支蒂，可切取轴型皮瓣；②肌间隙（隔）筋膜穿支血管蒂，血管口径在1mm左右，可以形成轴型皮瓣；③筋膜血管网蒂，普遍存在于有深筋膜结构的部位，随意皮瓣就属这一类型；④有明显供血方向的筋膜血管丛蒂，是四肢远侧段众多细小肌间隙筋膜穿支血管的链式吻合所形成的纵向筋膜血管丛。手外科创面修复中通常所说的筋膜蒂岛状皮瓣其实是筋膜皮瓣的第四种类型，主

要利用深筋膜的深层和浅层存在丰富的血管网，彼此吻合形成网络而供血。具有血运好、操作简单和皮瓣的长宽比例可扩大到3∶1～5∶1等优点。设计时从旋转点沿血管丛或血管蒂的走向画出轴心线，从旋转点到皮瓣远端划出旋转弧，在切取时皮瓣远端要比所画旋转弧顶多出2～3cm，以保证皮瓣旋转后蒂部无张力，并能完全覆盖到创面远端。在实际应用中，筋膜蒂皮瓣与筋膜皮瓣中的第三种类型（穿支血管蒂皮瓣）、皮神经营养血管蒂皮瓣有很多相互重叠，有可能不能严格区分，在使用中主要看蒂部内以何种组织为主。前臂桡背侧腕背筋膜蒂逆行岛状皮瓣是该类皮瓣的代表（图7-2-9），主要用来修复中、重度的虎口挛缩或缺损。

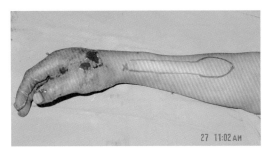
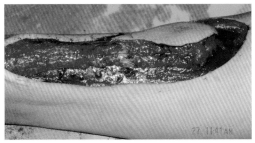

A

B

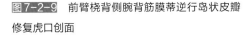

图7-2-9 前臂桡背侧腕背筋膜蒂逆行岛状皮瓣修复虎口创面

A. 右手虎口挛缩，设计右前臂桡背侧腕背筋膜蒂逆行岛状皮瓣 B. 皮瓣切取完成 C. 术后2个月外观

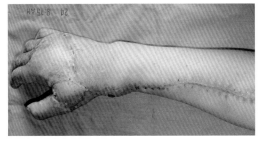

C

6. 皮神经营养血管蒂岛状皮瓣术 皮神经营养血管蒂皮瓣（neurocutaneous flap 或 neuro-skin flap）区别于知名血管蒂岛状皮瓣，不牺牲主干血管，以肢体皮神经营养血管蒂为供血基础的神经皮瓣。因为这类皮瓣中往往都会包含一条皮肤浅静脉，所以又被称为神经静脉皮瓣（neuro-venous flap）。由巴西 Bertelli（手部，1991）和法国 Masquelet（小腿，1992）首先报告。这些皮瓣的命名尚不完全统一，目前皮瓣外科倾向于张世民提出的"皮神经营养血管蒂皮瓣"这一名称。芮永军等通过尸体解剖学研究发现，上肢所有的皮神经均有发自知名血管的营养血管伴行，且这些血管沿途存在营养皮肤的分支。1999年，钟世镇在解剖研究的基础上，提出节段性伴行血管是皮瓣成活的解剖学基础。目前皮神经营养血管蒂岛状皮瓣临床应用较为广泛，并出现了不少改进方法，需要注意的是在手术中保护皮神经旁组织中动、静脉的连续性（神经旁的血管吻合支链），才能确保皮瓣成活。因而在皮瓣蒂部要有一定宽度的筋膜蒂，这个宽度是皮瓣转移中的关键，前臂和小腿要求3～4cm，手背和足背1.5～2cm，指背0.8～1cm。修复手部常用的皮神经营养血管蒂皮瓣有：前臂外侧皮神经皮瓣、前臂内侧皮神经皮瓣、前臂后皮神经皮瓣、桡神经浅支皮瓣、尺神经手背支皮瓣等，其中应用最广泛的是桡神经浅支营养血管岛状皮瓣（图7-2-10），修复拇、手指不同部位的软组织缺损。

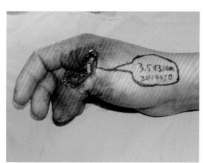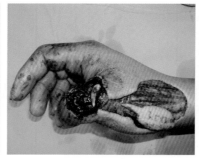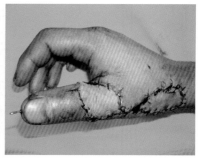

图7-2-10 桡神经浅支营养血管蒂岛状皮瓣逆行修复拇指创面

A. 右拇指近节背侧缺损，设计拇指桡背侧桡神经浅支营养血管蒂岛状皮瓣　B. 皮瓣切取完成　C. 术后外观

7. **血管穿支蒂岛状皮瓣术**　早期轴型血管岛状皮瓣大部分以主干血管为蒂，如桡动脉蒂逆行岛状皮瓣（图7-2-11）、指动脉为蒂的顺行岛状皮瓣等（图7-2-12）。为不损伤主干血管，减少对供区的损伤，20世纪80年代后期Kroll & Rosenfield（美国，1988）、Koshima & Soeda（日本，1989）等开始提出穿支皮瓣（perforator flap）的概念，国内由张世明在2004年首先介绍。穿支又称穿动脉，是指穿过深筋膜进入皮下组织与皮肤的营养动脉，具有以下特性：①仅指发自源动脉任一分支，不包括源动脉；②经深筋膜浅出；③为皮下组织及皮肤供血。因此穿支皮瓣的切取不仅无须损伤主干血管，还因有明确的穿支血管而使皮瓣具有良好的血供和更大的切取面积，符合"受区修复重建好，供区破坏损失小"的创面修复原则。因此穿支皮瓣理念得到不断普及，手外科的创面修复中更加倾向于采用穿支皮瓣，临床上常用的穿支皮瓣可分为带蒂转移和游离移植两种形式。其中带蒂转移指的就是血管穿支蒂岛状皮瓣，也有两种应用方式：一是V-Y推进，二是螺旋桨样旋转。

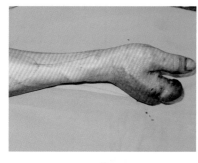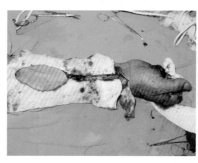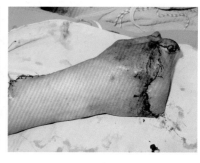

图7-2-11 桡动脉蒂逆行岛状皮瓣

A. 右手第2~5指缺损，设计桡动脉蒂逆行岛状皮瓣覆盖创面　B. 皮瓣切取完成　C. 术后外观

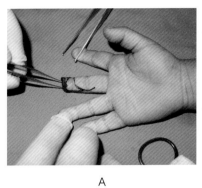
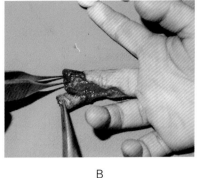
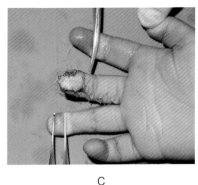

| A | B | C |

图7-2-12 指动脉为蒂的顺行岛状皮瓣

A. 右中指指端缺损，设计中指尺侧指动脉为蒂的顺行推进皮瓣　B. 皮瓣切取完成　C. 皮瓣推进缝合覆盖创面

　　血管穿支蒂岛状皮瓣多属于肌间隔穿支皮瓣（septocutaneous perforator flap），血供主要来源于四肢主干血管发出的最远侧肌间隔穿支，最常见也是应用最多的是腕、踝关节上5.0cm左右发出的血管穿支，这个平面也是筋膜蒂岛状皮瓣和皮神经血管蒂岛状皮瓣蒂部所在平面，因此这两个皮瓣也存在穿支蒂供血。穿支蒂岛状皮瓣一般无须吻合血管，当皮瓣面积较大或皮瓣较长时，皮瓣远端可吻合另外一个穿支动脉作增压处理，以确保皮瓣成活。手外科常用的穿支蒂岛状皮瓣有：桡动脉腕上穿支（位于桡骨茎突上6cm）皮瓣、尺动脉腕上穿支（位于豌豆骨上4cm）皮瓣（图7-2-13）、骨间前动脉背侧穿支（位于尺骨茎突上2.5cm）皮瓣（图7-2-14）、桡动脉鼻烟窝穿支（位于鼻烟窝）皮瓣（图7-2-15）和指动脉关节支或背侧支皮瓣（图7-2-16），分别适用于修复手掌背部、虎口及拇手指创面，该类皮瓣的缺点是供区在手部或前臂等暴露区，术后形成瘢痕，影响美观。

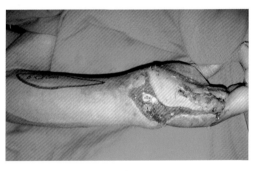
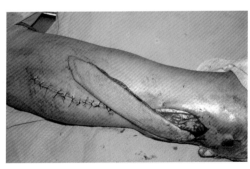

| A | B |

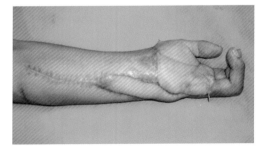

C

图7-2-13 尺动脉腕上穿支皮瓣

A. 左手尺侧皮肤缺损，设计尺动脉腕上穿支皮瓣
B. 皮瓣切取完成　C. 术后6周外观

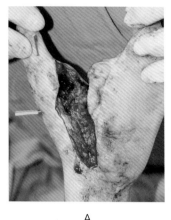

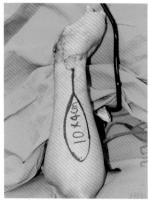

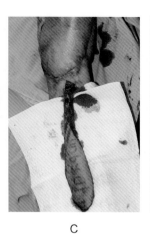

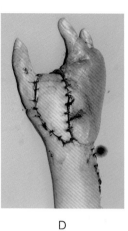

A   B   C   D

图7-2-14 骨间前动脉背侧穿支皮瓣

A. 右手虎口皮肤缺损　B. 设计右前臂骨间前动脉背侧穿支皮瓣　C. 皮瓣切取完成　D. 术后外观

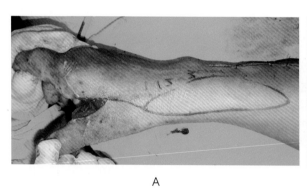

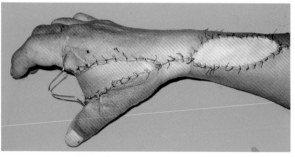

A   B

图7-2-15 桡动脉鼻烟窝穿支皮瓣

A. 右手虎口挛缩，虎口开大后设计桡动脉鼻烟窝穿支皮瓣　B. 术后外观

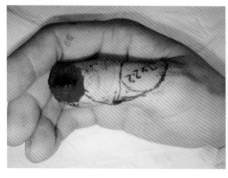

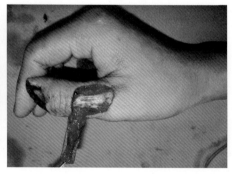

A   B

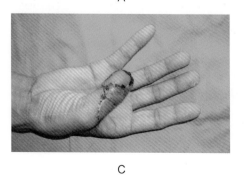

C

图7-2-16 指动脉背侧支皮瓣

A. 右拇指甲床缺损　B. 设计右拇指近节桡侧指动脉背侧支岛状皮瓣　C. 术后1个月外观

8. 血管穿支蒂游离皮瓣术 游离皮瓣是通过小血管吻合技术，将皮瓣内的供血、回流血管与受区血管吻合，一期远位移植成活是皮瓣移植技术最高境界的体现。皮瓣供区通常位于相对隐蔽的部位，皮瓣设计灵活，可获得足够的皮瓣面积、血管蒂长度，确保良好的创面修复效果。然而，皮瓣移植时需进行显微血管吻合，具有一定的手术风险性，临床医生也只有经过严格训练后才能获得该技术。目前，游离皮瓣移植技术已经发展到了"穿支皮瓣"的时代，皮瓣血管蒂仅携带穿支血管，将源动脉保留于原位，皮瓣移植至受区后将皮瓣穿支与受区源动脉穿支作穿支—穿支吻合。在此基础上，魏福全提出了穿支皮瓣自由风格（free style）的设计理念，通过多普勒超声探测到穿支血管的部位，而后切取穿支皮瓣进行移植。穿支皮瓣最大限度地减轻了供、受区创伤，将皮瓣移植技术再一次推到了新的高度。血管穿支蒂游离皮瓣多属于肌肉皮肤穿支血管皮瓣，切取的穿支口径一般在0.6~1mm左右。手外科中常用的穿支皮瓣有股前外侧穿支皮瓣（图7-2-17）、胸背动脉穿支皮瓣（图7-2-18）、腹壁下动脉穿支皮瓣、上臂外侧皮瓣（图7-2-19）、足背皮瓣和胫后动脉穿支皮瓣、腓动脉穿支皮瓣等。其中股前外侧穿支皮瓣应用最为广泛，几乎适用于修复所有大面积的创面，包括感染性、恶性肿瘤切除术后等难治性创面。由于源血管发出多个穿支，各个穿支都有一定的长度，因此血管穿支游离皮瓣还可预制成分叶皮瓣，用来修复不同部位的创面（图7-2-20，图7-2-21）。为降低血管蒂穿支游离皮瓣的手术风险，提高供受区血管判断的准确率，可通过术前影像学技术精准定位需要的、可用的穿支，大大提高了手术成功率。芮永军等通过CT血管成像联合B超定位，穿支定位准确率达94%，加上磁共振血管成像技术等的应用，对穿支血管的数量及定位有了较精确的了解，更加方便了皮瓣的设计和切取。

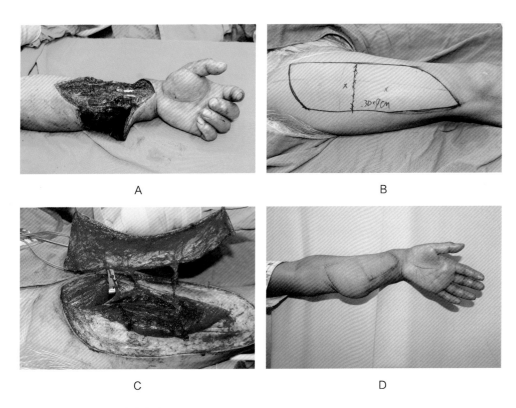

A

B

C

D

图7-2-17 股前外侧穿支皮瓣

A. 左前臂皮肤缺损　B. 设计游离股前外侧穿支皮瓣　C. 皮瓣切取完成　D. 术后8个月外观

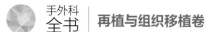

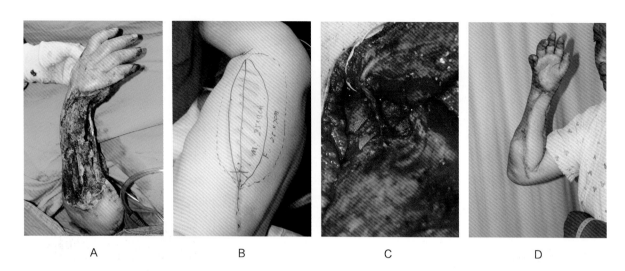

图7-2-18 胸背动脉穿支皮瓣

A. 右前臂皮肤缺损 B. 设计游离胸背动脉穿支皮瓣 C. 皮瓣血管蒂 D. 术后13个月外观

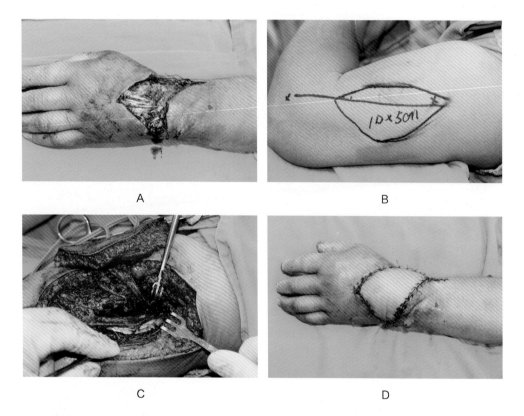

图7-2-19 上臂外侧皮瓣

A. 左腕背皮肤缺损 B. 设计游离上臂外侧皮瓣 C. 皮瓣切取完成 D. 术后外观

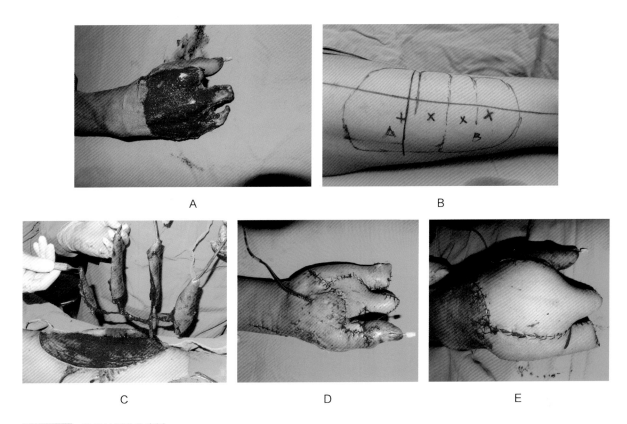

A   B

C   D   E

图7-2-20 股前外侧分叶皮瓣

A. 右手第2～5指皮肤缺损　B. 设计四叶游离的股前外侧分叶皮瓣　C. 皮瓣切取完成　D、E. 术后外观

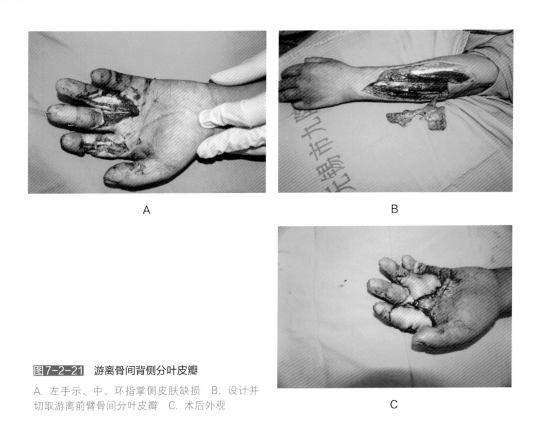

A   B

图7-2-21 游离骨间背侧分叶皮瓣

A. 左手示、中、环指掌侧皮肤缺损　B. 设计并
切取游离前臂骨间分叶皮瓣　C. 术后外观

C

9. 肌皮瓣和肌瓣术　肌皮瓣（musculocutaneous flap 或 myocutaneous flap）是借助于肌肉的血管而成活的复合组织瓣，1906年，意大利的 Tansini 最早将背阔肌皮瓣用来覆盖乳腺癌切除后的创面。以胸背动脉穿支为主要供血血管的背阔肌皮瓣在手外科的创面修复中也较为常用，游离移植用来修复大面积的感染创面、凹陷型创面等，带血管蒂转移用来修复上肢创面，尤其是用来重建屈肘功能（图7-2-22）。携带股外侧肌的股前外侧肌皮瓣也较常用，多用来修复感染、热伤型创面。肌皮瓣中肌肉和皮瓣共用同一个穿支，切取同源的不同穿支分别供养皮瓣和肌肉的两个联合组织瓣，称为嵌合瓣。

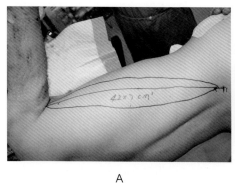
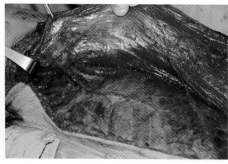
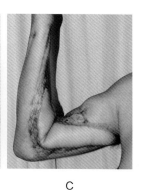

A　　　　　　　　　　B　　　　　　　　　　C

图7-2-22　背阔肌皮瓣重建屈肘功能
A. 患者右上肢屈肘功能障碍，设计背阔肌皮瓣重建屈肘功能　B. 肌皮瓣切取完成　C. 术后6个月，屈肘功能实现

肌瓣（muscle flap）是有完整动静脉血管系统，能独自成活的肌肉组织块，以肌肉的营养血管为蒂，可切取部分或整块肌肉。肌瓣以功能重建为主，自我国1976年陈中伟首次报告吻合血管神经的胸大肌移植重建屈指功能后，临床上也常用游离股薄肌重建上肢肌肉功能。肌瓣也可以带蒂转移，如小指展肌转位重建拇指对展功能等。

10. 静脉皮瓣术　静脉皮瓣是指通过皮瓣的静脉系统营养而成活的皮瓣，属于非生理性皮瓣，与生理性皮瓣相比具有血液循环不稳定、不容易成活等缺点，按其血供性质可分为动脉血营养的静脉皮瓣和静脉血营养的静脉皮瓣，前者即动脉化静脉皮瓣。动脉化静脉皮瓣按照血流方式又可分为两种，一种为动静脉瘘式静脉皮瓣（受区动脉→皮瓣内静脉入口→皮瓣内静脉出口→受区静脉）；一种为"flow-through"型静脉皮瓣，即血流桥接皮瓣（受区动脉近端→皮瓣内静脉→受区动脉远端→皮瓣内静脉出口→受区静脉）。

游离动脉化静脉皮瓣（arterialized venous flap）由 Nakayama（1981）首次报告，可通过供区动脉-皮瓣静脉的吻合，使途经的动脉血营养皮瓣而成活，因其位置表浅、切取方便、不牺牲动脉、质地佳等优点，被逐渐用于手部小创面缺损的修复。Lam 等利用动脉化静脉皮瓣中输入动脉及输出静脉的相互关系，将动脉化静脉皮瓣分为Ⅱ型、Y型、H型、λ型、Ⅰ型，并以此为分类依据。研究表明，Ⅰ型皮瓣术后发生充血的概率最高，Ⅱ型及H型最少，原因可能为流入的血液通过旁路进入外周组织，起到营养皮瓣的作用，最后汇入流出静脉，达到相对生理性的环境。尽管我们对静脉皮瓣的认识较20世纪有了很大的提高，逐步改善了皮瓣设计和手术方法，但仍存在成活率较低、术后皮瓣肿胀、质地差、色素沉着等缺点。基于此，静脉皮瓣的临床应用还需谨慎。建议对静脉皮瓣要讲究适应证及注意事项：①临床应用以动脉化静脉皮瓣为主，静脉血营养的静脉皮瓣尽量不选择；②创面大小应小于5cm×5cm，以使供区可直接缝合，也有利于皮瓣成活；③创面无感染，创缘无坏死组织，以利于皮瓣周围血运建立；④供区尽量选择前臂掌侧，皮肤质地更佳、静脉口径更匹配；⑤动脉化静脉皮瓣的血管类型首选Ⅱ型及H型，其次是Y型、λ型，Ⅰ型尽量不选择；⑥对于断指合并皮肤软组织及动、静脉节段性缺损的患者，"flow-through"型静脉皮瓣尤其适用，可重建断指血运并同时修复创面（图7-2-23）；⑦末节指腹创面对皮瓣的感觉、外观要求更高，并不适合应用静脉皮瓣。

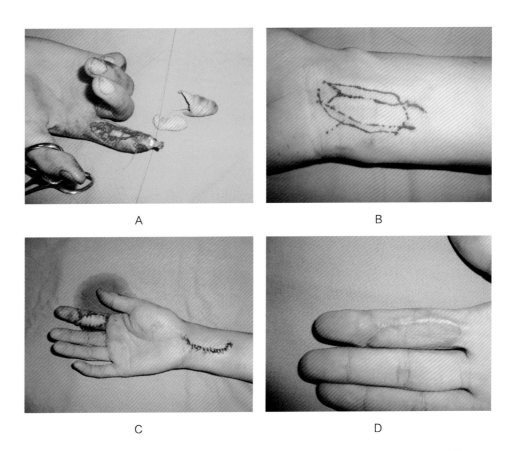

A   B

C   D

图7-2-23 前臂动脉化"flow-through"型静脉皮瓣修复示指末节脱套性离断伴掌侧软组织缺损

A. 右示指皮肤脱套伤 B. 设计右前臂远段掌侧游离动脉化"flow-through"型静脉皮瓣 C. 再植术后 D. 术后4个月外观

（芮永军）

参考文献

［1］DAVID A，VOLGAS，YVES HARDER．Manual of soft-tissue management in orthopeadis trauma［M］．Stuttgart：Thieme，2011．

［2］GOTTLIED L J，KRIEGER L M．From the reconstructive ladder to the reconstructive elevator［J］．Plast Reconstr Surg，1994，93（7）：1503-1504．

［3］王之一，王首夫．手的临床解剖学［M］．长春：吉林科学技术出版社，1992：58-62．

［4］顾玉东，王澍寰，侍德．现代手外科手术学［M］．上海：复旦大学出版社，2018：281-285．

［5］宋修军，潘达德．手部热压伤的分型及处理［J］．手外科杂志，1992，8（4）：217-218．

［6］KUMAR S，LEAPER D J．Classification and management of acute wounds［J］．Surgery（Oxford），2008，26（2）：43-47．

［7］张世清，王晓，姬亚非，等．骨与关节疾病治疗学［M］．北京：中国科学技术出版社，2002．

［8］宋修军，吴鸿昌，曲永明，等．手部创面的分类与处理［J］．中国骨伤，2000，13（7）：406-408．

［9］芮永军，施海峰，糜菁熠，等．拇手指末节软组织缺损的分型和治疗［J］．中华手外科杂志，2014，30（4）：275-277．

［10］PONTén B．The fasciocutaneous flap：its use in soft tissue defects of the lower leg［J］．Br J Plast Surg，1981，34（2）：215-220．

［11］LEVIN L S．The reconstructive ladder．An orthoplastic approach［J］．Orthop Clin North Am，1993，24（3）：393-409．

［12］徐达传．手功能修复重建外科解剖学［M］．北京：人民卫生出版社，1996：57-64．

［13］宋修军，吴鸿昌．肌腱穿皮瓣组合移植一期修复手部缺损［J］．中华外科杂志，1997，35（12）：768．

［14］GUIMBERTEAU J C，DELAGE J P，WONG J．New views about the skin［J］．Ann Chir Plast Esthet，2010，55（4）：255-266．

［15］BAKHACH J，ABU-SITTA G，DIBO S．Reconstruction of blast injuries of the hand and upper limb［J］．Injury，2013，44（3）：305-312．

［16］WONG R，GEYER S，WENINGER W，et al．The dynamic anatomy and patterning of skin［J］．Exp Dermatol，2016，25（2）：92-98．

［17］WEINAND C．Degloving injuries of upper extremity：a strategy with full thickness skin mesh［J］．World J Plast Surg，2018，7（3）：372-376．

［18］LEE D H，DESAI M J，GAUGER E M．Electrical injuries of the hand and upper extremity［J］．J Am Acad Orthop Surg，2019，27（1）：e1-e8．

［19］ORTHOPAEDIC TRAUMA ASSOCIATION：OPEN FRACTURE STUDY GROUP．A new classification scheme for open fractures［J］．J Orthop Trauma，2010，24（8）：457-464．

［20］RAJASEKARAN S，SABAPATHY，DHEENABHAYALAN J，et al．Ganga hospital open injury score in management of open injuries［J］．Eur J Trauma Emerg Surg，2015，41（1）：3-15．

［21］周晓，薛明宇，芮永军，等．以一侧指神经血管束为蒂的指腹旗帜状皮瓣修复指端缺损［J］．中华整形外科杂志，2015，31（1）：67-68．

［22］KOSHIMA I，SOEDA S．Inferior epigastric artery skin flaps without rectus abdominis muscle［J］．Br J Plast Surg，1989，42（6）：645-648．

［23］许亚军，寿奎水，芮永军，等．600例股前外侧皮瓣移植术的临床应用经验［J］．中华整形外科杂志，2005，21（6）：418-420．

［24］张德洪，宋文超，陈祥春，等．牵力可调式皮肤牵张器在股前外侧皮瓣供区创面修复中的临床应用［J］．中华骨与关节外科杂志，2018，11（2）：124-126，132．

［25］钱俊，芮永军，张全荣，等．改良指动脉岛状皮瓣重建指尖的应用［J］．中华显微外科杂志，2013，36（4）：414-415．

［26］侯春林，顾玉东．皮瓣外科学［M］．第2版．上海：上海科学技术出版社，2013：140-148．

［27］周晓，芮永军，许亚军，等．双干型静脉皮瓣在撕脱性断指再植中的应用［J］．中华手外科杂志，2011，27（2）：81-83．

［28］苑博，王寿宇，梁海东，等．新型拉杆式皮肤牵张器在修复26例患者四肢皮肤软组织缺损中的应用［J］．中华烧伤杂志，2016，32（12）：732-734．

［29］李江，鲁开化，艾玉峰，等. 扩张后皮肤软组织收缩机理的实验研究［J］. 中华整形外科杂志，2002，18（3）：173-174，1004.

［30］裘华德，宋久宏. 负压封闭引流技术［M］. 2版. 北京：人民卫生出版社，2008.

［31］柴益民. 感染创面负压封闭引流技术的应用［J］. 中华显微外科杂志，2014，37（3）：212-215.

［32］顾立强. 复杂性创面中负压封闭引流技术的应用［J］. 中华显微外科杂志，2014，37（3）：217-218.

［33］王炜. 整形外科学（上册）［M］. 杭州：浙江科学技术出版社，1999.

［34］宋骁军，芮永军. 皮肤扩张器在皮瓣并指分指中的应用［J］. 中华整形外科杂志，2011，27（2）：142-143.

［35］黄长瑾，宋维铭. 皮肤软组织扩张术：历史、发展、技术变革及临床应用创新［J］. 中国组织工程研究，2018，22（8）：1267-1274.

第 八 章

拇指软组织缺损的
皮瓣修复

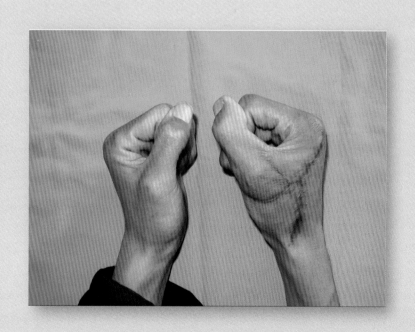

■ 第一节
拇指软组织缺损的修复原则

拇指功能占整个手功能的40%～50%，附着于拇指的肌肉主要有8块，包括拇长屈肌、拇长伸肌、拇长展肌、拇短伸肌这四块外来肌，以及拇短展肌、拇短屈肌、拇对掌肌、拇收肌这四块内在肌，这些肌肉协助及拇指特殊的关节结构，形成了拇指复杂的多运动轴和面的活动。和其他手指相比，拇指还有一个特殊的功能——对掌及对指功能，其中最重要的活动是拇指和其他手指之间的抓、握、捏、持等动作，而这个功能需要拇指具有足够的长度、良好的稳定性、一定的力量和活动度。因而，重建拇指的软组织缺损包括三个基本目的：①保留和重建拇指长度；②恢复指端和指腹的感觉，修复指甲，重建拇指外观；③确保虎口宽度和良好的皮肤松弛度。由此看来，修复拇指软组织缺损不是单纯的皮瓣修复，需要术前精细的体格检查、精准的设计和术式选择。

程国良根据缺损平面将拇指缺损分为 I ～Ⅵ度：① I 度，远节指骨处缺损；②Ⅱ度，指间关节部位缺损；③Ⅲ度，近节指骨缺损；④Ⅳ度，掌指关节部位缺损；⑤Ⅴ度，第1掌骨部缺损；⑥Ⅵ度，掌骨完全缺损，尚保留大多角骨。根据拇指缺损平面及程度的不同，推荐使用不同的修复术式。

（一）拇指 I 度缺损

拇指末节软组织缺损的修复直接关系到术后拇指的外观，要求更高，术式更需细化。不同的创伤类型其修复原则也不尽相同。

1. 指腹软组织缺损　游离踇趾侧腹皮瓣显然是修复拇指指腹软组织缺损的最佳术式，相同的质地、完美的外形和良好的感觉恢复是其他皮瓣不可替代的。以示指桡侧指动脉为蒂的顺行岛状皮瓣和大鱼际逆行岛状皮瓣也是较为常用的术式，但大鱼际逆行岛状皮瓣的供区属于手部的功能区，尽管皮肤质地相近，但并不建议常用；以示指桡侧指动脉为蒂的顺行岛状皮瓣手术相对简便，需要注意的是支配皮瓣神经的分支要在显微镜下仔细分离，同时，皮瓣转移时的切口要考虑周到，避免虎口挛缩等并发症。

2. 指背软组织缺损　重建拇指指甲是修复拇指末节背侧软组织缺损的关键点，游离踇趾甲皮瓣移植对年轻和外观要求高的患者来说，是最理想的术式。相对来说，对皮瓣感觉的恢复要求并不高，对于不适合游离皮瓣的病例，以第1掌背动脉为蒂的示指近节背侧顺行岛状皮瓣和桡神经浅支逆行拇指尺侧营养血管蒂岛状皮瓣也可考虑，缺点是供区不够隐蔽，不能重建指甲。

3. 横行离断性缺损　治疗的目的是保持拇指长度，恢复正常的感觉及关节活动度，避免触痛性瘢痕形成，全指腹推进皮瓣及以一侧神经血管束为蒂的顺行岛状皮瓣可以比较好地满足以上目的。V-Y推进皮瓣也有较好的外形及感觉，但是推进距离有限，在临床上应用稍受限。必要时可以联合甲床扩大术以达到外形美观的效果。

4. 脱套伤　对于没有禁忌证的患者，推荐踇甲皮瓣移植重建拇指，恢复逼真的外形、指甲，以及指腹的良好感觉。对于年龄过大或是其他原因不能行踇甲皮瓣移植的患者，传统上采用超薄型皮管联合中指或环指侧方带神经的岛状皮瓣重建指腹感觉的术式，有特殊要求的患者也可以采用中环指侧方岛状皮瓣瓦合的方法来保留拇指的功能长度。

（二）拇指Ⅱ度缺损

对于成年人拇指Ⅱ度缺损，首选带踇趾末节或自身髂骨条植骨的改良踇甲皮瓣，可以恢复饱满美观的拇指外形及良好的指甲，而且供区不影响踇趾负重区，后遗症较少。对于儿童拇指Ⅱ度缺损，首选带部分趾骨及骨骺的踇甲皮瓣移植，除了恢复良好的拇指外形外，还能随着儿童的生长发育同步生长。

（三）拇指Ⅲ、Ⅳ度缺损

重建拇指长度是拇指近节缺损修复的关键，以往常常采用游离第2趾移植再造拇指，以获得拇指功能，由于第2趾外形细小，对外形要求较高的患者并不理想。游离第2趾骨关节、肌腱联合踇甲皮瓣的术式既重建了拇指功能，又恢复了外形，是效果最为理想的术式。但必须具备坚实的显微外科技术，在踇甲皮瓣包绕第2趾骨关节时更要注意避免血管蒂的扭曲、旋转。还有一个对外形恢复比较满意的术式是髂骨条移植联合踇甲皮瓣包绕，手术相对简单，但无指间关节的活动功能。部分不愿或不能做游离手术的病例，也可采用髂骨移植联合携带神经的手部或前臂岛状皮瓣瓦合或包绕，以重建拇指长度，但外形并不最满意，对供区的损伤也比较大，不建议作为常规术式。

掌指关节周围平面的拇指近节缺损修复时，需要注意确保虎口的宽度，虎口创面需要皮瓣覆盖。如第2趾移植再造时，可以携带同一个血管蒂的踇趾腓侧皮瓣修复虎口侧的软组织缺损；游离踇甲皮瓣修复时，利用第1掌背动脉为蒂的示指近节背侧顺行岛状皮瓣修复虎口也是很好的选择。

（四）拇指Ⅴ、Ⅵ度缺损

重度拇指缺损的修复包括两个内容：①重建拇指；②重建虎口。采用足趾移植重建拇指时，需要考虑是否携带第2趾的跖趾关节，一般情况下，在掌骨远1/3平面以近的缺损，可携带跖趾关节以重建拇指掌指关节，同样游离第2趾骨关节、肌腱联合踇甲皮瓣的术式有助于改善修复后拇指外形，术中注意保护好拇指内在肌，术后再造拇指固定于对指对掌位。

拇指再造后虎口的修复直接影响术后拇指的功能，常用的游离皮瓣有足背皮瓣、超薄股前外侧皮瓣和上臂外侧皮瓣等，岛状皮瓣有第1掌背动脉蒂的顺行岛状皮瓣、桡动脉鼻烟窝穿支逆行岛状皮瓣、前臂桡神经浅支营养血管的逆行岛状皮瓣和前臂骨间背逆行岛状皮瓣。在修复拇指、虎口缺如时，一定要检查拇指内在肌和外在肌的动力是否存在，缺损时一期重建动力肌至关重要，这样拇指在术后的活动中才能保持虎口有足够的宽度。

（五）全拇脱套伤

全拇脱套伤往往撕脱平面到近节基底，皮肤撕脱范围可达虎口和大鱼际，首选游离改良踇甲皮瓣结合各种类型皮瓣（游离或岛状皮瓣）修复软组织缺损。游离组合移植也是不错的选择，通常采用踇甲皮瓣联合另外一块游离皮瓣组合修复拇指、虎口及掌指关节周围的软组织缺损。

（六）其他再造

对于拇指Ⅴ、Ⅵ度缺损且不希望造成足部二次伤害或者足部本身有损伤的患者来说，示指拇化和拇指骨延长术也是不错的选择，在不牺牲足趾的情况下尽可能恢复手功能。采用外支架延长指骨或掌骨也是有效的方法，缺点在于延长长度有限，病程长，且缺乏关节运动和功能受限。对于外伤后同时造成示指也不完整的病例，示指残指转位重建拇指是一个较好的选择。

对于修复拇指软组织缺损，除了恢复拇指外观及长度外，虎口的完整性及其皮肤的松弛度也直接影响拇指的功能，即整只患手的功能。尽管对虎口缺损或挛缩的治疗方法很多，但修复后皮瓣组织的松弛度远不能与原有虎口皮肤相比，因此，外伤时累及虎口和周围疏松组织时，根据不同的损伤类型进行早期预防：①对于闭合性损伤，急诊时即予虎口处切开引流，防止拇收肌发生挛缩，同时行创面减压，还要彻底引流，以减少瘢痕形成，根据情况选择在亚急诊期闭合伤口或行皮瓣修复；②对于开放性损伤，伤口尽量不要一期闭合，清创止血后以生理盐水纱布填塞彻底引流，必要时在第1、2掌骨间用外支架撑开，亚急性期皮瓣修复；需要修复拇主要动脉的病例，皮瓣宜予一期修复以覆盖血管床，皮瓣下置细管负压引流；③对于伴有鱼际肌严重损伤的患者，可在皮瓣修复的同时行拇对掌功能重建术，以达到早期恢复拇指功能并防止虎口进一步挛缩的目的；④早期预防中的关键点包括所有患者伤后立即使用虎口开大支具，清创后即采用交叉克氏针或外固定支架撑开虎口，直至创面修复术后8周才取出克氏针或外固定支架，并继续于夜间佩戴支具16周。

（芮永军　顾珺）

■ 第二节
拇指末节缺损的修复

一、指端缺损的修复

(一) V-Y推进皮瓣

V-Y推进皮瓣最早由Kutler在1947年描述，由于它具有美观的外形和相对好的感觉功能，这种方法应该被考虑应用在真正的横行指尖离端伤中，但由于它推进距离有限，限制了其在临床上的应用。

1. 应用解剖　末节指腹皮下组织内的垂直纤维隔，将手指的皮肤在远端连于指骨骨膜，在近端连于屈肌腱鞘上。因此皮肤与深部的纤维隔联系必须切断，才能使皮瓣更好地向远端推进，以覆盖创面。但皮下组织不能损伤，因为其中包含了供养皮瓣的血管神经。

2. 手术方法

(1) 皮瓣设计：设计基底向上、宽度较创面略小、尖端向近端的V形皮瓣，V形尖端不宜超过指间横纹。

(2) 皮瓣切取：在底边将皮瓣从指骨骨膜上游离掀起，但在两侧的斜边仅作皮肤全层切开。以皮钩或者缝线向远端的指端创面牵拉三角形皮瓣，边牵拉边分离，用微型尖头的眼科剪刀分离两斜边下紧张的纤维束，直至皮瓣获得足够的推进长度，能够覆盖创面。

(3) 皮瓣转移：皮瓣向远端推进后，采用4-0的尼龙线将皮瓣的底边与甲床缝合，其余部分从切口的近端开始做V-Y形缝合（图8-2-1）。

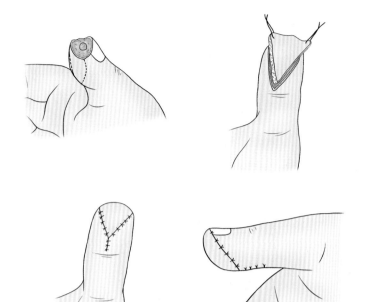

3. 适应证及注意事项

（1）适应证：拇指指端缺损<0.5cm。

（2）注意事项：皮瓣设计时底边不宜过宽，否则修复后指尖易成方形，而不是正常的圆球形；皮瓣的三角形顶点应到指间关节屈指横纹处。当皮瓣缝合张力过大时，可出现感觉过敏、皮瓣远端部分坏死及钩甲畸形，故我们主张修复大于0.5cm的指端缺损时应用要慎重。

【典型病例】

V-Y推进皮瓣修复拇指指端横行缺损

患者，男性，67岁。因剪板机伤致右拇甲根平面完全离断6小时入院（图8-2-2A、B），急诊清创，在显微镜下探查离断指体掌侧的血管，发现血管硬化明显，内外膜剥脱，无再植条件，遂将离断拇指掌侧的皮肤软组织剔除，保留远节指骨及甲床、甲皱襞作为一个复合组织体，以1.0克氏针内固定于近端（图8-2-2C）。在拇指掌侧设计V-Y推进皮瓣，皮瓣范围1.4cm×2cm，V-Y推进皮瓣向上提升，覆盖外露的指骨及甲床（图8-2-2D、E），同时行甲床扩大手术。术后皮瓣血运好，全部成活，供区植皮一期愈合。术后6周复查X线片，骨折愈合（图8-2-2F），拔除克氏针。术后随访28个月，随访皮瓣血运良好，两点分辨觉为5～6mm，拇指各关节活动无影响，指甲平整，无钩甲畸形，指甲较正常略小（图8-2-2G、H）。

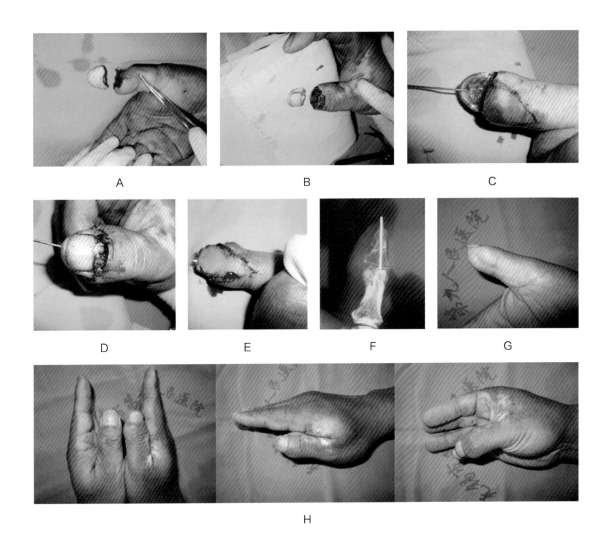

图8-2-2 V-Y推进皮瓣修复拇指指端横行缺损

A、B. 右拇指甲根平面完全离断伤 C. 将离断指甲床及指骨作为复合组织，用克氏针内固定于近端 D. 术中行甲床扩大及甲床仔细修复 E. 皮瓣覆盖回植的指骨及甲床 F. 术后6周，骨折愈合的X线片 G. 术后28个月随访，皮瓣外形良好 H. 术后28个月随访，双侧拇指外形对比，以及右拇指活动情况

（二）全指腹推进皮瓣

全指腹推进皮瓣最早由Ulco提出，拇指全指腹推进皮瓣包含指掌侧固有神经血管束，可向远端推进修复指端缺损，手术方法简单。由于指掌侧皮肤结构紧密，为指尖提供了充足的良好覆盖，能避免刺痛性瘢痕的形成。

1. **应用解剖** 双侧指神经血管束均包含在掌侧的皮瓣内，因此不管皮瓣多长，均能维持其感觉和血供。拇指背侧皮肤及指体不会发生坏死，这是因为其血供来源于手背第1掌背动脉发出的指背动脉，其余2～5指背侧的血供模式与拇指不同，要依赖掌侧动脉。因此，掌侧推进皮瓣术后背侧皮肤坏死的风险高于拇指。

2. **手术方法**

（1）皮瓣设计：沿拇指指侧方设计纵行切口至拇指掌指横纹设计全指腹推进皮瓣，皮瓣的宽度较创面略小。

（2）皮瓣切取：沿手指的设计线切开皮肤和皮下组织，将两侧的指神经血管束保护在皮瓣内，不与皮瓣分离，紧贴拇指屈肌腱腱膜浅层与神经血管束的深层分离，将皮瓣游离至拇指掌指关节横纹处。

（3）皮瓣转移：皮瓣向远端推进覆盖修复指端创面上，拇指可适当屈曲，并在无张力的情况下将皮瓣与创面缝合。如皮瓣覆盖创面有张力，就在拇指掌指关节横纹处做横行切口，形成不切断两侧神经血管束的岛状皮瓣。在患指适当屈曲、皮瓣血运良好的状态下，将皮瓣向前推进，并将皮瓣远端与创面远端固定2～3针，近端创面以全厚皮植皮修复（图8-2-3）。

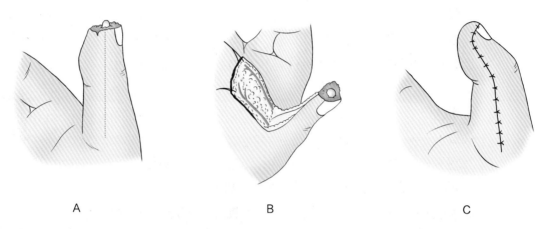

A   B   C

图8-2-3 全指腹推进皮瓣修复拇指指端缺损示意图

3. 适应证及注意事项

（1）适应证：拇指指端缺损在1.5～2cm及以内。

（2）注意事项：术中通过屈曲指间关节来达到皮瓣向远端推进一般距离的目的，术后指间关节背伸能力的丢失为其不足。

【典型病例】

全指腹推进皮瓣修复拇指指端缺损

患者，男性，34岁。因冲压伤致左拇指甲根平面以远段毁损伤6小时入院（图8-2-4A），急诊清创，拇指掌侧皮瓣设计，以拇指全指腹推进皮瓣保留拇指长度（图8-2-4B、C）。术后皮瓣血运良好，全部成活（图8-2-4D）。

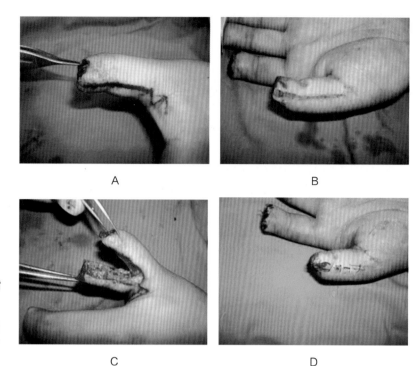

图8-2-4 全指腹推进皮瓣修复拇指指端缺损

A. 左拇指甲根平面以远段缺损，皮瓣设计　B. 拇指掌侧皮瓣设计　C. 术中皮瓣的切取　D. 术中皮瓣血运良好

（三）刀斧状推进皮瓣

全指腹推进皮瓣因两侧的指动脉、指神经多带入皮瓣，拇指指体依靠指背血管供血，对指体有一定程度的影响，同时皮瓣提升后侧方交错缝合易形成瘢痕而影响拇指运动，为此我们设计了带一侧神经血管束的局部转移皮瓣，因外形似刀斧，故称为刀斧状推进皮瓣。

1. **应用解剖**　双侧指神经及拇指桡侧血管束均包含在掌侧的皮瓣内，拇指尺侧的血管保留于指体中，皮瓣推进转移后皮瓣有充足的血供和感觉，同时保证指体及指背甲床血运良好。利用患指局部推进皮瓣修复，皮肤质量接近有可靠的指脂垫的皮肤，愈合后不但外形美观，而且可以提高患指指端的耐磨能力。本皮瓣内含有指神经及其皮支，以此皮瓣修复指端，可以使指端感觉有良好的恢复，皮瓣短期内恢复保护性感觉，静态患指的两点分辨觉可达到4～6mm。利用拇指近节指腹与虎口皮肤的弹性设计Z字成形，避免了指侧方植皮的可能性。

2. **手术方法**

（1）皮瓣设计：在拇指指腹设计蒂部位于桡侧的刀斧状推进皮瓣，并在拇指近节的指腹与虎口相连处设计Z字成形，以修复拇指指端缺损。

（2）皮瓣切取：根据设计线切开皮瓣的真皮层，在切开皮瓣尺侧缘，解剖并仔细分离拇指尺侧指神经和指动脉，使指神经带入皮瓣，指动脉保留于指体，皮瓣的近端设计45°夹角的Z字成形。

（3）皮瓣转移：皮瓣充分分离后局部推进，旋转修复指端创面，同时近端作Z形交叉缝合（图8-2-5）。

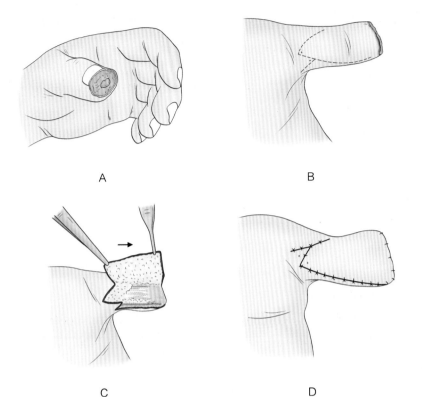

图 8-2-5　刀斧状推进皮瓣修复拇指指端缺损示意图

3. 适应证及注意事项　该皮瓣主要适用于拇指指端小于 1cm 的缺损，尤其适用于高龄的血管发生硬化或者指动脉曾有外伤性损伤无法行带指动脉的岛状皮瓣修复的患者。切取该皮瓣时尽可能将尺侧指动脉保留在指体中，避免对拇指甲床血供的影响。

【典型病例】

刀斧状推进皮瓣修复拇指指端缺损

患者，男性，60 岁。因机器伤致左拇指甲床近 1/3 平面以远缺损，缺损范围在 1.5cm×1.2cm，创面指骨外露（图 8-2-6A、B），设计拇指改良局部转移皮瓣修复创面，同时切除甲上皮 3mm 使甲床扩大（图 8-2-6C～F）。术后皮瓣全部成活，创面一期愈合。术后随访 6 个月，皮瓣质地优良，两点分辨觉在 6mm；指甲生长良好平整，患指屈伸活动无影响（图 8-2-6G、H）。

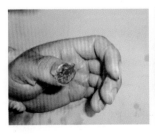
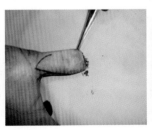
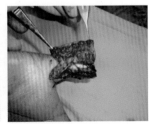

A　　　　　　　　　B　　　　　　　　　C　　　　　　　　　D

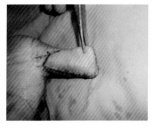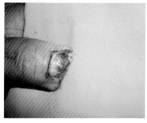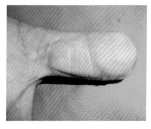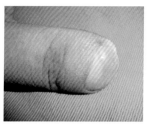

E　　　　　　　　F　　　　　　　　G　　　　　　　　H

图8-2-6　刀斧状推进皮瓣修复拇指指端缺损

A. 左拇指甲床近1/3平面以远缺损　B. 切除甲上皮，甲床扩大的设计　C. 皮瓣的设计　D. 术中切取皮瓣及保护指神经　E. 皮瓣转移修复后　F. 指背甲床扩大术后　G. 术后6个月皮瓣外形　H. 术后指甲生长情况

（四）带一侧神经血管束的推进皮瓣

Pho Rwh 1976年首次报告了利用局部神经血管束一期修复指间缺损，1979年再次报告利用局部神经血管束皮瓣修复拇指指腹缺损，并获得良好效果。带拇指桡侧或尺侧神经血管束的局部顺行皮瓣具有良好的感觉、可靠的指脂垫、伤指的长度不再进一步短缩及术后良好的指间活动等优点。该皮瓣可为缺损部位提供良好的软组织垫和几乎正常的感觉功能。

1. 应用解剖　这种皮瓣是以手指一侧的神经血管束为蒂的岛状皮瓣，通过游离指侧方屈曲的神经血管束，达到推进皮瓣修复创面的目的。

2. 手术方法

（1）皮瓣设计：在拇指指端创面偏尺侧（或桡侧）设计长度为1.5~2cm、尖端向下的三角形皮瓣，皮瓣的宽度为1.4cm；皮瓣近侧缘作指侧方锯齿切口，向近端延长至指根及虎口。

（2）皮瓣切取：在皮下分离，显露游离拇指尺侧指神经血管束及分支，近端游离至虎口远端以与皮瓣相连，保留神经血管束两侧4~5mm的筋膜组织，保证皮瓣的静脉回流，形成皮瓣的蒂部。皮瓣在屈肌腱膜浅层分离，将皮瓣连同皮下筋膜、拇指尺侧（或桡侧）神经血管束一同掀起，形成指神经血管蒂的岛状皮瓣。

（3）皮瓣转移：皮瓣游离充分，向远端推进覆盖创面，同时皮瓣供区取前臂内侧，以全厚皮植皮缝合于皮瓣近端的创面（图8-2-7）。

3. 适应证及注意事项

（1）适应证：尤其适用于拇指指端<15mm小范围的横行和偏掌侧的皮肤软组织缺损，同时伴有甲床中段以远甲床部分的缺失。

（2）注意事项：①分离神经血管束时，必须保留血管束周围4~5mm的筋膜组织，以保证皮瓣的血供；②取上臂内侧的全厚皮片，植皮修复皮瓣基底的创面，避免直接缝合对血管蒂产生压迫而影响皮瓣血供；皮片易成活，且随访外形佳；③皮瓣成活后，要逐渐进行康复功能训练，尤其是虎口开大及拇指指间关节活动功能；④术后1个月当皮瓣血运可靠时，用弹力指套对拇指适当加压塑形，可明显改善皮瓣的外形。

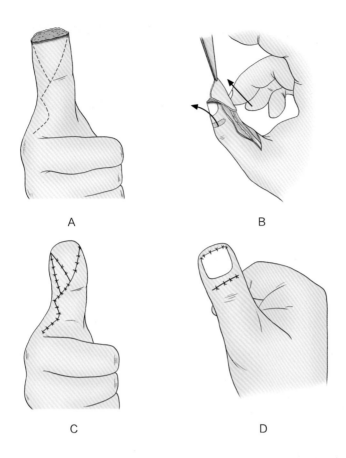

A

B

C

D

图 8-2-7 带一侧神经血管束的推进皮瓣修复拇指指端缺损示意图

【典型病例】

带一侧神经血管束的推进皮瓣修复拇指指端缺损

患者，男性，18岁。因重物压砸伤致右拇甲远 1/3 平面完全缺损 2 小时入院（图 8-2-8A），急诊清创，在拇指的尺侧创缘设计三角形的顺行皮瓣，皮瓣面积为 1.4cm×2cm，切取带尺侧血管神经束的岛状皮瓣，并向上提升，覆盖外露的指骨，取前臂全厚皮移植于皮瓣的近端，同时行甲床扩大术（图 8-2-8B～E）。术后皮瓣血运好，全部成活，供区植皮一期愈合。术后随访 6 个月，皮瓣血运良好，两点分辨觉为 5～6mm，拇指各关节活动无影响，指甲接近正常，无钩甲畸形（图 8-2-8F～H）。

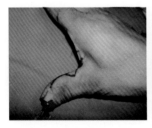

A

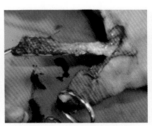

B

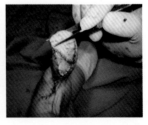

C

D

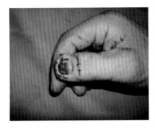 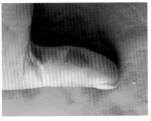 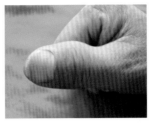 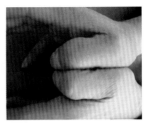

E   F   G   H

图8-2-8 带一侧神经血管束的推进皮瓣修复拇指指端缺损

A. 右拇指指端创面及皮瓣设计　B. 甲床缺损1/3及甲床扩大设计　C. 皮瓣切取，可向远端推移2cm　D. 皮瓣及植皮覆盖创面　E. 甲床扩大术后　F. 术后6个月皮瓣植皮外形好　G. 术后6个月指甲生长完全　H. 术后6个月双手拇指对比

（五）同指尺侧岛状皮瓣远侧V-Y推进皮瓣

Aoki首次报告了利用大V-Y皮瓣内套小V-Y皮瓣以增加皮瓣推进距离的设计修复头面及躯干部创面，在此基础上，我们对传统拇指尺侧带神经血管束的V-Y推进皮瓣进行改良，设计同指尺侧岛状皮瓣远侧小V-Y推进皮瓣修复拇指指端缺损。

1. 应用解剖　拇指尺侧神经血管束由虎口拇主要动脉发出，设计带一侧神经血管束的V-Y皮瓣向远端推进可达到修复末节指端缺损的目的，同时在V-Y皮瓣的远端皮瓣内设计利用筋膜蒂供血的小V-Y皮瓣，达到增加皮瓣推进距离、扩大皮瓣修复适应证的目的。

2. 手术方法

（1）皮瓣设计：以拇指尺侧方尺侧指动脉体表投影为皮瓣的设计轴线，设计底边向远端较创面宽度略小，长度为创面宽度的大V形皮瓣；同时在大V形皮瓣内设计小V形皮瓣，小V形皮瓣约为大V形皮瓣的1/2。

（2）皮瓣切取：切开皮瓣内的小V-Y推进皮瓣，切开皮肤软组织达真皮下，使V-Y皮瓣能向远端推进；随后切开带指动脉神经血管束的皮瓣设计线，切开皮瓣的近端，游离拇指尺侧指动脉血管神经束，向近端分离至虎口拇主要动脉发出处，神经血管束周围带入3~4mm筋膜组织，皮瓣于拇长屈肌腱膜浅层切取，由皮瓣远端向指神经束血管蒂部掀起皮瓣，松止血带观察皮瓣的血运。

（3）皮瓣转移：先将V-Y推进皮瓣远端与甲床仔细缝合，再缝合带神经血管束的皮瓣，以覆盖创面拇指指侧方供区的创面，取前臂内侧全厚皮片移植修复（图8-2-9）。

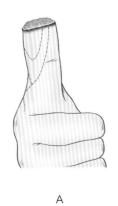 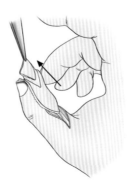 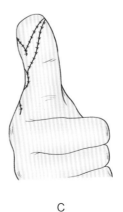

A   B   C

图8-2-9 同指尺侧岛状皮瓣远侧V-Y推进皮瓣修复拇指指端缺损示意图

3. 适应证及注意事项

（1）适应证：本术式尤其适用于指端的横行缺损，范围在 1～2cm。通过同指尺侧岛状皮瓣远侧 V-Y 推进达到修复拇指指端缺损的目的，手术操作简单，术后效果良好，适合在基层医院开展。

（2）注意事项：①切取皮瓣时首先应切取皮瓣内的 V-Y 皮瓣，避免切取带神经血管束的皮瓣后，在游离皮瓣上增加切取 V-Y 皮瓣的难度；②皮瓣内 V-Y 皮瓣切取达真皮下，切断皮下脂肪组织表面的纤维束，以增加 V-Y 皮瓣向远端的推进距离，同时避免切取过深而伤及指神经血管束和供应 V-Y 皮瓣的细小血管；皮瓣内 V-Y 皮瓣的 V 形尖端可不予缝合，避免皮肤发生坏死，微小创面可待其自然愈合；③带神经血管束皮瓣的蒂部带入神经血管束周围 3～4mm 的筋膜组织，避免术后皮瓣引起静脉危象；④带神经血管束皮瓣覆盖创面后，供区取前臂全厚皮片移植修复，皮片应位于指侧方，避免术后瘢痕挛缩，影响患指功能。

【典型病例】

同指尺侧岛状皮瓣远侧 V-Y 推进皮瓣修复拇指指端缺损

患者，女性，26岁，因车床冲压伤致右拇指指端皮肤软组织缺损及甲床部分缺失，创面指骨外露 3 小时（图 8-2-10A），于 2008 年 6 月急诊入院，指端皮肤软组织缺损范围在 2.2cm×1.4cm，甲床缺失 3mm。术中清创后予拇指掌尺侧设计同指尺侧顺行岛状皮瓣远侧 V-Y 推进皮瓣修复创面，供区取前臂内侧全厚皮片移植修复（图 8-2-10B、C）。术后 14 天拆线，皮瓣完全成活，质地柔软，色泽正常。术后 12 个月随访，皮瓣质地柔软，无明显挛缩。末节指腹指纹重新建立，指间关节活动正常，无钩甲畸形发生。末节指腹两点分辨觉为 5～6mm（图 8-2-10D、E）。

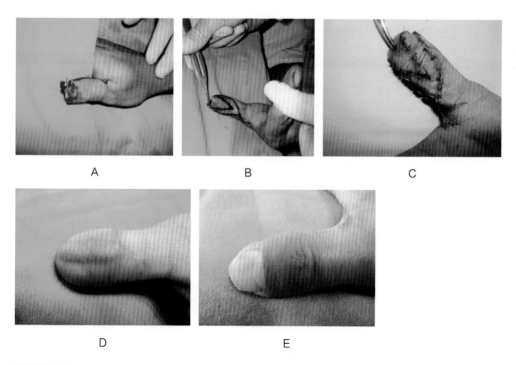

A   B   C

D   E

图 8-2-10 同指尺侧岛状皮瓣远侧 V-Y 推进皮瓣修复拇指指端缺损

A. 右拇指指端缺损　B. 皮瓣设计　C. 皮瓣覆盖创面　D. 术后 12 个月拇指指纹重新建立　E. 术后 12 个月拇指外形和指甲生长良好

（六）双V-Y推进皮瓣

临床开展的同指尺侧岛状皮瓣远侧V-Y推进修复拇指指端缺损修复效果较好，但供区需要植皮影响皮瓣修复的外观，为此我们提出利用大鱼际部皮肤的松弛，将指掌侧全指腹推进皮瓣的蒂部设计成V形的大V-Y推进皮瓣与皮瓣远端的小V-Y推进皮瓣相结合，设计双V-Y推进皮瓣修复创面，同时供区达到直接缝合的目的，避免了植皮等弊端。

1. 应用解剖　拇指桡侧神经血管束在大鱼际部发出穿支供应局部皮肤血供，设计带桡侧血管神经束的V-Y皮瓣向远端推进，可达到修复末节指端缺损的目的，同时在V-Y皮瓣的远端皮瓣内设计利用筋膜蒂供血的小V-Y皮瓣，达到增加皮瓣推进距离、扩大皮瓣修复适应证的目的。

2. 手术方法

（1）皮瓣设计：先对创面彻底清创，去除患指污染失活的组织，沿拇指两侧方设计与指腹创面等宽的全指腹皮瓣，并在近侧指横纹朝大鱼际方向设计呈V形的大V-Y推进皮瓣，在皮瓣的远端设计常规的小V-Y推进皮瓣。

（2）皮瓣切取：首先切开皮瓣内的小V-Y推进皮瓣，切开皮肤软组织达真皮下，使小V-Y皮瓣能向远端推进；再沿术前设计线切开皮肤软组织，在拇指屈肌腱腱膜浅层切取皮瓣，锐性分离，将拇指尺侧神经血管束及桡侧指神经束带入皮瓣，拇指桡侧指动脉保留于指体；随后切开皮瓣的大鱼际V形尖端，将皮瓣向尺侧翻转，仔细寻找大鱼际部指动脉的穿支，注意保护进入皮瓣的大鱼际穿支及周围2～3mm的筋膜组织。在切取皮瓣的同时，将尺侧指神经血管束适当向虎口游离1cm，以增加皮瓣的推进距离，松止血带后皮瓣血运良好。

（3）皮瓣转移：先将小V-Y推进皮瓣远端与甲床仔细缝合，再缝合带尺侧神经血管束的大V-Y推进皮瓣，以覆盖创面。供区直接缝合（图8-2-11）。

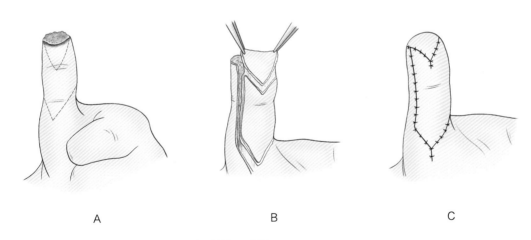

A　　　　　　　　　B　　　　　　　　　C

图8-2-11　双V-Y推进皮瓣修复拇指指端缺损示意图

3. 适应证及注意事项

（1）适应证：该皮瓣适用于拇指指端缺损在1.5cm的缺损。

（2）注意事项：①切取皮瓣时首先应切取皮瓣内的V-Y皮瓣，避免先切取大V-Y皮瓣而增加在游离皮瓣上切取小V-Y皮瓣的难度；②切取皮瓣内小V-Y皮瓣达真皮下，切断皮下脂肪组织表面的纤维束,以增加V-Y皮瓣向远端的推进距离,同时避免切取过深而伤及指神经血管束和供应V-Y皮瓣的细小血管;皮瓣内V-Y皮瓣的V形尖端可不予缝合,避免皮肤发生坏死,微小创面可待其自然愈合;③带尺侧神经血管束皮瓣的蒂部可适当向虎口游离1cm,以增加皮瓣的推进距离;④双V-Y推进皮瓣修复术后,可予石膏托固定中立位2周,待伤口愈合2周拆线后,逐步增加主、被动活动及康复理疗。本术式设计双V-Y推进皮瓣增加了皮瓣推进距离,手指中立位可向远端推进2cm,同时利用拇指大鱼际皮肤的弹性,达到直接缝合的目的,避免了指侧方植皮的可能性。

【典型病例】

双V-Y推进皮瓣修复拇指指端缺损

患者,男性,60岁。因机器致伤致左拇指甲床近1/3平面以远缺损,缺损面积1.5cm×2cm,创面指骨外露,设计拇指双V-Y推进皮瓣(图8-2-12A)。皮瓣修复创面,供区直接缝合(图8-2-12B)。术后皮瓣全部成活,创面一期愈合。术后6个月随访,皮瓣质地优良,两点分辨觉6mm,患指屈伸活动无影响(图8-2-12C、D)。

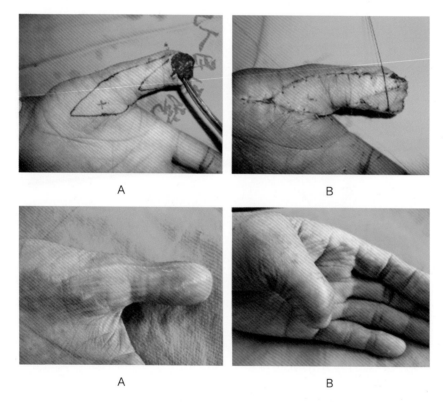

图8-2-12 双V-Y推进皮瓣修复拇指指端缺损

A. 左拇指甲床近1/3平面以远缺损,皮瓣设计 B. 皮瓣覆盖,创面 C. 术后随访,皮瓣外形佳 D. 术后随访,拇指功能佳

二、指腹缺损的修复

(一)游离姆趾腓侧腹皮瓣

姆趾趾腹皮瓣自Foucher等(1980)首次报告修复拇指半侧缺损以来,先后有不少学者对该皮瓣的解剖与临床进行了进一步系列研究,现已成为手指缺损的理想供区。拇指指腹位于指端外露部

位，拥有丰富的神经末梢及感觉小体。在手部精细而复杂的功能中，指腹因其特殊的解剖结构、敏锐的感觉、精细的动作，在生活、工作中有着不可替代的作用。因此，指腹缺损如何进行良好的修复尤其重要。目前临床上游离踇趾侧腹皮瓣能较好地恢复手指指腹外形及精细感觉。

1. 应用解剖　踇趾腓侧皮瓣供血动脉为趾底动脉和趾背动脉；静脉有浅部的踇趾趾背与趾底的皮下浅静脉和深部的趾腓侧趾底动脉伴行静脉；神经为趾腓侧趾底固有神经，这是皮瓣选择的解剖学基础。

2. 手术方法

（1）皮瓣设计：在踇趾腓侧以趾动脉为轴线，设计比创面大5%左右的皮瓣，皮瓣近端呈S形，延长至足背。

（2）皮瓣切取：在皮瓣的近端设计S形延长切口，先切开皮瓣的背侧缘，分离紧贴于趾背皮下的静脉，在分离末节趾背皮下静脉时，探查可见2～3支细小静脉向腹侧进入皮瓣，沿这2～3支细小静脉的走行向近端继续游离至趾蹼，可见其汇入跖背静脉，只需保留一支粗大的跖背静脉，其他分支结扎。在此分离静脉的过程中，除末节趾背细小的静脉应携带静脉周围的部分筋膜组织外，其他位置只需保留静脉，不需带皮下筋膜组织，以免蒂部缝合时，皮下筋膜过多，无法缝合皮肤。静脉处理完毕后，先在趾蹼处切开，探查并游离出踇趾腓侧趾固有动脉和神经，沿动脉向远端皮瓣内走行，在趾间关节处结扎踇横动脉，再切开皮瓣腹侧，将该踇趾腓侧趾固有动脉和神经包含在皮瓣内，将皮瓣完全游离，根据所需血管蒂长度，选择结扎血管的位置。如动脉蒂长度在2cm内，可以只带踇趾腓侧趾固有动脉，保留第2趾固有动脉。

（3）皮瓣转移：将切取的皮瓣覆盖于手指创面并缝合，将皮瓣的趾背静脉与手指指背静脉吻合，将皮瓣的趾固有动脉、神经与手指固有动脉、神经吻接。供区创面直接缝合或取全厚皮片游离植皮或采用第1跖背动脉逆行岛状皮瓣修复（图8-2-13）。

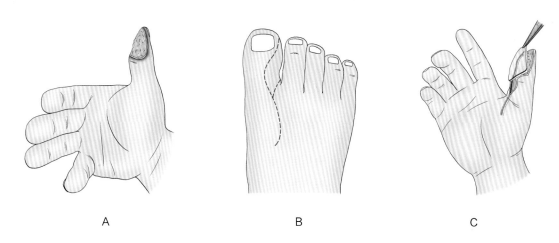

| A | B | C |

图8-2-13　游离踇趾腓侧腹皮瓣修复拇指指腹缺损示意图

3. 适应证及注意事项

（1）适应证：该皮瓣适用于拇指较大的末节全指腹缺损的病例，患者有较高的恢复要求。

（2）注意事项：皮瓣设计应略大于受伤创面，皮瓣恢复供血后张力过高，对血管形成卡压，并且防止术后肿胀而出现血管危象；彻底清创是防止感染、保证血管吻合口通畅的关键；精细吻合血管，争取一次吻合成功；及时、果断地处理血管危象，因为血管细小，在低温下暴露、缺氧刺激易引起血管痉挛，发生血运障碍，所以术后常规保暖，且要保持心情舒畅，避免因情绪变化而造成血管痉挛。

【典型病例】

游离踇趾腓侧腹皮瓣修复拇指指腹缺损

患者，男性，16岁，因重物压砸伤致右拇末节指腹完全缺损2小时入院（图8-2-14A）。急诊清创，完善术前检查未见其他异常，术后3天在全身麻醉下行游离右踇趾腓侧腹皮瓣修复创面手术，皮瓣面积为5cm×2.5cm（图8-2-14B、C），踇趾腓侧腹皮瓣动脉与右手桡动脉鼻烟窝穿支吻合，静脉与手部头静脉吻合（图8-2-14D）。术后皮瓣血运好，全部成活，供区植皮一期愈合。术后2个月随访，皮瓣血运良好，两点分辨觉为8～10mm，拇指各关节活动无影响（图8-2-14E、F）。

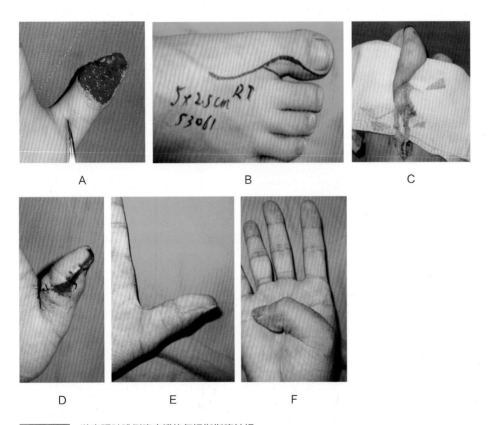

图8-2-14 游离踇趾腓侧腹皮瓣修复拇指指腹缺损

A. 右拇指末节指腹缺损　B. 踇趾腓侧腹皮瓣设计　C. 皮瓣切取　D. 吻合修复后　E. 术后2个月皮瓣恢复情况　F. 拇指活动恢复良好

（二）以示指桡侧指动脉为蒂的顺行岛状皮瓣

早在1956年，Littler就将环指神经血管岛状皮瓣用于重建拇指示指指端缺损，但由于皮瓣切取后对供指感觉功能有影响，限制了临床上的应用。对于拇指指腹缺损，笔者认为采用指动脉神经束岛状皮瓣中的以示指桡侧指动脉为蒂的顺行岛状皮瓣较为合适，该皮瓣切取简单，血运可靠，术后效果良好，外形及功能满意。

1. 应用解剖　以示指桡侧指动脉为蒂的顺行岛状皮瓣血供来源于示指桡侧指动脉及伴行静脉系统，一类示指桡侧指动脉近端发源自拇指指总动脉，用于修复拇指末节指腹缺损较为合适，另一类示指桡侧指动脉起自掌浅弓，常规切取示指桡侧近节皮瓣，分离后无法用于修复末节指腹，遇到这类情况时，需将皮瓣设计在中节平面较为合适。

2. 手术方法

（1）皮瓣设计：以示指桡侧指固有动脉、神经为蒂，于示指桡侧近节侧方设计皮瓣，两侧不超过掌、背侧中线。

（2）皮瓣切取：皮瓣在屈、伸肌腱浅面由掌侧向背侧游离，于指侧方做S形延长切口至虎口，显露指固有动脉、神经，切断并结扎远端指动脉，将皮瓣由远及近掀起，注意保留血管、神经周围的疏松组织，以利于静脉回流。向近侧虎口锯齿状延长切口，指背神经可继续纵向与指神经分离，以增加长度。

（3）皮瓣转移：通过明道或皮下隧道将皮瓣转移至拇指创面，供区全厚植皮。如遇到虎口区示指桡侧指动脉为掌深弓发出的情况，宜将皮瓣设计在中节平面（图8-2-15）。

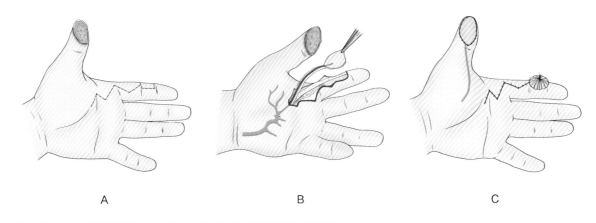

| A | B | C |

图8-2-15 以示指桡侧指动脉为蒂的顺行岛状皮瓣修复拇指创面示意图

3. 适应证及注意事项

（1）适应证：拇指指腹缺损<1.5～2cm。

（2）注意事项：示指桡侧指血管神经蒂岛状皮瓣带有血管、神经蒂，优点是感觉恢复较好，皮瓣饱满，外形较好，耐磨，质地接近拇指指腹；缺点是需牺牲一侧指动脉、神经，且早期感觉仍在供指示指，需经数月至半年的感觉再训练才能纠正。

【典型病例】

以示指桡侧指动脉为蒂的顺行岛状皮瓣修复拇指创面

患者，男性，34岁。因挤压伤致左拇指尺侧指腹损伤6小时入院（图8-2-16A）。急诊清创，二期亚急诊行示指桡侧指动脉为蒂的顺行岛状皮瓣修复拇指创面，术后皮瓣植皮成活（图8-2-16B～D）。

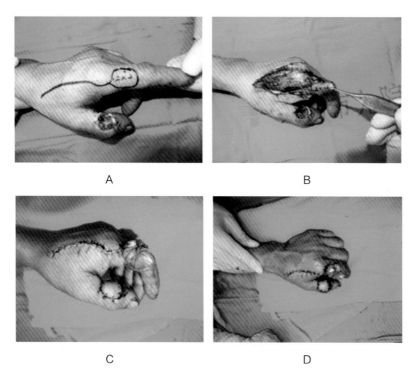

图8-2-16 以示指桡侧指动脉为蒂的顺行岛状皮瓣修复拇指创面

A. 左拇指创面及皮瓣设计　B. 皮瓣切取　C. 皮瓣修复即刻　D. 皮瓣修复后血运良好

（三）以第1掌背动脉为蒂的示指近节背侧顺行岛状皮瓣

1979年，Foucher首次应用示指背侧皮瓣修复拇指指腹缺损，由于该皮瓣轴型血管变异较多，临床应用不易掌握，多有失败的病例。随着解剖的深入及对轴型血管的认识不断深入，又设计出以第1掌背动脉为蒂的示指背岛状皮瓣，目前临床应用较多。

1. **应用解剖**　示指背神经血管岛状皮瓣是以桡动脉经鼻烟窝后于第2掌骨桡侧发出的第1掌背动脉为血管蒂的一种皮神经血管营养皮瓣。第1掌背动脉解剖较为恒定，血管吻合丰富，与掌侧固有动脉背侧支、第2掌背动脉分支及拇指尺背侧分支均有吻合。皮瓣回流静脉有深、浅两组，浅组静脉恒定，起自示指背侧静脉弓桡侧，沿第2掌骨桡背侧走行，汇入头静脉；深组为指掌背动脉的伴行静脉，一般为两条。桡神经浅支于桡骨茎突近端发出内、外侧两支，内侧支向远端分布于拇指尺背侧及示指桡侧近节。恒定的动脉供血、充分的静脉回流成为示指背皮瓣成活的解剖学基础，其自带的桡神经浅支可保证皮瓣感觉恢复，在满足外观的同时，感觉也恢复得较理想。

2. **手术方法**

（1）皮瓣设计：根据拇指皮肤缺损面积及形状，设计皮瓣大小。以拇长伸肌腱及第2掌骨交叉点为血管穿出点，以第2掌骨及示指近节桡侧血管走行为轴线，根据皮瓣大小于示指近节指背稍偏桡侧设计皮瓣。皮瓣最远端不超过示指近指间关节，两侧不超指侧方线。

（2）皮瓣切取：先作S形切口，沿设计线切开至腱膜浅层，分离皮瓣与筋膜蒂。蒂部宽1～1.5cm，于第1骨间肌肌膜下游离至动脉穿出点，可同时携带桡神经浅支以修复患指感觉。

（3）皮瓣设计：将皮瓣与肌腱腱膜浅层掀起并游离，经明道或皮下隧道转移至受区，间断缝合。皮瓣供区取全厚皮片移植植皮，纱包加压包扎（图8-2-17）。

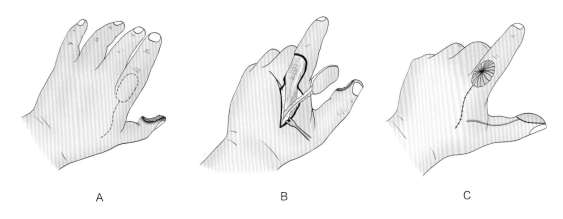

A   B   C

图8-2-17 以第1掌背动脉为蒂的示指近节背侧顺行岛状皮瓣修复拇指指腹缺损示意图

3. 适应证及注意事项

（1）适应证：拇指指腹缺损<3.5～4.0cm，术后感觉恢复再训练为其不足。

（2）注意事项：①皮瓣设计要偏示指桡侧，因其血管及神经走行偏第2掌骨及示指桡侧，切口要跨越掌指关节，切口线一般设计为S形，预防关节挛缩僵硬；②修复背侧缺损，拇指背侧皮肤较宽松，可经皮下隧道转位，但需保证皮下隧道畅通，如修复掌侧皮肤缺损，可选用明道，注意勿损伤虎口区皮肤，必要时可携带部分皮蒂，避免缝合过紧而卡压血管；③蒂部宽度保留1～1.5cm筋膜蒂，尽可能携带浅层静脉，保证静脉回流，这有利于皮瓣成活；④皮瓣及切口需充分引流，避免皮下淤血、感染及皮瓣漂浮。

（四）以拇指桡侧指动脉关节皮支为蒂的岛状皮瓣

对于拇指的皮肤软组织缺损，优先选择手部局部岛状皮瓣修复，以拇指桡侧指动脉关节皮支为蒂的岛状皮瓣不牺牲主干血管，血运丰富，成活稳定，成为修复拇指皮肤软组织缺损的较好方法之一。

1. 应用解剖 拇指桡侧指固有动脉由拇指主要动脉发出后，分别于拇指指间关节的近端恒定发出1～2支较粗的皮支，这些皮支与桡侧指背神经及伴行血管形成丰富的血管网，是临床设计皮瓣的解剖学基础。

2. 手术方法

（1）皮瓣设计：拇指桡侧指动脉关节皮支的定位为，桡侧指动脉体表投影与拇指指横纹的交点即为皮支的穿出点。以拇指桡侧指动脉关节皮支为皮瓣的旋转点，以指侧方正中线为皮瓣轴心线，皮瓣的2/3位于轴心线的背侧，穿出点到创面最远端的距离略小于穿出点到皮瓣最近端的距离。

（2）皮瓣切取：沿设计线先切开指掌侧皮肤软组织，暴露桡侧指神经血管束，在关节附近仔细寻找拇指桡侧指动脉皮支穿支点，以离创面最近的皮支为蒂；在指侧方深筋膜层切取皮瓣，皮瓣带入桡侧指背神经近端切断，仅保留指动脉离创面最近的关节皮支及周围2～3mm的筋膜组织，其余皮支予双极电凝止血后切断，不用刻意分离指神经血管束。

（3）皮瓣转移：皮瓣旋转160°～180°后覆盖创面，以9-0线将指神经背侧支与指神经缝合，取前臂内侧全厚皮植皮以修复供区（图8-2-18）。

3. 适应证及注意事项 本皮瓣适用于指间关节以远的拇指指腹缺损，术中探查指间关节附近

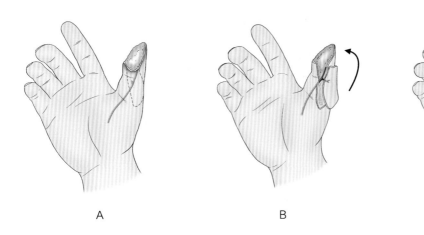

图8-2-18 以拇指桡侧指动脉关节皮支为蒂的岛状皮瓣修复拇指指腹创面示意图

穿支未见明显损伤是手术的适应证。本术式操作要点主要有：①皮瓣切取时，先切开掌侧皮肤软组织，在指掌侧沿指神经暴露桡侧指动脉关节皮支，防止一些撕脱伤严重的患指、关节处指动脉及皮支损伤加重，无法完成皮瓣的切取而改行其他修复方法；②皮瓣切取时仅保留皮支周围2～3mm的筋膜组织，将皮支周围其余的筋膜组织都切断；③当皮瓣切取面积较大时，可分离指掌侧浅静脉，与皮瓣内指背静脉吻合，以避免皮瓣回流不足；同时，于修复早期，皮瓣下放置引流皮片，以避免发生静脉危象；④该皮瓣仅以指动脉的微型皮支为蒂，皮瓣旋转缝合后必须松止血带，以观察皮瓣血运，不论哪一针缝合过紧，都可能影响皮瓣的血运，必须调整皮瓣缝线及旋转方向，直到皮瓣血运良好为止。

【典型病例】

以拇指桡侧指动脉关节皮支为蒂的岛状皮瓣修复拇指指腹创面

患者，男性，25岁。右拇指指间关节以远末节指掌侧缺损，创面大小为2cm×1.8cm（图8-2-19A）。设计以拇指桡侧指间关节皮支为蒂的岛状皮瓣（图8-2-19B）。术中将皮瓣的指背神经与拇指桡侧指神经的断端吻合，术后皮瓣顺利成活，血运良好（图8-2-19C、D）。术后随访，皮瓣的静止两点分辨觉为8～10mm，外形良好，功能恢复（图8-2-19E、F）。

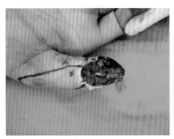
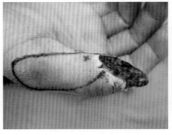
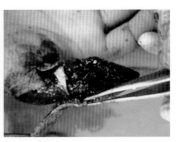

A B C

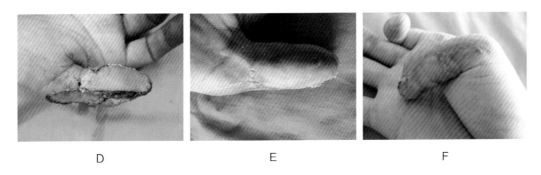

D　　　　　　　　　　　　E　　　　　　　　　　　　F

图8-2-19　以拇指桡侧指动脉关节皮支为蒂的岛状皮瓣修复拇指指腹创面

A. 右拇指末节指掌侧缺损　B. 皮瓣设计　C. 术中显露皮瓣关节皮支　D. 皮瓣修复术后　E. 术后随访，外形良好　F. 术后随访，功能恢复

（五）拇指指动脉背侧支逆行岛状皮瓣

拇指背侧皮瓣按其部位分为拇指尺背侧皮瓣和桡背侧皮瓣。拇指尺背侧皮瓣于1999年首先由法国Brunelli报告。国内胡鸿泰于2002年报告了5例。该皮瓣血供主要来自拇指指背皮神经营养血管，实属皮神经营养皮瓣。我们在临床上发现血管蒂部臃肿时易产生卡压而导致皮瓣血运受影响，故我们结合穿支皮瓣理论，提出了拇指指动脉背侧支逆行岛状皮瓣，以恒定的穿支为蒂，避免卡压等弊端。

1. 应用解剖　拇指指背皮肤无论是质地还是厚薄，都与指端指腹的皮肤接近，且指背供区切取后瘢痕挛缩较小，已成为修复拇指皮肤软组织缺损覆盖创面的较理想选择。拇指桡动脉深支鼻烟窝部及拇指两侧指掌侧固有动脉沿指背神经走行，恒定发出指侧方及指背皮支，这些皮支与拇指指背神经的伴行血管形成丰富的血管网，为临床设计该皮瓣的解剖学基础，且指背神经为指背皮肤的支配神经。

2. 手术方法

（1）皮瓣设计：皮瓣以拇指两侧指间关节近侧指背穿支为蒂，以指背神经为轴线，指背神经两侧以不超过2cm为宜。术中可根据切取的穿支调整皮瓣设计。

（2）皮瓣切取：沿设计线先切开指背侧皮肤软组织，将皮肤筋膜向指侧方翻转，在指间关节附近仔细寻找穿支点，以离创面最近的皮支为蒂；额部放大镜下切断皮支周围的筋膜组织，仅保留指动脉背侧穿支及周围2～3mm的筋膜组织，其余穿支予双极电凝止血后与皮瓣分离，沿指背神经轴线锐性切取皮瓣，保证逆行皮神经与皮瓣（及筋膜）不分离。

（3）皮瓣转移：皮瓣螺旋状旋转后覆盖创面，以9-0线将指神经背侧支与指神经缝合（图8-2-20）。

3. 适应证及注意事项

（1）适应证：适用于拇指指间关节附近未见明显挫伤的拇指末节指腹缺损。

（2）注意事项：①术前局部检查指背皮肤挫伤的情况，可用多普勒超声血流仪探查，或者行数字成影血管造影（digital subtraction angiography，DSA）检查，皮瓣切取时先切开背侧皮肤软组织在指侧方沿指背神经暴露指动脉背侧近创面穿支，防止一些撕脱伤严重的患指无法完成皮瓣的切取而改行其他修复方法；②皮支的显露及切取是手术的关键，皮瓣切取时仅保留皮支周围2～3mm的筋

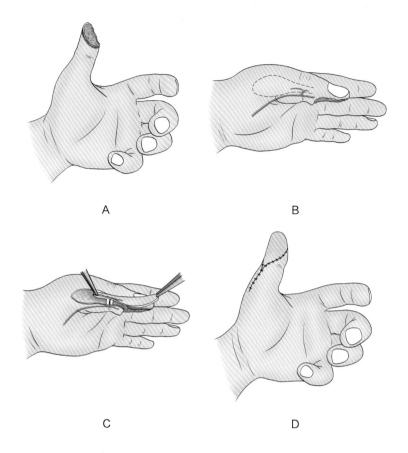

图 8-2-20 拇指指动脉背侧支逆行岛状皮瓣修复拇指指腹缺损示意图

膜组织，可在额戴式放大镜视野下将皮支周围其余的筋膜组织切断，以免过多的筋膜在皮瓣旋转时卡压皮瓣的皮支；③该皮瓣以指背神经轴营养，在切取时，指背皮神经及两侧2～3mm的筋膜组织都应保持完整，同时保证不将指背神经与筋膜分离；④当皮瓣切取面积较大时，为避免皮瓣回流不足，皮瓣缝合不宜过密，同时早期皮瓣下放置引流皮片，利用皮瓣边缘的渗血来防止静脉危象的发生。

【典型病例】

拇指指动脉背侧支逆行岛状皮瓣修复拇指指腹缺损

患者，男性，25岁，机器冲压伤导致左拇指指腹缺损2小时入院。入院检查：左拇指掌侧皮肤软组织缺损，创面污染较轻，创面指骨外露，创面约2.2cm×2cm（图8-2-21A）。完善术前准备，臂丛神经麻醉下切取拇指桡侧指动脉背侧支逆行岛状皮瓣，修复拇指指腹创面。术中用9-0线将皮瓣内的皮神经与指神经缝合，以重建皮瓣感觉，以5-0线仔细缝合创面，供区直接缝合（图8-2-21B~D）。术后8个月随访时左拇皮瓣无臃肿，皮瓣质地柔软，外观满意，颜色与周围皮肤接近，皮瓣的两点分辨觉为7～8mm，患指术后各关节活动正常（图8-2-21E、F）。患者对拇指外形及功能恢复满意，重新回到原工作岗位。

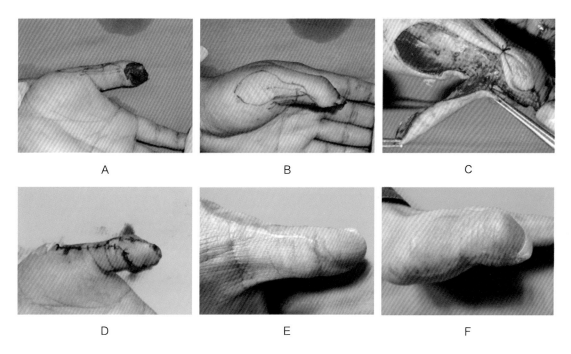

A B C

D E F

图8-2-21 拇指指动脉背侧支逆行岛状皮瓣修复拇指指腹缺损

A. 左拇指指腹缺损　B. 皮瓣设计　C. 术中切取皮瓣及显露皮支　D. 修复术后即刻　E. 术后8个月，皮瓣成活良好　F. 术后8个月，活动正常

（六）游离小鱼际皮瓣

Arrunategui于1976年首次报告了利用手小鱼际皮瓣修复对侧手的指尖缺损，皮瓣提供和缺失部位相似的皮肤，且供区的损害很小，同时皮瓣能在术后2~5天内断蒂；但术后双手的固定制动及二期的皮瓣断蒂手术限制了其在临床上的广泛应用。为此，Chanse于1980年首次报告了小鱼际岛状皮瓣，顾玉东1987年开始将其应用于临床，利用掌浅弓血管逆行修复指腹皮肤软组织缺损；但该方法由于结扎掌浅弓，对供区破坏大，目前在临床较少应用。近年来报告较多的是利用小指尺侧指动脉在小鱼际部皮穿支皮瓣修复小指创面，术后随访皮瓣皮肤颜色匹配度、质地及所有感觉测试均为阳性。该方法仅限于修复小指的创面，修复范围有限。目前穿支皮瓣因供区破坏小，受区修复效果好，已成为修复创面的首选。我们在解剖研究的基础上提出应用以小鱼际皮穿支为蒂的游离皮瓣修复拇指指腹创面，术中将皮穿支发出的血管小指尺侧指动脉与拇指指动脉吻合，同时吻合皮神经以重建感觉。

1. 应用解剖　小鱼际区内侧为尺侧掌背侧皮肤交接处，外侧为小指屈肌腱，近端为腕横纹，远端为小指掌指关节。该区皮下有掌短及脂肪垫，小指的神经血管束位于脂肪垫掌短肌及小鱼际筋膜之间。该区域的皮肤血供有两种来源：一是小指尺侧指固有动脉，从该指动脉长轴发出的皮支供应小鱼际区远端2/3皮瓣；二是尺动脉深支在穿豆钩管前或者在此管的近端，于小指短屈肌及小指展及间隙发出肌皮支供应掌短肌及小鱼际近端1/3皮瓣。小鱼际区的静脉回流有两种形式：①小鱼际浅表的静脉回流经掌侧回流至前臂浅静脉；②小鱼际浅表的静脉经侧方回流至掌背侧浅静脉。

2. 手术方法

（1）皮瓣设计：①点。手掌豌豆骨至小指近节指横纹中点连线与远侧掌横纹的交点以近0.5cm

处为皮瓣皮支穿出点；②线。以手掌豌豆骨至小指近节指横纹中点连线为轴线。③面。切取范围可达轴心线两侧2cm。

（2）皮瓣切取：沿设计线先切开掌侧皮肤软组织，在深筋膜层将皮肤筋膜由掌侧向侧方翻转，在手掌豌豆骨至小指近节指横纹中点连线与远侧掌横纹的交点附近仔细寻找进入皮瓣的皮支，术中注意保护好皮支，向近端分离发出皮支的小指尺侧指动脉。切开皮瓣的另一侧，注意保护好皮下浅静脉，向近端尽可能多地游离结扎备用，切取皮瓣时注意皮瓣的指血管神经穿支与近端相连，松止血带，皮瓣彻底止血后，皮瓣在掌浅弓发出小指尺侧指动脉处断蒂备用，供区直接缝合。

（3）皮瓣转移：游离皮瓣适当缝合以固定拇指受区创面，用10-0线将小指尺侧指动脉及伴行静脉与拇指一侧的指动脉及掌侧浅静脉吻合，皮瓣的皮下浅静脉与拇指指背静脉吻合。9-0线将皮瓣内的皮神经与指神经缝合修复重建皮瓣感觉，5-0线仔细缝合创面。皮瓣下可放置皮片引流（图8-2-22）。

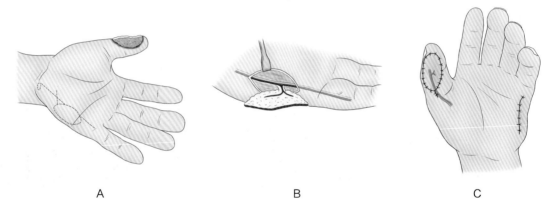

A   B   C

图8-2-22 游离小鱼际皮瓣修复拇指指腹缺损示意图

3. 适应证及注意事项

（1）适应证：该皮瓣适用于拇指指腹缺损的修复，本组病例中切取皮瓣宽度最大为2.2cm，切取皮瓣宽度过大是否会导致小鱼际供区无法直接缝合或者后期小鱼际因肌肉萎缩而外形欠佳需要临床进一步认证，我们认为当拇指指腹缺损同时伴有一侧指动脉小段缺损为其最佳适应证，利用小鱼际皮瓣修复创面的同时，通过小指尺侧指动脉桥接修复拇指动脉缺损是一种可以选择的理想修复方法。

（2）注意事项：①术前根据多普勒超声的检查结果，结合解剖，初步定位皮瓣的穿支穿出点。术中切开一侧，暴露皮瓣穿支走行情况，必要时调整皮瓣的设计，本组病例术前定位和术中穿支较吻合。皮瓣设计应比创面缺损适当放大10%，避免缝合后早期皮瓣肿胀导致回流受限而影响皮瓣成活，造成手术的失败；②皮瓣的静脉回流是皮瓣成活及后期质量的关键。皮瓣具有深、浅两套静脉回流系统，术中应尽可能多地吻合，小指尺侧指动脉的伴行静脉和浅表掌背尺侧静脉；③术中将皮瓣内的由尺神经发出的皮神经与受区患指的指神经缝合，重建皮瓣的感觉，以改善皮瓣及手指的功能，同时术中应彻底止血，皮瓣下及蒂部放置皮片引流，防止积血导致皮瓣血管受压而影响皮瓣血运；④术后3周皮瓣成活稳定后，尽早进行患指的功能康复训练，避免长时间固定而导致手指关节发生僵硬，同时以瘢痕贴及弹力指套对患指皮瓣进行塑形。

【典型病例】

游离小鱼际皮瓣修复拇指指腹缺损

患者，男性，35岁，电刨伤导致左拇指指腹缺损2天入院。入院检查：左拇指掌侧皮肤软组织缺损，创面污染较轻，创面指骨外露创面约1.6cm×2cm（图8-2-23A）。完善术前准备，择日在臂丛神经阻滞麻醉下切取游离小鱼际穿支皮瓣修复拇指指腹创面。将小指尺侧指动脉桥接，以修复拇指一侧的指动脉，同时将伴行静脉与拇指掌侧浅静脉吻合，皮瓣的皮下浅静脉与拇指指背静脉吻合。用9-0线将皮瓣内的皮神经与指神经缝合，以重建皮瓣感觉，以5-0线仔细缝合创面。供区直接缝合（图8-2-23B～F）。术后12个月随访时左拇皮瓣无臃肿，质地柔软，外观满意，颜色与周围皮肤接近，皮瓣的两点分辨觉7～8mm，患指术后各关节活动正常。小鱼际供区线状瘢痕愈合无并发症，手部握力未见减弱。患者对拇指外形及功能恢复满意，重新回到原工作岗位（图8-2-23G、H）。

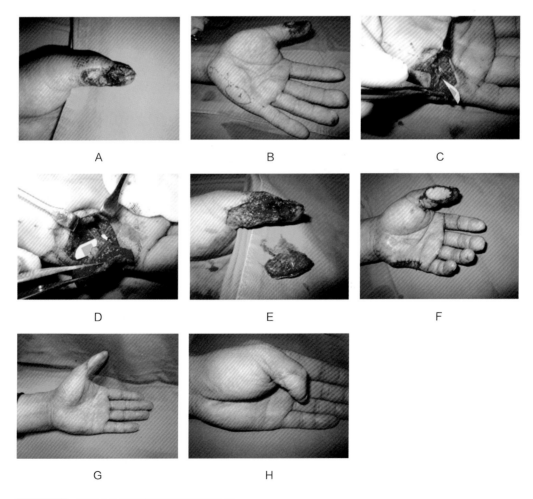

图8-2-23 游离小鱼际皮瓣修复拇指指腹缺损

A. 左拇指指腹缺损 B. 术中皮瓣的设计 C. 显露小鱼际穿支 D. 显露小指尺侧神经血管束 E. 皮瓣游离切取 F. 皮瓣修复，供区直接缝合 G. 术后12个月外观 H.术后12个月拇指功能恢复

三、拇指末节背侧缺损的修复

(一) 游离踇趾末节趾甲皮瓣

1980年，Morrison为一拇指脱套伤的患者，切取踇甲皮瓣包绕拇指（称包绕法）来再造拇指。以后又对拇指缺损的患者采用植骨移植，在踇甲皮瓣上带上部分远节趾骨获得成功，为拇指脱套伤及拇指缺损的修复再造提供了新的方法。末节踇甲皮瓣移植时必须包含一定的趾腹，以保证动脉血供的完整性。由于具有上述解剖特点，对于单纯指甲缺损具有明显障碍的患者，可将趾甲和甲皱襞的边缘皮肤一起移植。

1. 应用解剖　对甲床的血供已有详细的描述。有三个动脉弓：①浅弓，位于足趾远节背侧基底部伸肌腱止点的远端，由两侧的中远节趾动脉分支构成；②近侧甲下弓，在远节趾骨腰部狭窄区横过趾背；③远侧甲下弓，位于甲粗隆基底部。近侧及远侧甲下弓均发自远节趾骨跖侧趾动脉的十字吻合处，这些分支经过甲裂隙，即位于趾骨腰部及外侧骨间韧带之间的间隙。

2. 手术方法

（1）皮瓣设计：根据指甲缺损情况及踇趾趾甲大小在同侧踇趾腓侧设计并切取部分踇甲皮瓣，踇甲皮瓣的腓侧带入适当的皮肤，以保证趾动脉的带入及切取，且近端S形切口至足背。

（2）皮瓣切取：沿踇趾切口设计切开皮肤，于趾背向近端切开并掀起皮肤，保护与踇趾远节相连的趾背静脉，并向近端分离追踪，以保留1~2条较粗的趾背静脉。于踇趾腓侧找到趾足底固有动脉及神经，并向近端游离达足够长度。解剖出第1跖背动脉和跖背静脉，沿着骨膜表面小心用锐刀分离甲床，注意勿损伤甲床。

（3）皮瓣转移：游离踇甲皮瓣断蒂后覆盖手部创面，行跖背动脉与拇指固有动脉吻合、跖背静脉与拇指指背静脉吻合，加供区全厚游离植皮覆盖（图8-2-24）。

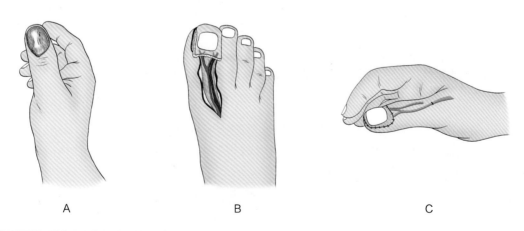

A	B	C

图 8-2-24　游离踇趾末节趾甲皮瓣修复拇指末节背侧缺损示意图

3. 适应证及注意事项

（1）适应证：该方法适用于拇指末节甲床缺损的患者，有较高的修复要求，需全身情况良好，无基础疾病，同时患者踇趾无外伤史。

（2）注意事项：术中精细的显微操作是手术成功的关键，从足部姆趾供区的显微血管游离，到受区的显微血管吻合，都必须做到精细微创。同时姆趾甲床游离的质量、姆趾骨膜上植皮的成活的质量是整个手术恢复良好的保证。

【典型病例】

游离姆趾末节趾甲皮瓣修复拇指末节背侧缺损

患者，女性，28岁，1～5指机器挤压伤致左示、中、小指毁损，拇指末节指腹、甲床缺失，环指指腹缺损（图8-2-25A）。急诊清创后3天（亚急诊期），用游离姆趾末节带趾腹皮瓣、趾甲皮瓣修复拇指末节创面，用指动脉逆行岛状皮瓣修复指腹创面，皮瓣成活良好（图8-2-25B～D）。

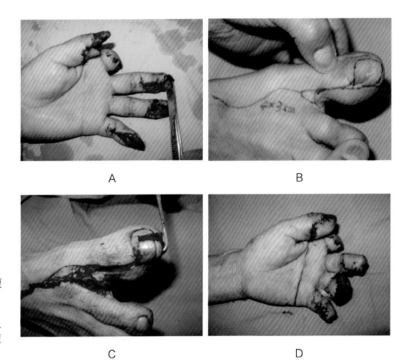

A

B

C

D

图8-2-25　游离姆趾末节趾甲皮瓣修复拇指末节背侧缺损

A. 术前外观　B. 姆趾末节带趾腹皮瓣、趾甲皮瓣设计　C. 切取皮瓣　D. 修复即刻

（二）以第1掌背动脉为蒂的示指近节背侧顺行岛状皮瓣

1979年，Foucher首先应用示指背侧皮瓣修复拇指指腹缺损，我国在20世纪90年代也逐步开展，应用于拇指指背及指腹创面的修复。拇指指背皮肤软组织缺损有多种手术方案，在无手背挫伤的同时，行示指近节背侧皮瓣修复拇指指背创面的优点是可修复较大的拇指皮肤缺损创面，皮瓣血管蒂较恒定、变异少、操作简单、无须吻合血管神经，成功率高，供、受区在同一部位，皮肤色泽、质地相似，术后患者可早期活动，拇指术后功能恢复良好、外观不臃肿、耐磨性强，是拇指指背软组织缺损较为理想的修复方法。

1. 应用解剖　该皮瓣以第1掌背动脉供血。皮瓣轴点设计在拇长伸肌腱与第2掌骨背侧缘相交处，于深筋膜深面解剖分离皮瓣，并确保深筋膜完整及蒂内包含第1掌背动脉、筋膜血管网、浅层静脉和相对应的桡神经浅支。为保证皮瓣血供，可沿血管蒂轴线保留1cm的筋膜蒂。皮瓣游离后，通过皮下隧道修复拇指皮肤缺损处，供区创面用中厚皮片植皮。

2.手术方法

（1）皮瓣设计：在示指近节背侧设计皮瓣，皮瓣远端不超过近节指间关节，两侧不超过侧方中线，在皮瓣近端的手背部设计S形切口。

（2）皮瓣切取：沿第2掌骨桡背侧缘弧形切开，保留桡神经浅支的分支和腱周组织，游离并显露第1掌背动脉及其伴行静脉，保留蒂部，宽约1cm，在骨间肌筋膜下锐性分离。

（3）皮瓣转移：对于末节背侧皮肤缺损，通过皮下隧道转移至受区，闭合切口，供区游离植皮（图8-2-26）。

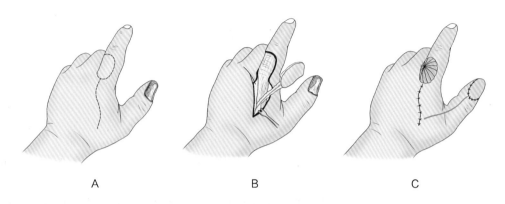

A   B   C

图8-2-26 以第1掌背动脉为蒂的示指近节背侧顺行岛状皮瓣修复拇指指背创面示意图

3. 适应证及注意事项

（1）适应证：适合拇指末节指背甲床缺损而拒绝行趾甲皮瓣修复的患者。

（2）注意事项：术中第1掌背动脉纤细，对于血管蒂不需要刻意游离，可沿血管蒂轴线保留1cm的筋膜蒂避免造成血管损伤导致手术失败。

（三）指动脉背侧支逆行岛状皮瓣

拇指背侧逆行皮瓣最早由法国学者Brunelli于1991年报告，芮永军于1999年对该皮瓣的解剖和临床应用作了进一步报告，目前在临床上得到应用推广。拇指指端背侧皮肤软组织甲床缺损是在临床上最常见的损伤，对于不愿意行游离趾甲皮瓣重建又希望保留手指长度者，拇指指间关节指动脉背侧支逆行岛状皮瓣是一个较好的选择。

1. 应用解剖　临床上以拇指桡（尺）侧指动脉指间关节背侧皮支为蒂切取拇指背侧支皮神经营养皮瓣，将以往的拇指指动脉指间关节背侧皮支皮瓣与皮神经营养血管皮瓣有机结合，采用拇指背侧指间关节皮支为蒂供血，通过发出的细小血管皮支与指背皮神经营养血管丛吻合沟通，从而保证皮瓣的供血，将皮瓣旋转后覆盖创面，同时通过吻合皮瓣内指背皮神经来重建皮瓣的感觉功能，获得较好的术后效果。

2.手术方法

（1）皮瓣设计：根据拇指指端背侧创面实际大小设计样纸，旋转180°，以拇长伸肌腱侧方指背神经走行为轴线设计皮瓣。皮瓣设计成水滴状，尖端指向远端，旋转点位于拇指指间关节侧方偏背侧，皮瓣面积比创面大10%。

（2）皮瓣切取：沿设计线先切开指背侧皮肤软组织，将皮肤筋膜向指侧方翻转，额戴式放大镜视野下在指间关节处仔细寻找皮支穿出点，以离创面最近的皮支为蒂；切除皮支周围的筋膜组织，仅保留指动脉离创面最近的指间关节背侧皮支及周围2～3mm筋膜组织，其余近端皮支予双极电凝止血后切断，沿指背神经轴线锐性切取皮瓣，保证逆行皮神经与皮瓣及筋膜不分离。

（3）皮瓣转移：皮瓣螺旋状旋转后覆盖创面，用9-0线将指神经背侧支与指神经缝合修复。如供区能直接缝合就将其缝合，如不能缝合就取前臂全厚皮植皮来修复供区（图8-2-27）。

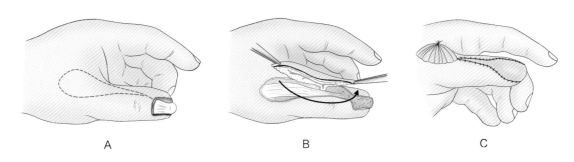

A   B   C

图8-2-27 拇指尺侧指动脉背侧支逆行岛状皮瓣修复拇甲床缺损示意图

3. 适应证及注意事项

（1）适应证：该皮瓣适用于拇指甲根以远甲床缺损、指骨外露的患者，以及不愿意行足部游离趾甲皮瓣修复但又希望保留手指长度的患者。

（2）术式操作要点主要有：①术前局部检查时指背皮肤挫伤的情况可用多普勒超声血流仪进行探查，或者行数字减影血管造影检查，皮瓣切取时先切开背侧皮肤软组织，在指侧方沿指背神经暴露指动脉背侧近创面穿支，防止一些撕脱伤严重的患指无法完成皮瓣的切取而改行其他修复方法；②皮支的显露及切取是手术的关键，皮瓣切取时仅保留皮支周围2～3mm的筋膜组织，可在额戴式放大镜视野下将皮支周围其余的筋膜组织切断，以免过多的筋膜在皮瓣旋转时卡压皮瓣的皮支；③该皮瓣是以指背神经轴支配，故在切取时，指背皮神经及两侧2～3mm的筋膜组织宜保持完整，同时保证不将指背神经与筋膜分离；④当皮瓣切取面积较大时，为避免皮瓣回流不足，皮瓣缝合不宜过密，同时早期皮瓣下放置引流皮片，利用皮瓣边缘的渗血来防止静脉危象发生。

【典型病例】

拇指尺侧指动脉背侧支逆行岛状皮瓣修复拇甲床缺损

患者，男性，60岁。因左手拇指挤压伤5小时急诊入院。检查：左手拇指甲床缺损，创面指骨外露，缺损面积1cm×1.8cm（图8-2-28A）。在臂丛神经阻滞麻醉下，清创去除坏死的组织，设计拇指尺侧指动脉背侧支逆行岛状皮瓣修复创面，并将皮瓣内指背神经与一侧指背神经缝合，重建皮瓣的感觉，术后皮瓣血运良好（图8-2-28B、C）。1个月后以弹力指套加压塑形。术后6个月随访，手指外形好，皮瓣外形饱满，静止两点分辨觉为8～10mm（图8-2-28D）。

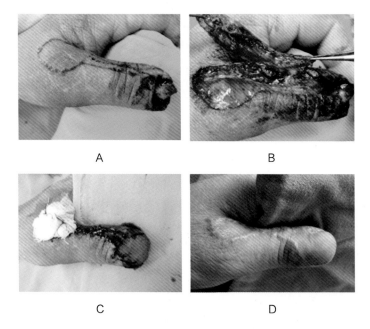

图8-2-28 拇指尺侧指动脉背侧支逆行岛状皮瓣修复拇甲床缺损

A. 左拇指甲床缺损及皮瓣设计 B. 术中皮瓣切取及皮支显露 C. 术后即刻 D. 术后6个月随访，外形良好

（四）桡神经浅支桡（尺）侧营养血管蒂逆行岛状皮瓣

拇指背侧皮瓣按其部位分为拇指尺背侧皮瓣和拇指桡背侧皮瓣。拇指尺背侧皮瓣于1999年首先由法国Brunelli报告。国内胡鸿泰于2002年报告了5例。该皮瓣血供来源主要是拇指指背神经营养血管，属于皮神经营养血管皮瓣，主要用于拇指创面的修复。我们在此基础上利用拇指指背神经血管同时营养伸肌腱的解剖原理，对该皮瓣进一步拓展，提出采用带部分拇长伸肌腱尺侧指背动脉嵌合皮瓣移植，修复重建伸肌腱止点及创面，供区创面设计以鼻烟窝穿支为蒂的V-Y接力皮瓣达到直接缝合。

1. **应用解剖** 拇指桡侧（尺侧）指背皮肤无论是质地还是厚薄，都与指间关节背侧的皮肤接近，且指背供区切取后瘢痕挛缩较小，不影响拇指外展的功能，已成为修复拇指指背缺损覆盖创面较理想的选择。拇指掌侧固有动脉与拇指指背动脉之间形成筋膜血管网是拇指背动脉岛状皮瓣血供来源的解剖学基础。两者之间最远的交通支位于指间关节近侧约0.5cm，所以皮瓣旋转点最远处位于该处。拇指桡侧指背动脉在掌骨附近恒定的一部分发出皮支营养指背皮肤，一部分发出伸肌腱支进入并营养拇长伸肌腱，它们与拇指指背神经的伴行血管形成丰富的血管网，为临床设计该皮瓣的解剖学基础，且指背神经为指背皮肤的支配神经。

2. **手术方法**

（1）皮瓣设计：以指背神经为皮瓣的设计线，拇指指侧方指间关节以近的2～3mm为皮瓣的旋转点，指背神经两侧2cm为皮瓣的切取面设计水滴状皮瓣。

（2）皮瓣切取：沿设计线先切开指背侧皮肤软组织，将皮肤筋膜由指背向侧方翻转，在第1掌骨平面仔细寻找进入皮瓣的皮支及进入拇长伸肌腱的肌腱腱膜支，根据指背肌腱缺损的大小在拇长伸肌腱切取部分肌腱（切取的肌腱长度为缺损的2倍，切取拇长伸肌腱为肌腱宽度的1/3），切取带部分伸肌腱嵌合皮瓣时采用微创技术，保证进入皮瓣及肌腱腱膜的血管分支的完整性。带肌腱的嵌合皮瓣切取带入指背动脉神经及周围4mm的筋膜组织，分离至近节中段，皮瓣旋转后覆盖创面。

（3）皮瓣转移：用1.0克氏针斜向背伸位固定拇指指间关节，同时将切取的肌腱折叠一段在远节指骨基底用3-0肌腱缝线与指骨固定，肌腱的另一端与拇长伸肌腱断端缝合固定。9-0线将皮瓣内的指背神经与桡侧指背神经缝合，重建皮瓣感觉，5-0线仔细缝合创面。皮瓣下可放置皮片引流。供区近端切取鼻烟窝皮瓣，皮瓣切取暴露鼻烟窝穿支，近端指背神经适当游离，以免影响皮瓣的推进。皮瓣向远端推进修复创面，达到直接缝合的目的（图8-2-29）。

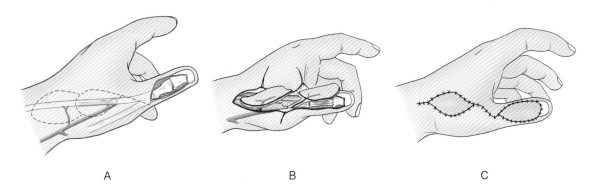

A B C

图8-2-29 尺侧营养血管蒂（带肌腱）逆行岛状皮瓣修复拇指指背合并伸肌腱缺损示意图

3. 适应证及注意事项

（1）适应证：该皮瓣适用于拇指指背较大面积的皮肤软组织缺损，对于伴有肌腱或者指端指骨缺损的病例不失为一种较好的修复方法。

（2）注意事项：①术前局部检查拇指尺侧指背皮肤有无挫伤，皮瓣切取时先切开背侧皮肤软组织，在指侧方沿指背神经暴露指背动脉和其皮支、肌腱支，以保证有皮支及肌腱支进入并营养嵌合皮瓣，使皮瓣切取后嵌合肌腱皮瓣有良好的血供；②切取带血运的肌腱腱膜时应随时注意保护肌腱皮支，避免肌腱皮支的损伤及肌腱与皮瓣的分离；③该肌腱皮瓣是以指背动脉—指背神经轴营养，故在切取时，锐性切取指背动脉、指背神经及两侧4～5mm的筋膜组织，同时保证不将指背神经与筋膜分离；④关于肌腱止点的重建，我们在末节基底打孔后将肌腱以缝线缝合固定，设计的皮瓣应比缺损面积适当大5%，以免皮瓣肿胀后影响皮瓣的血供，同时皮瓣缝合不宜过密，早期皮瓣下放置引流皮片，利用皮瓣边缘的渗血来防止静脉危象的发生。

【典型病例】

尺侧营养血管蒂（带肌腱）逆行岛状皮瓣修复拇指指背合并伸肌腱缺损

患者，男性，23岁。因电刨伤致右手多发骨折、血运障碍6个月，虎口外展受限。入院检查：拇指虎口瘢痕挛缩，拇指外展40°，外展及对指受限（图8-2-30A）。于臂丛神经阻滞麻醉下行拇指虎口纵行挛缩瘢痕切除手术，术中将挛缩的瘢痕及纤维索带彻底松解，充分外展下缺损为15mm×25mm，采用大小为15mm×28mm的大鱼际尺侧微型穿支皮瓣移位修复拇指虎口。供区外展对指位直接缝合（图8-2-30B～F）。术后2周进行主、被动功能锻炼。术后皮瓣顺利成活，创面一期愈合，供区切口一期愈合。术后6个月随访，虎口外形优良，质地柔软，最大外展接近70°，可与环、小指掌指关节掌侧对指，外形、功能满意（图8-2-30G、H）。

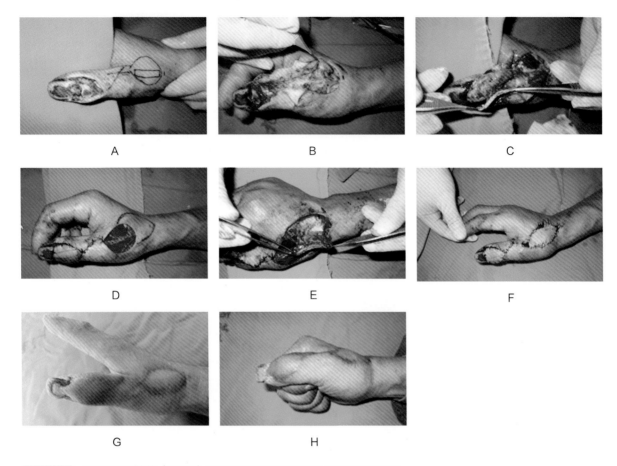

A   B   C

D   E   F

G   H

图8-2-30 尺侧营养血管蒂（带肌腱）逆行岛状皮瓣修复拇指指背合并伸肌腱缺损

A. 术前外观，创面及嵌合皮瓣设计   B. 术中暴露进入肌腱腱膜的穿支   C. 切取嵌合皮瓣   D. 供区创面及接力皮瓣设计   E. 显露鼻烟窝穿支   F. 嵌合皮瓣接力皮瓣修复即刻   G. 术后6个月随访外观   H. 术后6个月随访，功能良好

（周晓）

拇指近节缺损的修复

一、拇指近节掌侧缺损的修复

（一）以示指桡侧指动脉为蒂的示指背侧岛状皮瓣

拇指是手的重要功能指，外伤所致的拇指指腹缺损极为常见，因拇指功能的特殊性，恢复指腹感觉及耐磨性尤为重要。以示指桡侧指动脉为蒂的顺行岛状皮瓣切取简单，血运可靠，皮瓣的质地与纹路与拇指指腹相似，皮瓣可携带指背桡神经浅支恢复拇指指腹感觉，术后外形及功能满意，是修复拇指近节指腹缺损的理想方法之一。

1. 应用解剖　以示指桡侧指动脉为蒂的顺行岛状皮瓣血供来源于示指桡侧指动脉及伴行静脉系统，示指桡侧指动脉近端发源于拇指指总动脉或掌浅弓，因皮瓣转移至拇指近节血管蒂无须过长，故此两种血管分型均可常规切取示指桡侧近节皮瓣。

2. 手术方法

（1）皮瓣设计：以示指桡侧指固有动脉、神经为蒂，于示指桡侧近节侧方设计皮瓣，两侧不超过掌、背侧中线，远端不超过近指间关节，近端不超过掌指关节。

（2）皮瓣切取：皮瓣在屈、伸肌腱浅面由掌侧向背侧游离，于指侧方做切口，并作S形延长切口至虎口，显露指固有动脉、神经，切断并结扎远端指动脉，将皮瓣由远及近掀起，注意保留血管周围的疏松组织，以利于静脉回流。向近侧掌背呈锯齿状延长切口，指背神经可继续向近端桡神经浅支起始部分离，以增加长度。

（3）皮瓣转移：通过明道、皮下隧道将皮瓣转移至拇指创面，供区全厚植皮。

3. 适应证及注意事项

（1）适应证：拇指近节指腹缺损宽度＜2cm，示指两侧指动脉完整。

（2）注意事项：①皮瓣切取时应避免损伤示指桡侧指固有神经主干，皮瓣可携带固有神经发出的背侧皮支；②术中必须严格止血，避免皮瓣蒂部及皮瓣下方淤血；③皮瓣转移时皮下隧道要宽松，血管蒂长度要充足，旋转无张力、无扭曲；④皮瓣如携带指固有神经背侧皮支可与受区指神经吻合恢复皮瓣感觉；⑤皮瓣无须携带浅静脉。

【典型病例】

以示指桡侧指动脉为蒂的示指背侧岛状皮瓣修复拇指指腹缺损

患者，女性，42岁。因机器挤压伤致左手拇指近节指腹缺损，急诊清创，术后3天亚急诊，设计以示指桡侧指动脉为蒂的岛状皮瓣，修复拇指指腹缺损（图8-3-1A、B），皮瓣携带指背神经及桡侧指动脉，术后皮瓣成活（图8-3-1C～E）。

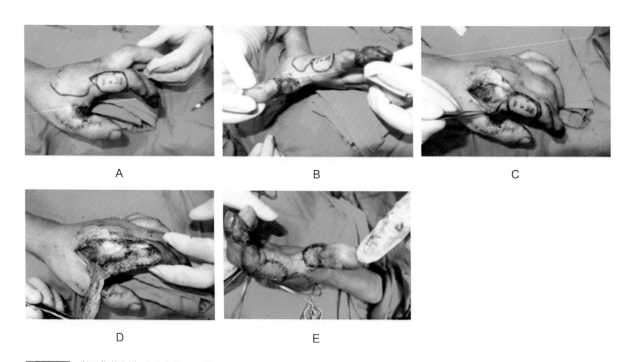

图8-3-1 以示指桡侧指动脉为蒂的示指背侧岛状皮瓣修复拇指指腹缺损

A. 示指近节指背皮瓣设计 B. 拇指近节指腹创面 C. 术中指背桡神经浅支的显露 D. 皮瓣携带桡侧指动脉及指背神经 E. 皮瓣修复即刻

（二）以拇指桡侧指动脉为蒂的大鱼际岛状皮瓣

拇指软组织缺损修复方法众多，包括邻指指动脉皮瓣、邻指带蒂皮瓣、神经营养皮瓣、游离微型穿支皮瓣等，而指腹缺损对于皮瓣的要求更高，大鱼际皮瓣因其色泽和质地与拇指最为接近，无疑是修复拇指指腹缺损的好选择。

1. **应用解剖** 拇大鱼际皮瓣的血供来源主要为：①由掌浅支或其发出的拇指桡侧指动脉发出

的皮支；②来源于拇主要动脉的拇指桡侧指动脉发出的皮支；③拇指桡侧指背动脉向大鱼际桡背侧发出的皮支；④大鱼际深部血管发出的肌皮穿支。上述四种来源中，主要血供来源当属拇指桡侧指动脉发出的皮支。拇指桡侧指动脉恒定出现，虽然解剖有起源差异，但不管起源如何，其在鱼际肌止点附近都会发出2~4支皮穿支，利用这些皮穿支可设计穿支蒂岛状皮瓣，逆行旋转修复拇指近节指腹缺损。

2. 手术方法

（1）皮瓣设计：皮瓣轴线为从舟骨结节至拇指桡侧籽骨之间的连线。旋转点为拇指掌指关节。

（2）皮瓣切取：先切开皮瓣的桡侧缘和皮瓣的近端，注意小心寻找进入皮瓣的桡神经浅支的分支，向近端适当游离，切断并标记备用；再在深筋膜下翻起皮瓣，确定桡侧指动脉发出皮穿支入皮瓣，依据穿支走向可适当调整皮瓣位置；最后切开皮瓣尺侧缘，沿皮穿支解剖至桡侧指动脉上的发出点。

（3）皮瓣转移：如修复近节指腹创面，以发出点为旋转点形成岛状皮瓣覆盖。如修复末节创面，需结扎近端指动脉，向远端游离指动脉以形成足够长的血管蒂。供区直接缝合修复，或以V-Y皮瓣修复，或以腕横纹旋转皮瓣修复。

3. 适应证及注意事项

（1）适应证：拇指近节、末节指腹缺损创面。创面宽度小于2cm，供区可直接缝合，术后形成线性瘢痕，对大鱼际区功能影响不大；如创面宽度大于2cm，此时创面一般不可直接缝合，供区可通过V-Y皮瓣或腕横纹旋转皮瓣修复，以减少供区功能影响。

（2）注意事项：①皮瓣可携带桡神经浅支发出的分支，与受区指神经缝合以恢复皮瓣感觉；②术中必须严格止血，避免皮瓣蒂部及皮瓣下方淤血；③皮瓣转移时皮下隧道要宽松，血管蒂长度要充足，旋转无张力，无扭曲；④因拇指桡侧指动脉及其穿支发出位置变异较多，术中需仔细观察，及时调整皮瓣位置；⑤供区缝合尽量呈弧形或锯齿状，避免线性瘢痕挛缩。如不可缝合，就尽量予局部旋转皮瓣或推进皮瓣修复，避免植皮后并发症产生。

【典型病例】

以拇指桡侧指动脉为蒂的大鱼际岛状皮瓣修复创面＋供区腕横纹皮瓣旋转修复

患者，男性，55岁，因机器绞伤致左拇指近节、末节指腹皮肤软组织缺损（图8-3-2A），术中清创后于大鱼际处设计以拇指桡侧指动脉为蒂的岛状皮瓣，大小为2.5cm×3.5cm（图8-3-2B、C），供区取同侧腕横纹皮瓣旋转修复（图8-3-2D~F）。术后14天拆线，皮瓣完全成活，质地柔软，色泽正常。术后12个月随访，皮瓣质地柔软，外观及功能佳，腕关节功能正常（图8-3-2G、H）。

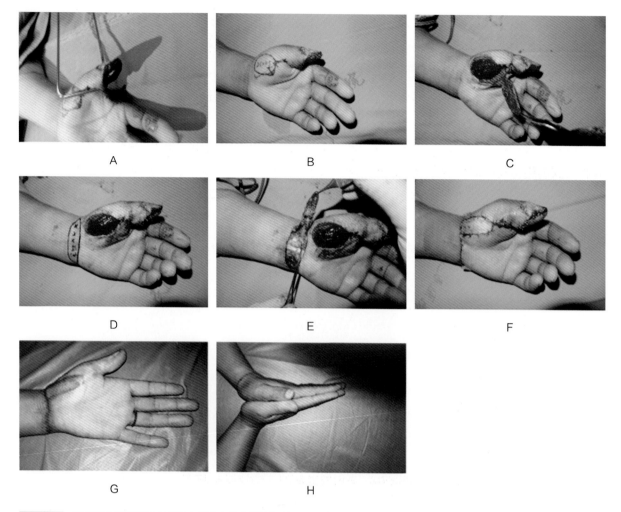

图8-3-2 以拇指桡侧指动脉为蒂的大鱼际岛状皮瓣修复创面＋供区腕横纹皮瓣旋转修复

A. 左拇指近节、末节指腹缺损　B. 大鱼际处设计皮瓣，大小为2.5cm×3.5cm　C. 以拇指桡侧指动脉为蒂，皮瓣游离完成　D. 供区设计腕横纹皮瓣　E. 以桡动脉浅支皮支为蒂，皮瓣游离完成　F. 皮瓣旋转修复供区　G. 术后12个月，皮瓣外观佳，供区无挛缩　H. 术后12个月，腕关节活动无受限

二、拇指近节背侧缺损的修复

（一）以第1掌背动脉为蒂的示指背侧顺行岛状皮瓣

拇指近节指背皮肤软组织缺损有多种手术修复方法，如第1掌背动脉无损伤，可行示指背侧岛状皮瓣修复创面。该皮瓣由Foucher于1979年首先报告。1996年徐传达解剖研究了示指背侧皮瓣，认为血供来源主要为第1掌背动脉，其主要优点：①可切取范围大，可修复较大的皮肤缺损创面；②皮瓣血管蒂较恒定、变异少、操作简单、可携带桡神经背侧支恢复受区感觉；③供、受区在同一部位，皮肤质地最为相似，术后患者可早期下床活动；④拇指术后功能恢复良好、外观不臃肿、耐磨性强；⑤供区损伤小，予全厚皮片植皮后无明显功能影响，是修复拇指指背缺损创面的良好方法之一。

1. 应用解剖　该皮瓣是以第1掌背动脉供血，该动脉走行于第2掌骨背桡侧的第1骨间背侧肌浅面和深筋膜深面，且在深筋膜层形成丰富的微血管网；该动脉比较恒定，当行经第2掌骨头附近时，与示指桡侧指固有动脉的分支有丰富的吻合。起点发出后即分为拇指尺背侧和示指侧动脉，该动脉通常有2条细小的伴行静脉，这两条小静脉间有众多的交通支相连，保证皮瓣的血液回流。

2. 手术方法

（1）皮瓣设计：在示指近节背侧设计皮瓣，皮瓣远端不宜超过近指间关节，两侧不超过侧方中线。

（2）皮瓣切取：沿设计线切开皮瓣一侧及皮瓣远端的皮肤达深筋膜深面，结扎需要切断的手背静脉，深筋膜与皮肤间断缝合数针，防止深、浅筋膜剥脱，充分游离皮瓣至对侧缘并切开，保留桡神经浅支的分支和腱周组织，游离并显露第1掌背动脉及其伴行静脉，保留蒂部宽约1cm，在骨间肌筋膜下锐性分离。

（3）皮瓣转移：通过皮下隧道转移至受区，闭合切口，供区游离全厚皮片植皮（图8-3-3）。

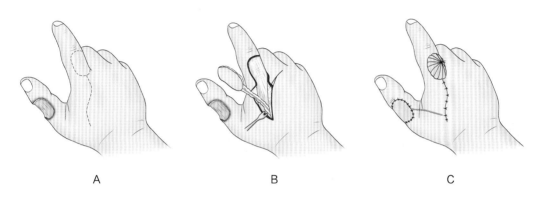

A   B   C

图8-3-3 以第1掌背动脉为蒂的示指背侧顺行岛状皮瓣修复拇指近节背侧缺损示意图

3. 适应证及注意事项 切取示指背侧岛状皮瓣时不损伤主要血管、神经，皮瓣蒂也较长，有利于转移，因其皮下脂肪组织较少，适用于拇指背侧软组织缺损。示指背侧岛状皮瓣术后存在明显异位感觉，经过约半年感觉训练才能适应为其不足。手术中注意事项：①第1掌背动脉位于第1骨间背侧肌浅层，分离时可保留的血管蒂宽度为1cm，防止损伤纤细的血管束；②皮瓣转位时，注意皮下隧道要充分止血及扩宽，皮肤缝合不宜过紧；③皮瓣内应包含手背浅静脉及与掌背动脉伴行的静脉两套回流系统，否则皮瓣容易发生静脉危象。

【典型病例】

以第1掌背动脉为蒂的示指背侧顺行岛状皮瓣修复拇指近节背侧缺损

患者，男性，57岁。因机器绞伤致左拇指末节毁损6小时入院。入院检查，拇指末节缺失，拇指近节指背及部分指腹软组织缺损，以第1掌背动脉为蒂约大小为4.8cm×2.5cm（图8-3-4A）。患者无再造意愿，于示指近节背侧及手背设计皮瓣，大小为5cm×2.5cm（图8-3-4B、C），皮瓣折叠修复创面（图8-3-4D）。术后皮瓣血运良好，全部成活，供区植皮一期愈合。术后8个月随访，皮瓣外观良好，两点分辨觉为10～12mm，皮瓣无臃肿，拇指对指功能可，示指功能无受限（图8-3-4E、F）。

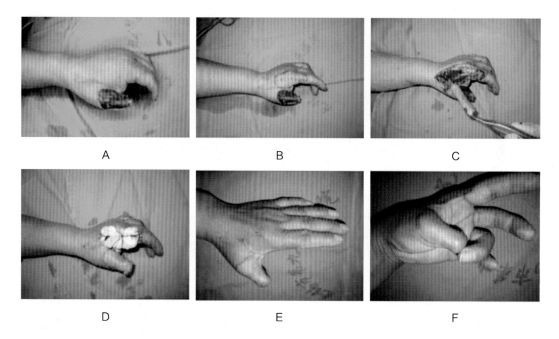

图8-3-4 以第1掌背动脉为蒂的示指背侧顺行岛状皮瓣修复拇指近节背侧缺损

A. 左拇指近节指背创面　B. 设计示指近节背侧皮瓣　C. 术中游离切取皮瓣　D. 术中皮瓣修复即刻　E. 术后8个月随访，皮瓣外观良好　F. 术后8个月随访，拇指对指功能可

（二）拇指桡神经浅支桡背侧（或尺背侧）营养血管逆行岛状皮瓣

1992年，Bertelli首次报告了桡神经浅支营养血管皮瓣在手部的应用，国内自1994年开始应用该皮瓣修复手部皮肤缺损和再造手指。该皮瓣修复拇指近节指背创面的优点：①解剖较恒定、变异少、操作简单；②供、受区在同指，皮肤质地相似，不损伤邻指，患者易接受；③拇指术后功能恢复良好，外观不臃肿。缺点是：①切取范围有限；②因神经营养血管供血较差，术后皮瓣易发生边缘坏死及色素沉着。

1. **应用解剖**　桡神经浅支在桡骨茎突上方从肱桡肌与桡侧腕伸肌之间浅出深筋膜，下行1～2cm，分出内、外侧支。外侧支又分成拇指桡背侧皮神经、拇指尺背侧皮神经和第1掌背皮神经。拇指桡背侧皮神经走行于腕掌关节、拇指掌指关节、指间关节的桡侧、甲根部。拇指尺背侧皮神经走行于第1掌骨尺侧、拇指掌指关节、指间关节尺侧、甲根部。桡神经浅支血供主要来自桡动脉的皮支，其在皮神经周围与节段动脉、神经营养动脉、神经外膜动脉、神经干内动脉形成血管网，有广泛的相互吻合。芮永军对上肢皮神经的血供进行了解剖学研究，发现手部皮神经和伴行血管大部分紧密伴行，部分相距0.5cm，尤以拇指桡背侧、尺背侧皮神经，小指尺背侧皮神经和其伴行血管的关系密切，其血管出现率高达100%，血供可靠。

2. **手术方法**

（1）皮瓣设计：以第1掌骨头桡侧结节和尺侧结节远端1cm，即掌指关节平面为旋转点；以鼻烟窝至第1掌骨头桡侧结节或尺侧结节的连线为轴线；切取平面位于伸肌腱腱膜浅层，近端可至鼻烟窝，两侧可达轴线两侧2cm。

（2）皮瓣切取：根据创面形状与面积设计皮瓣，周边扩大2mm。首先切开皮瓣近端皮肤及皮下组织，仔细解剖出掌背皮神经，将其切断；以掌背神经的走行线路为皮瓣纵轴，切开皮瓣两侧缘的皮肤，显露拇指桡侧（或尺侧）指背神经及其营养血管的走行线，保留1～1.5cm宽且包含皮神经的筋膜蒂，结扎筋膜蒂内掌背静脉属支，于腱膜浅层游离皮瓣至蒂部。

（3）皮瓣转移：在受区创缘与旋转点之间作锯齿状切口，于真皮下剥离皮肤，转移皮瓣覆盖拇指创面。有条件者，将皮瓣远端皮神经与一侧指固有神经端端吻合；供区创面直接缝合或于前臂内侧取全厚皮片植皮，前臂创面直接缝合。

3. 适应证及注意事项

（1）适应证：单纯的拇指近节指背皮肤软组织缺损，创面往往不大，宽度小于2cm，此时皮瓣供区一般都能直接缝合。但是如果创面宽度大于2cm，选择此皮瓣就要慎重，供区可能残留虎口挛缩、大鱼际处皮肤感觉异常等并发症。

（2）注意事项：①术中必须严格止血，避免皮瓣蒂部及皮瓣下方淤血；②皮瓣转移时皮下隧道要宽松，血管蒂长度要充足，旋转无张力，无扭曲；③应保留至少1.5cm宽的筋膜蒂，以保证皮瓣的血液循环；④一般无须吻合皮神经；⑤皮瓣蒂部可带有1～2条浅静脉，如浅静脉过多需在蒂部结扎，防止静脉压过高而导致皮瓣肿胀坏死；⑥常规于蒂部及其远端设计一个三角形辅助皮瓣，以避免对蒂部产生卡压而致皮瓣坏死。

【典型病例】

拇指桡神经浅支桡背侧营养血管逆行岛状皮瓣修复拇指近节背侧缺损

患者，男性，45岁，因磨削伤致右拇指近节指背皮肤软组织缺损（图8-3-5A），术中清创后于拇指桡神经浅支桡背侧设计皮瓣，大小为3cm×2cm，供区直接缝合（图8-3-5B～E）。术后14天拆线，皮瓣完全成活。术后6个月随访，皮瓣外观及拇指功能佳（图8-3-5F）。

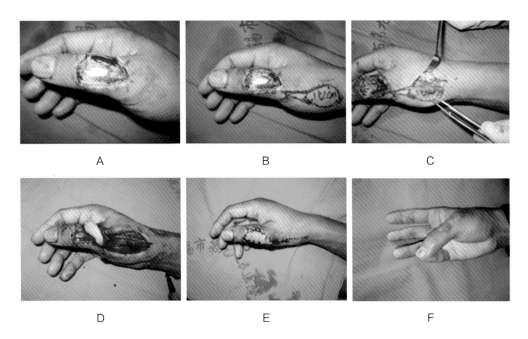

A   B   C

D   E   F

图8-3-5 拇指桡神经浅支桡背侧营养血管逆行岛状皮瓣修复拇指近节背侧缺损

A. 右拇指近节指背创面 B. 于拇指桡神经浅支桡背侧设计皮瓣 C. 术中显露桡神经浅支及拇指桡侧皮支 D. 皮瓣游离完成 E. 供区直接缝合，术后即刻 F. 术后6个月，皮瓣外观及拇指功能佳

（芮永军 强力）

第四节
拇指脱套伤的修复

拇指脱套伤根据损伤的平面分末节脱套伤及全拇脱套伤。急诊处理时，脱套组织应尽可能予再植及显微修复。如无条件再植，则缺乏皮肤软组织保护的指体应以腹部包埋等方式临时覆盖，或一期显微修复，以避免肌腱和指骨发生感染、坏死。脱套拇指的修复需要重建指甲、长度、轮廓、感觉良好的指腹，常常需要带神经血管蒂的游离组织瓣修复重建。

一、踇甲皮瓣

Morrison 1980 年首次报告游离踇甲皮瓣重建拇指，因此法可使受区功能及外观均得到比较完美的修复，其后该术式逐渐被广泛应用于临床。然而，有不少学者报告踇趾供区植皮常常坏死，甚至引起感染、创面经久不愈、瘢痕挛缩等并发症。因此，不少学者对供区的处理方式进行了改进。王增涛设计了多种皮瓣修复踇甲皮瓣供区创面的术式。Tsai 和 Falconer 于 1986 年报告了改良踇甲皮瓣，改变了原有的踇甲皮瓣于胫侧作舌形瓣的设计，在踇底作舌形瓣，有利于远节趾骨的血运保留，提高了供区植皮的成活率。潘勇卫、糜菁熠等均将改良踇甲皮瓣应用于拇指脱套伤的治疗，取得了良好的随访结果。

1. 应用解剖　踇趾甲及皮肤软组织主要由腓侧、胫侧趾固有动脉，以及来自踇背动脉的趾背支动脉供血。其静脉回流主要依靠浅、深两套静脉，而由踇底和趾背静脉经踇背静脉至大隐静脉的静脉回流为其主要通路。其神经支配有腓侧、胫侧趾神经，以及腓深神经和足内侧皮神经的趾背支。

2. 手术方法

（1）皮瓣设计：踇甲皮瓣设计保留宽1.5～2cm的胫侧基底，尖端位于踇趾端的舌形瓣，皮瓣设计包括踇趾全部（或部分）趾甲、胫侧甲襞、腓侧血管神经蒂。血管蒂切口线自第1趾蹼沿第1、2跖骨间向近端呈波浪形延伸，可至足背动脉与大隐静脉之间。

（2）皮瓣切取：①切开血管蒂皮肤切口，保护好进入皮瓣的静脉，结扎属支；②趾蹼处切口解剖腓侧趾固有动脉及趾神经，结扎踇横动脉（若拇指脱套伤缺损于甲根平面可以保留踇横动脉，形成短蒂皮瓣），游离神经血管蒂时注意保护趾侧方筋膜层；③锐性切开末端趾骨粗隆部附着紧密的远端甲床，贴骨膜浅层以剥离子剥离甲床，保护趾骨骨膜层血运；④跖侧切断皮系韧带，彻底游离皮瓣，在跖底神经分叉后切断踇趾腓侧趾神经，携带腓侧趾动脉及跖背（或跖底）动脉，携带跖背静脉蒂，放松止血带观察皮瓣血运。彻底止血后，按需结扎并切断血管蒂；⑤供区以全厚（或中厚）皮片植皮加压包扎，小腿至趾端以短腿石膏托外固定制动2周。

（3）皮瓣转移：①按照常规术区扩创，若拇指末节伴有部分指骨缺损可以髂骨骨块游离指骨，恢复拇指长度，也可以切取部分远节趾骨；②于拇指近节尺掌侧作锯齿状皮肤切口，显露指动脉神经束。近节或掌骨背侧弧形皮肤切口解剖指背静脉，从切口至末节基底创面作一皮下隧道，以容纳静脉蒂通过；③断蒂后踇甲皮瓣包绕远节指骨，缝合皮肤，静脉通过皮下隧道与近端背侧静脉端端吻合，指动脉与趾固有动脉端端吻合，指神经与趾神经端端缝合。前臂短臂石膏托外固定制动2周。

3. 适应证及注意事项

（1）适应证：该术式适用于踇趾脱套伤及Ⅰ～Ⅲ度缺损。如果拇指连同手桡侧部脱套，还需携带足背部分皮肤或以组合皮瓣移植的方式进行修复。

（2）注意事项：①甲床在远节指骨粗隆及其两侧方附着紧密，需小心锐性解剖，其他部分可采用骨膜剥离子钝性剥离，一定要保证甲半月处的完整性；②供区可采用厚中厚皮片植皮，利用疏松的纱布团均匀加压可避免植皮坏死，而压力不均或过大的打包加压常导致植皮失败，甚至舌形瓣部分坏死；③胫侧舌形皮瓣内应完整保留胫侧趾神经血管束，其尖端不能切取过窄，并要保护好皮下组织，以防止缺血坏死；④供区如以皮瓣覆盖，则可以切取第1跖背皮瓣或第2趾侧方岛状皮瓣，或者采用游离髂腹股沟游离皮瓣等覆盖供区。

（糜菁熠　沈小芳）

二、改良踇甲皮瓣

改良踇甲皮瓣主要设计思路是：保留包含有胫侧趾神经血管束的位于跖底略偏胫侧的舌形皮瓣，改善皮瓣尖端血运的同时也改善了远节趾骨血运，趾甲腓侧神经血管束通过甲上皮及甲床的侧支循环对胫侧皮瓣提供血运。该术式能明显改善供区植皮成活率，同时使受区皮瓣形状更易于修整，以形成较合适的趾腹，且长期随访结果表明胫侧皮瓣也可恢复良好的感觉。

1. 应用解剖　改良踇甲皮瓣应用解剖同上节。为了减少损伤、保护供区，皮瓣往往以远端跖背静脉、第1跖背动脉远端或腓侧趾动脉供血。

2. 手术方法

（1）皮瓣设计：踇甲皮瓣设计保留跖侧基底宽 1.5～2cm 的舌形瓣，背侧甲上皮宽度至少保留 5mm 以上，皮瓣包括踇趾全趾甲，腓侧血管蒂部位携带一个三角形皮瓣。切取平面在趾骨骨膜浅层。

（2）皮瓣切取：①切开踇甲皮瓣背侧皮肤切口，保护好进入皮瓣的静脉并结扎属支；②切开趾蹼处切口解剖腓侧趾动脉及趾神经，结扎踇横动脉，游离神经血管蒂的时候注意保护趾侧方筋膜层；③指骨粗隆处锐性游离掀起甲床后，于远节趾骨浅层以骨膜剥离子剥离甲床，保护趾骨骨膜层血运；④彻底游离皮瓣，切断趾神经，仅携带腓侧血管及背侧静脉蒂。放松止血带，观察皮瓣血运良好，创面止血后根据受区要求断蒂；⑤供区全厚皮肤植皮加压包扎，短腿石膏托外固定制动2周。

（3）皮瓣转移：①按照常规术区扩创，若拇指末节伴有部分指骨缺损，可以用髂骨骨块游离植指骨，恢复拇指长度；②于拇指近节尺掌侧作锯齿状皮肤切口，显露指动脉神经束。近节或掌骨背侧弧形皮肤切口解剖指背静脉，切口至末节基底创面作一皮下隧道，容纳静脉蒂通过；③断蒂后踇甲皮瓣包绕远节指骨，缝合皮肤，静脉通过皮下隧道端端吻合于近节背侧静脉。指动脉与趾动脉端端吻合，指神经与趾神经端端缝合。短臂石膏托外固定制动2周。

3. 注意事项 ①踇甲皮瓣切取需携带宽度大于5mm甲上皮，以确保胫侧皮瓣动脉供血及浅静脉被带入皮瓣；②踇趾末节背侧皮下浅静脉回流以胫侧为主，所以如切取该侧静脉较为安全，而切取腓侧的纤细静脉要十分谨慎地进行游离；③贴腓侧神经血管束深面掀起该侧皮瓣，是保证皮瓣血运的关键；④供区解剖操作应减少对保留三角形皮瓣的损伤，保护其血供，特别要保护尖端的皮下组织，并避免植皮及包扎张力过大导致远端皮瓣坏死。

【典型病例】

改良踇甲皮瓣修复拇指末节缺损

患者，女性，32岁，右手拇指末节脱套伤行腹股沟带蒂皮瓣术后（图8-4-1A）。于气管插管麻醉下行游离右足改良踇甲皮瓣修复右拇术，同时行髂骨植骨重建指骨长度。皮瓣移植修复术后，供区全厚皮植皮（图8-4-1B～F）。术后5年随访，外观良好（图8-4-1G～J）。

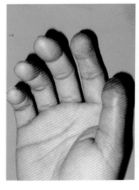 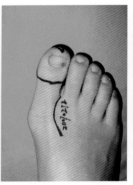 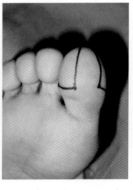 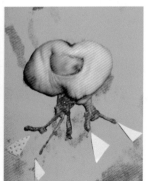

A B C D

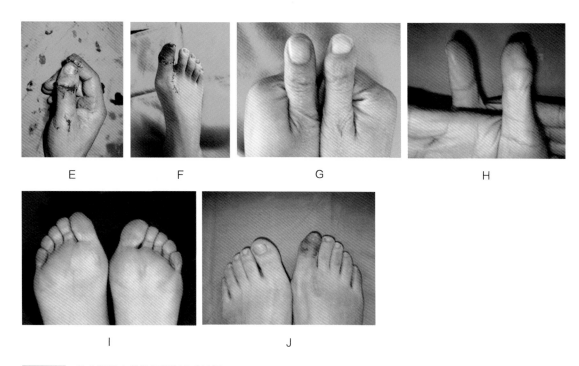

图8-4-1 改良踇甲皮瓣修复拇指末节缺损

A. 右拇指末节脱套伤行腹股沟带蒂皮瓣术后末节部分缺损　B. 踇甲皮瓣的设计（背侧观）　C. 踇甲皮瓣的设计（跖侧观）　D. 踇甲皮瓣的切取　E. 踇甲皮瓣移植修复右拇指术后即刻　F. 踇趾供区植皮术后　G. 术后5年随访背侧观　H. 术后5年随访掌侧观　I. 术后5年随访足部跖侧观　J. 术后5年随访足部背侧观

三、中、环指侧方岛状皮瓣

当拇指末节发生脱套伤，患者因为手术年龄过大或者其他原因不能进行游离踇甲皮瓣再造拇指时，可以行中、环指侧方岛状皮瓣瓦合，保留拇指的功能长度。该术式采用中指尺侧-环指桡侧近节（或者中节）相对缘的岛状皮瓣。皮瓣大小根据术前拇指脱套缺损的周径来测量。可结合健侧拇指的周径及拇指缺损面积来设计岛状皮瓣。以中、环指指总动脉为皮瓣血管蒂，携带指总神经于皮瓣内，恢复拇指指腹感觉。

1. **应用解剖**　①动脉：掌浅弓—中环指指总动脉—中指尺侧指动脉与环指桡侧指动脉；②静脉：皮瓣动脉的伴行静脉；③神经：中、环指指总神经。

2. **手术方法**

（1）皮瓣设计：根据拇指末节缺损的长度及周径，设计中、环指相对缘近中节皮瓣，宽度之和即为拇指周径，分别放大2~3mm宽度。皮瓣侧方略超过手指中线，皮瓣近段侧方皮肤切口延伸至手掌的切口均做Z形切口，避免瘢痕挛缩。中、环指指总动脉于掌浅弓发出点为皮瓣旋转点。皮下隧道采用暗道，也可以开放隧道。

（2）皮瓣切取：①切开皮瓣近段Z形皮肤切口，切开皮系韧带，分离神经血管束；②切开皮瓣侧面皮肤切口，于伸肌腱腱膜浅层分离皮瓣，注意保护腱周组织，防止供区创面植皮坏死；③结扎环指皮瓣远端指动脉，切断指神经（为了保证拇指指腹感觉恢复，可以携带环指桡侧指神经，而中指尺侧皮瓣可以不携带指神经，覆盖拇指背侧，同时环指指总神经进行干支分离），神经远侧断端与健侧指神经作端侧缝合，以恢复该侧保护性感觉；④同样切取中指中节桡侧岛状皮瓣，但保留中指尺侧指神经于供区。

（3）皮瓣转移：①手掌切口内，两块皮瓣以中、环指指总动脉、环指桡侧神经为蒂相连，掌侧皮肤切口锯齿状延伸；②检查皮下隧道是否足够宽敞，是否有明显出血，如有必要也可锯齿状开放隧道；③小心地将两块皮瓣一同经隧道转移到拇指末节，确认神经血管蒂无扭转或卡压；④松止血带，彻底止血，确认皮瓣血运良好，无活动性出血；⑤缝合皮瓣，缝合皮肤，中、环指中节侧方进行全厚皮植皮加压打包固定，术后短臂石膏托固定（图8-4-2）。

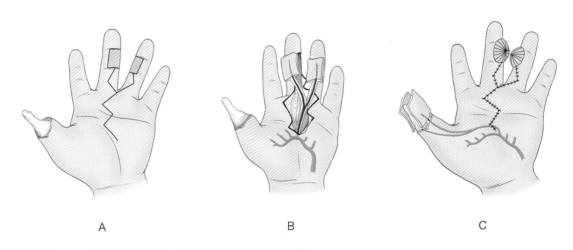

A　　　　　　　　　　B　　　　　　　　　　C

图8-4-2 中、环指侧方岛状皮瓣瓦合修复拇指末节脱套伤示意图

A. 设计中、环指中节相对缘岛状皮瓣　B. 掌侧连续Z形皮肤切口，岛状皮瓣携带血管、神经转移　C. 皮瓣转移后包裹拇指末节，供区植皮打包固定

3. 注意事项　①岛状皮瓣静脉回流为指动脉伴行静脉，解剖时务必保留神经血管蒂周围少量筋膜组织，面积超过中线的皮瓣易发生静脉回流障碍，有学者报告吻合指背静脉，以利回流；②手指侧方及手掌较长距离的皮肤切口，注意连续Z形皮肤切口的设计，避免线性切口晚期瘢痕挛缩；③对于指神经的取舍，可以将中、环指相对缘指神经均切除确保拇指的感觉恢复，也可以保证拇指指腹的感觉恢复，而保留中指尺侧的感觉；④皮瓣蒂部隧道避免卡压出血或压迫血管神经蒂；⑤切取的神经远断端应与另一侧指固有神经作端侧缝合，以恢复保护性感觉。

四、带部分跖背皮瓣的踇甲皮瓣

全拇脱套伤撕脱平面往往至拇指近节基底，甚至撕脱皮肤包含虎口皮肤、大鱼际皮肤。以全长踇甲皮瓣修复单独拇指的全指脱套伤时，如有虎口部缺损，则可以设计带部分趾蹼和足背皮瓣的踇甲皮瓣。2010年，芮永军等提出甲皮瓣＋第2趾侧腹皮瓣修复长手指的脱套缺损，同时适合拇指全长脱套伤伴有虎口皮肤缺损。踇甲皮瓣＋游离皮瓣组合移植可以修复拇指伴有手掌手背软组织缺损的脱套伤。

1. 应用解剖　①动脉：踇趾腓侧趾动脉—第1跖背动脉—足背动脉；②静脉：足背浅静脉—大隐静脉；③神经：踇趾腓侧趾神经。

2. 手术方法

（1）皮瓣设计：踇甲皮瓣设计保留胫侧宽1.5~2cm的舌形瓣，皮瓣包括踇趾全趾甲及部分跖背皮瓣，根据拇指缺损长度设计皮瓣大小：皮瓣背侧至跖趾关节以近，跖侧至跖趾横纹，切取平面在趾骨骨膜浅层。若跖侧皮肤缺损可同时携带第2趾侧方岛状皮瓣。

（2）皮瓣切取：①切开踇甲皮瓣背侧皮肤切口，掀起足背皮瓣，保护好进入皮瓣静脉及结扎属支，解剖至大隐静脉；②切开趾蹼处切口，解剖第1跖背动脉，根据不同Gilbert分型，游离第1跖背动脉至腓侧趾动脉及趾神经，结扎踇横动脉，切断拇短伸肌腱，游离足背动脉；③于远节趾骨浅层骨膜剥离子剥离甲床，保护趾骨骨膜层血运；④彻底游离皮瓣，切断趾神经，仅携带大隐静脉及足背动脉血管蒂。放松止血带，观察皮瓣血运良好，创面止血，根据受区要求断蒂；⑤供区游离中厚皮片覆盖。

（3）皮瓣转移：①按照常规术区扩创。鼻烟窝弧形皮肤切口，显露头静脉及桡动脉腕背支。腕背切口至拇指近节可以做皮下隧道，容许一小指宽度；②拇指掌侧找到指神经断端。若指神经逆行撕脱，可将趾神经移植缝合到独立的中指尺侧指神经或腕背桡神经浅支；③断蒂后踇甲皮瓣包绕指骨，缝合皮肤，血管蒂通过皮下隧道吻合于鼻烟窝切口内。桡动脉与足背动脉，头静脉与大隐静脉端端缝合。术后石膏制动1个月。

3. 注意事项 ①踇甲皮瓣切取在骨膜浅层，若供区植皮，注意植皮加压适中，避免植皮坏死。近年部分医生采用游离股前外皮瓣，足底内侧皮瓣，腓动脉穿支皮瓣一般修复踇甲皮瓣供区皮瓣，取得较好效果；②皮瓣应确保感觉恢复，因此在受区应尽量找到指神经，若撕脱严重，可以利用中、环指相对缘的指神经转位或神经移植到桡神经浅支进行修复；③如虎口部皮肤缺损，联合第2趾侧腹瓣组合移植时，应注意血管蒂避免扭曲。

【典型病例】

带部分跖背皮瓣的踇甲皮瓣修复全拇脱套伤

患者，男性，40岁。右手拇指脱套伤，全指皮肤缺损至掌指关节平面，3~5指端软组织缺损（图8-4-3A）。气管插管麻醉下行游离右足带部分跖背皮瓣的踇甲皮瓣修复右拇指脱套伤（图8-4-3B~D），3~5指行游离股前外侧皮瓣修复皮肤软组织缺损。术后1年随访，外观及功能均良好（图8-4-3E~H）。

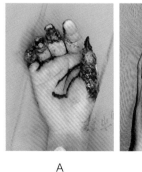 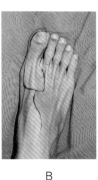 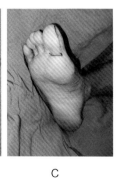 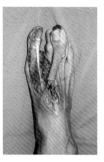

| A | B | C | D |

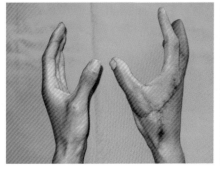
E

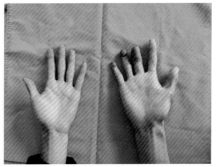
F

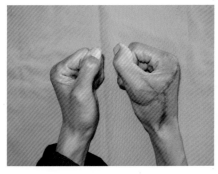
G

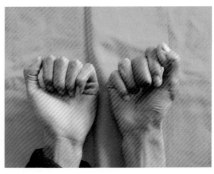
H

图8-4-3 带部分跖背皮瓣的
跛甲皮瓣修复全拇脱套伤

A. 右拇指脱套伤，3~5指皮肤
软组织缺损　B. 设计带部分跖
背皮瓣的右跛甲皮瓣手术切口
C. 跛甲皮瓣设计跖侧观　D. 皮
瓣游离完毕　E. 术后1年随
访，双手拇指对比　F. 术后1
年掌侧外观　G. 术后1年拇指
关节功能　H. 术后1年掌侧关
节功能

（糜菁熠）

五、带蒂皮管联合中指尺侧神经血管束岛状皮瓣

全拇脱套伤传统的手术方式是腹部皮管联合中指尺侧神经血管束岛状皮瓣，该术式适应证为患者因各种原因不能行游离手术修复拇指。腹部皮管需要3周带蒂后断蒂，腹部带蒂手术3个月后进行二期手术，中指尺侧神经血管束岛状皮瓣重建指腹感觉（图8-4-4）。

（一）一期腹部带蒂皮瓣

1. 应用解剖　旋髂浅动脉体表投影为腹股沟韧带中点与髂前上棘定点连线，向髂嵴延伸。

2. 手术方法

（1）皮瓣设计：以旋髂浅动脉为轴心线，根据脱套拇指对侧拇指周径来评估皮瓣的宽度及长度，蒂部拟留一定长度作为皮管蒂部，留有余地，以方便患者活动患侧上肢。

（2）皮瓣切取：①上肢在臂丛神经阻滞麻醉下扩创，同侧腹股沟设计轴型皮瓣，蒂部位于腹股沟区；②先切开皮瓣外侧缘，可见旋髂浅动脉包含于皮瓣内，于深筋膜层掀起皮瓣，缝合皮瓣成皮管；③蒂部留3~5cm皮管蒂部，皮瓣供区拉拢缝合至蒂部时不能有张力。

（3）皮瓣包裹：①将拇指包埋于皮管内，缝合皮瓣到手背环形皮肤伤口处；②上肢贴近侧胸壁处固定稳妥，防止撕脱，一般在术后2~3周断蒂。

（二）二期中指尺侧神经血管束岛状皮瓣重建拇指指腹感觉

1. 应用解剖　中指尺侧指神经血管束作为皮瓣血管神经蒂。

2.手术方法

（1）皮瓣设计：在中指中节尺侧设计岛状皮瓣，皮瓣两侧均不超过中线，携带尺侧指神经及指动脉于皮瓣内。

（2）皮瓣切取：①切开皮瓣掌侧缘，结扎远端指动脉，切断指神经；②近端皮肤切口做多个Z形切口，切口延伸至手掌侧皮肤；③锯齿状切口内解剖中指尺侧指神经并干束分离指总神经，做适当分离解剖，必要时结扎切断环指桡侧指动脉。

（3）皮瓣转移：①皮瓣携带神经血管束通过皮下隧道转移至拇指指腹；②切除皮管部位指腹，修整至合适大小形状后，将岛状皮瓣平整地嵌入指腹；③缝合皮肤，供区植皮修复，远断端指神经与中指桡侧指神经无张力下端侧缝合，上肢以短臂石膏制动2周。

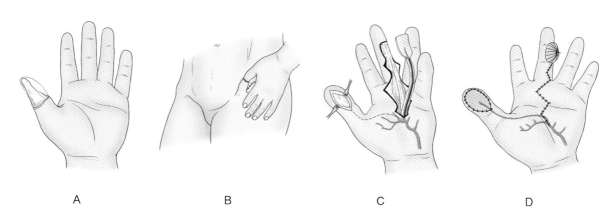

A   B   C   D

图8-4-4 带蒂皮管联合中指尺侧神经血管束岛状皮瓣修复全拇脱套伤示意图

A. 拇指脱套伤外观 B. 一期拇指腹部皮管包埋 C. 二期中指尺侧神经血管束岛状皮瓣重建拇指指腹感觉 D. 皮瓣修复术后，供区植皮

3. 注意事项 ①该术式适应证为不能行游离蹈甲皮瓣的老年患者，但老年患者长期带蒂术后容易发生各种并发症，如坠积性肺炎、深静脉血栓等，住院期间需要早期下地活动，预防并发症发生；②腹部带蒂皮瓣皮管设计应略长一点，一般留有3～5cm余地。术后固定可靠，防止夜间患者撕脱蒂部；③术后3周手术断蒂，进行拇指皮管的修整，腹部伤口的缝合；二期行感觉皮瓣重建前，医嘱患者注意避免冻伤、烫伤，保护皮瓣。

（糜菁熠   沈小芳）

参考文献

［1］ MORRISON W A，O′BRIEN B M，MACLEOD A M． Thumb reconstruction with a free neurovascular wrap-around flap from the big toe ［J］． J Hand Surg Am，1980，5（6）：575-583．

［2］ TSAI T M，FALCONER D． Modified great toe wrap for thumb reconstruction ［J］． Microsurgery，1986，7（4）：193-198．

［3］ BERTELLI J A，KHOURY Z． Neurocutaneous island flaps in the hand: anatomical basis and preliminary results ［J］． Br J Plast Surg，1992，45（8）：586-590．

［4］ BENE M D，PETROLATI M，RAIMONDI P，et al． Reverse dorsal digital island flap ［J］． Plast Reconstr Surg，1994，93（3）：552-557．

［5］ BROWN R E，ZOOK E G，RUSSELL R C． Fingertip reconstruction with flaps and nail bed grafts ［J］． J Hand Surg Am，1999，24（2）：345-351．

［6］ RAJA SABAPATHY S，VENKATRAMANI H，BHARATHI R，et al． Reconstruction of finger tip amputations with advancement flap and free nail bed graft ［J］． J Hand Surg Br，2002，27（2）：134-138．

［7］ BRAGA-SILVA J，KUYVEN C R，FALLOPA F，et al． An anatomical study of the dorsal cutaneous branches of the digital arteries ［J］． J Hand Surg Br，2002，27（6）：577-579．

［8］ 余国荣，喻爱喜，陈振光，等． 桡神经浅支营养血管皮瓣修复手部皮肤缺损 ［J］． 中华显微外科杂志，2003，26（1）：61-62．

［9］ 胡鸿泰． 指端缺损的急诊岛状皮瓣修复 ［J］． 中华整形外科杂志，2004，20（6）：431-433．

［10］ ALAGOZ M S，UYSAL C A，KEREM M，et al． Reverse homodigital artery flap coverage for bone and nailbed grafts in fingertip amputations ［J］． Ann Plast Surg，2006，56（3）：279-283．

［11］ 胡鸿泰，张涤生． 手指皮瓣分类和急诊修复 ［J］． 中国修复重建外科杂志，2006，20（12）：1196-1198．

［12］ 周礼荣，王伟，李峻，等． 同指顺行岛状皮瓣移位修复指腹缺损 ［J］． 中国修复重建外科杂志，2006，20（7）：725-727．

［13］ 张彬． 穿支皮瓣修复的新进展 ［J］． 中国修复重建外科杂志，2007，21（9）：945-947．

［14］ 周晓，芮永军，寿奎水，等． 顺行岛状皮瓣与甲床回植术治疗指尖离断伤 ［J］． 中华手外科杂志，2007，23（1）：48-50．

［15］ 周晓，芮永军，寿奎水，等． 局部岛状皮瓣移位在复杂拇指离断伤再植中的应用 ［J］． 中国修复重建外科杂志，2008，22（11）：1292-1295．

［16］ 李桂石，王增涛，朱磊，等． 指动脉皮支与指掌侧固有神经比邻关系及其临床意义 ［J］． 中国临床解剖学杂志，2008，26（1）：25-28．

［17］ 周晓，许亚军，芮永军，等． 指尖横形离断伤的分型及修复方法探讨 ［J］． 中国修复重建外科杂志，2008，22（9）：1089-1091．

［18］ 周晓，芮永军，寿奎水，等． 同指尺侧岛状皮瓣及甲床扩大术修复拇指指端软组织缺损 ［J］． 中华整形外科杂志，2009，25（1）：61-62．

［19］ 乔学岭． 掌背动脉岛状皮瓣修复手指皮肤缺损 ［J］． 中华手外科杂志，2009，25（4）：250．

［20］ 周晓，许亚军，芮永军，等． 同指尺侧顺行岛状皮瓣覆盖回植指骨及甲床修复拇指尖离断伤 ［J］． 中国修复重建外科杂志，2009，23（5）：581-583．

［21］ 周飞亚，高伟阳，吴剑彬，等． 双皮下蒂V-Y推进皮瓣修复指端缺损及疗效观察 ［J］． 中华手外科杂志，2010，26（3）：162-164．

［22］ 周晓，芮永军，寿奎水，等． 带神经的同指螺旋状顺行岛状皮瓣修复指端缺损 ［J］． 中华手外科杂志，2010，26（6）：366-368．

［23］ RUI Y，MI J，SHI H，et al． Free great toe wrap-around flap combined with second toe medial flap for reconstruction of completely degloved fingers ［J］． Microsurgery，2010，30（6）：449-456．

［24］ 阚利民，陈超，张会文，等． 指固有动脉不同节段背侧皮支为蒂的岛状皮瓣修复同指皮肤缺损 ［J］． 中华整形外科杂志，2010，26（2）：110-112．

［25］周晓，芮永军，许亚军，等. 同指尺侧岛状皮瓣远侧V-Y推进修复拇指指端缺损［J］. 中华整形外科杂志，2010，26（6）：414-416.

［26］谢松林，唐举玉，陶克奇，等. 指固有动脉背侧支为蒂的逆行掌指背筋膜皮瓣的应用解剖［J］. 中国临床解剖学杂志，2010，28（1）：97-100.

［27］庞水发，常湘珍，张方晨，等. 皮瓣移植临床应用应坚持原则［J］. 中华显微外科杂志，2010，33（1）：1-2.

［28］周晓，许亚军，芮永军，等. 指动脉远侧指间关节皮支蒂指侧方岛状皮瓣修复指端软组织缺损［J］. 中华整形外科杂志，2011，27（3）：204-207.

［29］仇申强，王增涛，孙文海，等. 手指再造手术中甲瓣供区的修复［J］. 中华显微外科杂志，2011，34（4）：272-275，355.

［30］PAN Y W，ZHANG L，TIAN W，et al. Donor foot morbidity following modified wraparound flap for thumb reconstruction: a follow-up of 69 cases［J］. J Hand Surg Am，2011，36（3）：493-501.

［31］周晓，许亚军，芮永军，等. 拇指桡侧指动脉关节皮支为蒂岛状皮瓣的临床应用［J］. 中国修复重建外科杂志，2011，25（9）：1036-1039.

［32］周晓，许亚军，芮永军，等. 掌远端微型穿支皮瓣在指蹼挛缩修复中的应用［J］. 中国修复重建外科杂志，2011，25（2）：206-208.

［33］周晓，芮永军，许亚军，等. 大鱼际微型穿支皮瓣在拇指近节指腹挛缩修复中的应用［J］. 中国修复重建外科杂志，2012，26（11）：1405-1406.

［34］周晓，芮永军，薛明宇，等. 逆行拇桡侧指背动脉筋膜蒂掌骨皮瓣修复拇指末节复合组织缺损［J］. 中华骨科杂志，2013，33（11）：1104-1108.

［35］周晓，芮永军，寿奎水，等. 拇指背侧皮神经营养皮瓣的临床应用［J］. 中华整形外科杂志，2013，29（5）：383-384.

［36］周晓，许亚军，芮永军，等. 大鱼际部穿支皮瓣在拇指及虎口狭长瘢痕挛缩中的应用［J］. 中华整形外科杂志，2013，29（3）：181-183.

［37］周晓，芮永军，薛明宇，等. 鼻咽窝穿支V-Y接力皮瓣修复拇指指背动脉皮瓣供区［J］. 中国修复重建外科杂志，2014，28（7）：923-924.

［38］周晓，薛明宇，芮永军，等. 指背动脉筋膜瓣结合皮肤原位回植治疗拇指末节指腹撕脱伤［J］. 中国修复重建外科杂志，2015，29（11）：1451-1452.

［39］周晓，薛明宇，芮永军，等. 带部分甲床的指动脉顺行皮瓣侧方推进修复拇指指端斜形缺损［J］. 中国修复重建外科杂志，2015，29（10）：1319-1320.

［40］周晓，薛明宇，许亚军，等. 以指动脉皮穿支蒂接力皮瓣修复指端皮肤软组织缺损［J］. 中华整形外科杂志，2015，31（6）：422-425.

［41］ZHOU X，WANG L，MI J，et al. Thumb fingertip reconstruction with palmar V-Y flaps combined with bone and nail bed grafts following amputation［J］. Arch Orthop Trauma Surg，2015，135（4）：589-594.

［42］周晓，芮永军，薛明宇，等. 游离小鱼际穿支皮瓣修复拇指指腹缺损［J］. 中华整形外科杂志，2015，31（3）：188-191.

［43］SHEN X F，MI J Y，XUE M Y，et al. Modified great toe wraparound flap with preservation of plantar triangular flap for reconstruction of degloving injuries of the thumb and fingers: long-term follow-up［J］. Plast Reconstr Surg，2016，138（1）：155-163.

第 九 章

手指软组织缺损的皮瓣修复

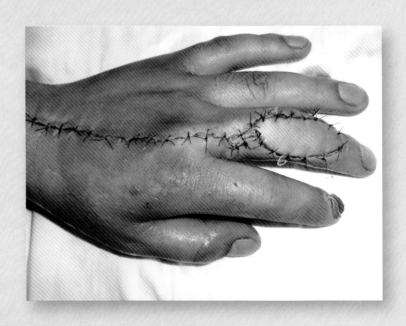

第一节
手指软组织缺损的修复原则

　　手作为人类最重要的劳动器官，其功能完整性对于生产生活都有十分重要的意义。在劳动过程中，不可避免地会遭遇手部损伤，造成手部皮肤软组织缺损。创面暴露可能导致感染、组织坏死、功能障碍，甚至截指等严重后果，需要我们适时选择合理的修复方式予以治疗。这一理念的临床应用并不是一成不变的，而是随着技术的进步、医学认识的深入、患者需求的提高而不断发展的。从植皮覆盖简单创面到皮瓣修复复杂创面，从主干血管轴型皮瓣到穿支皮瓣减小供区损伤，以及肌皮瓣同时修复功能、显微外科皮瓣修薄改善外观，手指软组织修复的理念在不断进步。同时，我们也应注意到，一些不恰当的创面修复方式既会影响手部美观，又无法最大限度恢复手部功能，同时还可能增加不必要的副损伤。

　　经过数十年的发展创新，目前临床上适合修复手指软组织缺损的皮瓣种类繁多，各有优缺点。常用的类型有局部皮瓣（如V-Y皮瓣、推进皮瓣、邻指皮瓣等）、指背侧带蒂皮瓣（如带指背神经或指固有神经背侧支筋膜岛状皮瓣、各类型指动脉背侧支皮瓣等）、指掌侧皮瓣、手背侧带蒂皮瓣（如掌背动脉皮瓣等）、手掌侧皮瓣、远位带蒂皮瓣及游离皮瓣（如腕横纹皮瓣、踇甲皮瓣、第2趾甲皮瓣、足背动脉皮瓣、足趾侧方皮瓣等）。万变不离其宗，对于手指软组织缺损，必须严格掌握一般性的修复原则，坚持把患者利益放在核心位置。

　　在皮瓣选择上，应根据传统的皮瓣修复阶梯理论，遵循局部皮瓣＞远位皮瓣＞游离皮瓣的原则，"宁简勿繁，宁近勿远，宁同勿异，宁带蒂勿游离"。随着显微外科技术的发展，皮瓣理念的更新，倡导皮瓣供区与受区综合设计、功能与外观完美兼顾。修复的首要问题是保证皮瓣成活，应选择解剖相对恒定、血供来源可靠的皮瓣和操作经验丰富的术者，结合血管造影、多普勒超声等血管精确定位技术，提高皮瓣成活率。对于显微操作技术熟练的术者，游离皮瓣也可以作为优先的选择之一。对于功能与美观的需求，应选择组织相似、质地接近、带有神经或可以吻合神经的皮瓣，以恢复其触觉及痛温觉。避免选择形态臃肿、难以修薄、有色斑或色素沉着区域的皮瓣，使修复后指体形态尽可能接近正常，考虑到指甲在功能和美观方面的双重作用，必要时可选择趾甲皮瓣再造指甲。在此基础上，根据患者年龄、性别、职业、需求等方面的个体差异，充分考虑患者风险承受、功能需求、基础疾病、经济能力、宗教或风俗等方面的具体情况，个性化选择皮瓣，如老年患者慎用需肢体长期固定的远位带蒂皮瓣，无法配合术后制动者建议不使用游离皮瓣，生长发育期患者不宜应用手部皮瓣，年轻女性及有特殊职业需要的患者对术后皮瓣外观要求更高，也应慎重选择手部皮瓣。

在利用各类皮瓣修复手部软组织缺损、恢复功能、改善外观的同时，供区损伤也日益成为临床医生关注的问题，如何减小创伤、保护供区外观及功能，事关患者切身利益。利用次要区域修复主要区域也是手指软组织修复的重要原则之一，一般不能使用在美观、功能等方面具有明显作用的区域作为供区。应精准选择轴型皮瓣的血供来源，在保证安全的前提下，尽量利用各级分支血管为蒂，避免损伤主干血管，并按照受区形态、缺损组织类型准确设计皮瓣或复合组织瓣，在减小供区损伤的同时提高手术效果。从功能角度来看，供区功能损伤严重、破坏供区主干血管或主要感觉神经的皮瓣，一般不推荐使用。从美观角度来看，对于远位或游离皮瓣，应选择组织来源隐蔽的位置作为供区，如足部、腹部、腋部等。尤其对于日常外露的供区，应尽可能通过直接缝合、皮瓣分叶（或瓦合）、接力皮瓣、皮肤牵张等方法实现供区闭合。需采用游离植皮闭合的供区创面，应保证皮片具有足够厚度，避免植皮造成的瘢痕挛缩、色素沉着等问题。供区创面的保护已成为评价手术优劣的重要标准之一。

（邵新中）

第二节
手指末节缺损的修复

一、指端缺损的修复

（一）V-Y推进皮瓣

参见第八章第二节。

（二）以一侧指神经血管束为蒂的顺行岛状皮瓣

早在1956年，Littler就采用带一侧神经血管束的环指顺行皮瓣修复拇指创面。该术式用以修复同指指端缺损时，常以V-Y皮瓣形式设计，携带指神经血管束以增加其推进距离，因此也被称为改良V-Y推进皮瓣。根据解剖学研究皮瓣自身推进距离为1.5~2cm，屈曲手指关节可进一步增加其推进距离。皮瓣外观及地质与受区一致，感觉恢复良好，临床应用广泛。

1. **应用解剖**　指神经血管束。手指双侧指神经血管束均可作为血管蒂切取皮瓣，其位于指屈肌腱纤维鞘的两侧，体表投影位于侧方赤白线掌侧约0.5cm处。指动脉位于指神经的背外侧，沿途发出数支掌侧及背侧分支。

2. **手术方法**

（1）皮瓣设计：于手指末节指腹或侧方设计皮瓣，皮瓣可设计为三角形，底边为创面的宽度，近端顶角于侧方，皮瓣长度不超过近指间横纹。可根据创面位置适当调整皮瓣设计的部位。在远指间关节切口处可做Z形设计，以防瘢痕屈曲挛缩。

（2）皮瓣切取：先沿神经血管束向近端作S形切口，显露神经血管束。根据神经血管束位置，可适当调整皮瓣的设计。于神经血管束深面切取皮瓣，携带神经血管束并向近端游离，保留血管蒂旁少量筋膜组织。

（3）皮瓣转移：血管蒂长度以皮瓣可无张力覆盖创面为度。向远端推进皮瓣，覆盖创面，间断缝合伤口，顶角处作V-Y改形缝合。蒂部不能直接闭合时，可取全厚皮植皮。

3. 适应证及注意事项

（1）适应证：皮瓣适用于手指末节指端及小面积指腹软组织缺损，伴指骨外露者。

（2）注意事项：皮瓣切取时皮瓣血管蒂长度分离要足够，避免缝合张力过高，导致掌侧瘢痕屈曲挛缩，造成钩甲畸形。

【典型病例】

带桡侧指神经血管束为蒂的顺行岛状皮瓣修复指端坏死

患者，男性，32岁，左中指指端挤压伤，部分皮肤软组织坏死，约1cm×1.5cm深达指骨（图9-2-1A）；采取带桡侧指神经血管束为蒂的中指顺行岛状皮瓣修复创面，皮瓣作V-Y设计，供区直接闭合（图9-2-1B）；术后3周随访，皮瓣完全成活（图9-2-1C）。

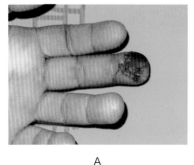 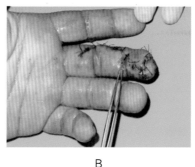 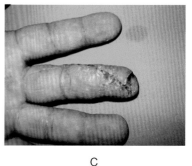

A   B   C

图9-2-1 带桡侧指神经血管束为蒂的顺行岛状皮瓣修复指端坏死

A. 左中指指端皮肤软组织坏死，深达指骨　B. 设计并切取带桡侧指神经血管束为蒂的中指顺行岛状皮瓣修复创面，供区直接闭合　C. 术后3周随访，皮瓣完全成活

二、指腹缺损的修复

（一）游离第2趾胫侧皮瓣

1979年，Buncke和Rose首先采用游离第2趾胫侧皮瓣重建手指指腹趾缺损，但由于显微外科技术的限制，随后的报告并不多。时至今日，超显微外科技术（吻合血管口径0.3~0.8mm）都已日益普及，第2趾胫侧皮瓣已成为修复指腹大面积缺损的首选皮瓣，血管蒂甚至仅需切取趾固有动脉进行趾、指动脉吻合。该皮瓣血运可靠，解剖方便，供区创伤小，可独立修复单指指腹创面，也可联合踇趾腓侧皮瓣形成一蒂双叶的孪生皮瓣，修复多指创面。该皮瓣与手指指腹外观非常接近，包括指腹弧度、脂肪垫、皮肤指纹等；另外该皮瓣皮肤质地厚、耐磨、感觉良好，修复手指后可最大限度恢复手指外观及功能。

1. 应用解剖　第2趾胫侧趾固有动脉为第2趾胫侧皮瓣的供血来源，起源于跖底第1、2跖骨间的蹈趾底总动脉，走行于第2趾屈肌腱胫侧，沿途与趾固有神经伴行。另外，来自足背动脉的第1跖背动脉，走行于第1、2跖骨间背侧，远端于跖骨间深横韧带背侧浅出后，向第1、2趾背侧相对缘发出2条纤细的趾背动脉，而后继续向远端走行，与第1趾底总动脉吻合。

皮瓣静脉为进入第2趾胫侧或指蹼的趾背静脉，汇入跖背静脉，常有深浅交通支将其与第1跖背动脉的伴行静脉相连，该处静脉有时较纤细，且血管壁薄，解剖有一定的难度。

皮瓣神经支配为第2趾胫侧趾固有神经及趾背神经，常与同名动脉伴行。

2. 手术方法

（1）皮瓣设计：根据创面形状剪取布样，并以其在第2趾胫侧固有神经血管束为轴线设计皮瓣，远端可包括整个趾腹，近端可根据需要向近端足背延长，背侧及跖侧一般不超过正中线。

（2）皮瓣切取：通常首先解剖静脉。于第1指蹼向近端足背作S形切口，向两侧锐性剥离，显露皮下静脉，保留进入皮瓣的属支，结扎沿途的分支，并向近端分离至所需长度。动脉解剖时，先切开皮瓣边缘切口，于深筋膜下掀起皮瓣，并显露胫侧趾固有神经血管束，沿其走行向近端游离至趾底总动脉处。高位锐刀切断胫侧趾固有神经，血管蒂的长度取决于受区的情况，可结扎第1趾腓侧趾动脉，获得更长的趾底总动脉蒂，也可选择第1跖背动脉（甚至足背动脉系统）为蒂，但供区创伤较大，一般不建议。动脉、静脉及神经解剖完成后，完整切开皮瓣，在深筋膜下切取皮瓣。注意保护创面的深筋膜、腱周膜等，以利于供区植皮的成活。

（3）皮瓣移植：皮瓣转移至受区与创面缝合固定，受区动脉可取指动脉或指总动脉，进行趾、指动脉吻合；受区静脉常取指背或掌背静脉；神经常吻合于指固有神经，可采取端端缝合或端侧缝合。

3. 适应证及注意事项

（1）适应证：皮瓣适用于2～5指相对较大面积的指掌侧软组织缺损，若创面合并指神经血管束缺损，可利用皮瓣远、近端趾固有神经血管束桥接，在修复创面的同时一期修复神经血管缺损。

（2）注意事项：皮瓣面积不宜过大，尤其是皮瓣宽度不可过多切取趾底皮肤，以免影响足趾负重和行走功能。皮瓣静脉有时较纤细，解剖时要小心谨慎，可携带趾背静脉网及周围的筋膜组织；皮下静脉条件不佳时，要注意保留背侧浅静脉和动脉伴行静脉的交通支，以促进回流。当第一跖背动脉为纤细型或缺如时，不可以此为血管蒂，可取第1趾底总动脉为蒂，必要时可行血管移植桥接动脉。

【典型病例】

游离第2趾胫侧皮瓣修复指掌侧软组织缺损

患者，男性，40岁，左示指掌侧大面积软组织坏死，深达屈肌腱鞘（图9-2-2A），设计右足第2趾胫侧皮瓣并向近端延长（图9-2-2B）。皮瓣一次性完全覆盖创面（图9-2-2C），供区全厚皮植皮（图9-2-2D）。术后5个月随访时供区及受区外观和功能满意（图9-2-2E、F）。

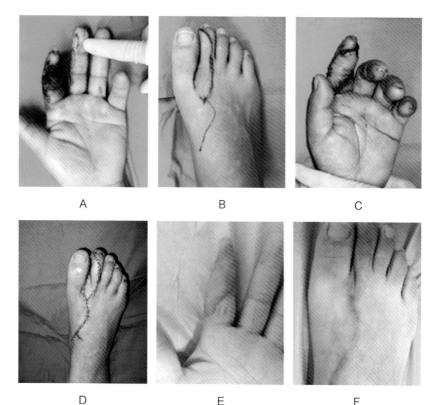

图9-2-2 游离第2趾胫侧皮瓣修复指掌侧软组织缺损

A. 左示指掌侧大面积软组织坏死
B. 设计右足第2趾胫侧皮瓣并向近端延长　C. 皮瓣游离切取后覆盖示指掌侧创面，血管吻合通血，皮瓣血运良好　D. 供区采用全厚皮植皮
E. 术后5个月随访，手指皮瓣血运好，质地柔软　F. 术后5个月随访，供区植皮成活，瘢痕轻，行走及负重正常

（二）指根部岛状皮瓣

自从Littler报告指神经血管束皮瓣以来，该皮瓣被普遍应用于手指部创面的修复，并不断被改良，包括Rose提出的不带指神经的切取方式、Lai等的远端蒂逆行转移方式修复指端的指根部岛状皮瓣，这些经典的术式一直沿用至今。其中指根部皮瓣是修复手指软组织缺损是最常用的轴型皮瓣。皮瓣依靠指动脉供血，血运可靠；供区位于手指侧方，瘢痕隐蔽；皮瓣可带感觉（携带指神经背侧支或指固有神经皮支），感觉、质地良好。皮瓣血管蒂较长，旋转半径大，可覆盖手指任何部位的创面。该皮瓣的缺点是需牺牲手指的一侧指动脉，影响手指的供血，甚至发生手指寒冷不耐受。

1. **应用解剖**　指神经血管束体表投影位于侧方赤白线掌侧约0.5cm，屈肌腱纤维鞘的两侧。指固有动脉在近中节走行于指固有神经的外侧，在末节时逐渐转向内侧，两侧的终末支约在甲根平面会合形成指动脉弓。指固有动脉在近中节走行过程中发出数支皮支，这些皮支可位于指固有神经的掌侧或背侧。

2. **手术方法**

（1）皮瓣设计：根据创面形状，沿神经血管束体表投影在指根部侧方设计皮瓣，面积应略大于创面，皮瓣掌、背侧均不应超过中线。旋转点不超过远指间关节，皮瓣与创面间作连续S形切口。

（2）皮瓣切取：在指根部沿皮瓣设计线先切开掌侧缘或背侧缘，暴露神经血管束，指动脉可能在神经的掌侧或背侧同时发出皮支造成神经骑跨，可将一侧皮支切除，保留另一侧。分离时将指神经分离出去，保留指固有动脉于原位，然后完全切开皮瓣及蒂部皮肤，向远端逆行分离皮瓣，蒂部包含指动脉蒂及周围少量筋膜组织以确保携带伴行静脉以利回流。皮瓣切取时可携带指神经进入皮瓣的分支，并作干支分离，以获得一定的长度，制作成带感觉的皮瓣。

（3）皮瓣转移：皮瓣切取完成后翻转覆盖创面，携带的神经可与创面的指神经断端缝合，缝合伤口。蒂部伤口缝合不宜张力过高，两侧皮肤可作部分皮下剥离，供区取全厚皮植皮。

3. 适应证及注意事项

（1）适应证：皮瓣适用于修复手指末节中等面积的皮肤软组织缺损，伴指骨外露。因皮瓣有一定厚度的脂肪层，尤其适用于指腹部缺损的修复。

（2）注意事项：术前应排除指动脉及动脉弓的损伤（Allen试验）；游离血管时避免过度牵拉皮瓣，以免造成皮瓣与血管分离；指动脉血管蒂游离时应保留血管旁部分筋膜组织，以保留其伴行静脉；解剖时注意避免损伤指固有神经及其背侧支。示指及小指皮瓣供区不宜选择在外侧功能区，以防瘢痕引起的不适或影响美观。

【典型病例】

指根部岛状皮瓣修复指端缺损（中指逆行、环指顺行）

患者，女性，38岁，机器压砸伤，右中、环指指端软组织缺损，残端创面见指骨外露。中指取以尺侧指动脉为蒂的指根部逆行岛状皮瓣，环指取以桡侧指神经血管束为蒂的指根部顺行岛状皮瓣修复创面（图9-2-3A、B）。术后6个月随访见皮瓣外观满意，质地好，指甲无钩甲畸形，关节功能无明显受限（图9-2-3C~E）。

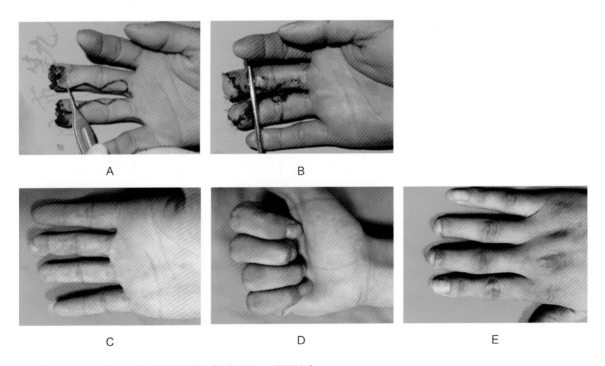

图9-2-3 指根部岛状皮瓣修复指端缺损（中指逆行、环指顺行）

A. 右中、环指指端缺损，创面及指骨外露，中指设计尺侧指根部逆行岛状皮瓣，环指设计桡侧指根部顺行岛状皮瓣　B. 皮瓣转移完成，中指皮瓣供区全厚皮植皮，皮瓣血运良好　C~E. 术后6个月随访，皮瓣完全成活，质地良好，关节屈伸功能无明显异常

（三）指动脉掌侧支岛状皮瓣

指动脉掌侧支皮瓣临床开展较少，文献报告也不多。Kim 等报告了应用以指动脉掌横支为蒂的掌侧岛状皮瓣修复指端缺损，国内胡鸿泰等也报告了该皮瓣的解剖学规律和临床应用效果。钱俊等利用末节指腹掌横支设计了改良横行皮瓣通过 90°旋转后覆盖指端创面。基于掌横支的掌侧岛状皮瓣，皮肤质地耐磨，具有一定的脂垫厚度，重建的指腹外观良好，且皮瓣携带掌侧神经分支，可恢复良好的感觉。但在掌侧切取皮瓣，供区瘢痕明显，有瘢痕挛缩及影响手指功能的风险。

1. 应用解剖　手指掌侧皮肤由呈树状分布的指动脉掌横支营养，根据 Voche 等和 Strauch 等报告在指腹中段一般存在 4～7 个横支，均来自指固有动脉，两侧相互吻合。根据胡鸿泰等的解剖学研究，在手指掌侧主要存在 3 个掌横支形成的动脉弓，其出现率和解剖位置恒定，近、中节支均位于掌侧十字韧带交叉处，末节支位于指深屈肌腱止点的远侧，末节支的起点在远指间横纹以远 1.6～12.6 mm，平均为 5.9mm，其外径为 0.16～0.7mm，平均为 0.37mm；中节支的起点在远指间横纹以近 2.7～6.78mm，平均为 4.05mm，其外径为 0.2～0.6mm，平均为 0.36mm。

2. 手术方法

（1）皮瓣设计：根据创面大小、形状，在指掌侧的桡侧或尺侧设计皮瓣。皮瓣可横行或斜行设计，蒂部位于掌横支对应侧的指固有动脉体表投影处，以末节支为蒂时不超过远指间横纹。

（2）皮瓣切取：先切开皮瓣远侧切口，于屈肌腱鞘浅层切取皮瓣，注意保留指固有神经所发出的进入皮瓣的分支。皮瓣掀起后向蒂部分离，可见指动脉掌横支和一些细小分支进入皮瓣，将其均纳入皮瓣，蒂部保留部分筋膜组织，无须刻意解剖掌横支血管。结扎切断与之吻合的对侧掌横支，并将指神经血管蒂主干向近端游离一定长度。

（3）皮瓣转移：皮瓣蒂部游离至一定长度后，旋转皮瓣覆盖创面，间断缝合，注意蒂部避免缝合过紧而影响血运。供区直接缝合或全厚皮植皮。

3. 适应证及注意事项

（1）适应证：修复末节指腹中小面积的皮肤软组织缺损。当缺损位于末节支以远时，可利用远节支设计皮瓣以缩短皮瓣的旋转半径；当缺损达远指间横纹时，应设计以中节支为蒂的岛状皮瓣。

（2）注意事项：皮瓣不宜设计过长，一方面可能出现皮瓣远端供血不足，另一方面指掌侧供区跨关节瘢痕易挛缩而造成手指主动活动受限。

当术中发现掌横支血管过于细小或有损伤时，可将指动脉主干带入皮瓣，形成以指动脉供血的岛状皮瓣，以确保皮瓣成活。

【典型病例】

指动脉掌横支岛状皮瓣修复指端缺损

患者，男性，45 岁，机器压砸伤致右示指指端缺损，指骨外露（图 9-2-4A）。设计同指指腹横行的末节掌横支岛状皮瓣修复创面，皮瓣横径等于皮瓣纵径加创面长度，尺侧神经血管束为血管蒂主干（图 9-2-4B）。皮瓣切取后旋转 90°，一次性同时闭合供区及受区创面（图 9-2-4C）。术后皮瓣完全成活，外观满意（图 9-2-4D）。

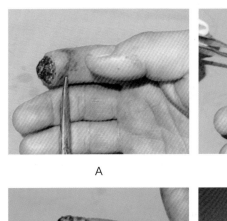
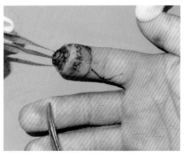
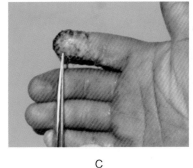
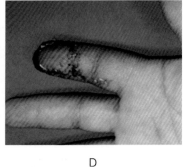

A   B

C   D

图9-2-4 指动脉掌横支岛状皮瓣修复指端缺损

A. 右示指指端缺损，指骨外露 B. 设计右示指末节掌横支皮瓣 C. 皮瓣90°旋转，同时覆盖受区及供区创面 D. 术后皮瓣完全成活，外观饱满

（四）指动脉背侧支逆行岛状皮瓣

1989年，Koshima提出穿支皮瓣的理念以来，临床开始应用穿支皮瓣修复创面，其中指动脉背侧皮支皮瓣为微型穿支皮瓣的经典。我国学者杨大平2001年通过影像解剖学研究，切取以指掌侧固有动脉背侧皮支为蒂的邻指岛状皮瓣获得成功。2007年，李岩峰和崔树森报告了带感觉的指动脉终末背侧皮支皮瓣修复同指指腹缺损。由于不牺牲主干血管，且可携带指背部的神经（包括指背神经或指神经背侧支），在以神经的链式血管确保了皮瓣供血的同时，形成了带感觉的皮瓣，临床应用越来越普遍。该皮瓣的缺点是供区位于指背，瘢痕影响美观，另外皮瓣回流依赖于筋膜蒂，静脉危象率相对较高。

1. **应用解剖** 指固有动脉自指总动脉发出后向指端走行，沿途发出多支背侧皮支，其方向与手指纵轴基本平行。在近节和中节，指动脉背侧皮支分别位于近节基底移行部和指骨颈部，皮支发出至伸肌腱侧缘，分别向近端和远端形成上行支和下行支。与相邻节段的背侧支和同指对侧的背侧支吻合，与指背侧神经滋养血管也有丰富的吻合。

指背感觉神经支配：近节指背受指背神经支配，其来自掌背皮神经的终末支。中、末节背侧受固有神经背侧支支配，其在近节1/3处发自指固有神经，斜行向背侧远端走行，至近指间关节后于指背向远端走行，并发出多支分支。

2. **手术方法**

（1）皮瓣设计：根据创面形状，于近端指背设计皮瓣，略大于创面。皮瓣轴线：手指近指间关节和远指间关节桡背侧或尺背侧连线。旋转点：指固有动脉背侧支的穿出点，修复末节缺损，通常选择中节指骨颈的背侧支作为旋转点。面：于伸肌腱膜层以浅切取皮瓣。皮瓣通常设计为尖角位于皮支穿出点的水滴形，以方便皮瓣旋转后蒂部的闭合。

（2）皮瓣切取：首先切开皮瓣近端切口，寻找背侧神经，根据其位置适当调整皮瓣的切口，以确保神经进入皮瓣。皮瓣由近及远、由背侧向掌侧掀起，探查指动脉背侧穿支，与术前定位比对并调整，蒂部在指动脉背侧支周围保留宽约0.5cm的筋膜组织。

（3）皮瓣转移：皮瓣旋转点至创面间的皮肤作潜行剥离，形成明道。皮瓣转移覆盖创面，并将指背神经与固有神经断端缝合，皮瓣缝合要注意避免张力过高，必要时可作减张缝合。供区直接缝合或全厚皮植皮。

3. 适应证及注意事项

（1）适应证：皮瓣可携带指背侧神经或指固有神经背侧支，用以修复指腹部等功能区软组织缺损，可获得良好的感觉恢复。

（2）注意事项：指动脉背侧支穿出点有一定的解剖变异，术前可采用彩色多普勒血流显像检测并定位穿支。背侧支血管非常纤细，极易损伤而造成手术失败，术前应排除创伤所致的损伤，另一方面术中操作要谨慎，避免医源性损伤。术中若发现背侧支损伤或缺如，可变更为关节支或关节血管网的筋膜蒂皮瓣。

【典型病例】

指动脉背侧支逆行岛状皮瓣修复指腹缺损

患者，女性，38岁，压砸伤，左中指末节掌侧软组织缺损、环指毁损伤（图9-2-5A）。行左环指残端修整、中指创面清创术，在左中指指腹创面设计指动脉中节背侧支逆行岛状皮瓣（图9-2-5B）。术中先作皮瓣背侧及近端切口，显露指动脉背侧支，皮瓣以指动脉中节远端背侧穿支的下行支为血管蒂逆行供血（图9-2-5C），皮瓣转移后可见血运良好（图9-2-5D）。术后4个月随访，外观及质地良好（图9-2-5E）。

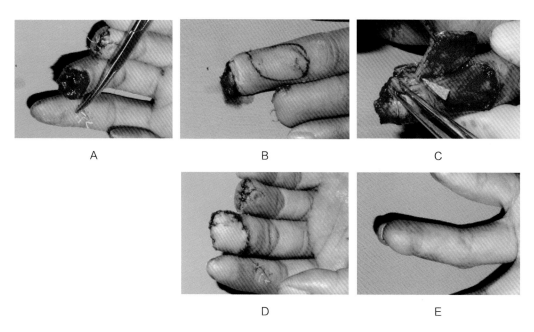

图9-2-5 指动脉背侧支逆行岛状皮瓣修复指腹缺损

A. 左中指末节掌侧软组织缺损、环指毁损　B. 设计左中指指背指动脉背侧支逆行岛状皮瓣　C. 术中显露指动脉中节远端背侧支　D. 皮瓣转移后，血运良好　E. 术后4个月随访，皮瓣外观及质地良好

（五）带指神经背侧支的逆行岛状皮瓣

1992年，Endo等通过解剖学研究提出于指侧方偏背侧设计指根部岛状皮瓣，以携带指固有神经背侧支，可制作成带感觉的轴型皮瓣。皮瓣供血及解剖与传统的指根部皮瓣一致，仅需将供区位置作相应的调整。通过吻合皮瓣携带的感觉神经，可获得一定的感觉恢复，缺点是牺牲中末节背侧皮肤的感觉。

1. 应用解剖　指固有神经背侧支支配中、末节背侧皮肤感觉，其在近节1/3处发自指固有神经，斜行向背侧远端走行，至近指间关节后于指背向远端纵向走行。指神经背侧支在指根部位于指动脉的背侧。

2. 手术方法　皮瓣切取时血管游离方法同指根部岛状皮瓣，在指神经背侧支解剖时注意防止神经与皮瓣分离，并保留神经一定的长度，用以转位后与受区神经缝合。当受区创面伴有神经节段性缺损时，皮瓣修复时可利用指神经背侧支桥接修复。

3. 适应证及注意事项

（1）适应证及注意事项：皮瓣适用于中等大小的软组织缺损，由于皮瓣带感觉，更适合修复指腹部创面。皮瓣面积较小时，指神经背侧支往往位于皮瓣边缘或皮瓣外，无法携带于皮瓣内，则不宜采取该术式。

（2）适应证及注意事项：指神经背侧支有解剖变异，偶有缺如，可将携带指固有神经的进入皮瓣的皮支作为替代方案。神经长度不够时，可于背侧支起点处作一定的指神经干、支分离，获得足够的长度。

【典型病例】

带指神经背侧支的逆行岛状皮瓣修复末节指腹缺损

患者，男性，54岁，机器挤压伤致左示指末节指腹软组织缺损，创面约2cm×1.5cm，指骨外露，设计尺侧指根部逆行岛状皮瓣修复创面（图9-2-6A）。皮瓣携带指固有神经背侧支，与对侧指固有神经断端缝合（图9-2-6B），术毕皮瓣血运良好（图9-2-6C）。术后6个月随访，皮瓣外观满意，质地、感觉良好（图9-2-6D）。

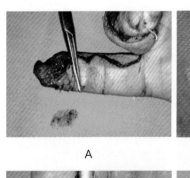
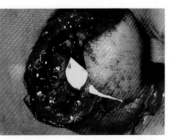
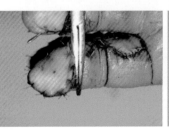
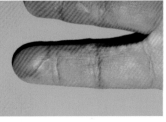

A　　　　　　　　B

C　　　　　　　　D

图9-2-6 带指神经背侧支的逆行岛状皮瓣修复末节指腹缺损

A. 左示指指腹缺损，指骨外露，设计尺侧指根部逆行岛状皮瓣　B. 皮瓣携带指神经背侧支，与对侧指神经断端吻合　C. 术毕皮瓣血运良好　D. 术后6个月随访，皮瓣外观满意，质地、感觉良好

（六）足趾孪生皮瓣（相邻两趾）

孪生皮瓣是指一蒂双叶的皮瓣，常用以一期修复相邻的多指软组织缺损。2001年，芮永军等报告了利用姆趾腓侧与第2趾胫侧孪生趾腹皮瓣一期修复相邻两指掌侧皮肤软组织缺损的成功应用。该足趾孪生皮瓣是以第1跖背动脉或第1跖底总动脉供养的姆趾腓侧皮瓣和第2趾胫侧皮瓣的一蒂双叶皮瓣，两块皮瓣仅需吻合一套血管蒂，简化了手术，降低了血管吻合口相关的手术风险。皮瓣外观饱满，皮肤耐磨并具有指纹，同时皮瓣携带趾神经，可恢复良好的指腹感觉。因此，足趾孪生皮瓣尤其适用于修复相邻两指的指腹缺损，是接近生理重建指腹的修复方法。

1. 应用解剖　皮瓣以第1跖背动脉、第1跖底总动脉或趾固有动脉系统供血。第1跖背动脉在趾蹼处发出姆趾、第2趾背动脉，走行于姆趾、第2趾背侧的相对缘。第1跖底总动脉在趾蹼处与第1跖背动脉吻合，向远端发出姆趾腓侧、第2趾胫侧固有动脉，走行于姆趾、第2趾跖侧相对缘。在第1跖背动脉为Gilbert Ⅲ型（纤细或缺如）时，可利用第1跖底总动脉为供血动脉切取皮瓣。

跖背侧皮下浅静脉为皮瓣的回流静脉，姆趾、第2趾背侧或趾蹼静脉，有时较纤细，往往形成血管网，在浅筋膜层向近端走行并会合，而后向内侧走行，注入大隐静脉。

皮瓣位于趾侧方，趾固有神经支配其感觉，其与趾固有动脉伴行。

2. 手术方法

（1）皮瓣设计：根据创面的大小、形状、部位，结合所需的血管蒂长度，按前述的姆趾腓侧及第2趾胫侧皮瓣，沿姆趾、第2趾相应侧的趾固有动脉设计皮瓣，并沿皮瓣两侧及趾蹼背侧设计弧形切口并向第1跖背延长。

（2）皮瓣切取：首先切开背侧皮肤向两侧潜行分离，显露浅静脉。解剖姆趾趾背静脉，此静脉口径细小，在趾间关节和跖趾关节处位置更浅表，在真皮下走行，沿此浅静脉向近端分离至趾蹼间。同法解剖第2趾背静脉，在趾蹼间两侧静脉会合后向内侧走行，注入大隐静脉。牵开静脉，在趾蹼间游离第1跖背动脉，以及姆趾、第2趾背动脉，同时向趾蹼解剖，显露与跖底总动脉的交通，以及向远端发出的姆趾和第2趾固有动脉。当第1跖背动脉为Gilbert Ⅰ型或Ⅱ型时，可作为供血动脉；当第1跖背动脉为Gilbert Ⅲ型时，则需向近端解剖第1跖底总动脉，以此为蒂切取皮瓣。解剖趾固有动脉时，同时解剖两侧趾神经，获取适当的长度后封闭切断。完全切开皮瓣，并于深筋膜以浅切取皮瓣，形成以第1跖背动脉或跖底总动脉为蒂的姆趾和第2趾孪生趾腹皮瓣。

（3）皮瓣移植：皮瓣移植至受区，皮瓣缝合固定后，解剖受区指总动脉或指固有动脉、指背或掌背静脉作为受区血管，与皮瓣血管吻合，指固有神经断端和两叶孪生皮瓣的神经分别吻合，可采取端端缝合或端侧缝合。

3. 适应证及注意事项

（1）适应证：适用于相邻两指较大面积的软组织缺损，尤其是指掌侧软组织缺损。也可将皮瓣瓦合应用，以修复手指脱套性损伤。当受区合并甲床缺损时，可将皮瓣设计向背侧扩大，携带背侧指甲及甲床，一期重建修复指甲缺损。

（2）注意事项：修复手指远端创面时，血管跨度和长度可能不够，供区皮瓣设计应尽量偏向远端，以增加血管蒂的长度，必要时切断其中一块皮瓣的动脉，取静脉移植桥接，增加其长度，以满足受区需要。两块皮瓣的静脉解剖时，应选择偏近端的会合点，可避免作血管移植。

若受区创面过大过长，可将皮瓣向近端延长至跖背部，但趾蹼处皮肤应作一定的保留，以防受区形成空腔，造成植皮坏死或形成瘢痕挛缩，影响足趾功能。

皮瓣在近趾蹼处软组织明显增厚，切取时注意避免携带过多的筋膜组织，以防术后皮瓣外观臃肿，影响修复指的外观。

【典型病例】

游离踇趾及第2趾孪生皮瓣修复中环指指腹缺损

右手中、环指中末节掌侧软组织缺损，创面见屈肌腱及指骨外露（图9-2-7A），设计左踇趾及第2趾胫侧孪生皮瓣（图9-2-7B），第1跖底总动脉为共干血管蒂，携带背侧浅静脉，形成一蒂双叶皮瓣（图9-2-7C），一期修复中、环指创面（图9-2-7D）。半年后随访见受区皮瓣外观及功能满意，供区足部外观及负重行走等功能无明显受限（图9-2-7E、F）。

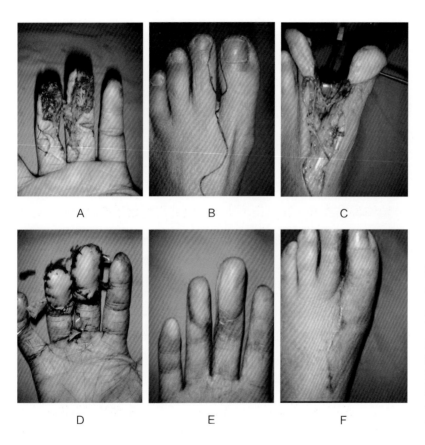

图9-2-7 游离踇趾及第2趾孪生皮瓣修复中、环指指腹缺损

A. 右手中、环指掌侧软组织缺损，创面见屈肌腱及指骨外露 B. 设计左踇趾腓侧及第2趾胫侧孪生皮瓣 C. 皮瓣游离完成，形成一蒂双叶皮瓣 D. 皮瓣移植至受区，血运良好 E. 半年后随访，皮瓣外观满意、质地好 F. 半年后随访，供区植皮一期成活，足部外观及功能恢复良好

（七）双侧踇趾侧腹（或孪生）皮瓣（多指）

对于多根手指（2指或以上）指掌侧软组织缺损，修复具有一定难度。理想的修复方式应一期分指修复所有创面，并且恢复手指良好的外观和功能，并具有良好的感觉功能。联合应用双侧的踇趾或第2趾侧腹皮瓣可同时分别修复多指创面，为临床效果较理想的修复方式。

对于两指创面，趾孪生皮瓣或双侧第2趾胫侧皮瓣可修复；对于3指创面，可采取一侧足趾孪生皮瓣联合另一侧第2趾胫侧皮瓣联合修复；对于4指创面，可采取双侧足趾孪生皮瓣修复；但对拇指指腹大面积创面，应单独设计踇趾腓侧皮瓣修复；当各指创面距离间隔较远，由于血管跨度的限制，不适宜采用孪生皮瓣修复时，可考虑分别设计单独的踇趾腓侧或第2趾胫侧皮瓣移植分别修复创面。踇趾腓侧皮瓣、第2趾胫侧皮瓣以及足趾孪生皮瓣的手术方法在相关章节已有详述。

注意在多块皮瓣移植时，受区血管应避免同时使用同一手指的双侧动脉、相邻的指总动脉，以免造成手指供血障碍，甚至发生手指坏死。另外，在同一足分别单独应用踇趾腓侧皮瓣和第2趾胫侧皮瓣时，因跖底总动脉或跖背动脉只能保留于其中一块皮瓣，另一皮瓣仅可作短蒂的趾-指动脉吻合或行血管移植增加血管蒂的长度。

（八）邻指带蒂皮瓣

1950年，Gurdin 和 Pangman 首先报告邻指带蒂皮，应用患指相邻手指背侧的皮肤制作皮瓣，术中将皮瓣翻转至患指，覆盖掌侧创面。该手术简单易行，皮瓣菲薄，血供可靠，不依赖知名血管供血，携带指背侧神经，可制作带感觉的皮瓣，为修复伴有指动脉损伤的指掌侧创面的常用方法。该术式的演变术式包括设计邻指带蒂筋膜瓣联合植皮修复指背侧创面。其缺点为相邻两指强迫体位易发生关节僵硬，且需二次手术断蒂。

1. 应用解剖　指背皮肤的血供主要来源于指固有动脉的背侧支，通常发支于指骨的基底、颈部、骨干中段等区域，分别向近端和远端形成上行支和下行支，并互相吻合，同时与对侧皮支也广泛交通。近节指背神经为掌背皮神经延续的终末支，中、末节背侧神经为指固有神经背侧支，其在近节1/3处发自指固有神经，斜行向背侧远端走行，至近指间关节平面达指背区，走行至末节，沿途发出多个分支。

2. 手术方法

（1）皮瓣设计：首先根据伤指最舒适体位选择邻指供区位置。以创面的大小和形状剪取样布，设计皮瓣，长、宽均大于缺损区边缘的3mm左右，蒂部适当增加长度，以保留手指间隙有一定的空间。

（2）皮瓣切取：将皮瓣切开，保留蒂部皮肤，于伸肌腱腱膜浅层切取皮瓣，将指背静脉止血后带入皮瓣，可携带指背侧神经，形成带感觉的皮瓣。

（3）皮瓣转移：皮瓣翻转，覆盖创面，间断缝合。供区取全厚皮植皮，皮片缝合时注意将蒂部皮片和受区创面的创缘缝合。皮瓣术后应进行可靠的固定，采用多层纱布固定邻指手指，防止撕脱。2周后在局部麻醉下拆线断蒂，修整蒂部后缝合皮肤。

3. 适应证和注意事项

（1）适应证：邻指带蒂皮瓣可修复手指掌侧中等大小的创面，尤其适用于指动脉严重损伤的手指软组织缺损。多指缺损时，可于多个手指指背连续设计皮瓣，分别覆盖各伤指创面。

（2）注意事项：设计皮瓣时应避开关节区，以免影响关节运动功能，必要时可斜行设计皮瓣或将手指置于屈曲位，确保创面覆盖良好。皮瓣蒂部应保留一定的长度，使两指间留有间隙，局部可保持透气干燥，并使手指进行少量相对活动。

【典型病例】

邻指带蒂皮瓣修复左中指中末节掌侧皮肤软组织缺损

患儿，男性，5岁，左中指被机器绞伤，开放性指骨骨折伴中末节掌侧皮肤软组织缺损。急诊清创内固定，创面见屈肌腱、血管神经束外露（图9-2-8A）。设计并切取环指邻指带蒂皮瓣修复中指创面（图9-2-8B、C）。术后2周断蒂，术后皮瓣血运良好（图9-2-8D）。

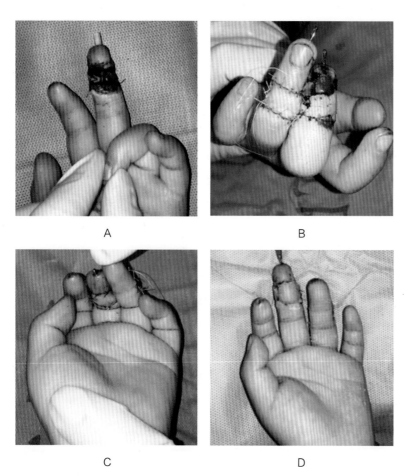

图9-2-8 邻指（环指）带蒂皮瓣修复左中指中末节掌侧皮肤软组织缺损

A. 左中指中末节掌侧创面 B. 邻指（环指）带蒂皮瓣修复创面，环指背侧植皮 C. 术后即刻掌侧皮瓣外观 D. 术后2周断蒂

三、指甲缺损的修复

（一）游离部分跗甲皮瓣

参见第八章第四节的相关内容。

（二）游离第2趾甲皮瓣

游离第2趾甲皮瓣常用以修复手指背侧皮肤软组织缺损同时合并甲床缺损的创面，重建具有指甲的手指，在外观上获得完美的修复，真正实现"缺什么，补什么；缺多少，补多少"的修复理念。Khouri和Diehl于1992年首先报告了第2趾甲皮瓣，他们将其用于修复手指脱套伤，国内侯瑞兴在1999年首先报告游离第2趾甲皮瓣修复手指中末节脱套伤，张全荣等利用第2趾甲皮瓣联合跗趾腓侧皮瓣瓦合修复手指脱套伤，也有相当的文献报告采用趾甲皮瓣修复手指背侧合并甲床缺损的创面。无论采取何种切取方式和移植方式，文献报告均获得了满意的效果，该皮瓣具有菲薄、趾甲大小合适、血运可靠的优点，同时皮瓣可携带神经以防远期发生组织萎缩和感觉障碍，最终恢复良好的手指外观。其缺点是第2趾供区创面植皮存在坏死风险，必要时需要做短缩或部分截趾，而这会增加足部创伤。

1. **应用解剖** 游离第2趾甲皮瓣血管、神经解剖与第2趾胫侧皮瓣一致。

2. **手术方法**

（1）皮瓣设计：根据受区缺损范围于第2趾的趾背及胫侧设计皮瓣。皮瓣背侧包括趾甲、甲床及必要的皮肤软组织，可根据创面情况扩大至趾侧方，皮瓣通常需包含胫侧部分皮肤、趾动脉及进入皮瓣的皮支。皮瓣远端可至趾端，近端可至趾蹼或跖背。

（2）皮瓣切取：首先切开跖背及趾背皮肤，游离趾背静脉，并向近端游离。切开趾蹼显露第2趾固有动脉及第1跖底总动脉，并向远端游离，注意保留趾动脉向背侧发出的营养皮瓣的皮支血管链。与第2趾胫侧皮瓣一样，皮瓣以第1跖底总动脉或跖背动脉为血管蒂。趾甲皮瓣应具有神经支配，以防远期发生皮瓣萎缩、趾甲畸形。皮瓣的腓侧及背侧神经支配主要来自腓浅神经的足背皮神经，胫侧部分由腓深神经的第2趾背背侧分支。术中可在皮瓣的两侧于浅筋膜层探寻进入皮瓣的皮神经分支作为营养神经。趾背侧静脉往往较纤细，可携带背侧静脉网并向近端游离主干静脉。

（3）皮瓣移植：移植至受区后，首先将趾甲进行缝合固定，注意防止歪斜不正，影响最终修复效果。通常采取指—趾动脉（和静脉）吻合的方式重建血运，神经可与指固有神经背侧支或指背神经吻合，也可与指固有神经端侧吻合。供区创面可做全厚皮植皮或短缩部分趾骨残端缝合。

3. **适应证及注意事项**

（1）适应证：皮瓣适用于修复手指中、末节背侧皮肤软组织缺损，同时伴有趾甲缺损；可携带部分指骨或趾腹组织，修复手指指端复合组织缺损；也可作环形设计，修复手指中末节脱套伤，或联合姆趾腓侧瓣或其他皮瓣修复全指脱套伤。

（2）注意事项：皮瓣切取时，必须仔细保留趾动脉发出的进入皮瓣的皮支血管，可携带部分胫侧皮肤或筋膜组织，以确保皮瓣的供血。术中应首先探查趾蹼处血管情况，明确第2趾胫侧趾动脉的分型，血管细小时可考虑同时携带趾背-跖背动脉系统或腓侧趾动脉作为第二套血供系统。

完整的趾甲和甲床组织剥离是本术式的操作难点。剥离时可首先锐性剥离两侧甲沟部分，甲床体部可使用微型骨膜剥离器贴骨剥离，注意保护甲基质的完整性，确保术后趾甲生长的完整性和光滑性。若患者趾甲外形短小，可一期行甲床扩大术。

【典型病例】

游离双足第2趾甲皮瓣修复示中指背侧复合组织缺损

患者右手多指因梳毛机致伤，导致示、中环指的中末节背侧软组织缺损，合并甲床及指甲缺损，指骨外露（图9-2-9A）。设计游离双足第2趾甲皮瓣移植修复创面，一期重建指甲。皮瓣以胫侧趾固有动脉为蒂，皮瓣切取范围包括趾背皮肤软组织及完整的甲床，以及趾甲组织（图9-2-9B、C）。皮瓣移植至受区，分别修复示、中指创面，并分别重建指甲,血运良好（图9-2-9D）。术后皮瓣顺利成活，术后4个月随访，获得满意的外观及功能恢复（图9-2-9E～G）。

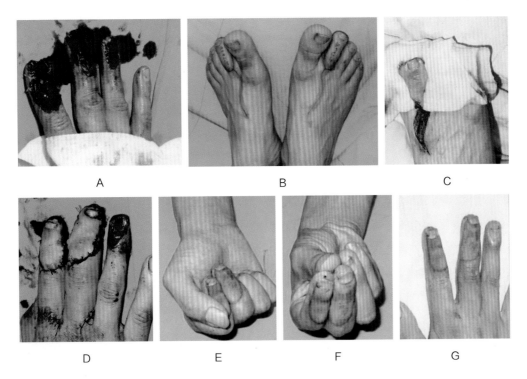

A   B   C

D   E   F   G

图9-2-9 游离双足第2趾甲皮瓣修复示、中指背侧复合组织缺损

A. 右手示、中、环指背侧软组织缺损，累及甲床　B. 设计游离双足第2趾甲皮瓣　C. 顺利切取皮瓣　D. 皮瓣移植至受区创面，血运良好　E～G. 术后4个月随访，指甲皮瓣及指甲外观恢复满意，指甲正常生长，手指屈曲及对指功能良好

（糜菁熠　赵刚）

第三节

近中节软组织缺损的修复

一、掌背动脉逆行岛状皮瓣

1987年，Earley 和 Milner 首次报告了掌背血管的解剖，揭示了掌背动脉的走向。1990年，Maruyama 猜测在掌背动脉末端应该有丰富的血管和手掌血管系统相交通。他以当时已经成熟的逆行皮瓣理论为基础，以逆行第2掌背动脉为供血，在第2和第3掌骨背之间切取皮肤筋膜瓣，用于修复手指的皮肤缺损，获得成功。Yousif（1992）和 Olave（1997）通过尸体解剖发现，在掌骨颈平面，掌背动脉和掌侧指动脉之间有交通支。此后，由于掌背动脉逆行岛状皮瓣血供可靠，得到了广泛的应用。

1. **应用解剖** 腕背动脉弓向远端发出第2、第3和第4掌背动脉（而第1掌背动脉起自桡动脉），走行于骨间背侧肌表面，在掌骨基底和掌骨颈平面，与掌侧动脉有交通动脉相连。第1和第2掌背动脉恒定，第3和第4掌背动脉存在变异。掌背动脉外径为0.5～0.7mm，走行于相邻两掌骨之间的骨间背侧肌浅面，沿途发出6～10个分支，供应皮肤、骨间肌、掌骨和腱膜。距离指蹼缘10～13mm，动脉通过指蹼动脉（外径约0.7mm，长度约1.1mm）与掌心动脉交通，继续向远端走形，形成终末支（示指尺背侧动脉和中指桡背侧动脉）。在伸肌联合腱以远，掌背动脉向近端发出皮支（外径约0.2mm），在皮下形成血管链，走行与对应的掌背动脉平行，并在掌骨基底平面与该掌背动脉交通。第4掌背动脉的出现率为96%。起点外径约0.4mm，其近端的轴点距尺骨茎突约3cm。第4掌背动脉主要分为三型：①Ⅰ型，为尺动脉腕背支的直接延续。②Ⅱ型，由腕背动脉与掌深弓的掌背穿支相交通形成。③Ⅲ型，与腕背动脉不交通，而是在远、近侧交通支之间形成较粗大的皮支，并在深筋膜层形成血管网，与指总动脉有吻合支。第4掌背动脉多无伴行静脉（60%），少数有1条（30%）或2条（10%）伴行静脉，回流入手背静脉网。尺神经的手背支走行与第4掌背动脉一致。

2．手术方法

（1）皮瓣设计：①点，皮瓣旋转轴点可以设计在选用的第2、第3或第4掌背动脉走行的任何一处，但最远处距离指蹼皮肤游离缘约1.5cm；②线，以掌背动脉的体表投影（即指蹼中点至相邻掌骨基底中点连线）为轴线；③面，根据创面大小和形状设计皮瓣，皮瓣较创面大10%。皮瓣的最大切取范围近端可达腕背横纹，远端可达指蹼皮肤游离缘，两侧距离血管轴线2.5cm。

（2）皮瓣切取：在上臂或腕部止血带控制下，沿皮瓣切口设计线切开一侧皮肤和皮下组织，直达深筋膜。向两侧牵开，显露示、中指伸肌腱，可见第2掌背动、静脉走行于骨间背侧肌表面。在皮肤和深筋膜的边缘缝合数针以防止两者撕脱。连带肌膜，将第2掌背动、静脉从骨间背侧肌表面游离。由近至远分切开皮瓣其余边缘。保留皮下组织和筋膜蒂（宽约10mm），以利静脉回流。无须显露蒂根部细小的背、掌侧血管交通支，以免损伤。

（3）皮瓣移植：经皮下隧道或开放切口，覆盖创面。供区直接缝合或植皮。

3．适应证及注意事项

（1）适应证：根据血管蒂和皮瓣旋转后可达到的位置，主要用于修复两掌骨对应的手指中节或近节背侧创面，或近节掌侧创面。

（2）术式主要操作要点：①掌背动脉逆行岛状皮瓣较为可靠，掌背动脉与腕背皮动脉网有交通，因此，切取范围甚至可以达到尺骨茎突水平，两侧达到相邻掌骨外侧缘；②静脉回流障碍是皮瓣坏死的主要原因。为防止此并发症，可以将皮瓣远端的静脉与受区静脉吻合，也可以在蒂部结扎较粗的回流静脉，以前者效果较好；③鉴于第4掌背动脉变异较大，手术前需要超声甚至动脉造影确认动脉存在为妥。

【典型病例】

病例一：第2掌背动脉逆行岛状皮瓣修复中指背侧缺损

患者，女性，18岁，左中指近指间关节软组织缺损。以第2掌背动脉为蒂，在手背和腕背设计逆行岛状皮瓣（图9-3-1A）。术中将血管蒂向远端游离至掌侧动脉交通支处，皮瓣修复创面，供区直接闭合（图9-3-1B）。

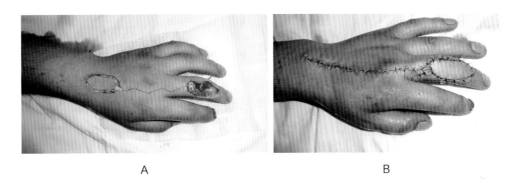

A

B

图9-3-1　第2掌背动脉逆行岛状皮瓣修复中指背侧缺损

A. 设计皮瓣　B. 修复中指背侧创面

病例二：第4掌背动脉逆行岛状皮瓣修复环指背侧缺损

患者，男性，38岁，左中、环、小指近指间关节背侧软组织缺损（图9-3-2A）。以第4掌背动脉为蒂，在手背设计逆行岛状皮瓣（图9-3-2B），修复环指背侧创面后，供区植皮（图9-3-2C）。术后3个月，供区和受区外观良好（图9-3-2D）。

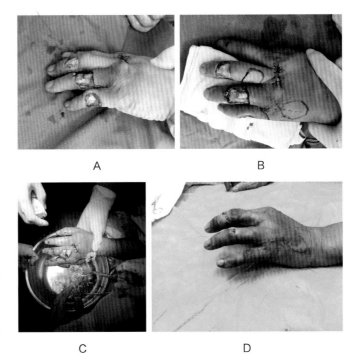

A

B

图9-3-2　第4掌背动脉逆行岛状皮瓣修复环指背侧缺损

A. 左中、环小指近指间关节背侧皮肤缺损　B. 设计皮瓣　C. 修复创面　D. 术后3个月，供区和受区外观良好

C

D

病例三：第4掌背动脉逆行岛状皮瓣修复小指瘢痕切除后的创面

患者，男性，28岁，左小指掌侧外伤后瘢痕挛缩（图9-3-3A）。Z形切开和切除瘢痕后，近节和中节掌侧软组织有缺损（图9-3-3B）。以第4掌背动脉为蒂，在手背设计逆行岛状皮瓣，经皮下隧道将皮瓣引至创面（图9-3-3C、D）。修复小指创面（图9-3-3E）。术后1年，小指功能良好（图9-3-3F）。

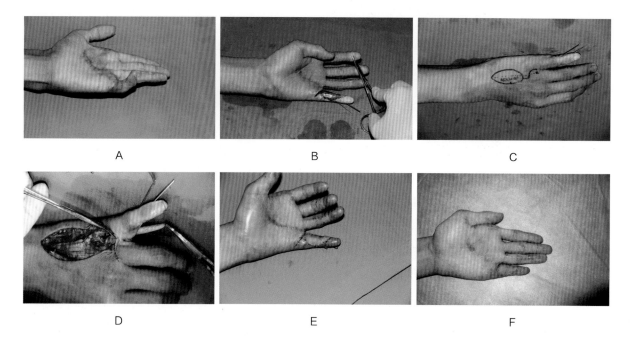

A   B   C

D   E   F

图9-3-3 第4掌背动脉逆行岛状皮瓣修复小指瘢痕切除后的创面

A. 左小指掌侧瘢痕挛缩 B. 切除瘢痕后，软组织缺损 C. 设计皮瓣 D. 切取皮瓣后经皮下隧道引至创面 E. 修复创面 F. 术后1年，小指功能良好

二、邻指指动脉岛状皮瓣

标准的邻指指动脉岛状皮瓣以指固有动脉和伴行静脉为蒂，皮瓣为顺行，不包含指固有神经。手术无须显微血管吻合技术，也无须二次手术断蒂。该皮瓣取自邻指，皮瓣颜色、厚度、质地均与伤指非常相似。但可切取的皮瓣较小，难以修复较大创面，且牺牲一侧指动脉。

1. **应用解剖** 在手掌，掌浅弓发出指总动脉，并在掌指关节水平发出2条指固有动脉，分别沿着相邻两指的侧掌部走向远端，在末节指腹形成丰富的血管网。指固有动脉沿途向掌侧和背侧发出多个皮穿支和关节穿支。手指两侧指固有动脉通过这些皮穿支形成的血管网，这是皮瓣设计可以超越手指冠状面正中线的基础。指固有动脉伴行静脉细小，直径约为动脉的1/3～1/2或更小，故游离血管蒂时带少许筋膜蒂，以增加静脉回流。指固有神经位于指固有动脉掌内侧，向指背发出多条背侧分支。

2. **手术方法**

（1）皮瓣设计：①点。以邻指和伤指共同的掌侧指总动脉叉处（指蹼以近1cm）为旋转点；②线。以邻指指固有动脉走行的体表投影为轴线；③面。根据创面大小和形状，在供指掌侧、背侧或侧面，设计皮瓣。皮瓣供区尽量避开关节，减少术后瘢痕对关节功能的影响。皮瓣较创面大10%。

（2）皮瓣切取：采用臂丛神经阻滞麻醉，在上臂或腕部止血带控制下手术。在供指神经血管束部皮肤做Z形切口，切开皮肤、皮下组织，显露神经血管束。游离神经血管束，并将指固有神经从神经血管束中游离出来，将神经血管束周围组织作为皮瓣的蒂部用于静脉回流。并向近侧游离至指蹼以近约1cm处，即指总动脉分叉处，指蹼切口设计成Z形，以避免术后瘢痕挛缩，向远端游离至皮瓣处。按照皮瓣设计线切开皮瓣并将皮瓣游离，注意勿使皮瓣和指固有动脉两者撕脱。

（3）皮瓣转移：在伤指受区和皮瓣蒂部旋转点之间作Z形切开，或经皮下隧道，将皮瓣引导到受区缝合，注意蒂部勿扭转。供区创面全厚皮片植皮，打包固定。

3. 适应证及注意事项

（1）适应证：由于该皮瓣质地和邻指相同或相似，皮瓣薄。根据血管蒂和皮瓣旋转后可达到的位置，适合修复邻指的近节和中节掌侧（或背侧）缺损，也可以修复手指侧方缺损。蒂部携带的指固有动脉可以用于修复邻指动脉缺失；若携带指背神经，可以修复指固有神经缺损。

（2）注意事项：①术前应详细检查伤手情况，了解病史，以排除供指指固有动脉损伤；②由于手术损失供指的1根指固有动脉，术前应采用Allen试验确认另一条指固有动脉通畅；③术中注意保留供区的指固有神经，以免造成供指感觉减退；④避免蒂部受压，有利于静脉回流；⑤术后注意观察皮瓣肿胀情况，如果出现静脉回流障碍，应查看是否蒂部受压，必要时可以拆除部分缝线；⑥供区取全厚皮片植皮，减轻供区瘢痕挛缩；⑦如需在指蹼间做切口，应设计成交角为60°的大Z字形，以免造成指蹼瘢痕挛缩。

三、游离桡动脉腕横纹穿支皮瓣

2003年，Sakai首次报告了桡动脉掌浅支皮瓣横行皮瓣的临床应用，并因该皮瓣供区损伤小、受区术后外观好，获得较好疗效，临床应用逐渐变得广泛。在国内，沈永辉团队、巫文强团队、张亚斌团队、张文龙团队先后报告了该皮瓣的应用解剖或临床应用，取得了满意的临床效果。腕部掌侧桡动脉掌浅支皮瓣修复手指皮肤缺损，具有皮瓣薄、无毛发、质地与手指皮肤相近、可携带正中神经掌皮支及掌长肌腱形成复合组织移植、对手部血供影响小、供区隐蔽等优点。缺点是游离移植对术者显微外科血管吻合技术要求高、携带正中神经移植时可造成手掌感觉障碍。

1. 应用解剖

（1）皮瓣切取范围：皮瓣设计时宽度不宜超过2cm，桡侧以拇长展肌腱为界，尺侧以尺侧屈腕肌腱为界，可切取范围为从4cm×2cm到6cm×2cm，可携带正中神经掌皮支及掌长肌腱，形成复合组织瓣，游离移植修复手指相应组织缺损。皮瓣切取后屈曲腕关节，供区可直接缝合，形成一横行线样瘢痕。

（2）皮瓣解剖：腕掌侧桡动脉腕横纹穿支恒定出现，一般由桡动脉或桡动脉掌浅支发出1~5支穿支营养腕部掌侧皮肤组织，该穿支起始处直径为0.1~0.6mm。常常至少有1支穿支直径大于0.3mm。桡动脉或桡动脉掌浅支发出的较粗穿支距桡动脉掌浅支起始处0.6~2.2cm，平均为1.2cm（舟骨结节近侧0.8~1.5cm，平均为1.2cm），这是该皮瓣设计的解剖学基础。腕横纹穿支的走行角度（最粗大的一条腕横纹穿支与桡侧腕屈肌腱的夹角）为60°~85°，平均为76°。40%腕横纹穿支斜行跨越掌长肌腱鞘与尺动脉在腕掌侧向桡侧发出的皮支吻合，也可通过皮下及真皮内链状吻合营养越过中线的腕部尺侧皮肤。桡动脉掌浅支第1分支距离桡动脉掌浅支起始处平均1cm，一般可满足血管吻合，如部分患者掌浅支血管蒂过短，可吻合其远端。正中神经掌皮支在距离腕横纹以近6~12cm处发自正中神经桡侧，逐渐浅出至腕部掌侧深筋膜，其直径与指神经相仿，可与指神经吻合。腕部掌侧浅表静脉丰富，血管直径 0.7～1.2mm，可切取长度达 3～5cm，并与指背静脉吻合，满足皮瓣的静脉回流。

2. 手术方法

（1）皮瓣设计：首先采用彩色多普勒超声血流探测仪探测桡动脉掌浅支起始点及走行，并用记号笔标记；桡动脉掌浅支起始点多在桡骨茎突上方 1～2cm 内，发出后斜向舟骨结节尺侧走行于腕部掌侧，以中间腕横纹为轴心线，设计一横行椭圆形皮瓣，皮瓣尽量靠向掌桡侧，以便于桡动脉腕横纹穿支位于皮瓣中部，桡侧边缘不超过拇长展肌腱，尺侧边缘不超过尺侧腕屈肌腱，皮瓣最宽处最好在 2cm 内。按缺损大小放大 10% 设计皮瓣并画线。拇、小指主动（或被动）对指，屈曲腕关节，显露掌长肌腱并标记。按压肘部使浅表静脉充血，根据需要，在皮瓣近侧腕掌部皮肤选择 2 条浅表静脉并标记。对合并肌腱、指神经及指动脉缺损者，可携带掌长肌腱及正中神经掌皮支，用于修复肌腱、神经缺损，将桡动脉掌浅支桥接修复指动脉缺损。

（2）皮瓣切取：切开皮瓣近侧，显露桡动脉及其掌浅支起始处，以细胶条绕过桡动脉掌浅支及伴行静脉起始处并妥善保护。提起切口近侧皮肤，沿标记向近侧解剖分离 2 条 1～3cm 长的浅表静脉。在此切口根据需要向近侧解剖分离掌长肌腱 0.5～1cm，在掌长肌腱桡侧向近侧分离解剖正中神经掌皮支 1～2cm。自皮瓣尺侧缘在深筋膜下方向桡侧解剖皮瓣，注意确保掌长肌腱、正中神经掌皮支、浅表静脉、桡动脉掌浅支在皮瓣内，不必刻意寻找桡动脉掌浅支的皮支。皮瓣解剖完成后，松止血带观察皮瓣血供情况，皮瓣充分充血后断蒂。

（3）创面修复：将皮瓣移植到受区，缝合数针固定。伴肌腱缺损者，先行掌长肌腱移植修复；皮肤缺损位于手指近节、中节并伴指神经缺损者，取皮瓣内的正中神经掌皮支桥接移植修复；皮肤缺损位于指端并伴神经缺损者，将皮瓣内的正中神经掌皮支近端与指神经断端作端端吻合。将皮瓣内的浅表静脉与手指指背静脉端端吻合 1～2 条，桡动脉掌浅支与指动脉端端吻合。通血观察皮瓣血运，确定血运良好后缝合修复皮肤缺损创面，注意吻合动、静脉无扭转。

3. 适应证及注意事项

（1）适应证：手部皮肤缺损伴神经、血管、肌腱、骨骼外露的创面修复。

（2）注意事项：①修复手指功能区缺损时，应注重修复神经，重建感觉，可携带神经皮支以重建指腹的感觉功能。腕部掌侧的皮肤神经支配包括前臂外侧皮神经、桡神经浅支、正中神经皮支（以正中神经掌皮支为主）。皮瓣携带正中神经掌皮支的效果最佳；②术前应行彩色多普勒超声检查，如发现桡动脉掌深支缺如，掌浅支为桡动脉直接延续时，因血管直径大，与指动脉不匹配，切取皮瓣后对手部血供影响较大，应放弃或取对侧腕部桡动脉掌浅支皮瓣；③术中就要仔细游离血管，避免其损伤；④术中皮瓣供区应确切止血，避免局部形成血肿压迫腕管而导致腕管综合征的发生。

【典型病例】

游离桡动脉腕横纹穿支皮瓣修复中指中末节皮肤缺损

患者，女性，33 岁，因右手中指热压伤致中末节掌尺侧皮肤坏死缺损，伴肌腱、骨质外露。择期清创，软组织缺损大小为 4.8cm×2.8cm（图 9-3-4A）。设计并切取同侧腕横纹皮瓣，大小为

5.5cm×3.2cm（图9-3-4B）。吻合中指尺侧指掌侧固有动脉与桡动脉掌皮支重建皮瓣血运。指掌侧静脉及指背侧静脉分别与皮瓣内桡动脉掌浅支伴行静脉及皮下浅静脉吻合（图9-3-4C、D）。术后20个月随访，手指皮瓣色泽正常，无臃肿。手指功能正常，供区瘢痕不明显（图9-3-4E、F）。

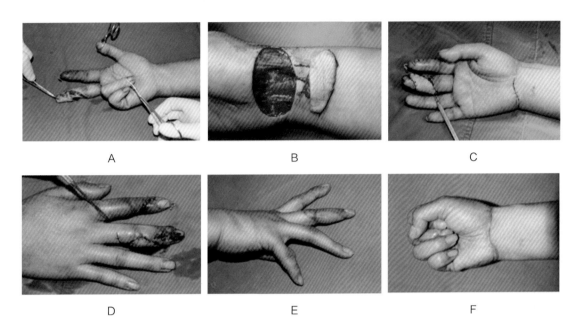

图9-3-4　游离桡动脉腕横纹穿支皮瓣修复中指中末节皮肤缺损

A. 右中指中末节皮肤缺损清创后　B. 切取右手掌腕横纹掌侧皮瓣　C. 修复术后掌侧观　D. 修复术后背侧观　E. 术后20个月随访，伸指情况　F. 术后20个月随访，屈指情况和供区外观

（图片来源：唐山市第二医院张文龙提供）

四、游离足底内侧皮瓣

廖道生早在1989年就对足底内侧皮瓣进行了报告。足底外侧、足跟、足远端跖趾关节处皮肤是负重行走非常重要的功能区，为皮瓣切取的禁区。而足底内侧皮瓣位于足的非负重区，具有切取面积较大、可以携带足底内侧神经的感觉支重建感觉、满足创面修复要求、供瓣区相对隐蔽等优势，可以最大限度恢复外形及功能，是修复手掌及腕部创面的理想供瓣区之一。

1. 应用解剖

（1）皮瓣切取范围：足底内侧皮瓣能够切取的范围目前无详细临床资料报告，主要遵循足底功能区不破坏原则以及供血相对安全原则。孙广峰等认为足底内侧皮瓣切取的安全范围，远端至跖骨头平面，不能超过跖趾关节；足底外侧保留至少2/5负重区域；近端足跟不能切取；足内侧近端不超过内踝，远端不超过第1跖趾关节，前内侧不超过踇长伸肌腱体表投影。

（2）皮瓣解剖：足底内侧动脉在踇展肌和趾短屈肌的肌间隙内。发出3～5支皮穿支至足底内侧非负重区，以近侧端的一两支为主，均起源于足底内侧动脉的浅支，由近及远分别命名为足底内侧第1、2皮穿支，外径分别为（0.87±0.06）mm和（0.78±0.07）mm，这些穿支营养足底内侧皮瓣。

2. **手术方法**　标记内踝前缘延续线与足底内侧缘的交点，从该点至第1、2跖骨头间引一直线，为皮瓣的轴心线，在轴心线两侧，于跖骨头后面足底非负重区设计皮瓣。

于内踝后下方作弧形切口，并与皮瓣下缘相连续，切开踝管，显露胫后动、静脉，沿血管神经束向远侧分离，切开足蹈展肌，显露足底内侧动脉、神经与足底外侧动脉、神经。沿足底内侧动脉、神经向足底内侧肌间隔处剥离，在近肌间隔处显露足蹈展肌深面的足底内侧动脉深支，将其切断并结扎。切开皮瓣内侧缘，在深筋膜与足蹈收肌之间向肌间隔游离，并在肌间隔内侧向深层显露。牵开足蹈展肌与足蹈短屈肌，可见肌间隙内侧走行的足底内侧动脉内侧支及其发出的皮支。切开皮瓣外侧缘，在深筋膜与跖腱膜之间，向足底内侧肌间隔分离，并在足底内侧肌间隔的外侧向深部剥离。牵开趾短屈肌，即可看到肌间隔内侧的足底内侧动脉为浅弓支与足底内侧神经外侧支，神经在动脉的深层，将足底内侧神经的内、外侧支与其所伴行的足底内侧动脉内侧支和内浅弓支分离，神经发出的皮支逆行分离至适当长度，然后于近端切断。在血管深面切断足底内侧肌间隔，把足底内侧皮瓣与足底内侧动脉内浅弓支（有时为足底内侧动脉浅支）、足底内侧神经皮支一并提起，这时只有足底内侧血管蒂与足部相连，观察皮瓣血供良好后断蒂。

3. **适应证及注意事项**

（1）适应证：吻合血管的足底内侧皮瓣游离移植多用于修复手掌皮肤软组织缺损。

（2）注意事项：①切取前应用彩色多普勒超声血流仪定位足底内侧动脉及其穿支，明确有无变异、闭塞或缺如，若有，则改用其他方案；②皮瓣切取要保护足底内侧神经的肌支以及足趾的感觉分支，否则容易引起溃疡，影响行走；③切取时注意保护进入皮瓣的感觉支，便于缝合神经以重建感觉，若不重建皮瓣感觉，则影响修复效果；④切取范围要严格掌控，不能越过功能区，否则影响足的负重行走；切取面积也不能过大，否则容易引起皮瓣远端部分坏死；⑤携带足底内侧动脉主干长度有限，以不超过足底内、外侧动脉分叉处为宜，不能损伤足底外侧动脉，否则对足的血供影响较大，若动脉血管蒂长度不够，可采用游离静脉移植桥接。

（邵新中　张旭）

五、足外侧皮瓣

足外侧皮瓣是以足跟外侧动脉为血管蒂的皮瓣。王成琪与钟世镇协作，于1983年7月进行足外侧部皮瓣的解剖学研究，并首先将游离足外侧部皮瓣移植应用于临床，获得成功，为游离皮瓣移植提供了一个新的供区。该皮瓣有皮下脂肪少、不臃肿、不滑动、耐压磨、皮瓣区感觉神经外径较粗、蒂较长、可供对接、移植后感觉恢复好等诸多优点。

1. **应用解剖**　足外侧皮瓣的轴心血管是足跟外侧动脉，此动脉来自腓动脉与胫后动脉分支之间的吻合。动脉：跟外侧动脉是该皮瓣的蒂血管，是由腓动脉的分支与胫后动脉的分支组合而成的。其中接腓动脉段（90.38%）较粗，平外踝上缘处其外径平均为1.6mm；而接胫后动脉段（9.62%）较细，平外踝上缘处其外径平均为1mm。跟外侧动脉从两个不同起始来源会合后，呈单干下行，至平外踝尖处外径平均约为0.8mm，绕过外踝后弯向前，其终末支达第5跖骨底或第5趾根部。静脉：足外侧皮瓣的静脉较丰富，除跟外侧动脉有伴行静脉外，还有小隐静脉。与跟外侧动脉伴行的静脉，多数人为1条，少数人为2条。伴行静脉在汇接腓静脉和胫后静脉处，其外径约为1.7mm，皮瓣区的浅层有小隐静脉经过，平外踝尖处的外径约为3.2mm。深、浅静脉间有交通支吻合，因此，当动脉伴行静脉太细时，只吻合浅层小隐静脉即足够满足皮瓣静脉血回流。神经：足外侧皮瓣的神经是由足背外侧皮神经支配的，该神经在由腓肠神经从小腿后面经过皮瓣区至足背外侧后改称足背外侧皮神经，平外踝尖处其横径平均为0.7mm。该神经向下行至外踝下缘下方27mm处分为两终支。其中，外侧支分布于足背外侧缘皮肤，此支是足外侧皮瓣的神经主干，向近侧端可与内侧支分开向近侧端游离，达足够长度后切断，以供移植对接；内侧支分布于第4、第5趾范围及其相应的足背外侧皮肤。手术中可与外侧支分离后保留原位，以免影响第4、第5趾区域皮肤感觉。从解剖层次来看，足外侧皮瓣中小隐静脉位置最浅，足背外侧皮神经居中，跟外侧动脉最深。这种由浅到深的解剖层次，排列非常恒定，可作为解剖分离皮瓣时参考。

2. 手术方法

（1）皮瓣设计：用彩色多普勒超声血流仪，探测动脉穿出深筋膜部及其向远侧走行的情况，并以血管走行为轴心线，或以外踝与跟腱间的中线为轴心线，用甲紫标记出切取皮瓣的范围。修复跟后创面时，设计跟后外侧短皮瓣；修复跟底创面时，设计足外侧长弧形皮瓣。

（2）皮瓣切取：首先解剖血管蒂，在气囊止血带下，先切开皮瓣的前缘，在外踝上方，向深部解剖达腓骨肌肌膜。在腓骨后缘、外踝上3～4cm处，跟外侧动脉穿出小腿深筋膜，向外踝后方及远侧走行。先于腓骨肌之间解剖分离出血管蒂，并沿肌间向上解剖达需要的长度，将蒂血管解剖分离清楚，然后再行皮瓣切取。从皮瓣远侧切开皮肤，达深筋膜下，沿皮瓣边缘由远侧向近侧解剖游离至外踝前下方处，常有血管交通支穿入跗底，应切断结扎。解剖至外踝与跟腱处时，应保留外踝和跟腱上面的皮肤于原位，以免日后瘢痕形成，因不耐摩擦而损伤。皮瓣内有2～4条小隐静脉的分支及足背外侧皮神经（腓肠神经末支），此神经在外踝下缘下方分为2条终支，可将分布于皮瓣的外侧支与内侧支分开，并从干内向近侧端分离达需要的长度再切断；分布于第4、第5趾范围皮肤的内侧支保留于原位。

（3）皮瓣移植：皮瓣除血管蒂外，已完全游离，再根据受区的需要，向上解剖血管神经达足够长度后切断移植。供区创面一般需要皮片植皮封闭。

3. 适应证及注意事项

（1）适应证：足外侧皮瓣主要用于足跟足底部创面修复，也可移植修复手部较小创面。

（2）注意事项：①对于老年患者或者下肢血管有损伤的患者，尤其是皮瓣远端需延伸至第5跖骨基底时，应先做多普勒超声检查血管情况，必要时可做皮瓣延迟手术，以保证皮瓣血供良好；②跟外侧动脉较细小，切取皮瓣时无须先分离血管蒂，而自皮瓣远端开始，紧贴骨膜外组织向上逆行解剖。这样不仅操作简单，而且不易损伤皮瓣血管；③切取皮瓣时应将足外侧皮神经内侧支包含在皮瓣内，使转移皮瓣有良好感觉，而将皮神经外侧支保留于肢体原供区，以保证供区足外侧缘感觉不受损害。

六、游离足背三叶皮瓣（3指）

胫前动脉延伸足背动脉分出跗外侧动脉、跗内侧动脉和第1跖背动脉，并供应足背内、外和第1跖背区域的皮肤血运。1996年，许亚军等利用足背动脉皮穿支的特点，提出了利用足背3个穿支皮瓣共用一套母血管修复多指损伤的方法，一次性完成手术，手术时间短。各分叶皮瓣均有知名血管供血，皮瓣血供充分，分支血管均有相当的长度，便于旋转。皮瓣薄，接近手部皮肤，皮肤耐磨，外观好。供区为非功能区，皮肤缺损处可用游离皮片覆盖。可同时切取趾长伸肌腱及足背皮神经形成复合瓣，并能修复手指复合伤。缺点有牺牲1条主要动脉、供区植皮不易成活、供区瘢痕形成影响美观、足背感觉功能障碍等。

1. 应用解剖

（1）足外侧穿支皮瓣：足背的外侧血供来源有；一是跟外侧动脉，来自跟腱前间隙，由胫后动脉与腓动脉下端吻合支上发出，与足背部小隐静脉和足背外侧皮神经伴行口；二是腓动脉终末穿支，发出降支；三是外踝前动脉，发自胫前动脉下端；四是跗外侧动脉，发自足背动脉。

上述4个不同来源的血管在皮瓣区相互吻合沟通。路来金等发现跗外侧动脉血管恒定，直径粗、血管蒂长。邱长胜等解剖研究发现，该血管于内、外踝的最高点连线下（2.6±1.1）cm处起于足背动脉外侧，发出后斜经舟骨外缘，穿趾伸短肌深面，紧贴骰骨背侧面行至第5跖骨底附近，分出前行支和后行支两终支。终支发出皮动脉浅出有两种形式：①直接皮动脉，在跗外侧动脉体表投影线上距足背动脉（1.2±0.1）cm处进入深筋膜，并浅出至皮下；②肌皮动脉穿支，在跗外侧动脉体表投影线上距足背动脉（2.7+0.2）cm处，垂直穿过趾短伸肌达深筋膜，并浅出至皮下。跗外侧动脉终末端（分出前、后支之前）插管，缓缓注入碳素墨汁，范围约为4cm×6cm。

（2）足内侧皮瓣：该穿支动脉在浅、深筋膜内形成丰富的吻合血管网，其来源包括胫前动脉的内踝前动脉和跗内侧动脉；胫后动脉的足底内侧动脉的浅支（后支）、深支内侧支（中支）和趾底内侧血管浅支（前支）。陈茂林等对30例动脉内灌注红色乳胶的成人足标本解剖研究发现，跗内侧动脉踝间线下方（2.0±0.8）cm起始于足背动脉，斜越趾长伸肌腱深面之后，沿胫骨前肌腱前方向前下走行，达内侧楔骨附近，分出前、后支，其间有吻合支者占66.7%，并分别与趾底内侧动脉浅支和足底内侧动脉浅支吻合。该动脉主干沿途发出2～3条皮穿支，分布于足内侧浅层结构中。张发惠等分别在浅支、深支和内踝前动脉作中华墨汁注射后，见皮肤着色范围，包括内踝前、第1跖骨中段以远，以及两侧向足背、足底延伸，大小约为9cm×6cm至10cm×8cm。

（3）第1跖背穿支皮瓣：足背动脉主干经内侧楔骨和第2跖骨底之间进入第1跖骨间隙后端，分为足底深支和第1跖背动脉。第1跖背动脉在第1跖骨间隙内前行，沿途发出分支到跖趾关节、骨间肌及皮肤。该动脉外径平均为1.5mm，第1跖背动脉是跖背动脉皮瓣最理想的血供动脉，但它在跖骨间隙内的深浅不一，按其解剖径路及分支形式可分为三型：①Ⅰ型。位置浅，占45%。其中第1跖背动脉全程位于浅筋膜内或骨间肌表面。该型是切取皮瓣最理想的解剖类型；②Ⅱ型。位置深，占46%。本型的第1跖背动脉、跖底动脉以总干发自足底深支和足底动脉弓的延续部，穿过骨间肌前端到达背侧；③Ⅲ型。第1跖背动脉细小，一般不适用于切取皮瓣。静脉回流有两套，即深部通过动脉的伴行静脉，以及浅部通过足背静脉弓回流入大隐静脉。

2. 手术方法

（1）皮瓣设计：三叶皮瓣设计需根据患者手指皮肤损伤情况而定，注意各皮瓣大小和穿支血管情况。术前，在足内侧、第1跖背、足外侧分别设计三叶皮瓣。足内侧皮瓣以舟骨粗隆到第1跖骨头间的连线为轴，向外至胫前肌内缘，向内至足底1/3，皮瓣可切取的范围为5cm×12cm。第1跖背皮瓣以第1跖背动脉体表投影为纵轴，向内走行至足背足底结合处，向外至第3跖骨外缘，皮瓣可切取6cm×8cm。足外侧皮瓣：以外踝尖到第5跖骨头外缘间的连线为轴，向内至足背外1/3，向外至足底延伸面，皮瓣切取尺寸为6cm×12cm。

（2）皮瓣切取：①足内侧皮瓣。作踝前切口，显露伸肌支持带，从趾长伸肌和姆长伸肌间进入，向两侧牵，显露并游离出胫前和足背动脉，在舟楔关节处显露皮穿支，以此为中心切开皮瓣近侧和外侧，注意保留皮瓣神经，结扎静脉后将皮瓣掀起，用"会师法"游离母血管，切开皮瓣边缘后将其全部掀开至踝前；②足外侧皮瓣。多普勒超声确定跗外侧动脉和外踝前动脉位置，牵开趾长伸肌后暴露分离上述血管，切开皮瓣近侧和内侧部分，注意保护神经，结扎静脉后将其掀开，于舟骨结节处显露皮穿支，游离血管后将皮瓣全部掀开至踝前；③第1跖背皮瓣。如果是跖背动脉Ⅱ型，则应注意保护近、远端皮支；跖背动脉Ⅲ型，保留近端筋膜，皮支包含在皮瓣内。

（3）皮瓣移植：经皮下隧道将三叶皮瓣血管、神经蒂拉至腕部切口中，缝合皮瓣将其固定，吻合皮瓣足背动脉和桡动脉腕背支，并对应吻合静脉，再吻合大隐静脉和头静脉，吻合腓深神经和桡神经浅支。检查皮瓣血运情况，确认正常后缝合全部皮瓣，放置引流条。

3. 适应证及注意事项

（1）适应证：主要适用于多个手指创面的修复。对于手指创面伴有伸肌腱缺如的创面，在切取皮瓣时可携带2～4条趾长伸肌腱，修复手指肌腱缺损，使肌腱保持血供。

（2）注意事项：①胫前动脉5条分支存在变异，术前可采用多普勒超声、血管造影等方法，了解血管情况。凡足背动脉缺如或极细者不宜切取该皮瓣；②供区保留肌腱腱膜，避免肌腱外露，影响植皮成活；③确保血管长度，避免分支扭曲、有张力、骑跨；④穿支细小，切勿损伤。

【典型病例】

游离足背三叶皮瓣修复1～3指背侧皮肤缺损

患者被机器伤及右手，急诊行清创后，见右手1～3指背侧皮肤缺损（图9-3-5A），创面无法直接闭合，骨质及肌腱外露，择期行同侧游离足背三叶皮瓣，同时修复右手1～3指皮肤缺损（图9-3-5B～F）。供区采用游离皮片移植覆盖（图9-3-5G、H）。术后随访，皮瓣及植皮成活良好（图9-3-5I～K）。

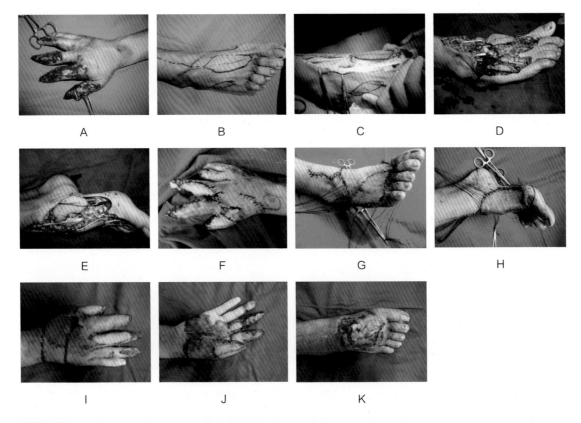

图9-3-5 游离足背三叶皮瓣修复1～3指背侧皮肤缺损

A. 术前创面缺损外观 B. 设计游离足背三叶皮瓣 C～E. 皮瓣切取 F. 皮瓣移植覆盖创面 G、H. 供区游离植皮覆盖 I、J. 术后皮瓣成活良好 K. 供区游离植皮成活

七、游离足背双叶皮瓣（单侧或双侧，2指或4指）

在游离足背三叶皮瓣（跗外侧动脉、跗内侧动脉和第1跖背动脉）的基础上，可以仅仅切取其中2叶，形成双叶皮瓣。用于修复2指创面，或切取双侧足背双叶皮瓣，修复4指创面。

1. 应用解剖 同足背三叶皮瓣。

2. 手术方法 同足背三叶皮瓣。

3. 适应证及注意事项

（1）适应证：切取一侧足背双叶皮瓣，可以修复单指环状脱套伤、2指背侧或掌侧创面。切取双足背侧双叶皮瓣，可以修复2指脱套伤，4指背侧或掌侧创面。

（2）注意事项：同足背三叶皮瓣。

（于亚东　邵新中）

八、游离腓肠内侧（或外侧）动脉皮瓣

腓肠内侧动脉穿支皮瓣是一种利用走行于腓肠肌内侧头内的腓肠内侧动脉的肌皮穿支供血，保留腓肠肌，而单独切取皮肤软组织的皮瓣。西班牙的Cavadas等于2001年最先报告。

1. **应用解剖** 腓肠内侧动脉自腘窝褶皱上方1.2～2cm平面直接起源于腘动脉，起始部外径（2.58±0.44）mm，肌外血管长度为（2.9±2.1）cm，在腘窝褶皱以远（0.5～2.8cm）水平入肌，主干入肌后沿肌纤维方向向下走行，并分为内侧支及外侧支，于腓肠肌内侧头表面发出1～4条肌皮穿支，穿支点距后正中线0.5～5cm，距腘窝褶皱6～17.5cm，穿过深筋膜处外径为（0.82±0.14）mm，血管蒂长（11.6±2.5）cm，穿支中有2条比较粗大，分别距腘窝褶皱8cm及15cm。

2. **手术方法**

（1）皮瓣设计：穿支皮瓣的设计重点在于穿支点的定位，不准确的定位轻则会加重创伤，增加手术风险，重则直接导致手术的失败。根据腓肠内侧动脉较粗大穿支出现的规律，目前主要有以下两种方法定位穿支：①2006年Kim等提出的方法。以腘窝中点到内踝连线为轴线，在轴线上距腘窝中点8cm为圆心，向远端画一个半径为2cm的半圆，该范围即为腓肠内侧动脉第1肌皮穿支可能出现区域；②2012年潘佳栋等提出的方法。以腘窝中点至内踝连线与股骨内上髁至外踝连线交点为圆心，作一半径为4cm的圆，肌皮穿支就出现在此区域。此类"体表画线定位法"虽可以大体确定穿支位置，为手术切口提供一个大体的方位，但不够精确，不能应对一些客观存在的解剖变异的情况。术前借助高频彩超检查定位穿支，可大大提高穿支定位的准确性，有助于精确地了解穿支的有无、数目、位置及管径，更方便皮瓣的设计及切取（图9-3-6）。

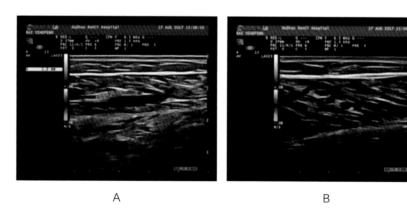

A   B

图9-3-6 高频彩超检查辅助穿支定位

A. 腓肠内侧动脉主干 B. 穿支与深筋膜交点

（2）手术切取：手术在全身麻醉或连续硬膜外麻醉下进行。患者取仰卧位、髋关节屈曲外旋位，膝关节屈曲，下肢不驱血就直接打止血带。根据术前穿支点的定位画线，先切开皮瓣内侧缘，如有皮下静脉可予以保留备用。于深筋膜下向外侧掀起皮瓣，保护沿途遇到的每一条穿支，保留1～2条较粗大的穿支后，可根据需要再次调整皮瓣设计。接着在腓肠肌内侧头的肌肉内，向近端逆向解剖所需的血管蒂长度。然后切开皮瓣四周，形成以腓肠内侧动脉为蒂的岛状皮瓣，松止血带

观察血运。后根据需要，转移到受区或断蒂后游离移植到受区。皮瓣宽度小于6cm可直接缝合。

3. 适应证及注意事项

（1）适应证：腓肠内侧动脉皮瓣带蒂转移可修复膝周围及小腿近1/3的软组织缺损；游离移植可用于四肢及头颈部的中小面积软组织缺损，可携带部分腓肠肌内侧头，形成复合组织瓣填塞空腔。此皮瓣尤其适合修复足背中远端的中小型创面。

（2）注意事项：①此皮瓣穿支虽相对恒定，但其穿支点的位置变异范围较大，甚至会遇到腓肠肌内侧头表面无穿支的情况，术前要充分考虑到这种情况发生的可能，术前彩超定位应常规进行。有学者一共进行过48例腓肠内侧动脉穿支皮瓣的移植，其中2例术中无穿支。1例向外侧寻找，探及腓肠外侧动脉穿支后切取移植，另外1例向内侧寻及胫后动脉穿支并游离移植；②皮瓣穿支点不必设计在皮瓣中心，应设计为偏心皮瓣，以相对增加血管蒂长度。切取时应在止血带下进行，但打止血带前不必驱血，因为穿支部位动脉细小而静脉相对粗大，不驱血打止血带可更好地辨认穿支并保护。大部分皮瓣切取过程中可探及1~3条穿支，2条穿支居多，保留遇到的所有可利用的穿支，哪怕比较细小，但也可增加手术安全性。腓肠内侧动脉与腓肠肌内侧头的运动神经伴行，需注意保护；③皮瓣可获得10cm左右的血管蒂，蒂长一般足够，大部分血管蒂中为1条动脉及其2条伴行静脉，动脉口径适中，吻合难度不大，值得注意的是1条伴行静脉比较粗大，直径可达4~5mm，通常需要缩小口径来吻合；④相对于大腿及躯干部位，小腿可切取的皮肤范围较小，虽然腓肠内侧动脉穿支可营养腓肠肌内侧头表面的所有皮肤，但宽度超过5cm的创面不建议用此皮瓣覆盖，因为供区缝合困难，局部损伤较大。

（邵新中　张旭）

九、游离腓动脉穿支皮瓣

顾玉东1983年在临床上应用小腿外侧皮瓣获得成功。小腿外侧皮瓣以腓血管为蒂，血管位置较为恒定，腓动脉的穿支可分为远段、中段和近段，可以此为基础设计穿支皮瓣用于游离移植或带蒂移位修复皮肤缺损，近端皮瓣可带蒂修复小腿局部创面，远端皮瓣可带蒂修复小腿下段、踝关节周围及足背软组织缺损，该皮瓣位置隐匿，切取后对供区功能影响较小。腓动脉穿支皮瓣游离移植，以小腿中段的肌间隔穿支皮瓣修复时解剖比较方便，可修复四肢较小面积缺损。

1. 应用解剖　腓动脉是供应小腿外侧皮肤的主要动脉，起自胫后动脉，经胫骨后肌前面斜向外下，于踇长屈肌与腓骨内侧之间下行至外踝后方，直至外踝支，相当于外踝后缘与腓骨小头后缘的连线沿腓骨的内后方下行，沿途发出3~8条包括肌间隔穿支、肌皮穿支、肌肉肌间隔穿支在内的三种穿支血管（外径≥0.5mm，图9-3-7）。腓动脉穿支的皮支血管多自小腿外侧肌间隔（即腓骨长、短肌与比目鱼肌间隙）浅出，穿支血管分布多集中在距离外踝5~10cm及21~27cm这两个区段内，分别包含穿支血管总数的1/3左右。以外踝尖为0点，腓动脉在其上方的10cm、5cm、1cm左右，均存在皮肤穿支血管。每条穿支动脉均有2条静脉相伴随。穿支血管在穿出肌间隔及肌肉后，即在深筋膜表面分为横支和升降支，各穿支之间相互吻合。远端肌间隔穿支血管的分支随着小腿向下变细，也逐渐向腓肠神经聚集，并与腓肠神经近端的营养血管相互吻合，形成腓肠神经远端营养血管丛。

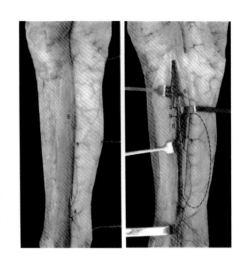

图9-3-7 腓动脉沿腓骨的内后方下行，沿途发出3~8支包括肌间隔穿支、肌皮穿支、肌肉肌间隔穿支在内的三种穿支血管

2. 手术方法

（1）皮瓣设计：在腓骨后缘中部用多普勒超声血流仪探测腓动脉皮支穿出点位置并标记。根据创面大小设计，以腓骨头与外踝连线为皮瓣轴心线向两侧设计皮瓣，腓骨小头下9cm、15cm及20cm为皮动脉穿出小腿后肌间隔穿支。皮瓣沿轴线进行设计，穿支点应落在皮瓣的中点附近，宽度的1/3在轴线的前方，2/3在轴线的后方。皮瓣切取范围较受区大0.5cm。

（2）皮瓣切取：患肢不进行驱血，抬高下肢3~5分钟即对大腿止血带进行充气，根据术前标记的穿支部位，从皮瓣后缘向前在深筋膜下解剖分离皮瓣，随时将深筋膜与皮肤缝合固定以防止两者分离，探查及保护腓动脉穿支；再从前向后分离皮瓣，仔细辨认需要保留的进入皮瓣的穿支，看到穿支血管进入皮下时携带部分深筋膜盘（能保护血管蒂），沿穿支血管的走向调整皮瓣的远、近端及前、后缘，确保皮瓣血供；遇到较粗的肌皮穿支，向穿支发出部位解剖时注意保留血管周围0.5cm的肌袖，保护穿支血管；若穿支血管细小，可沿轴线向远或近端延长切口。沿着穿支向其近端分离直至其腓动脉发出点，将皮瓣置于原位，放松止血带，观察血液循环，一般1分钟之内可见皮瓣末端有鲜红渗血，再次确认穿支血管可靠后，将其结扎切断。

（3）皮瓣修薄：根据受区所需组织量修剪皮瓣周边多余的深层脂肪组织，在放大6~10倍的显微镜下用脂肪颗粒摘除法修剪掉血管蒂周围的脂肪，仅保留血管蒂周围的血管袖组织。

（4）皮瓣移植及供区处理：皮瓣转移至受区覆盖创面，穿支血管分别与受区的血管进行端端吻合，依次缝合皮缘；皮瓣供区创面直接闭合或游离植皮闭合。

术后进行常规抗感染、抗凝、抗血管痉挛，以及卧床、制动、保温对症处理。严密观察皮瓣血运情况，发现血管危象及时果断处理。术后2周开始功能锻炼。

3. 适应证及注意事项

（1）适应证：腓动脉因穿支位置恒定、皮瓣设计切取相对简单、供区损害小、皮瓣不臃肿等优点，较多应用于手部（虎口、手腕部、手掌、手背）、前臂、足部的局部中小面积的皮肤软组织缺损。相关文献报告常围绕该皮瓣可切取的面积及适用于修复的部位等方面展开研究。徐雷等报告游离腓动脉穿支皮瓣用于腕、手背局部皮肤软组织缺损创面的修复，认为单一穿支作为穿支蒂的皮瓣面积不宜大于15cm×10cm。李学渊等对43例中等面积的手足部创面进行腓动脉穿支皮瓣移植修复术，设计从4.5cm×5cm到6cm×12cm的皮瓣，42例移植皮瓣质地良好，手、足功能恢复满意，1例皮瓣坏死。该方法在其他部位的创伤修复上，也取得了良好的修复效果。

（2）注意事项：①虽然腓动脉穿支血管解剖位置相对恒定，但腓动脉穿支血管位置较深且较细，且有变异或缺如的情况，术前应常规行多普勒超声探查，有条件者可以联合应用CT血管造影，探明穿支血管穿出体表位置，并且多探查几根穿支作为备用穿支血管，以防术中穿支血管位置有出入；②术中肌皮穿支比肌间隙穿支多见，建议游离血管蒂时保留血管蒂周围部分肌袖，皮瓣切取时避免过度牵拉，以防止穿支动脉损伤；③在切取较大面积皮瓣时，应尽量选择小腿中上段腓动脉穿支；④解剖分离穿支血管时应解剖游离到根部，并结扎其他无关分支，如遇到粗细不等的多条穿支血管时，建议暂予保留，不轻易切断，待皮瓣完全游离后松止血带，进行血管夹血流阻断实验，选择较粗的1条穿支作血管蒂，并在血管蒂周围携带部分深筋膜组织，血管吻合时保持血管蒂合适的长度和张力，避免蒂部过度的牵拉或扭曲，蒂部缝合不要过紧，以免发生血管危象；⑤切取面积小于3cm的皮瓣供区可直接拉拢缝合，大于3cm应避免直接缝合，选择全厚皮片移植。

（于亚东）

十、游离胫后动脉穿支皮瓣

胫后动脉穿支皮瓣是以胫后动脉发出的肌间隙穿支、肌皮穿支和骨膜皮穿支为血供的穿支血管皮瓣，游离切取时不损伤主干胫后动脉，对供区损伤较小。血管比较恒定，动脉管径较粗且有2条伴行静脉，该穿支在胫前内侧缘附近的浅、深筋膜内与胫后动脉在小腿中上部的数条筋膜皮动脉与膝降动脉隐支之间有广泛的吻合，形成血管链。因此，该筋膜皮瓣血供良好，并且带有隐神经作为感觉神经。胫后动脉的皮穿支血管的口径较粗，易于作血管吻合，游离移植手术成功率高。该穿支皮瓣位于小腿内侧中下部，供区较隐蔽，皮肤致密，皮下脂肪少，修复术后皮瓣质地优良，色泽好，厚薄适中，有弹性，可恢复感觉且外形美观。

1. **应用解剖** 胫后动脉走行于小腿后内侧部分，上半部位于比目鱼肌深面，下半部位于腓肠肌内侧缘与趾长屈肌间隙内。胫后动脉内侧穿支动脉在小腿中下部出现2～7支，其中2～4支者最多，占（75±6.9）%；在小腿中1/3的占（54.8±4.1）%，在小腿下1/3的占（45.2±4.1）%。从肌间隙动脉发出的还有肌支、骨膜支、筋膜支等。筋膜支穿出深筋膜至真皮下的穿支大多位于小腿内侧近端第2、3段（将胫骨粗隆平面上内、外踝的连线等分为6段），出深筋膜的长度（即蒂长）一般为3.5～6.8cm，穿支外径0.5～0.8mm。王增涛等通过解剖发现，胫后动脉发出肌间隙皮动脉经肌间隙穿小腿内侧深筋膜后走行于皮下，支配小腿中下部皮肤血供，其分支一般有2～4支，其中一支较为恒定的粗大穿支位于内踝上3～5cm处，外径1～1.2mm。穿出深筋膜后发出一较短的降支和一较长的升支，皮动脉有1～2条伴行静脉，外径粗于皮动脉，皮静脉向深部回流到胫后静脉，以皮穿支血管为蒂，可形成穿支皮瓣，该升支与上位穿支的降支吻合形成纵向环环相扣的链式血管网，而且穿支皮瓣的血管分支均直接向皮下血管丛走行，此即为胫后动脉穿支皮瓣有可靠血运和在深筋膜上的脂肪组织层中解剖切取皮瓣的基础。

2. 手术方法

（1）皮瓣设计：自胫骨粗隆平面至内外踝连线等分成6段，在近端第2、3段胫骨内缘，先采用多普勒超声血流仪测定胫后动脉穿支点的位置并标记。根据术前标记的穿支部位，尽量选择提示音最强处的穿支来设计皮瓣，根据受区部位创面大小及形状，测量血管蒂长度，以穿支穿出点为轴点设计皮瓣。前界可至胫骨前缘，后界可至小腿后正中线。

（2）皮瓣切取：按照设计线，先于皮瓣前缘切开皮肤至浅筋膜，在浅筋膜深层向后掀起皮瓣，在胫骨与比目鱼肌间隙之间可见胫后动脉筋膜穿支浅出，再于皮瓣后缘切开皮肤并掀起，两边向中央会师，沿肌间隔向深部解剖，继续解剖筋膜穿支直至胫后动脉，保护大隐静脉和隐神经，根据受区情况分离切断2～3束隐神经备用，小心分离皮下浅静脉及穿支血管蒂至所需长度。皮瓣修薄：根据受区所需组织量的多少，先修剪掉皮瓣周边多余的深层脂肪组织，仅保留皮下2～3mm厚的浅层脂肪组织，形成由蒂部向周边斜坡状变薄的皮瓣，将血管蒂部放在受区创面相对凹陷处。当靠近血管蒂处的脂肪确实需要修剪时，则在放大6～10倍的显微镜下用脂肪颗粒摘除法修剪掉血管蒂周围的脂肪，仅保留血管蒂周围的血管袖组织。

（3）皮瓣移植：皮瓣游离后，松止血带，确认穿支皮瓣血运存在良好，再于胫后穿支动脉根部予以结扎，切断穿支皮瓣蒂。切取皮瓣，移植于受区，于显微镜下吻合血管，皮瓣供区予直接缝合，缝合困难时可取全厚皮片植皮。

3. 适应证及注意事项

（1）适应证：游离胫后动脉穿支皮瓣移植可用于身体任何部位的创面修复，尤其适用于手掌、手背、前臂及面颈部等对于美容及弹性要求较高的中小创面的修复。

（2）注意事项：①清创时注意对创面进行彻底清创，防止术后伤口感染而影响皮瓣成活；②穿支血管较细，术前应在小腿内侧沿胫骨内缘以多普勒超声血流探测仪探测血管搏动点，根据穿支的位置设计和切取皮瓣；③在切取皮瓣时，先切开皮瓣前缘，从前向后解剖，这样比较容易显露自胫后血管发出的穿支血管，应在深筋膜层游离切取皮瓣，注意勿让皮肤与深筋膜分离，随时将深筋膜与皮下组织缝合几针，以防止脱离，尽量将浅静脉包含在皮瓣内以备用，若穿支动脉伴行静脉较细，则采用包含在皮瓣内的备用浅静脉作为皮瓣回流静脉；④解剖分离穿支血管时也要注意保护好穿支血管，沿肌间隙分离时注意勿损伤深部主干血管；⑤术中保护好大隐静脉与隐神经，分离2～3束隐神经，使之与受区皮神经缝合，以期恢复皮瓣的感觉；⑥修复时注意对皮瓣血管蒂部的处理，防止过度臃肿，避免血管蒂部受压，影响皮瓣血供。若皮瓣皮下脂肪较多时，可在显微镜下仔细清除脂肪组织；⑦皮瓣面积较实际面积放大5mm以上，以避免皮瓣通血后张力过高，而对血管形成卡压，同时防止因术后肿胀而出现血管危象。

（于亚东　邵新中）

十一、游离静脉皮瓣

血流通过皮瓣的静脉系统营养皮瓣，使之成活，称为静脉皮瓣。虽然临床上有许多应用静脉皮瓣并取得成功的报告，但其成活的机制至今仍不十分明确，上海华山医院陈德松等做了大量的研究认为，皮瓣成活主要原理有海潮式营养方式论、经毛细血管前动静脉短路进入组织学说及带走缺血组织代谢产物的说法等。目前认为这几种营养方式均对皮瓣的成活有帮助作用。

1. 应用解剖　静脉皮瓣的切取不受生理皮瓣切取的"点、线、面"的限制，有皮下静脉网的位置均可切取，常作为供区的部位有足背、腕掌侧、前臂及小腿等部位，特别是前臂及腕部的"flow-through"型静脉皮瓣（血流桥接皮瓣），其在应用于伴远端血供障碍的手部组织缺损时有一定优势。皮瓣切取面积不易过大，深筋膜层为此皮瓣的解剖平面。

2. 手术方法

（1）皮瓣设计：根据供区及受区部位，手术在全身麻醉或臂丛神经阻滞麻醉下进行。根据创面大小及形状修剪布样，对于小型创面，布样应大于创面0.5cm，后根据布样大小及形状，根据皮下静脉走行，在前臂内侧远端（此处皮下静脉与指动脉较匹配）寻找合适的供区并设计皮瓣，使皮瓣内有2条与皮瓣轴线平行的静脉。

（2）皮瓣切取：不驱血，上止血带，根据布样切开皮瓣皮下，探及静脉后，向远离皮瓣的方向分离0.5～1cm静脉并切断，后于深筋膜层将皮瓣掀起，供区直接缝合或全厚皮移植修复。

（3）皮瓣移植：将皮瓣取下后，显微镜下分离2条平行静脉间的交通支并结扎，后将皮瓣顺行放置于创面，先后吻合近端动脉—皮瓣静脉、皮瓣静脉—远端动脉和其余皮下静脉。术后放置皮片引流，常规进行预防感染、抗凝、抗痉挛处理。绝对卧床休息，注意保暖，禁止吸烟。

3. 适应证及注意事项

（1）适应证：由于静脉皮瓣的营养属于非生理性的，所以皮瓣成活后有皮瓣内积血、肿胀，以及后期皮瓣收缩等缺点，临床上一般不常规使用。但对于一些需要桥接血管的手部小型创面，因皮瓣切取简单，血管管径适中，临床应用经常可取得良好的效果。

（2）注意事项：①皮瓣设计时需要有一条"主要"静脉贯穿其中以便桥接血管，并在吻合前切断其与其他血管间的可见交通支，以减轻静脉淤血；②尽量多地分离静脉并吻合，对皮瓣成活及成活后质量均有益处；③由于皮瓣为非生理性皮瓣，多数情况下皮瓣术后不会马上变红润或出现毛细血管反应。一般术后半小时至3小时后皮瓣才开始变红润并出现毛细血管反应，所以如果刚吻合后皮瓣无毛细血管反应，不必惊慌；④术后多数皮瓣会出现皮瓣下积血，需放置引流条，术后24小时拔除引流条后需要观察皮瓣下是否有积血，并评估是否有再次放置引流条的必要。

【典型病例】

游离双叶静脉皮瓣修复创及时重建指体血供

患者，男性，35岁，因右手示、中指绞伤致近节皮肤缺损、指端苍白而入院。入院后急诊手术探查，见右示指尺侧指固有动脉缺损约1.5cm，指端血供可，中指双侧指固有动脉缺损约3cm，指端无血供（图9-3-8A）。于前臂近端近肘窝处设计双叶静脉皮瓣，两叶间有一静脉相连（图9-3-8B～D）。切取后顺行移植于右示、中指创面，重建中指尺侧指固有动脉，重建中指血供（图9-3-8E）。后期皮瓣及指体成活良好（图9-3-8F、G）。

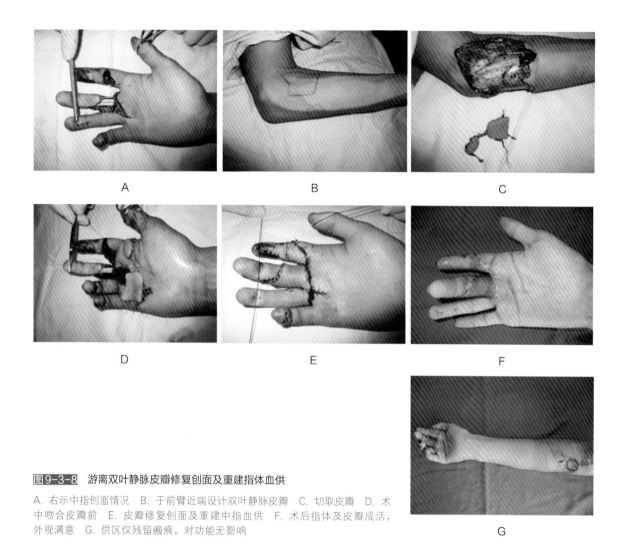

图9-3-8 游离双叶静脉皮瓣修复创面及重建指体血供

A. 右示中指创面情况 B. 于前臂近端设计双叶静脉皮瓣 C. 切取皮瓣 D. 术中吻合皮瓣前 E. 皮瓣修复创面及重建中指血供 F. 术后指体及皮瓣成活，外观满意 G. 供区仅残留瘢痕，对功能无影响

十二、交指皮瓣

从其他手指上切取皮瓣，与伤指相连，用该皮瓣修复伤指创面的方法。1950年，Gurdin和Pangman首次报告了随意交指皮瓣修复邻指掌侧创面。1989年，Chang等以指固有神经背侧穿支为蒂，切取穿支岛状皮瓣，不损失手指的主要动脉，且皮瓣可以设计的更大，可以顺行或逆行使用。

1. 应用解剖 手指各节背侧的血供来自指固有动脉的指背穿支，穿支发出点多距离关节0.5cm。近节背侧还接受指背动脉（掌背动脉的分支）的供血。指固有动脉背在近节和中节的中部还发出指背侧穿支。综上所述，在近节和中节，指固有动脉分别发出3支指背穿支（外径0.1～0.7mm）。远指间关节以远的指背穿支较为细小。桡神经和尺神经手背支的终末段为指背神经，分别支配手指近节和中节背侧。此外，指固有神经在掌指关节平面向指背发出背侧分支。

2. 手术方法

（1）皮瓣设计：根据手指创面可以到达的位置，以及手部创面大小、形状、位置，在供区设计U形切口。如果为随意皮瓣，注意保持皮瓣的长宽比在1∶1～1.5∶1。较宽的基底为蒂，可使皮瓣的血运更可靠。如果以动脉穿支为蒂设计穿支皮瓣，可以不考虑长宽比。

（2）皮瓣切取：指总神经阻滞麻醉或臂丛神经阻滞麻醉。腕部或指根止血带止血。于相邻手指指背设计略大于缺损面积的皮瓣，以靠近伤指侧为蒂。按设计大小切开皮肤及皮下组织，于指伸肌腱背侧掀起皮瓣，并注意保护腱周组织，使皮瓣能翻转覆盖创面。如果按照指背动脉穿支为蒂设计穿支皮瓣，应注意保护穿支，不要刻意显露，以免损伤，蒂部至少保留5mm宽，以利静脉回流。如果修复指腹，可以将指神经背侧支与手指的神经断端缝合，重建感觉。供区处理，可于前臂或上臂内侧切取全厚皮片移植于供区创面，打包加压固定。术后3周断蒂。

（3）皮瓣转移：供区和受区彻底止血后，皮瓣与创面缝合，注意蒂部勿扭转。供区可直接闭合或植皮。一般术后3周，阻断蒂部血运半小时，测试皮瓣血运，如果血运良好，即可断蒂。

3. 适应证及注意事项

（1）适应证：交指皮瓣根据所能到达的位置，可以修复相邻手指或拇指创面。

（2）注意事项：由于皮瓣需要和受区固定3周才能断蒂，手指采用强迫体位限制正常活动，一般仅适用于局部皮瓣不适合选择的情况，例如局部皮瓣血供不可靠，游离皮瓣风险较大，术者对局部皮瓣和游离皮瓣不熟悉等。术中缝合皮瓣时，注意皮瓣蒂部不要扭转。较小的皮瓣，由于可以缝合的针数不多，缝合边距可采用大小交替的方法，大边距固定牢靠，小边距容易对合皮缘，兼顾皮缘血运。术后采用绷带固定肢体，以免撕脱。该皮瓣如果用来修复手指的掌侧部位，颜色较暗。

【典型病例】

中指交指皮瓣修复环指掌侧软组织缺损

患者，男性，33岁，右环指近节和末节掌侧软组织缺损（图9-3-9A）。设计中指背侧随意皮瓣（图9-3-9B），切取后，翻转皮瓣（图9-3-9C），覆盖环指创面。术后3周，皮瓣血运良好（图9-3-9D），断蒂。术后1年，皮瓣有色素沉着，中、环指功能良好（图9-3-9E、F）。

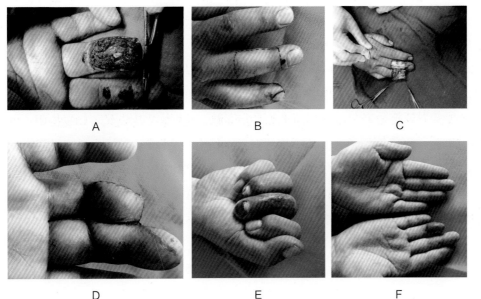

图9-3-9 中指交指皮瓣修复环指掌侧软组织缺损
A. 右环指指腹创面 B. 中指背侧设计皮瓣 C. 皮瓣掀起 D. 皮瓣修复环指术后3周，血运良好 E. 断蒂后手指屈曲功能 F. 断蒂后手指伸直功能

（邵新中 张旭）

第四节

手指脱套伤的修复

　　手指脱套伤通常是指当手指受碾压回抽时，其皮肤呈套状撕脱。其损伤平面多发生于伸屈肌腱浅层，在手指固有血管伴随皮肤完整撕脱的情况下，脱套组织原位回植的治疗效果最佳。但在临床中多见的是：脱套组织碎裂不完整、手指固有血管与皮肤分离或血管内膜严重挫伤而表现为受伤皮肤上出现明显的红线症等。这些伤情即使将撕脱皮肤回植，组织很难成活，因此需要另外选择皮瓣包裹以保全手指。传统的腹部带蒂皮瓣（包括真皮下血管网的薄型皮瓣）无法避免外形臃肿、感觉恢复不理想及病程长等缺点；用单块携带感觉神经的游离皮瓣包裹，如上臂外侧皮瓣、超薄股前外侧皮瓣等，除了因本身的质地与手指皮肤不同而达不到理想的外形以外，因不可修复指甲，还是不能满足在外形上的要求。因此修复手指脱套性损伤的术式选择，一直是手外科领域的一个难题。相对下来，足部的各类皮瓣尤其趾甲皮瓣，由于其质地和手指同源、既可恢复感觉又可修复指甲、供区隐蔽且无明显后遗症等优点，无疑更适合修复手指脱套伤。其中，选择第2趾甲皮瓣（或同时携带第2趾远节趾骨）修复手指脱套伤，可获得良好的外形和功能。总而言之，选择修复手指脱套伤术式的要求是：既要手指恢复良好的功能和外形，又要最大限度减少供区的损伤；不但手指中末节脱套伤和全指脱套伤的修复方式不同，而且不同病例的修复方式也不尽相同。

一、手指中末节脱套伤的修复

（一）游离部分踇甲皮瓣

1980年，Morrison等首创了游离踇甲皮瓣修复拇指的术式，获得了良好的外形和满意功能。临床实践证明，该术式是修复拇指脱套伤的最佳方法。应用游离踇甲皮瓣修复2～5指中末节脱套伤，也能取得良好的治疗效果，唯一的缺憾是甲体大而影响美观。针对这一情况，2005年芮永军等提出了部分踇甲皮瓣的概念，使修复后的手指指甲在大小上更接近正常。

1. 应用解剖　根据第1跖背动脉的分型，该皮瓣有两套供血系统可选择：①如第1跖背动脉为Gilbert Ⅰ、Ⅱ型，供血动脉为足背动脉→第1跖背动脉→踇趾腓侧趾动脉；②如第1跖背动脉为Gilbert Ⅲ型，供血动脉为足背动脉或足底深动脉→第1跖底总动脉→踇趾腓侧趾动脉。静脉回流的情况是：踇趾趾背静脉汇入足背浅静脉，最后汇入大隐静脉。皮瓣的感觉神经是踇趾腓侧趾神经。

2. 手术方法

（1）皮瓣设计：传统踇甲皮瓣设计时保留胫侧宽1.5～2cm舌形瓣，并保留胫侧趾动脉及神经在舌形瓣中。皮瓣缺损长度测量：背侧为趾端至跖趾关节，跖侧为趾端至跖趾横纹。背侧长度不够时，背侧切口可向足背远端延伸。根据健侧手指甲的大小，设计对侧或同侧的部分踇趾甲，踇趾甲切取平面在趾骨骨膜浅层。

（2）皮瓣切取：先切开踇甲皮瓣背侧皮肤，保护好进入皮瓣静脉并向近端分离，沿途切断并结扎静脉属支，向近端分离至足背静脉；切开趾蹼，沿踇趾腓侧趾动脉向近端解剖第1跖背动脉，若该动脉为Gilbert Ⅰ、Ⅱ型，则采用第1跖背动脉为皮瓣供血动脉；若第1跖背动脉为Gilbert Ⅲ型，则需分离踇趾腓侧趾动脉及第1跖底总动脉，并以第1跖底总动脉为供血动脉；根据设计切取趾甲，于远节趾骨骨膜浅层用手术刀刀背剥离甲床，保护趾骨骨膜层血运；彻底游离皮瓣，皮瓣切取时保护好伸肌腱腱膜的完整性。高位离断踇趾腓侧趾神经，仅携带足背静脉与第1跖背动脉（或第1跖底总动脉）血管蒂相连。放松止血带，观察皮瓣血运良好，根据受区血管蒂的要求断蒂；创面止血，供区采用全厚皮片植皮，适当加压包扎，供足中立位，以石膏固定。

（3）皮瓣移植：按照常规先进行术区扩创，然后在指总动脉远端掌侧投影处做Z形切口，逐层切开暴露指总动脉；指蹼背侧弧形皮肤切口，逐层切开暴露手背静脉，皮下分离切口至创缘的皮下隧道；手指创缘近端掌侧找到指神经断端，修整直至见到正常的神经束；踇甲皮瓣断蒂后包绕手指中末节，缝合皮肤。显微镜下血管蒂吻合方式：指总动脉—第1跖背动脉（或第1跖底总动脉），手背静脉—足背静脉，同时吻合指趾神经。血管吻合后检查踇甲皮瓣血供良好，患手松软敷料包扎，并用功能位石膏托外固定。

3. 适应证及注意事项

（1）适应证：本术式适用于2～5指中任何一个单指中末节脱套伤，双侧的部分踇甲皮瓣可同时修复2个手指。

（2）注意事项：需要注意的是，对踇甲皮瓣供区植皮加压的压力要适当，避免皮片坏死。近年有报告采用游离股前外皮瓣、足底内侧皮瓣、腓动脉穿支皮瓣等来修复蹬甲皮瓣供区，比较适合被切取软组织较多、有明显肌腱或骨质外露的病例；皮瓣感觉恢复很重要，而手指软组织脱套伤往往伴随指神经共同撕脱缺损，术中务必一期移植足背的神经进行桥接修复；蹬甲皮瓣包绕缝合时，趾腹皮肤可适当内翻，以重建甲周襞。

【典型病例】

游离部分蹬甲皮瓣移植修复示指中末节脱套伤

患者，女性，36岁，外伤后致左示指中末节脱套伤（图9-4-1A）。入院后3天，在全身麻醉下行游离部分蹬甲皮瓣移植修复左示指。术中根据对侧示指的指甲大小设计部分蹬甲皮瓣，舌形瓣设计在蹬趾胫侧，皮瓣长度及宽度为示指软组织缺损长度及宽度分别再加0.5cm（图9-4-1B）；尽量多分离蹬趾背侧的静脉，以利皮瓣的静脉回流；切取蹬甲皮瓣时，于骨膜表层游离蹬甲皮瓣，并保留伸肌腱腱膜的完整性（图9-4-1C）。蹬甲皮瓣包绕受区，注意指甲是否放在中央，缝合皮缘，在显微镜下吻合指动脉—趾动脉、指神经—趾神经、足背静脉—手背静脉。一次通血，再造指恢复血液供应，外形良好（图9-4-1D）。10年后随访，患指功能满意（图9-4-1E、F），供足无疼痛等后遗症，活动正常。

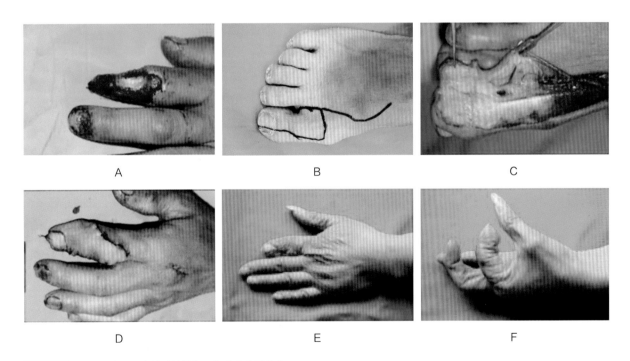

A   B   C

D   E   F

图9-4-1 游离部分蹬甲皮瓣移植修复示指中末节脱套伤

A. 左示指中末节脱套伤　B. 设计部分蹬甲皮瓣　C. 尽量多分离蹬趾背侧的静脉，以利皮瓣的静脉回流；游离蹬甲皮瓣时注意保护骨膜及腱膜的完整性　D. 修复后血供良好　E、F. 10年后随访，患指功能满意

（二）游离第2趾甲背皮瓣瓦合蹬趾腓侧皮瓣

相对于蹬趾甲而言，第2趾的趾甲大小更适合修复手指甲。但单纯采用第2趾甲皮瓣修复手指中末节脱套伤时，存在周径不足和可能牺牲第2趾两大缺憾。针对这一情况，采用第2趾甲背皮瓣

修复手指指背，联合跚趾腓侧皮瓣修复手指掌侧，两者瓦合包绕，覆盖单指中末节脱套伤，这样既可满足手指外形上的需要，又可恢复指腹感觉。两块皮瓣共用一个血管蒂，并不增加吻合血管后的风险，双侧皮瓣可同时修复两个手指中末节脱套伤。

1. 应用解剖　两块皮瓣共用一个血管蒂，根据第1跖背动脉的分型，同样有两套供血系统可选择：①如第1跖背动脉为 Gilbert Ⅰ、Ⅱ型，供血动脉为足背动脉→第1跖背动脉→跚趾腓侧趾动脉、第2趾胫侧趾动脉；②如第1跖背动脉为 Gilbert Ⅲ型，供血动脉为足背动脉或足底深动脉→第1跖底总动脉→跚趾腓侧趾动脉、第2趾胫侧趾动脉。静脉回流是跚趾皮瓣伴行静脉、跚趾皮瓣的浅静脉及第2趾背静脉共同汇入足背浅静脉，最后汇入大隐静脉。皮瓣的感觉神经是腓深神经的终末支。

2. 手术方法

（1）皮瓣设计：两侧足趾均可作为皮瓣供区。伤指中末节背侧长度即为第2趾甲背皮瓣的长度，第2趾甲背皮瓣的宽度尽量不要超过足趾两侧的侧中线，并尽量将腓侧的神经血管束保留在供趾上；伤指掌侧软组织缺损的面积即为跚趾腓侧皮瓣的面积。设计时需注意将健侧相应手指撕脱平面处的周径加0.5cm即为皮瓣的周径，同时两个皮瓣的设计线继续短距离向近端延伸，在皮瓣的近端增加两个小的三角形皮瓣，使血管蒂移植到受区时免受卡压。两个皮瓣边缘的切口呈 V 形，向足背延伸至第1、2趾的趾蹼背侧，再S形向足背近端走行。

（2）皮瓣切取：①第2趾甲背皮瓣切取。按设计线切开趾背及足背远端皮肤，向两侧锐性剥离，显露皮下静脉。保留进入趾甲皮瓣的趾背静脉，解剖并游离，直至汇入足背静脉，沿途切断并结扎无关分支；沿设计线切开第2趾趾底和趾蹼皮肤，显露胫侧趾固有神经血管束并将其保留在甲皮瓣内；从伸肌腱腱膜表面游离皮瓣，检查并确保第2趾腓侧趾固有神经血管束保留在足趾上；②跚趾腓侧皮瓣切取。先切开皮瓣的背侧缘，分离紧贴于趾背皮下的静脉，在分离趾背皮下静脉时，可探查到2～3支的细小静脉向腹侧进入皮瓣，沿这2～3支细小静脉的走行向近端继续游离至趾蹼，可见静脉汇入跚背静脉，切断并结扎沿途分支，继续前行汇入足背静脉；再解剖并分离跚趾腓侧趾固有动脉和神经，将固有神经血管束保留在皮瓣内，在其深面游离皮瓣。沿途切断并结扎趾间关节处跚横动脉及其他细小分支；③查看第1跖背动脉的 Gilbert 分型，如第1跖背动脉为 Gilbert Ⅰ、Ⅱ型，沿跚趾腓侧及第2趾胫侧趾固有动脉的分叉处继续向第1跖背动脉近端分离；如第1跖背动脉为 Gilbert Ⅲ型，则向第1跖底总动脉近端分离。两块组织游离后形成一个以足背静脉和第1跖背动脉（或第1跖底总动脉）为血管蒂的联合瓣，根据受区所需要的血管蒂长度断蒂。供区采用腹股沟全层皮片植皮，加压包扎，并予中立位石膏托固定。

（3）皮瓣移植：受区常规扩创、止血，掌指关节平面解剖出指总动脉及手背静脉。联合组织块移至伤指中末节，先调整趾甲皮瓣的位置，必须将趾甲正中放置，捋顺血管蒂，确认无旋转、扭曲后，将跚趾腓侧皮瓣放置在掌侧，从远端开始缝合皮肤，一边缝合一边检查趾甲的位置有无偏移。两块皮瓣的神经分别与两侧指神经缝合，第1跖背动脉或第1跖底总动脉与指总动脉吻合，足背静脉与指蹼间的手背浅静脉吻合。检查两块组织血供良好后，松软敷料包扎，患手在功能位用石膏托固定。

3. 适应证及注意事项

（1）适应证：本术式适用于修复2～5指中末节脱套伤。

（2）注意事项：术中分离跚趾腓侧皮瓣静脉过程中，除末节趾背细小的静脉应携带静脉周围的部分筋膜组织，其他位置只需保留静脉，以免蒂部缝合时，因皮下筋膜过多而无法缝合皮肤。在切取拇趾腓侧皮瓣时，确保血管蒂在皮瓣内的情况下，血管蒂周围的软组织要尽量保留在供区，这样皮瓣更薄，有利于手指美观，供区的植皮也因基床条件好而更容易成活；在切取第2趾甲背皮瓣时，要保护好甲床深面的骨膜；两块组织瓦合时，确认各自血管蒂无旋转扭曲。第2趾趾甲必须以正中位放置，当趾甲明显小而影响外观时，可一期做趾甲扩大术。

【典型病例】

游离第2趾甲背皮瓣联合拇趾腓侧皮瓣瓦合修复中、环指中末节脱套伤

患者，女性，47岁，外伤致右中、环指中末节脱套伤（图9-4-2A）。入院后第3天，在全身麻醉下行游离双侧第2趾甲皮瓣联合拇趾腓侧皮瓣瓦合修复术。根据软组织缺损面积设计供足皮瓣，设计时皮瓣长度及宽度在测量值上再分别加0.5cm（图9-4-2B、C）；术中切取双足共用第1跖背动脉和足背静脉为血管蒂的联合皮瓣，分别包绕中、环指。两块皮瓣瓦合时，注意指甲是否放在中央，缝合皮缘，在显微镜下吻合指动脉—趾动脉、两侧指神经—两个皮瓣的趾神经、足背静脉—手背静脉。一次通血良好，皮瓣恢复血液供应（图9-4-2D、E）。术后3个月随访，外形良好，关节活动略欠佳，患者满意（图9-4-2F~G）。

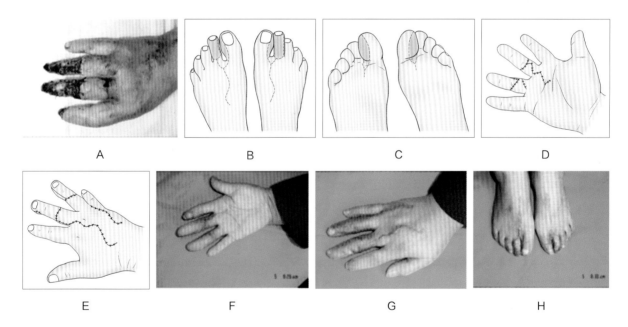

图9-4-2 游离第2趾甲背皮瓣联合拇趾腓侧皮瓣瓦合修复中、环指中末节脱套伤

A. 右中、环指中末节脱套伤　B. 皮瓣设计背侧示意图　C. 皮瓣设计跖侧示意图　D. 皮瓣修复后掌侧示意图　E. 皮瓣修复后背侧示意图　F、G. 术后3个月随访，手指外形良好　G. 术后3个月随访，供足无疼痛等后遗症

二、全指脱套伤的修复

如同修复手指中末节脱套伤的一般原则，修复全指脱套伤的术式要求也是皮瓣要薄、有感觉神经、最好可修复指甲，而且还要短缩病程、对供区损伤最小等。不同的是修复全指脱套伤时，对所选择的皮瓣在长度上的要求更高。单纯采用拇甲皮瓣修复时，往往需要联合就近的皮瓣来弥补长度上的

不足，但还是作为修复全指脱套伤的最佳术式。足背的分叶皮瓣质地薄，供区隐蔽，除了不能一期修复指甲外，既能满足手指功能的需要，又能满足长度上的需要，相对于其他部位的皮瓣更具有优势。

（一）游离部分跚甲皮瓣联合第2趾胫侧皮瓣及足背皮瓣

单纯利用跚甲皮瓣修复2～4指全手指皮肤撕脱，皮瓣的长、宽度受限，主要缺损在手指中节至指根部侧方及手指近节掌侧。本方法采用部分跚甲皮瓣联合第2趾胫侧皮瓣及足背皮瓣来修复手指背侧及掌侧，足背皮瓣修复近端的指背及指掌侧或指蹼，因此每例的足背皮瓣大小不一，用来调整缺损的平面，第2趾侧腹皮瓣修复指掌侧及侧方的软组织缺损。当双指全指脱套伤时，可以用双侧的部分跚甲皮瓣联合第2趾胫侧皮瓣及足背皮瓣来修复。

1. 应用解剖　联合皮瓣共用一个血管蒂，根据第1跖背动脉的分型，同样有两套供血系统可选择：①如第1跖背动脉为Gilbert Ⅰ、Ⅱ型，供血动脉为足背动脉→第1跖背动脉→跚趾腓侧趾动脉、第2趾胫侧趾动脉；②如第1跖背动脉为Gilbert Ⅲ型，供血动脉为足背动脉或足底深动脉→第1跖底总动脉→跚趾腓侧趾动脉、第2趾胫侧趾动脉。静脉回流是跚趾及第2趾背静脉汇入足背浅静脉，最后汇入大隐静脉。皮瓣的感觉神经是腓深神经的终末支。

2. 手术方法

（1）皮瓣设计：根据伤指皮肤缺损的具体情况，两侧足部均可作为联合瓣供区。伤指背侧远指间关节至近端皮肤撕脱平面为跚甲背侧皮瓣的长度。健侧相应手指远端撕脱平面处周径加指蹼的缺损值为带足背皮瓣的跚甲皮瓣近端的宽度，跖侧趾尖至趾根部的距离和手指掌侧撕脱的长度相减之差为第2趾侧腹皮瓣的宽度，第2趾侧腹长度为伤指近节掌侧的宽度，部分跚趾甲的大小根据健侧相应手指的大小切取。设计时应结合指别及软组织缺损的程度和部位，足背皮瓣的大小和形状、第2趾侧腹皮瓣放置的位置都要及时调整。

（2）皮瓣切取：首先沿设计线S形切开皮瓣近端偏向胫侧的皮肤，锐性掀开并显露足背静脉及其属支。解剖足背静脉的跚甲皮瓣属支，通常有2～3条，仔细分离、切断并结扎沿途分支；再沿足背皮瓣的腓侧切开趾蹼背侧皮肤向两侧分离，解剖出由足背静脉的第2趾侧腹瓣的属支，切断并结扎沿途分支；静脉游离后，在趾蹼间分离出跚趾腓侧和第2趾胫侧的固有神经血管束，向近端分离，查看第1跖背动脉的Gilbert分型，若第1跖背动脉为Gilbert Ⅰ、Ⅱ型，沿跚趾腓侧及第2趾胫侧趾固有动脉的分叉处继续分离第1跖背动脉近端；若第1跖背动脉为Gilbert Ⅲ型，则分离第1跖底总动脉近端。保留跚趾胫侧的神经血管束在三角形的舌瓣中，先后游离第2趾侧腹皮瓣和携带足背皮瓣的部分跚甲皮瓣，形成一个以足背静脉和第1跖背动脉（或第1跖底总动脉）为血管蒂的联合皮瓣。根据受区所需血管蒂的长度断蒂，供区创面采用腹股沟全层皮片植皮，加压包扎，并在中立位用石膏托固定。

（3）皮瓣移植：常规扩创并找出受区的动、静脉，根据伤指近端血管创伤情况来选择指总动脉或鼻烟窝处的桡动脉作为供血动脉。联合皮瓣移至受区，调整好指甲的位置，缝合甲皮瓣，指侧方及掌侧缺损的创面用第2趾侧腹和足背皮瓣来覆盖，检查所有血管蒂均无旋转、扭曲后，由远及近缝合皮缘。两个皮瓣的神经分别与指两侧固有神经的断端缝合，第1跖背动脉或第1跖底总动脉与指总动脉吻合，足背静脉与指蹼近端的手背静脉吻合。通血顺利后，加松软敷料包扎，患手于功能位用石膏托固定。

3. 适应证及注意事项

（1）适应证：适用于2~4指全指脱套伤，双侧的联合皮瓣可修复双指脱套伤。

（2）注意事项：正确设计是手术成功的关键。要仔细测量缺损的范围，特别是所携带足背皮瓣的大小和旋转方向，如需同时修复指蹼，设计足背皮瓣需更大；第2趾侧腹皮瓣用以修复指侧方和近端掌侧缺损，为使该皮瓣有足够旋转度，血管蒂通常在2cm以上，皮瓣如需更长，可以向趾尖延长。为减少供区外形结构的破坏，拇甲皮瓣舌瓣的三角形不能小于周径的1/3；第1趾蹼应保留在供区，以免影响供区植皮的成活。值得注意的是，受伤时若两侧指固有神经血管束撕脱的平面均在近指间关节平面以近，手指伸屈肌腱止点以远的指骨会缺血性坏死，修复时需截除。因而在第一次清创时注意，并不是所有的全指脱套伤均可保留手指全部长度。

【典型病例】

游离部分拇甲皮瓣联合第2趾胫侧皮瓣及足背皮瓣修复全指脱套伤

患者，女性，33岁，外伤致左示指全指脱套伤。入院清创时检查两侧指固有神经、血管撕脱在掌指关节平面，因此修复时截除了伸、屈肌腱止点以远的远节指骨（图9-4-3A、B）。入院后第4天，在全身麻醉下行游离同侧部分拇甲皮瓣联合第2趾胫侧皮瓣及足背皮瓣修复术。术中见患者左足第1跖背动脉为Gilbert浅Ⅱ型，顺利切取以足背动脉和大隐静脉为血管蒂的联合皮瓣（图9-4-3C），根据受区所需血管蒂的长度断蒂后，包绕示指创面。两块皮瓣包绕缝合时，确保指甲放置在中间，一侧与趾甲边内翻缝合，以重建甲周。血管蒂经皮下隧道引致鼻烟窝，在显微镜下吻合桡动脉—足背动脉、两侧指神经—两个皮瓣的趾神经、头静脉—大隐静脉。一次通血，修复后皮瓣血供良好（图9-4-3D）。足部供区采用腹部全厚皮片植皮（图9-4-3E）。术后6个月随访，外形良好，示指可与拇指对指（图9-4-3F、G）。供足无疼痛等不适，行走正常（图9-4-3H）。

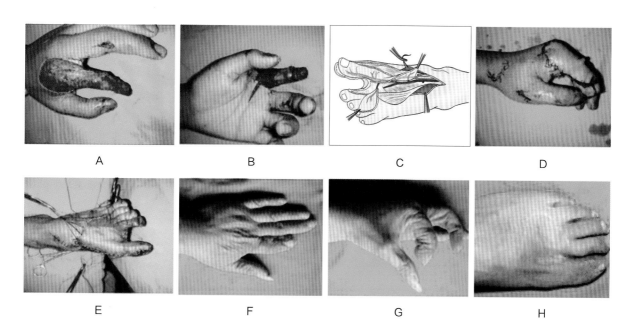

A　　　　　　　B　　　　　　　C　　　　　　　D

E　　　　　　　F　　　　　　　G　　　　　　　H

图9-4-3　游离部分拇甲皮瓣联合第2趾胫侧皮瓣及足背皮瓣修复全指脱套伤

A、B. 左示指全指脱套伤，伸、屈肌腱止点以远指骨截除　C. 切取以足背动脉和大隐静脉为血管蒂的联合皮瓣示意图　D. 修复后皮瓣血供良好　E. 供足创面全厚皮片植皮　F、G. 6个月后随访，左示指外形和功能　H. 供足无疼痛等不适，行走正常

（二）游离足背分叶皮瓣

除了足背区的皮瓣质地较薄、能恢复感觉的优点外，用足背分叶皮瓣来修复全指脱套伤的优点还有：①皮瓣在厚度均匀的基础上，有足够的大小来修复全指软组织的缺损；②两块皮瓣各有一个足够长度的血管蒂，并最终共干。便于皮瓣的灵活放置和调节；③供区隐蔽，并发症少。一般意义上的足背分叶皮瓣是指第1跖背皮瓣和跗外侧皮瓣，两者瓦合修复单指脱套伤，双侧足背分叶皮瓣可修复双指脱套伤。

1. 应用解剖　胫前动脉延伸足背动脉分出跗外侧动脉、跗内侧动脉及第1跖背动脉，并供应足背内外及第1跖背区域皮肤血运，从而形成足背外侧、足背内侧及第1跖背三块皮瓣。切取足背分叶皮瓣仅需吻合一组血管，各分叶皮瓣均有知名血管供血，皮瓣血供充分，各分支血管均有相当的长度。皮瓣的回流静脉是供血动脉的伴行静脉，皮瓣的感觉神经是腓浅神经的足背侧神经和足背外侧皮神经。

2. 手术方法

（1）皮瓣设计：①第1跖背皮瓣。以足背动脉为轴线，向两侧设计皮瓣，如果第1跖背动脉为Gilbert Ⅲ型，应将皮瓣向近端调整；②跗外侧皮瓣。以内、外踝的最高点连线下2.5cm处至舟骨外缘连线为轴线，向两侧设计皮瓣；③双侧足部均可作为皮瓣供区，根据伤指掌背侧的长宽，各加0.5cm作为每块皮瓣的长和宽。

（2）皮瓣切取：①第1跖背动脉皮瓣。首先切开皮瓣的远端及外侧，在趾长伸肌腱浅层分离，保护好腱周组织，并在第1跖背间隙显露第1跖背动脉，如果为Ⅰ型和Ⅱ型，保护好第1跖背血管发出的细小皮支或肌皮支，由远及近分离血管，然后切开皮瓣近端及其他缘，于跖跗关节处切断踇短伸肌并向近端翻起，显露足背动脉，保护好第1跖背动脉，切开并结扎足背动脉的足底深支，最后完全游离第1跖背皮瓣；如果第1跖背动脉为Ⅲ型，适当将皮瓣向近端调整，然后再切开皮瓣的内侧缘，由远及近在深筋膜层掀起皮瓣，明确足背动脉末端发出的1～3支筋膜支进入皮瓣，最后切开皮瓣近端，于跖跗关节处切开踇短伸肌并向近端翻起，显露足背动脉，保护好足背动脉发出的筋膜支，切断并结扎足背动脉的足底深支，最后完全游离第1跖背皮瓣；②跗外侧皮瓣。切开设计线皮肤，在距骨的头、颈交接处找到跗外侧动脉起始部，牵开趾长伸肌在其深面锐性分离血管，再切开皮瓣的近端及内侧，在浅筋膜层锐性分离皮瓣，于趾短伸肌肌腹外缘显露3～4条皮支（进入皮瓣），再切断该肌，完全游离出跗外侧血管并切开皮瓣其他缘，进而将皮瓣完全游离，并经肌腱深面牵至踝前；③两叶皮瓣的血管蒂共同汇入足背动脉，继续分离足背动脉及其伴行静脉，根据受区所需的血管蒂长度断蒂。供区创面取腹股沟全厚皮片移植，并打包固定，术后供足取中立位用石膏托固定。

（3）皮瓣移植：伤指常规扩创，根据末端指骨的血供情况，选择是否保留伸，屈肌腱止点以远的指骨。切开鼻烟窝的皮肤，逐层分离，找出桡动脉及头静脉的2个属支，皮下分离手指伤缘至鼻烟窝的隧道，并止血。足背分叶皮瓣瓦合包绕手指，捋顺血管蒂后缝合皮缘。将皮瓣神经与伤指两侧趾固有神经的远断端吻合，血管蒂通过皮下隧道引至鼻烟窝，显微镜下吻合足背动脉—桡动脉、皮瓣伴行静脉—头静脉2个属支。通血顺利后闭合伤口，术后患手取功能位用石膏托外固定。

3. 适应证及注意事项

（1）适应证：单侧足背分叶皮瓣适用于修复单指脱套伤，双侧足背分叶皮瓣适用于修复双指脱套伤。

（2）注意事项：手术中需要注意的是解剖到第1跖骨基底平面时，由于可显露的交通动脉很短，结扎切断时切勿损伤，一旦损伤应予以吻合；交通动脉足底一侧结扎时务必可靠，因为一旦松脱，断端就缩入深层，造成止血困难，必要时可切断第1、第2跖骨颈之间的韧带，方便显露止血；手术中解剖到第1、第2跖骨之间的皮肤穿支时，切勿损伤；分叶皮瓣移至受区进行瓦合时，务必检查各叶的血管蒂有无扭转；供区创面尽量采用腹部全厚皮片植皮，相对耐磨；若相邻两指全指脱套伤，既可采用双侧足背分叶皮瓣分别覆盖两指掌背侧，又可分别利用各侧足背分叶皮瓣分别瓦合包绕；若非相邻（双侧）的两指全指脱套伤，就利用各侧足背分叶皮瓣分别瓦合包绕。

【典型病例】

游离足背分叶皮瓣瓦合修复全指脱套伤

患者，男性，27岁，左中指全指脱套伤（图9-4-4A）。入院清创时检查，两侧指固有神经、血管撕脱在近指间关节平面，在充分术前准备下，于入院后第3天在全身麻醉下行游离左足背分叶皮瓣瓦合修复左中指术。根据中指掌、背侧创面，切取足背皮瓣及足背外侧皮瓣，共用足背动脉及其伴行静脉为血管蒂（图9-4-4B、C），根据受区所需血管蒂的长度断蒂后，瓦合包绕左中指创面（图9-4-4D）。血管蒂经皮下隧道引至鼻烟窝，在显微镜下吻合桡动脉—足背动脉、两侧指神经—两个皮瓣的神经、头静脉两属支—足背动脉伴行静脉。一次通血，修复皮瓣血供良好。足部供区采用腹部全厚皮片植皮，加压包扎（图9-4-4E）。

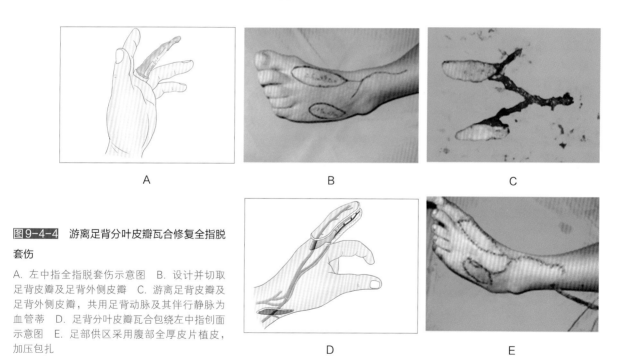

A   B   C

图9-4-4 游离足背分叶皮瓣瓦合修复全指脱套伤

A. 左中指全指脱套伤示意图 B. 设计并切取足背皮瓣及足背外侧皮瓣 C. 游离足背皮瓣及足背外侧皮瓣，共用足背动脉及其伴行静脉为血管蒂 D. 足背分叶皮瓣瓦合包绕左中指创面示意图 E. 足部供区采用腹部全厚皮片植皮，加压包扎

D   E

（三）游离双侧足背三叶皮瓣

许亚军等在20世纪90年代，根据足背动脉的三个知名分支，设计出了足背三叶皮瓣，为临床上修复手部全指脱套伤提供了一个很好的解决方法，既可灵活选用其中的两叶来修复单指脱套伤，又可同时切取足三叶皮瓣修复同侧三个手指的脱套伤。

1. 应用解剖　同足背分叶皮瓣。

2. 手术方法

（1）皮瓣设计：设计第1跖背皮瓣和跗外侧皮瓣同足背分叶皮瓣，设计跗内侧皮瓣是以舟骨粗隆至第1跖骨头内侧的连线为轴线的，皮瓣2/3面积偏轴线下方。

（2）皮瓣切取：①跗内侧皮瓣。于踝前作S形切口，依次切开皮肤、筋膜及伸肌支持带，注意保护足背内侧皮神经发出的内侧支和第1跖背支，于蹈长伸肌腱、趾长伸肌腱间显露胫前动脉和足背动脉，于内侧显露内踝前动脉和跗内侧动脉起始部，根据血管外径大小及创面需要的血管蒂长度来确定是否以内踝前动脉和跗内侧动脉作为血管蒂，并适当调整皮瓣位置。然后将胫前肌、蹈长伸肌牵开，在肌腱深层沿动脉走行锐性分离，于舟骨粗隆附近显露足背内侧动脉弓发出的3～4条筋膜支后依次切开皮瓣的近侧外侧，通过会师并完全游离内踝前动脉和跗内侧动脉，然后切开皮瓣其他的边缘来将皮瓣完全游离。注意保护骨膜浅层及肌腱周围软组织，经过肌腱深层牵至踝前；同足背分叶皮瓣；②第1跖背皮瓣和跗外侧皮瓣的切取在足背分叶皮瓣中已描述。

（3）皮瓣移植：伤指常规扩创止血，切开鼻烟窝的皮肤，逐层分离，找出桡动脉及头静脉的2个属支，皮下分离手指伤缘至鼻烟窝的隧道，并止血。足背三叶皮瓣移至受区，一侧三叶皮瓣放置在伤指掌侧，另一侧放置在伤指背侧，双侧三叶分别瓦合包绕三个手指。捋顺血管蒂后缝合皮缘，每叶皮瓣的神经与伤指两侧指固有神经的远断端吻合，血管蒂通过皮下隧道引至鼻烟窝。动静脉吻合方式：双侧足背动脉→桡动脉的远近端或一侧足背动脉→桡动脉近端、其足底深支→对侧足背动脉；一侧足背动脉的伴行静脉→头静脉，另一侧足背动脉的伴行静脉→手背静脉。通血顺利后闭合伤口，术后患手取功能位用石膏托外固定。

3. 适应证及注意事项

（1）适应证：适用于同侧三个手指的脱套伤。

（2）注意事项：供区皮瓣切取后，尽量采用腹股沟全厚皮片植皮，植皮后供侧下肢制动并抬高，3周内避免下地活动。其他术中注意事项同足背分叶皮瓣。

【典型病例】

游离双侧足背三叶皮瓣修复三指脱套伤

患者，男性，31岁，左手第2～4指全指脱套伤。入院清创时检查，两侧指固有神经、血管撕脱在掌指关节平面，因此修复时截除了伸、屈肌腱止点以远的远节指骨（图9-4-5A、B）。在充分的术前准备下，于入院后第5天在全身麻醉下行游离双侧足背三叶皮瓣修复左手第2～4指掌背侧创面术。根据各指掌、背侧创面，设计并切取双侧足背三叶皮瓣，共用各侧足背动脉及其伴行静脉为血管蒂（图9-4-5C～E），根据受区所需血管蒂的长度断蒂后，分别覆盖左手第2～4指掌、背侧创面（图9-4-5F、G）。每叶皮瓣的神经与伤指两侧指固有神经的断端吻合。背侧皮瓣的血管蒂经皮下隧道引至鼻烟窝，掌侧皮瓣的血管蒂从指蹼间隙引至手背部。显微镜下血管吻合的方式：①背侧的皮瓣。桡动脉—足背动脉，头静脉两属支—足背动脉的伴行静脉；②掌侧皮瓣。足背动脉—对侧足背动脉足底穿支，足背动脉伴行静脉—尺侧手背静脉（图9-4-5H）。一次通血顺利，修复皮瓣血供良好（图9-4-5I）。足部供区采用腹部全厚皮片植皮（图9-4-5J）。

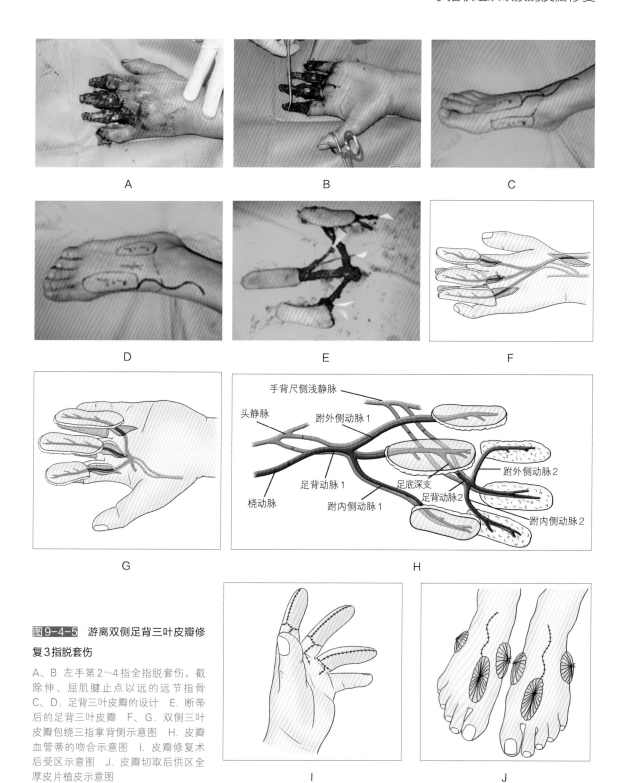

A B

C D

E F

G

H

手背尺侧浅静脉
头静脉
跗外侧动脉1
桡动脉
足背动脉1
足底深支
跗内侧动脉1
足背动脉2
跗外侧动脉2
跗内侧动脉2

I J

图9-4-5 游离双侧足背三叶皮瓣修复3指脱套伤

A、B 左手第2～4指全指脱套伤，截除伸、屈肌腱止点以远的远节指骨 C、D. 足背三叶皮瓣的设计 E. 断蒂后的足背三叶皮瓣 F、G. 双侧三叶皮瓣包绕三指掌背侧示意图 H. 皮瓣血管蒂的吻合示意图 I. 皮瓣修复术后受区示意图 J. 皮瓣切取后供区全厚皮片植皮示意图

（施海峰）

参考文献

［1］CHASE R A，HENTZ V R，APFELBERG D． A dynamic myocutaneous flap for hand reconstruction ［J］． J Hand Surg Am，1980，5（6）：594-599．

［2］ZUKER R M，MANKTELOW R T． The dorsalis pedis free flap: technique of elevation， foot closure， and flap application ［J］． Plast Reconstr Surg，1986，77（1）：93-104．

［3］罗通平，顾玉东． 小鱼际神经血管蒂岛状皮瓣应用1例 ［J］． 中国修复重建外科杂志，1988，2（2）：71-72．

［4］XU D C，ZHONG S Z，KONG J M，et al． Applied anatomy of the anterolateral femoral flap ［J］． Plast Reconstr Surg，1988，82（2）：305-310．

［5］KOSHIMA I，SOEDA S． Inferior epigastric artery skin flaps without rectus abdominis muscle ［J］． Br J Plast Surg，1989，42（6）：645-648．

［6］MASQUELET A C，ROMANA M C． The medialis pedis flap: a new fasciocutaneous flap ［J］． Plast Reconstr Surg，1990，85（5）：765-772．

［7］DAUTEL G，MERLE M． Dorsal metacarpal reverse flaps. Anatomical basis and clinical application ［J］． J Hand Surg Br，1991，16（4）：400-405．

［8］顾玉东，张高孟． 小鱼际皮瓣 ［J］． 手外科杂志，1992，8（2）：65-66．

［9］JIE L，YUDONG G，ZIPING W． Microsurgical anatomy of hypothenar flap ［J］． J Hand Surg-Eur Vol，1995，21（6）：831．

［10］ISHIKURA N，HESHIKI T，TSUKADA S． The use of a free medialis pedis flap for resurfacing skin defects of the hand and digits: results in five cases ［J］． Plast Reconstr Surg，1995，95（1）：100-107．

［11］芮永军，薛明宇，施海峰，等． 孪生趾腹皮瓣修复指掌侧软组织缺损的临床应用 ［J］． 中华手外科杂志，2001，17（4）：204-205．

［12］KIM K S，YOO S I，KIM D Y，et al． Fingertip reconstruction using a volar flap based on the transverse palmar branch of the digital artery ［J］． Ann Plast Surg，2001，47（3）：263-268．

［13］徐达传，阮默，张春，等． 股前外侧部皮瓣的进一步解剖学研究——高位皮动脉与皮瓣血供的分型 ［J］． 中国临床解剖学杂志，2002，20（6）：410-413．

［14］姚群，芮永军，许亚军，等． 第二趾胫侧趾腹皮瓣修复手指软组织缺损 ［J］． 中华手外科杂志，2005，21（5）：297-298．

［15］许亚军，寿奎水，芮永军，等． 600例股前外侧皮瓣移植术的临床应用经验 ［J］． 中华整形外科杂志，2005，21（6）：418-420．

［16］HWANG K，HAN J Y，CHUNG I H． Hypothenar flap based on a cutaneous perforator branch of the ulnar artery: an anatomic study ［J］． J Reconstr Microsurg，2005，21（5）：297-301．

［17］YU G R，YUAN F，CHANG S M，et al． Microsurgical second dorsal metacarpal artery cutaneous and tenocutaneous flap for distal finger reconstruction: anatomic study and clinical application ［J］． Microsurgery，2005，25（1）：30-35．

［18］周晓，芮永军，寿奎水，等． 顺行岛状皮瓣与甲床回植术治疗指尖离断伤 ［J］． 中华手外科杂志，2007，23（1）：48-50．

［19］巨积辉，侯瑞兴，李雷，等． 第二趾甲皮瓣修复手指中末节皮肤脱套伤 ［J］． 中华创伤杂志，2008，24（3）：220-221．

［20］侯瑞兴，巨积辉，赵强，等． 游离第二足趾胫侧皮瓣修复手指指腹缺损 ［J］． 中华手外科杂志，2008，24（4）：226-228．

［21］KIM K S，KIM E S，HWANG J H，et al． Fingertip reconstruction using the hypothenar perforator free flap ［J］． J Plast Reconstr Aesthet Surg，2013，66（9）：1263-1270．

［22］RODRIGUEZ-VEGAS M． Medialis pedis flap in the reconstruction of palmar skin defects of the digits: clarifying the anatomy of the medial plantar artery ［J］． Ann Plast Surg，2014，72（5）：542-552．

［23］周晓，芮永军，薛明宇，等． 游离小鱼际穿支皮瓣修复拇指指腹缺损 ［J］． 中华整形外科杂志，2015，31（3）：188-191．

［24］张文龙，赵刚，马爱国，等． 指掌侧固有动脉背侧支皮瓣的显微解剖与临床应用 ［J］． 中华显微外科杂志，2015，38（2）：107-110．

［25］SEO B F，KWON B Y，HAN H H． Sensate hypothenar perforator free flap for resurfacing large volar surface defect of the digit ［J］． Microsurgery，2018，38（4）：419-422．

第 十 章

手掌和手背软组织缺损的皮瓣修复

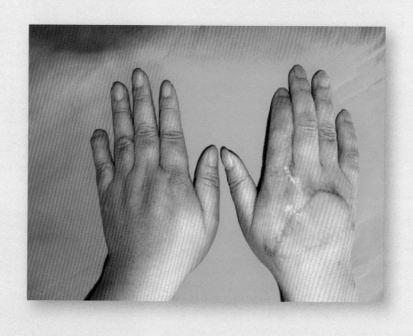

第一节

手掌和手背软组织缺损的修复原则

手的外形纤细，功能灵活，组织结构精细复杂，具备解剖与生理学的特点，展现了人类进化的标志。

（一）手掌与手背软组织的生理解剖特点

1. 手掌部皮肤角化层厚，无毛发，富于触觉小体及汗腺，与深部掌腱膜之间有纤维束带悬吊固定，形成掌心，以适应手掌的捏握功能。

2. 皮下脂肪致密而有弹性，大、小鱼际处稍厚，掌中稍薄。

3. 掌腱膜完整，对手掌的外形及功能至关重要。

4. 掌心凹陷，有掌侧的神经、动脉、肌腱等重要组织通过。

5. 掌骨构成了手掌的骨性支架，维持支撑和稳定，相应的腕掌关节和掌指关节灵活多变。

6. 大、小鱼际肌以及骨间肌、蚓状肌发育良好，完善了手的精细动作和功能。

7. 手背皮肤菲薄，皮下脂肪疏松，有利于手掌指间关节的屈伸功能；伸肌腱发育薄而宽，易损伤。

（二）手部软组织损伤的特点

伴随着社会进步和时代的发展，机械性损伤在手外伤中占据了主导地位，农机器械造成的损伤具有一定的特殊性。如皮肤坏死、缺损面积大，复合性损伤多，深部组织损伤重，迟发性坏死多，骨、关节损伤重，多伴有感染、烫伤和血管、神经、肌腱的损伤，往往预示着预后外形差和功能不满意，遗留僵硬、强直和各类畸形，为早期正确治疗提出了难题。

1. 手掌部皮肤致密，移动性小，缺损后易遗留大小不等的创面。依据损伤程度可分为不同层面的软组织缺损，如掌腱膜浅面的缺损、掌腱膜深层的缺损、掌骨层面的缺损等。

2. 手背皮肤疏松，有弹性，易撕脱，机械性损伤时易发生大面积的伸肌腱浅面或深面的缺损。

3. 皮肤缺损易造成深部组织的裸露和损伤。

4. 易合并深部神经、肌腱、血管的损伤和缺损，修复难度大，预后差。

5. 多合并骨关节的损伤或缺损，需同时修复，增加了手术难度。

6. 污染重，继发感染多，导致手术时机、手术方法和治疗效果的困惑。

（三）修复原则

1. **皮瓣修复的手术适应证** ①急诊手外伤，手掌及手背皮肤、皮下组织缺损或撕脱，伴有深部骨、肌腱、神经、血管裸露的创面；②二期手外伤后遗皮肤缺损、深部组织裸露，并继发感染的创面；③手掌、背瘢痕畸形，影响手的功能，切疤矫治后遗有深部组织裸露的创面；④皮肤条件差，伴有深部组织缺损，需要功能重建的创面；⑤各类手部先天和后天性畸形矫治所遗留的创面；⑥四肢软组织肿瘤切除或扩大切除后所遗留的创面或畸形。

2. **手术时机** ①急诊的一期皮瓣修复或复合组织修复；②择期修复，二期坏死创面、界限清楚的创面、肿瘤切除后创面和瘢痕创面的修复；③感染创面的二期修复。

3. **手术方法** 常用四大类：①传统皮瓣；②轴型皮瓣；③游离皮瓣；④穿支皮瓣。

4. **皮瓣的修复原则** 皮瓣的应用目的是修复缺损、恢复功能和外形。一个创面的缺损可以采用不同的皮瓣和方法来修复，而一个皮瓣又可以修复不同部位的软组织缺损。应根据受区与缺损情况，以及部位、创面大小、修复方式等权衡优劣，对比决定。总的原则是应选择方法简单、效果满意、对供区影响小、成功率高的手术方法。

（1）遵循由简至繁的原则：创面修复在获得相同效果的前提下，应遵循由简至繁的原则，即能用传统皮瓣，就不用轴型皮瓣；能用带蒂皮瓣，就不用游离皮瓣；能用非主干血管皮瓣，就不用带主干血管的皮瓣。应选用安全、简单、有效的皮瓣，如穿支皮瓣。

（2）根据移植方式选择皮瓣：皮瓣选择时应注重受区创面情况、功能要求及局部血管情况。局部皮肤条件好时可选用穿支轴型皮瓣；局部条件差时应选用游离皮瓣，选择的空间大，要注意受区应具有相应匹配外径的供血动脉。

（3）根据受区情况选择皮瓣：根据手掌、手背的皮肤质地、颜色、组织缺损种类、功能要求，选择皮瓣或复合组织瓣。

（4）根据供区情况选择皮瓣：应考虑皮瓣的切取面积、血管是否恒定，切取简便、供区相对隐蔽者应首选。

（路来金）

第二节

手掌部缺损的修复

一、桡动脉腕上穿支逆行岛状皮瓣

桡动脉腕上穿支逆行岛状皮瓣又称桡动脉鼻烟窝穿支皮瓣，1991年由张高孟最早报告。是以桡动脉深支在穿过鼻烟窝处所发出的穿支动脉为血管蒂，以前臂桡侧为皮瓣供区，以鼻烟窝为旋转点所设计的逆行岛状皮瓣。该皮瓣既不损伤桡动脉主干血管，又具有前臂皮瓣的诸多优点，从而得到了国内同道的认可和广泛应用，已成为修复手掌、手背皮肤缺损，尤其是虎口皮肤缺损的最佳皮瓣之一。

1. 应用解剖

（1）皮瓣的供血动脉：桡动脉在前臂远端桡骨茎突水平，分为桡动脉深支和浅支；深支绕过桡骨茎突，穿过拇长展肌和拇短伸肌的深面，沿腕舟骨和大多角骨的背面下行，在第1、2掌骨基底之间穿过第1骨间背侧肌进入手掌深部，与尺动脉的掌深支构成掌深弓，发出分支营养手及手指。桡动脉深支在桡骨茎突至第1、2掌骨底间共发出3~5条穿支动脉，其中以桡骨茎突附近发出的穿支最粗大，称为第1穿支或桡动脉鼻烟窝穿支，起点外径（0.25±0.07）mm。发出位置在桡骨茎突下（4.63±0.42）mm，其大部分在桡动脉前内侧发出，占81%；在桡动脉后内侧发出的占11.1%；由桡动脉外侧发出的占7.2%。穿支蒂长（4.2±0.3）mm，穿过深筋膜后在皮下组织内恒定分为上行支与下行支；上行支较长，达（15.7±0.1）mm，分布于前臂远端桡侧；下行支较短，分布在鼻烟窝处（图10-2-1）。

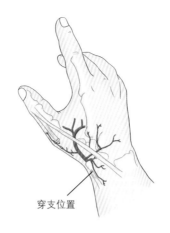

穿支位置

图 10-2-1 桡动脉腕上穿支的应用解剖示意图

（2）皮瓣的静脉回流：穿支动脉有 2 条伴行静脉，外径（0.2±0.03）mm。同时头静脉也起源于此区内，并参与皮瓣的静脉回流；这种深、浅静脉系统的相互吻合，可保证皮瓣的静脉逆行回流。

（3）皮瓣的感觉神经为桡神经浅支：该支在腕上 7cm 经肱桡肌腱的深面，绕行于桡骨外侧，并经拇长展肌腱与拇短伸肌腱浅面行于桡动脉的外侧，至腕上方 4cm 处穿出深筋膜，分成 4～5 条分支支配桡侧手背皮肤，故切取本皮瓣时一般不会损伤桡神经浅支。

2. 手术方法

（1）皮瓣设计：①轴心线。在前臂中立位时，以桡骨茎突至桡骨小头的连线；②旋转轴点。为鼻烟窝中点，此点是桡动脉鼻烟窝穿支起点，也是本皮瓣逆行转移的旋转轴点；③切取平面。在深筋膜的浅面切取，近端至桡骨茎突上 10cm，远端至桡骨茎突下 3～5cm，皮瓣宽 5cm；④切取范围。最大范围 15cm×5cm。⑤皮瓣的形状。可设计成菱形皮瓣、帆状皮瓣等，灵活应用。

（2）皮瓣切取：①按皮瓣设计先作鼻烟窝桡侧切口，在拇短伸肌腱桡侧缘寻找并分离鼻烟窝穿支后，再切开尺侧切缘，在深筋膜的浅面，由皮瓣近端向远端顺行分离；②头静脉的处理。在皮瓣的远、近端分别结扎，切断头静脉的主干及分支，皮瓣移位时可将头静脉主干的近端与受区静脉吻合，以利于逆行皮瓣静脉回流。③桡神经浅支的处理。可将桡神经浅支的主干保留在供区内，皮瓣内保留 1～2 条束支，近端可与受区皮神经近端吻合，重建皮瓣的感觉功能；④皮瓣的蒂部处理。应以穿支起点为中心，保留 1cm 宽的深筋膜在蒂内，以使蒂部无张力，避免牵拉。

（3）皮瓣转移：①皮瓣可顺时针逆行旋转 90°～180°以修复虎口、大鱼际和手掌，逆时针旋转 90°～180°以修复手背缺损；②供区在 3～4cm 时，一般可直接闭合；不能闭合时，可行全厚皮片游离植皮；③皮瓣也可设计游离皮瓣，但需切取一段桡动脉（2cm）作吻合，需重建桡动脉；以头静脉作为皮瓣的回流静脉。游离皮瓣可用于修复头部、颈部、手指等的皮肤缺损。

3. 适应证及注意事项

（1）适应证：①各种病因所致虎口中、重度挛缩，为本皮瓣的最佳适应证；②腕、手掌背侧的皮肤缺损，伴有深部组织裸露；③拇指近节背侧软组织缺损、伸肌腱裸露；④手指再造的嵌合皮瓣。

（2）注意事项：①桡动脉腕上穿支皮瓣的轴心线为桡骨茎突至桡骨小头的连线。由于腕桡侧宽度有限，设计皮瓣时应严格遵循在轴心线的两侧设计皮瓣的长度与宽度，以确保穿支动脉在皮瓣内；②皮瓣的穿支较细小，分离时易损伤，因此分离蒂部时在穿支起点保留1cm宽的深筋膜，有防止损伤、避免张力牵拉的作用；③分离皮瓣应在手术放大镜下进行操作；④供区采用全厚皮片游离植皮时，要防止对蒂部的挤压，而影响皮瓣的成活；⑤术后将腕关节固定在背伸位，可减少蒂部的张力。

【典型病例】

桡动脉腕上穿支逆行岛状皮瓣修复拇指皮肤缺损

患者，左手拇指瘢痕挛缩，掌指关节屈曲桡偏畸形（图10-2-2A、B），手术松解后拇指可充分伸直，但掌指关节桡侧遗留创面，设计并切取桡动脉腕上穿支逆行岛状皮瓣修复创面，大小为8cm×3.5cm（图10-2-2C）。术后皮瓣完全覆盖创面，供区直接缝合（图10-2-2D）。

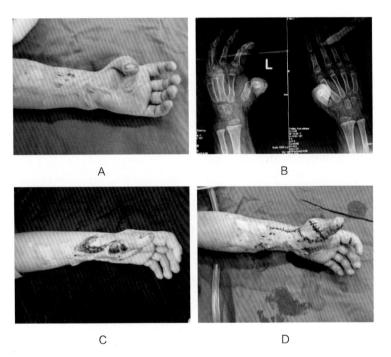

图10-2-2 桡动脉腕上穿支逆行岛状皮瓣修复拇指皮肤缺损

A. 左拇指桡侧瘢痕挛缩，掌指关节屈曲桡偏畸形 B. 检查显示左拇指掌指关节半脱位 C. 皮瓣切取 D. 皮瓣修复、拇掌指关节复位固定

二、尺动脉腕上穿支逆行岛状皮瓣

尺动脉腕上穿支逆行岛状皮瓣是以尺动脉腕上穿支动脉为血管蒂而设计的前臂尺侧逆行岛状皮瓣，1989年张高孟等最早报告了该皮瓣的解剖学研究和临床应用。由于该皮瓣的切取不损伤前臂尺、桡等主干动脉，不损害手部的血运，并且皮瓣质地好，供区面积大，切取简便，应用灵活，成功率高，而在临床上广泛应用。

1. 应用解剖

（1）皮瓣的供血动脉：以尺动脉腕上穿支为供血动脉。该穿支于腕上距豌豆骨（3.73±1.56）cm自尺动脉发出，其发支位置位于尺动脉后内侧者占86.5%，内侧者占10.8%，后侧者占2.7%。起点外径（1.33±0.13）mm，为尺动脉所有穿支中最粗大的一支。该支向内或内下跨过尺神经，行于尺侧腕屈肌腱的下方，继而位于尺神经手背支深层，穿过深筋膜，位于皮下。在皮下组织内，纵向恒定分为上行支和下行支。下行支起始外径较上行支粗大，外径（1±0.1）mm，与尺神经手背支伴行经尺骨茎突前方进入手背尺侧，继续沿小鱼际肌与第5掌骨背侧下行达掌指关节，沿途发出腕关节支、手背支、小鱼际肌支等。上行支为皮瓣的营养动脉，沿豌豆骨与肱骨内髁连线向前臂近侧延伸，走行长度在（9.6±3.12）cm，末端与尺动脉其他分支在前臂吻合成网（图10-2-3）。

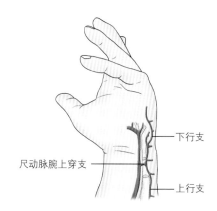

下行支

尺动脉腕上穿支

上行支

图 10-2-3 尺动脉腕上穿支皮瓣的应用解剖示意图

（2）皮瓣的静脉回流：尺动脉腕上穿支有2条伴行静脉，外径（1.51±0.24）mm；上行支的伴行静脉也为两条。同时贵要静脉贯穿该皮瓣，位于皮瓣的轴心线上。故该皮瓣的静脉回流有深、浅两套静脉系统。既可以通过两条伴行静脉间的交通支完成迷宫式逆流，又可通过深、浅静脉间交通支直接逆流。

（3）皮瓣的神经支配：皮瓣的感觉神经为前臂内侧皮神经，其在肱骨内上髁上方4cm处，穿出深筋膜下行，浅出处外径2.6mm，主干与贵要静脉伴行，在肘下分为前、后两支，分别再发出1~3条细支分布于前臂内侧皮肤。此皮瓣的可用范围与前臂内侧皮神经后支的支配范围相一致，采用逆行岛状皮瓣时，可将尺神经手背支与前臂内侧皮神经的近端吻合，以恢复皮瓣的感觉功能。

（4）皮瓣的血供特点及供血范围：本皮瓣的血供特点与前臂其他皮瓣相同，以腕上穿支为动脉干，沿途发出细小的分支，相互吻合并与其他主干动脉分支吻合成网状血管结构。供血范围近可达肘部，远端平腕部，两侧达前臂掌、背侧中线。

2. 手术方法

（1）皮瓣设计：可设计前臂逆行岛状皮瓣和游离前臂皮瓣，以前者应用范围更广。①皮瓣的轴心线。由豌豆骨至肱骨内上髁连线，即穿支的体表走行线；②旋转轴点。在轴心线上以豌豆骨近端4cm为逆行岛状皮瓣的旋转轴点，也就是尺动脉腕上穿支的分支点；③切取平面。在深筋膜下分离，蒂部保留部分深筋膜，防止牵拉而出现血管危象；④切取形状。多用菱形、帆状或分叶状。⑤切取范围。最大达25cm×6cm，上平肘，下达腕，两侧可至前臂掌、背侧中线以内。

（2）皮瓣切取：①按皮瓣设计线，由腕横纹向上沿尺侧腕屈肌在皮瓣前缘切开5cm，显露尺侧腕屈肌，在腕上3~6cm处将附着在尺侧腕屈肌下部的肌纤维切断，并向桡侧牵开肌腱，即可显露由尺动脉发出的腕上穿支，在腕上4cm处可见该穿支发出的上行支和下行支；②证实腕上穿支存在后，即应切开皮瓣的前、后切缘，在深筋膜下由皮瓣近端向远端分离，切断皮瓣与尺动脉间其他分支或肌皮穿支；③在皮瓣的远端与近端均分离出贵要静脉和前臂内侧皮神经，并予以切断保留。

（3）皮瓣转移：①皮瓣可顺时针或逆时针旋转90°～180°转移修复手部创面，注意蒂部不应扭转或折返，保留蒂部的深筋膜可起到保护作用；②皮瓣切取面积过大时，可在近端将皮瓣内的贵要静脉与受区的浅静脉吻合，以保证皮瓣的静脉回流，防止静脉危象；③设计有感觉功能的皮瓣时，可将皮瓣内前臂内侧皮神经支的近端与受区的指总神经缝合；④供区在宽4cm以内时可直接闭合，不能闭合时采用全厚皮片游离植皮。

3. 适应证及注意事项

（1）适应证：①可设计前臂尺动脉腕上穿支逆行岛状皮瓣替代其他主干血管皮瓣，用于修复手掌、手背、腕部、虎口部及手指的皮肤缺损；②可设计带神经、肌腱及骨瓣的复合组织瓣，用于手部多种组织缺损的修复；③可用于手及手指的再造及畸形矫治；④可设计成游离皮瓣，用于头颈、颜面及四肢软组织缺损的修复。

（2）注意事项：①术前采用多普勒超声血流仪测定尺动脉腕上穿支及分支的位置及走行，设计皮瓣的轴心线、旋转轴点、皮瓣切取的形状和范围；②手术先探查尺动脉腕上穿支存在后，再做皮瓣分离，并逆行切取；③是否吻合浅静脉，取决于皮瓣的切取范围。范围过大、过长时，动脉供血不会有问题，但因静脉逆行回流易出现皮瓣远端的危象，而吻合浅静脉能避免静脉危象的发生；④可设计复合组织瓣逆行修复手部的多种组织缺损，如前臂内侧皮神经修复指总神经，尺骨瓣修复掌骨缺损，部分尺侧屈、伸腕肌腱修复手掌屈、伸肌腱的缺损；⑤皮瓣供区可直接闭合或植皮。

【典型病例】

尺动脉腕上穿支逆行岛状皮瓣修复手掌皮肤坏死

患者，男性，27岁，滚筒挤压伤致右手掌皮肤撕脱，手掌部分皮肤坏死（图10-2-4A）。清创后遗留创面，设计尺动脉腕上穿支逆行岛状皮瓣修复创面（图10-2-4B）。术中清晰可见尺动脉主干、穿支血管和前臂内侧皮神经（图10-2-4C），皮瓣逆行转移后血运良好（图10-2-4D）。远期随访，外观及功能满意（图10-2-4E）。

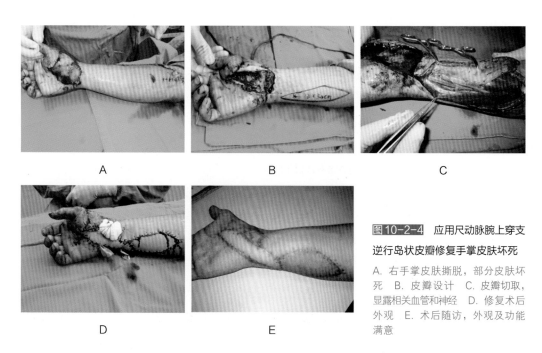

A   B   C

D   E

图 10-2-4 应用尺动脉腕上穿支逆行岛状皮瓣修复手掌皮肤坏死

A. 右手掌皮肤撕脱，部分皮肤坏死 B. 皮瓣设计 C. 皮瓣切取，显露相关血管和神经 D. 修复术后外观 E. 术后随访，外观及功能满意

三、桡神经浅支前臂桡侧逆行岛状皮瓣

1992年，巴西的Bertelli首先研究了上肢皮神经伴行血管的解剖，提出了皮神经营养血管皮瓣的概念，并成功应用手背部皮神经营养血管皮瓣修复手部缺损。国内于1994年宋建良报告应用上肢皮神经伴行血管蒂皮瓣修复手部软组织缺损。1997年，芮永军等对上肢体表皮神经伴行血管蒂的岛状皮瓣进行了显微解剖学研究，并提出了皮瓣的手术设计。黄群武等1997年报告了基于桡神经浅支营养血管设计的逆行岛状皮瓣用于手部软组织缺损的修复。该皮瓣血管支解剖恒定，供血范围大，可设计顺行或逆行岛状皮瓣用于前臂和手部的修复；手术操作简单，副损伤小，供区多可直接闭合或直接游离植皮，是一具有临床价值的皮瓣。

1. 应用解剖

（1）桡神经浅支的走行、分布：该神经支于桡骨茎突上方（5.5±0.3）cm内，由肱桡肌与桡侧腕长伸肌腱间浅出深筋膜，在皮下组织内下行1～2cm就分出内、外侧支，跨过桡骨茎突和鼻烟窝，分布于掌背桡侧半及桡侧半两个半指近节的背侧皮肤。浅出处神经外径（3.5±0.3）mm，其中内侧支外径（2.6±0.2）mm，外侧支外径（2.5±0.3）mm。

（2）桡神经浅支的营养血管：桡神经浅支营养血管上1/3段来源于桡动脉的主干、桡侧返动脉支和桡动脉肌支，分别为19.7%、27.3%和1.8%；中1/3段营养血管来源于桡动脉的主干、桡侧返动脉支和桡动脉肌支，分别占24%、0.8%和3.8%；下1/3段营养血管来源于桡动脉的主干、桡侧返动脉支和桡动脉肌支，分别占19.2%、0.9%和9.5%。桡神经浅支的营养动脉外径一般为0.3～0.4mm（图10-2-5）。

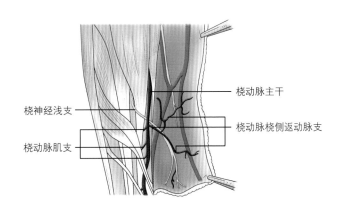

图 10-2-5 桡神经浅支的营养血管示意图

（3）桡神经浅支营养动脉的供血特点：各营养动脉在皮神经干的侧方1cm内形成上行支和下行支，相互吻合成链状血管网，由此发出营养支走行于神经干表面，以营养神经，并发出分支，营养神经束支附近的皮肤，从而为皮瓣的手术设计奠定了解剖学基础。并可依据血管蒂的位置分别设计顺行和逆行岛状皮瓣，而以逆行皮瓣修复手部软组织缺损临床意义更大。

（4）皮肤的静脉回流：本皮瓣的静脉逆流是依靠营养动脉链状结构的伴行静脉网和皮瓣内浅静

脉主干间的交叉逆流完成的。必要时可将皮瓣内浅静脉干的近端与受区附近的静脉干吻合。

2. 手术方法

（1）皮瓣设计：①皮瓣的轴心线。肘窝中外1/3处与腕背鼻烟窝中点连线，即桡神经浅支的体表投影；②旋转轴点。在轴心线上以桡动脉鼻烟窝穿支动脉的起点为旋转轴点，设计的逆行岛状皮瓣可因受区不同而作顺时针或逆时针旋转90°～150°；③分离平面。在皮瓣轴心线上设计皮瓣，皮瓣主体在前臂中下2/3部；分离平面在前臂深筋膜的浅层，血管神经蒂可带有1～2cm宽的深筋膜，以保证可靠的血供；④皮瓣的切取范围，可达15cm×6cm，轴心线两侧可达2～4cm。

（2）皮瓣切取：①首先用多普勒超声血流仪确定桡动脉鼻烟窝的穿支动脉位置，以此确定逆行岛状皮瓣的轴心线、旋转轴点、蒂部的长度、皮瓣的形状和大小；②按皮瓣设计线首先切开蒂部，于皮下向两侧分离宽1～2cm的深筋膜蒂，以保护穿支动脉不受损害；③由近端向远端顺行在深筋膜浅面分离皮瓣，将皮瓣的皮下组织缝合固定。

（3）皮瓣转移：①待皮瓣完全分离后，仅保留蒂部穿支血管，松止血带，观察皮瓣5分钟，确定皮瓣血运良好后，经皮下或开放隧道修复手部创面；②供区可直接闭合或游离植皮。

3. 适应证及注意事项

（1）适应证：①可用于修复腕、手掌、手背及虎口的皮肤缺损和瘢痕矫形手术，尤其适用于虎口挛缩的矫治；②用于手指近节皮肤的修复及手指再造。

（2）注意事项：①合理设计皮瓣的点、线、面，必须符合其解剖特点，在长度上近端不超过肱骨髁间连线下3cm，远端不跨过鼻烟窝中点，两侧不超过轴心线外3cm；②皮瓣切取范围应比受区长，宽度应增加1cm，防止移植后皮瓣肿胀，张力大，而影响动脉血供及静脉回流；③蒂部的深筋膜应超过1cm，对穿支血管起保护作用；④皮下隧道应宽敞，防止因蒂部扭转、折叠、受压而影响皮瓣供血和静脉回流。

【典型病例】

桡神经浅支前臂桡侧逆行岛状皮瓣修复手掌桡背侧创面及虎口

患者，男性，左手虎口重度挛缩。手术松解瘢痕、开大虎口，并以克氏针固定来维持虎口间距至60°（图10-2-6A）。虎口遗留创面设计桡神经浅支营养血管皮瓣修复，皮瓣以桡动脉鼻烟窝穿支为蒂逆行转移（图10-2-6B）。术毕皮瓣血运良好，皮瓣供区直接缝合（图10-2-6C）。术后1个月随访见皮瓣外观良好，虎口成形（图10-2-6D）。

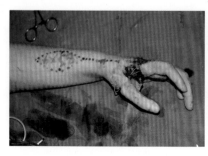 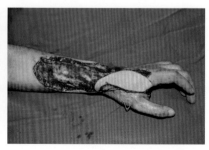

A   B

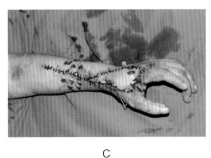
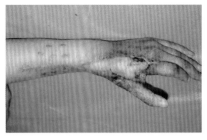

C   D

图10-2-6 桡神经浅支前臂桡侧逆行岛状皮瓣修复手掌桡背侧创面及虎口

A. 左手虎口重复挛缩，松解瘢痕，开大虎口，并以克氏针固定　B. 分离逆行岛状皮瓣
C. 术后2周皮瓣成活，供区直接缝合　D. 术后1个月随访，可见外形良好，虎口成形

四、游离股前外侧超薄皮瓣

游离股前外侧皮瓣是以旋股外侧动脉降支为血管蒂的大腿前外侧皮瓣，徐达传于1984年最早报告其应用解剖学的研究，随后罗力生和宋业光等分别介绍了临床应用的疗效。该皮瓣血管蒂长而恒定，外径粗，供区面积大，皮瓣质地好，手术操作简单，可制作筋膜瓣、带蒂皮瓣、肌皮瓣、岛状皮瓣、穿支皮瓣和超薄皮瓣等，用于头颈、颜面、四肢软组织缺损的修复和器官的再造，因而被冠以"万能皮瓣"的名号。依据临床创面的需要，在修复手掌、手背、手指的创面和头颈部时，可不带肌肉和深筋膜，在显微镜下切除皮瓣内大部分脂肪，仅保留皮肤真皮下血管网和蒂部的少许皮下组织，一次完成上述组织的修复，此即超薄皮瓣。

1. 应用解剖

（1）皮瓣的供血动脉：为旋股外侧动脉的降支。旋股外侧动脉在腹股沟韧带下方自股动脉或股深动脉发出后，穿过外侧股神经诸分支间，在缝匠肌与股直肌后侧向外下走行，很快分出升支、横支和降支，其中降支外径最粗，走行最长，走行在股直肌与股中间肌之间。在髂前上棘至髌骨外上缘连线中点的上方，降支在股外侧肌与股直肌之间分为内、外侧支；内侧支沿股外侧肌与股直肌之间继续下行，发出分支营养邻近的股中间肌、股直肌和股内侧肌的外下部，终支在膝关节外上方参与膝关节动脉网的构成，并与起自腘动脉的膝上外侧动脉相吻合，是构成股动脉-腘动脉侧支循环的重要途径之一。外侧支沿股外侧肌向外下斜行，沿途发出约2.5条（1～8条）肌皮动脉（穿经股外侧肌）或肌间隙皮动脉，外径约为0.6mm（0.4～1.1mm），为股外侧肌和股前外侧的皮肤供血，并与膝上外侧动脉相交通。其中第1肌皮动脉穿支最粗大，是皮瓣的主要供血动脉。在肌间隙中降支的可作为皮瓣血管蒂的长度为8～12cm，降支的第1股外侧肌皮动脉穿支上方10cm是截断血管进行吻合的部位，平均外径为2.1mm（1.1～2.8mm）。旋股外侧动脉降支的体表投影为髂骨前上棘与髌骨外上缘连线（髂髌线）中点与腹股沟韧带中点连线的下2/3（图10-2-7）。

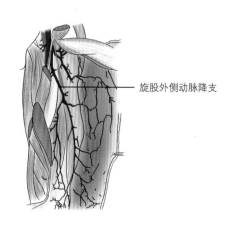

旋股外侧动脉降支

图 10-2-7 旋股外侧动脉降支的应用解剖示意图

罗力生将股前外侧肌皮动脉分为下列四种类型：①肌间隙皮动脉型，占 8.3%；②肌皮动脉穿支型，占 80.6%；③直接皮动脉型，占 8.3%；④无粗大皮支型，占 2.5%。皮瓣穿支体表定位：第 1 肌皮动脉穿支或肌间隙皮支定位在以髂髌线中点为圆心，3cm 长度为半径的圆圈内，以外下象限最多，占 80% 以上。

（2）皮瓣的静脉：多有 2 条伴行静脉（94.3%），外径分别为 2.3mm 和 1.8mm，可作为皮瓣的回流静脉。所有的肌皮动脉穿支均有伴行静脉，可保证皮瓣的静脉回流，同时在皮下组织内有股外侧浅静脉干，外径 3.5～5.5mm，可作为皮瓣回流静脉的补充。

（3）皮瓣的皮神经：为股外侧皮神经。自腰丛发出后，在髂前上棘内侧 1cm 穿经腹股沟韧带深部至股部，分为粗长的前支和短细的后支；前支在缝匠肌与阔筋膜张肌之间的浅沟内下行，继而沿阔筋膜张肌前缘，在深、浅两层阔筋膜之间下行，在髂前上棘前下方 7～10cm 浅出深筋膜，向下分布于股前外侧中下部分的皮肤。后支在髂髌线外 1cm 范围内下行，走行于股前外侧皮下组织内，可作为皮瓣的感觉神经。

2. **手术方法**

（1）皮瓣设计：①确定皮瓣的轴心线，即旋股外侧动脉降支的体表走行线，从髂髌线中点至腹股沟韧带中点的连线；②动脉蒂的截断点，为髂髌线中点至腹股沟韧带连线向上 10cm 部分；③分离平面，可根据创面需求设计游离皮瓣、带蒂顺行（或逆行）岛状皮瓣。分离平面在深筋膜下方；设计穿支游离皮瓣，双叶状皮瓣、帆状皮瓣等可在深筋膜浅面分离；设计超薄皮瓣应在穿支皮瓣的基础上，在显微镜下切除皮瓣内大部分的皮下组织，保留真皮下血管网（并带其一小部分皮下组织）。

（2）皮瓣切取：①在全身麻醉下，患者平卧位，供区臀部垫高 30° 按手术设计沿皮瓣内侧缘切开皮肤、皮下组织和深筋膜，将皮下组织与深筋膜临时缝合数针，以防分离损伤血管蒂及穿支；②在阔筋膜深方显露股直肌与股外侧肌的间隙，钝性分离即可暴露旋股外侧动脉的降支；沿降支向内上方分离显露旋股外侧动脉的主干及所发出的升支和横支；按设计蒂部长度在不同水平予截断动、静脉主干；③沿降支向下分离肌间隙动脉穿支或肌皮动脉穿支，追踪至股外侧肌的穿出点；④将皮瓣上、下及内侧缘完全切开，在阔筋膜深面向外掀起皮瓣，越过股直肌表面后，在股外侧肌表面与阔筋膜间寻找进入筋膜的穿支，切断穿支表面的部分肌纤维，形成完整的血管蒂；⑤将皮瓣外缘切开，完全分离皮瓣，截断蒂部血管主干；⑥移植皮瓣时如需要修复受区的主动脉干，可设计在血管蒂两端完成动脉干的吻合；如需要制作肌皮瓣，可同时携带部分股外侧肌；⑦可将穿支3cm以外深筋膜组织切除，制作成薄皮瓣；或将皮下脂肪去除，只保留真皮下血管网和蒂部的少许皮下脂肪而制成超薄皮瓣。

（3）皮瓣移植：①鼻烟窝处切开，暴露桡神经浅支的手背支、头静脉、桡动脉深支，在与创面的走行间打通皮下隧道，严格止血；②皮瓣移至创面，缝合皮缘，血管蒂经隧道引至鼻烟窝；③血管及神经的吻合：旋股外侧动脉降支—桡动脉深支，皮瓣伴行静脉—头静脉两属支，股外侧皮神经—桡神经浅支；④血管通血顺利后，局部止血彻底，皮瓣下可放置负压引流，闭合伤口，患肢石膏托外固定制动。

3. 适应证及注意事项

（1）适应证：①头颈、胸腹部及四肢的大面积软组织缺损的修复，皮瓣最大切取面积可达400cm²；②合并深层组织的复合缺损、手的贯穿性损伤；③组织器官的再造；④特殊部位组织的修复：超薄皮瓣、双叶皮瓣、嵌合皮瓣等；⑤感染性创面的修复；⑥需重建血管的四肢创面的修复。

（2）注意事项：①解剖分离肌皮穿支动脉是切取股前外侧皮瓣的关键，应注意避免牵拉损伤，可以在穿支动脉周围保留适当的肌袖。初学者可采用顺行法分离，即由降支主干向下寻找、分离穿支的方法，以保证血管蒂的完整性，避免因损伤而导致手术失败；②如果血管主干走行变异，可采用旋股外侧动脉的升支和横支设计股前外侧皮瓣（或阔筋膜张肌皮瓣）以替代，切取的范围不次于股前外侧皮瓣；③在解剖分离血管蒂时要注意保护好股神经及分支，避免手术、穿刺等可能引起的副损伤；④为保护皮瓣的静脉回流，2条伴行静脉均需吻合，最好在受区分别吻合深、浅静脉各1条；⑤如需制备有感觉的游离皮瓣，可将皮瓣内的股外侧皮神经的近端与受区皮神经缝合；⑥供区宽在10cm内时均可直接闭合；10cm以上者需作游离植皮；⑦切取超薄皮瓣时，应在显微镜下切除皮瓣大部分皮下组织，注意保留真皮下血管网及蒂部一小部分筋膜蒂。

【典型病例】

游离股前外侧超薄皮瓣修复手与前臂巨大软组织缺损

患者，右前臂至手部外伤，致前臂粉碎性骨折伴巨大面积皮肤软组织缺损。一期清创，外支架固定（图10-2-8A）；二期行游离股前外侧超薄皮瓣修复手与前臂内侧巨大创面，术中顺利游离皮瓣，皮瓣携带肌皮穿支及旋股外侧动脉降支（图10-2-8B、C）。术后1个月随访，皮瓣顺利成活，质地良好（图10-2-8D）。

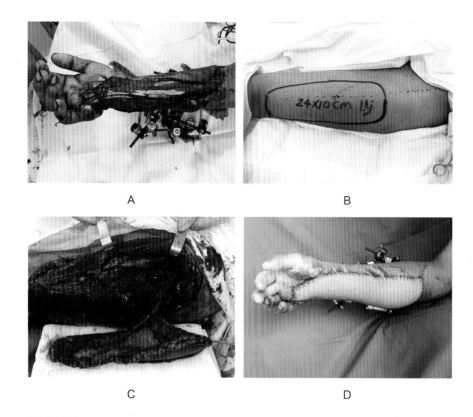

A. 右手与前臂内侧大面积缺损，外支架固定　B. 设计股前外侧超薄皮瓣　C. 皮瓣的切取
D. 术后1个月随访外观

图 10-2-8　游离股前外侧超薄皮瓣修复手与前臂内侧巨大缺损

（路来金）

五、游离上臂外侧皮瓣

　　手臂外侧皮瓣由我国宋儒耀教授于1982年最早报告；1984年，国外Katsavos对该皮瓣做了解剖学和临床应用研究，主要用于四肢软组织缺损的修复。2007年，唐举玉等设计应用以桡侧副动脉穿支为供血动脉、以上臂外侧为供区的游离皮瓣用于手、足及头颈部创面的修复。该皮瓣质地好，切取方便，不需携带深筋膜与臂外侧肌间隔，不牺牲前臂后侧皮神经和肱深动脉主干，具有良好的临床应用价值。

　　1. **应用解剖**　供血动脉为桡侧副动脉，是肱深动脉在三角肌粗隆平面附近发出的终支之一，沿桡神经沟下行至三角肌止点下方4cm时分为前支和后支。前支与桡神经伴行，穿臂外侧肌间隔，经肱桡肌与肱肌间至肘前部，发出分支，主要营养肌肉和关节，与皮瓣血供关系不大。后支于手臂外侧肌间隔后方，在肱三头肌与肱桡肌之间下行，并逐渐浅出，沿途发出2~5条穿支分布于臂外侧皮肤，其终末端至肱骨外髁处与桡侧返动脉终末支吻合。后支的深支穿臂外侧肌间隔下行，其分支营养肱骨下1/3段外侧半前面的骨膜。桡侧副动脉起点外径1~1.5mm，后支外径0.5~0.8mm；桡侧副动脉及后支长度在61mm（图10-2-9）。

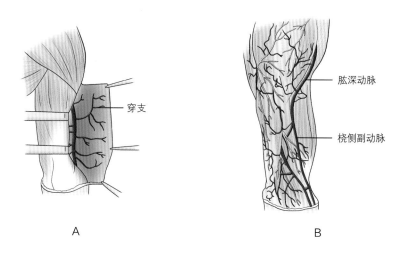

图 10-2-9 手臂外侧动脉的应用解剖示意图

2. 手术方法

（1）皮瓣设计：①皮瓣的轴心线。以三角肌粗隆后缘与肱骨外髁顶点的连线，也是桡侧副动脉的体表投影；②皮瓣的血管蒂长度可依据轴心线，按需要来设计；③皮瓣的上界平三角肌粗隆，下达肱骨外髁下缘，两侧旁开轴心线2.5～3cm；④分离平面。两侧可在肌膜浅面分离，血管蒂带有部分肌间隔，以保护血管主干，防止副损伤。

（2）皮瓣切取：①按设计线切开皮瓣的后缘，达深筋膜浅面，沿其浅面分离至臂外侧肌间隔；②在肱三头肌与肱桡肌间分离，显露发出的穿支动脉；③切开皮瓣前缘至深筋膜浅面，并向后分离至臂外侧的肌间隔。显露并保护桡侧副动脉主干及穿支血管、臂后侧皮神经、前臂后侧皮神经；④于穿支动脉旁切开深筋膜，显露臂外侧肌间隔，向两侧牵开肱三头肌和肱桡肌，在显微镜下沿穿支动脉向深层解剖，双极电凝处理沿途分支，结扎切断前支，分离出桡侧副动脉。束间分离臂后侧皮神经和前臂后侧皮神经；⑤证实皮瓣血运可靠后，根据受区所需血管、神经长度断蒂，结扎切断桡侧副动脉血管蒂。

（3）皮瓣移植：①皮瓣移植受区后，分别镜下吻合动、静脉和皮神经；②供区创面彻底止血，冲洗，直接闭合缝合。

3. 适应证及注意事项

（1）适应证：①设计游离皮瓣用于手掌、手背及手指的软组织缺损的修复；②以桡侧副动脉的后支为蒂设计顺行皮瓣，用于肩、上臂的创面修复；③以桡侧返动脉为蒂设计逆行皮瓣，用于肘部、前臂创面的修复。

（2）注意事项：①分离皮瓣时先切开后缘，沿深筋膜表面向前分离皮瓣，显露穿支动脉更为方便；②头静脉作为前臂外侧的浅静脉，管径粗大，但属过路的静脉，对皮瓣的静脉回流无帮助，应注意保护，避免损伤；③臂后侧皮神经在上臂近端与前臂后侧皮神经会合，分离时避免同时损伤；④臂外侧不够隐蔽，皮瓣的切取宽度不应超过5cm，避免因缝合时张力过大或植皮而形成大面积瘢痕，影响美观，尤其女性应慎用。

【典型病例】

游离上臂外侧皮瓣修复手掌创面

患者，右手掌瘢痕挛缩。手术切除瘢痕，并作屈肌腱及关节松解，手掌遗留不规则创面（图10-2-10A）。设计游离上臂外侧皮瓣移植修复右手掌部创面（图10-2-10B），术中切取皮瓣后移植于手掌受区，吻合动、静脉，同时吻合上臂外侧皮神经桥接指总神经（图10-2-10C）。术毕，皮瓣顺利成活，质地良好（图10-2-10D）。

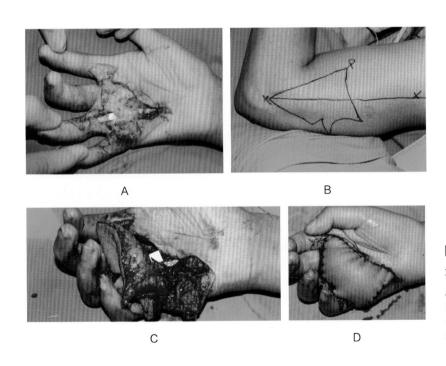

图 10-2-10　游离上臂外侧皮瓣修复手掌创面

A. 右手掌瘢痕切除术后遗留创面 B. 皮瓣设计　C. 切取皮瓣后移植于手掌受区，上臂外侧皮神经桥接指总神经　D. 修复后外观

（路来金　任景炎）

手背部缺损的修复

一、前臂骨间后动脉逆行岛状皮瓣

以骨间后动脉为蒂的前臂外侧逆行岛状皮瓣是路来金等于1986年最早报告的。在大量的应用解剖研究的基础上，设计的该皮瓣因具有皮瓣质地好、血管蒂长、走行恒定、供区面积大、手术操作简单、易于切取、成活率高等优点，而被广泛应用于临床，其最大的优点是不损伤前臂的2条主要供血动脉，已成为手部软组织修复和功能重建的主要方法之一。尤其在虎口重建，手掌、手背的修复上为首选方法。除了逆行岛状皮瓣，也可设计顺行皮瓣和游离皮瓣。张敬良（2006）、曹状生（2007）等对骨间后动脉岛状皮瓣进行了改进，设计了骨间后动脉单一穿支微型皮瓣，为显微外科向更细、更精、更高境界的发展开拓了思路，适用于手部小面积软组织缺损的精确定点修复。

1. 应用解剖

（1）骨间后动脉的解剖特点：骨间后动脉属中小动脉，在前臂上段起于骨间总动脉，穿过骨间膜上缘与斜索之间至前臂外侧，经旋后肌与拇长展肌之间，在前臂伸肌群深、浅两层之间下行；在前臂下段行于指总伸肌、小指伸肌与尺侧腕伸肌腱的间隔中（图10-3-1）。

动脉起点外径（1.4±0.2）mm，末端外径（0.7±0.1）mm，平均长度（13.7±0.8）cm。动脉末端在尺骨茎突上2.5cm水平与骨间前动脉背侧支之间存在弧形吻合支（图10-3-2）。该吻合支位置恒定，出现率高，占96.6%，外径为（0.8±0.1）mm，并有2条小静脉伴行。偶有末端与尺动脉分支存在吻合支者，占3.4%。

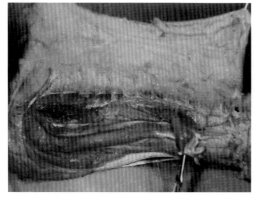

图 10-3-1 骨间后动脉在前臂的走行

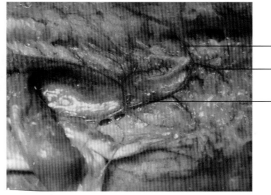

骨间后动脉
吻合支
骨间掌侧动脉背侧支

图 10-3-2 骨间后动脉末端吻合支

（2）骨间后动脉依其是否被前臂伸肌群浅层所掩盖而分为两部：上半部为掩盖部，长（6.3±0.5）cm，位于深、浅层伸肌之间；下半部为显露部，平均长度（7.4±0.6）cm，位于小指伸肌腱与尺侧腕伸肌腱的间隔中，位置浅表，浅面仅覆盖皮肤、皮下组织和深筋膜。骨间后神经在穿过旋后肌后，在掩盖部与骨间后动、静脉伴行，其营养支由动脉供血，并发出肌支与动脉小分支相伴行，在分离血管蒂时应注意保护好骨间后神经的肌支。

（3）骨间后动脉的分支及血供特点：①肌支。骨间后动脉在前臂走行中由主干两侧共发出13～19条肌支，营养前臂伸肌群的浅、深两层。分支与桡、尺动脉的营养伸肌的分支及通过骨间膜与骨间前动脉的肌支均有交通，各动脉的肌支在肌肉表面和肌间隔中有丰富的吻合支相连。因此骨间后动脉皮瓣被切取后，伸肌群可通过尺、桡动脉及骨间前动脉的伸肌肌支及肌支间的交通支获得足够的血供，不会发生缺血坏死和功能障碍；②皮支。骨间后动脉在前臂发出5～13条皮支营养前臂外侧的皮肤。皮支以上段多见，有3～9支，平均5.2支，长而粗大，尤在旋后肌下缘附近有1～2支大而长的皮支穿过肌间隔和深筋膜，在皮下组织内行向近端，末端可达肘平线，分支营养肘下的皮肤，在皮瓣切取时可弥补骨间后动脉蒂稍短的不足。下段皮支少而细小，有2～5支，平均3.8支，有向近端斜行的倾向，皮支垂直穿过肌间隔和深筋膜，在皮下组织内交织成网，营养邻近的皮肤；③皮肤供血特点。前臂外侧皮瓣属动脉干网状血管皮瓣。供血特点是以动脉干为轴心，发出细小的分支相互连接，并与其他动脉干皮支相连，在整个前臂皮下组织内吻合成网，构成丰富的网状血管结构，这为前臂各动脉干间、皮肤小动脉间的血液交通奠定了解剖学基础，扩大了各动脉干的供血范围。通过红色乳胶逆行灌注皮瓣的解剖模型，以及放射性核素铟（^{131}In）淋洗液扫描观察，证明骨间后动脉的供血范围上达肘平线，下至腕横纹，两侧旁开血管轴心线8cm。在此范围内设计皮瓣的大小，手术是安全可靠的。

（4）皮瓣的静脉及回流分式：骨间后动脉有2条伴行静脉可作为皮瓣的回流静脉，静脉远端外径平均1.2mm，末端外径平均0.5mm。静脉近端注入骨间总静脉，远端通过吻合支的伴行小静脉与骨间前侧静脉相交通。2条伴行静脉的静脉瓣少而发育差，并且在2条伴行静脉间存在着形式多样、数量众多的交通支，交通支内无静脉瓣。在皮瓣逆行移植后，皮瓣淤血肿胀，骨间后静脉扩张，压力增高，发育不良的深静脉瓣关闭不全可直接逆流；同时可通过2条伴行静脉间众多交通支发生迷宫式逆流，从而保证皮瓣的成活。

（5）皮瓣的感觉神经：是前臂后皮神经，为桡神经的分支。约在前臂中、下1/3交界处浅出深筋膜，走行方向与骨间后动脉相一致。在前臂外侧中上部外径0.6mm，分布范围上达肘部，下至腕部。皮瓣移植时将其近端与手部的指背神经或残指的固有神经缝合，可重建皮瓣的感觉功能。

（6）带伸肌腱的复合移植：前臂尺侧伸腕肌和小指伸肌由骨间后动脉供血，距离血管蒂近，其功能可由其他肌腱代偿，切取后对供区功能无影响，可作为供体复合移植或带血管蒂的腱移植，一次性修复手部多种组织缺损。尺侧腕伸肌腱较粗，平均长11.5cm，切取部分或全部肌腱可修复1～3条屈、伸肌腱，可获较好的效果。小指伸肌腱较短，平均长7.2cm，可供移植修复1条肌腱。

（7）带血运的尺骨瓣：尺骨近端较粗大，且多为松质骨，为伸肌群的起点，骨间后动脉通过骨间返动脉和伸肌起点的穿支动脉供给尺骨的血运。在尺骨近端6cm内可切取带骨膜的尺骨瓣做复合移植，用于治疗手部的骨缺损和指再造。

2. 手术方法

（1）皮瓣设计：①皮瓣的轴心线。由肱骨外上髁至尺骨头桡侧缘的连线，连线的中、下2/3段即为骨间后动脉的体表投影；②皮瓣的旋转轴点。在轴心线的末端、尺骨茎突上2.5cm是骨间后动脉与骨间前动脉背侧支的吻合点，即皮瓣逆行旋转的轴点；③分离平面。在深筋膜下分离，蒂部带有1cm宽的肌间隔，以保护蒂部血管，防止受牵拉或被扭转；④切取范围。上至肘平线，下至腕横纹，两侧旁开轴心线5cm。

（2）皮瓣切取：①以前臂外侧肱骨外上髁至尺骨头桡侧缘连线为轴心线，以尺骨茎突近侧2.5cm为旋转轴点，以前臂外侧为皮瓣供区设计皮瓣的大小、形状和蒂部的长度；②于皮瓣的桡侧缘切开皮肤、皮下组织、深筋膜，于深筋膜下分离。在小指伸肌腱与尺侧腕伸肌腱间的肌间隔中确认骨间后动、静脉及远端的吻合支后，切断皮瓣的尺侧缘；③于指总伸肌、小指伸肌及尺侧腕伸肌腱间的肌间隔分离骨间后动、静脉蒂，蒂部保留1cm宽的肌间隔，结扎切断蒂部分支；④在前臂近端皮瓣下，于伸肌群深、浅层之间分离血管蒂，保护好至皮瓣的穿支血管；⑤在旋后肌后缘下仔细分离骨间后动、静脉与神经，保护好发出的肌支和皮支。必要时可切断走形至尺侧腕伸肌的1条肌支，该肌支多为2条。⑥可同时设计带尺侧腕伸肌腱、皮神经和尺骨瓣的复合组织移植。

皮瓣转移：①皮瓣完全分离后，用血管夹阻断骨间后动脉、静脉蒂的近端，松止血带，观察皮瓣血运良好后，结扎切断近端的血管蒂，皮瓣逆向旋转后经开放隧道或皮下隧道修复手部创面；②供区可一期直接闭合（4cm以内），或游离植皮。

3. 适应证及注意事项

（1）适应证：①适用于手掌、手背、腕部软组织缺损的修复，尤其对于虎口和手掌的修复，因其有感觉功能，质地相似，应是首选方法；②适用于感染创面的修复，皮瓣血运好，抗感染能力强，可促进炎症吸收；③可带伸肌腱、皮神经、尺骨瓣做复合组织移植，一次同时修复手部多种组织的缺损，有利于手部功能的尽快恢复；④可用于拇指及其他手指的再造。

（2）注意事项：①骨间后神经在前臂上段穿过旋后肌后，与骨间后动静脉伴行，并发出3～5条肌支支配指总伸肌、小指伸肌和尺侧腕伸肌，分离时应注意勿损伤，以防止伸指和伸腕功能障碍，这是手术操作的要点之一；②骨间后动脉在腕上与骨间前动脉背侧支之间有恒定的吻合支相连，这是设计逆行岛状皮瓣的解剖学基础，必须先予以确认，方可切取皮瓣；③皮瓣蒂部应保留

1cm宽的肌间隔，保护血管蒂的完整性，并可避免受到牵拉或折叠，损伤血管，影响供血和静脉回流；④皮瓣完全分离后，必须先阻断近端蒂的血供，确认皮瓣逆行供血充足后，方可移动皮瓣；⑤可依靠动脉主干发出的不同穿支动脉设计串联皮瓣、双叶皮瓣等修复多个不同创面；也可设计复合皮瓣修复不同的组织缺损。

【典型病例】

前臂骨间后动脉逆行岛状皮瓣修复手背热压伤创面

患者，右手背热压伤导致手背及第2～5指背侧皮肤坏死，伸肌腱外露（图10-3-3A）。一期行前臂骨间后动脉逆行岛状皮瓣修复手背及指背（并指修复）皮肤坏死创面（图10-3-3B），二期手术分指。术后1年随访及30年长期随访，效果满意（图10-3-3C、D）。

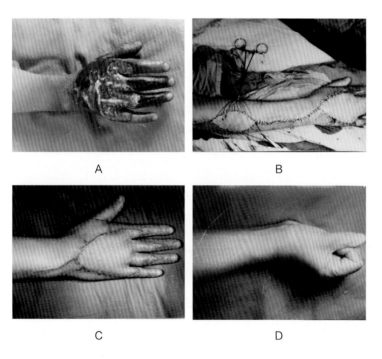

图10-3-3 前臂骨间后动脉逆行岛状皮瓣修复手背热压伤创面

A. 右手背皮肤缺损，伸肌腱外露 B. 皮瓣修复后外观 C. 术后1年随访 D. 术后30年随访

二、骨间前动脉背侧支前臂外侧逆行岛状皮瓣

以骨间前动脉背侧支为血管蒂，以前臂外侧中下段为皮瓣供区而设计的逆行岛状皮瓣由国外Martin Ding等于1989年最早报告，并且指出该皮瓣血管蒂较短，其皮瓣设计及移动范围均受限。王树峰等对该皮瓣做了改进，在旋前方肌的近端切断骨间前动脉背侧支的主干，将其穿支作为血管蒂的一部分，连同背侧支一起向远端转移，明显延长了血管蒂的长度。张发惠等对皮瓣进行了系统的解剖学研究，该皮瓣的主干动脉发出了多种分支，能切取包含皮肤、桡骨瓣、伸肌腱和肌肉在内的复合组织瓣，适用于修复腕部、手掌、虎口处皮肤的缺损。

1. 应用解剖

（1）供血动脉：为骨间前动脉背侧支。骨间前动脉近端位于前臂内侧，位置隐蔽，下行至旋前方肌上缘分为掌侧支和背侧支。背侧支在桡骨茎突上方（6±1）cm处穿骨间膜至背侧，又称腕背支，外径（1.3±0.2）mm。腕背支紧贴骨间膜背侧径直下行，在桡骨茎突上方（2.6±0.8）cm处分为内侧和外侧终支，外径（0.7±0.1）mm。两终支分别与尺、桡动脉腕背支相吻合，构成腕背动脉网。腕背支近端会较恒定发出尺侧和桡侧骨皮支，并分别发出肌支、骨膜支、穿支等营养邻近的肌肉、肌腱、骨膜及皮肤（图10-3-4）。

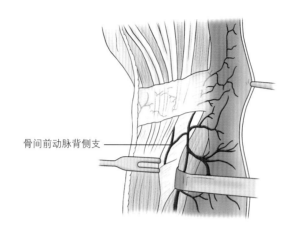

骨间前动脉背侧支

图 10-3-4 骨间前动脉背侧支的应用解剖示意图

（2）静脉回流：由2条伴行静脉直接回流或迷宫式逆流。

（3）皮瓣的皮神经：将前臂后侧皮神经作为皮瓣的感觉神经。

2. 手术方法

（1）皮瓣设计：①皮瓣的轴心线。肱骨外上髁与尺骨、桡骨茎突连线中点的连线。②旋转轴点。即骨间前动脉腕背支的桡侧骨皮支的穿出点，位于轴心线的桡骨茎突上（4.5±0.5）cm为圆心，半径1cm范围内。③切取平面。深筋膜下，沿肌膜、腱周膜表面切取。④切取面积。上至肘平线，下到腕横纹，轴心线两侧达3cm。

（2）皮瓣切取：①按皮瓣设计线先切开皮瓣桡侧缘皮肤、皮下组织和深筋膜，注意保护头静脉及其属支；②沿拇短伸肌与指总伸肌腱的肌间隙分离出骨间前动脉背侧支（腕背支）主干，并沿主干向近端分离，显露出皮穿支动脉；③切开皮瓣的尺侧缘，在皮穿支的近端结扎切断动脉主干，并沿主干远端分离腕背支主干，注意保护血管蒂及其分支；④血管蒂应注意保留1cm宽深筋膜，保护血管免受牵拉，防止折叠。

（3）皮瓣转移：①以桡骨茎突上4.5cm为旋转点，逆行旋转150°～180°修复创面；②供区可直接闭合或游离植皮。

3. 适应证及注意事项

（1）适应证：①适用于修复腕部、手背、虎口和大鱼际处的皮肤缺损；②可携带肌腱、桡骨瓣做复合组织移植，一次完成手部多种组织的修复；③手指再造。

（2）注意事项：①术前应常规采用多普勒超声血流探测仪确定穿支动脉的穿出点；②在分离背侧支动脉时，应带有1cm宽的深筋膜，以防止牵拉而出现血管危象；③必要时可将头静脉及分支包含在皮瓣内，与受区静脉吻合，以防止静脉危象；④在复合移植时应注意携带骨瓣与肌腱的血运，保证其有分支或与筋膜相连。

三、游离上臂内侧皮瓣

Daniel等于1975年在解剖学研究的基础上提出了上臂内侧可作为皮瓣的一个供区；Dolmans等于1982年报告首例吻合血管的上臂内侧皮瓣的移植手术。国内高学书等于1982年对上臂内侧皮瓣的应用解剖进行了研究，并完成了1例临床应用。陈铭锐等（2001）、路来金等（2007）对臂内侧血管供应、穿支分布规律进一步做了系统的解剖学研究，提出臂内侧皮瓣血管蒂首选尺侧上副动脉或肱动脉的直接穿支。臂内侧远端穿支皮瓣逆行转移可修复肘部或前臂近侧创面；游离移植可修复手、足部及头颈部的软组织缺损。

1. 应用解剖

（1）供血动脉：主要有尺侧上副动脉、尺侧下副动脉和尺侧返动脉。尺侧上副动脉是主要供血动脉，多数来自肱动脉（88.6%），少数来自肱深动脉（8.6%）和肩胛下动脉（2.8%）。

尺侧上副动脉：在胸大肌下方起自肱动脉，外径1.7mm，长80～144mm，沿尺神经的前面，经臂内侧肌间隔后方下行，沿途发出5～13条肌支、1～4条皮支。尺侧上副动脉与桡神经的肱三头肌内侧头支伴行，共同包被在一个血管神经鞘中。尺侧上副动脉皮支自中部发出，向后方或后上方走行，与其他动脉的皮支吻合成血管网（图10-3-5）。

尺侧下副动脉：起自肱动脉的内侧，走行在臂内侧肌间隔，主干长15mm，直径1.3mm，向下发出分支至上臂内侧下部皮肤，与尺侧上副动脉有弓形吻合。

尺侧返动脉：起自尺动脉，分为前、后2支。后支经肱骨内上髁后在尺侧腕屈肌的两头之间上行，与尺神经伴行，与尺侧上副动脉吻合；沿途发出5～6条皮支，经肱三头肌与肱肌间隙，供养臂内侧皮肤。前支与尺侧下副动脉吻合。

（2）静脉：各动脉的伴行静脉可作为回流静脉，多为2条，位于动脉的两侧。静脉可分为深、浅2组，深组为尺侧上副动脉的伴行静脉，外径略粗于动脉；浅组为贵要静脉，于肘窝处接受肘正

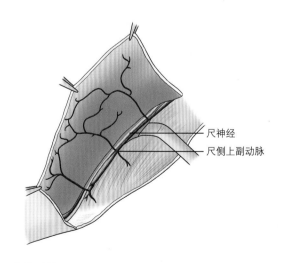

尺神经

尺侧上副动脉

图10-3-5 尺侧上副动脉和尺神经伴行

中静脉后，与前臂内侧皮神经伴行，在皮下组织内沿肱二头肌内侧沟上行，在臂中段注入肱静脉，其外径2.8mm。

上臂内侧的感觉功能由臂内侧皮神经支配，起自臂丛神经内侧束，外径1.6mm。

2. 手术方法

（1）皮瓣设计：①皮瓣轴心线。由腋窝前缘至肱骨内上髁的连线；②轴心点。在肱骨内上髁上方10cm，是皮瓣穿支动脉浅出点，也是皮瓣的中点；③分离平面。在深筋膜下分离，血管蒂应携带1cm宽的肌间隔；④切取范围。上至腋窝，下达肘平线，两侧在上臂前、后正中线之内。

（2）皮瓣切取：①皮瓣以尺侧上副动脉为血管蒂，以上臂内侧沟为轴心线，在上臂中下段内侧设计游离皮瓣和顺行带蒂皮瓣；以尺侧返动脉为蒂，设计逆行皮瓣；②在皮瓣后侧切开皮瓣后缘的皮肤、皮下组织和深筋膜，沿肱三头肌浅面向内侧分离至臂内侧沟；③在肌沟处分离出尺神经及伴行的尺侧上副动脉，保留所有皮支，分离切断肌支和神经营养支；④由皮瓣前缘切开至肱二头肌表面，并向内侧分离至臂内侧肌间隔；⑤由皮瓣远端向近端分离，将贵要静脉与臂内侧皮神经包含在皮瓣内，切断远端。

（3）皮瓣移植：①将皮瓣掀起，向近端分离出足够的血管蒂长度，切断近端蒂的近端，皮瓣游离移植于受区，修复皮肤缺损。分别吻合动脉和2条伴行静脉，必要时可同时吻合皮神经和贵要静脉；②供区可直接闭合或游离植皮。

3. 适应证及注意事项

（1）适应证：①上臂内侧皮瓣质地好，富于弹性，色泽好，供区隐蔽，游离移植可用于头、颈、手、足部软组织修复和器官、手指再造；②可设计复合组织移植，一次修复手部多种组织缺损；③可设计顺行轴型皮瓣，修复腋、胸部皮肤缺损；④可设计逆行岛状皮瓣用于修复肘部和前臂近端的皮肤缺损。

（2）注意事项：①掀起皮瓣寻找血管蒂时应从后缘掀起，显露清楚。而从前缘寻找易损伤血管和神经；②在分离皮瓣上部时应注意不要损伤与尺侧上副动脉伴行的桡神经肱三头肌内侧头的肌支及后面的尺神经；③如需要保持皮瓣的感觉功能，应将臂内侧皮神经置于皮瓣内吻合；④尺侧上副动脉与肱二头肌肌支有对应关系，如果尺侧上副动脉外径小，肱二头肌肌支就有较大的皮支，可以替代尺侧上副动脉设计皮瓣；⑤供区多可直接闭合，也可游离植皮。

【典型病例】

游离上臂内侧皮瓣修复手背创面

患者，右手机器挤压伤，导致手背皮肤缺损伴伸肌腱损伤于一期手术行伸肌腱修复（图10-3-6A）。设计游离上臂内侧皮瓣修复手背创面（图10-3-6B），术中深筋膜下掀起皮瓣，可见穿支血管进入皮瓣（图10-3-6C）。皮瓣顺利移植，术毕可见皮瓣血运良好（图10-3-6D），供区伤口直接缝合（图10-3-6E）。术后半年随访，皮瓣外观满意，质地良好（图10-3-6F）。

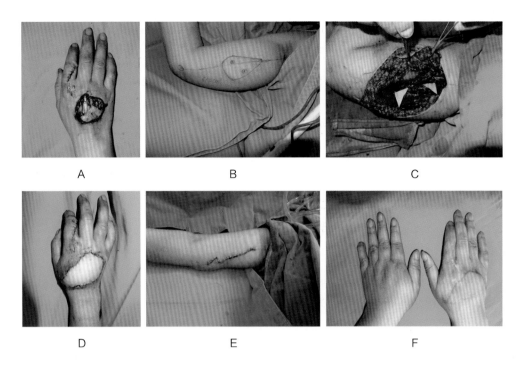

图10-3-6 游离上臂内侧皮瓣修复手背创面

A. 右手背创面，伸肌腱外露　B. 设计上臂内侧皮瓣　C. 术中显露皮瓣穿支　D. 皮瓣移植于受区，血运良好　E. 供区直接缝合　F. 术后半年随访，皮瓣外观及质地良好

四、游离股前外侧皮瓣

游离股前外侧皮瓣的具体内容已在本章第二节中做了详细介绍，这里重点介绍本皮瓣衍生的类型及应用。

（一）股前外侧皮瓣作为血流桥接皮瓣（flow-through flap）

旋股外侧动脉降支的外径在起点3mm，末端外径1.3mm，平均长度30.3cm。可利用其血管蒂长、外径粗，与四肢主干动脉外径相近而容易匹配吻合的特点，在修复四肢软组织缺损的巨大创面时，同时修复主干血管的损伤，重建肢端血运，并且皮瓣由此而具有生理性的血流动力学特点，发挥调节和缓冲作用，使皮瓣的血流灌注和静脉回流保持平衡，从而降低血管危象的发生率。

（二）联体股前外侧皮瓣

联体股前外侧皮瓣是指应用多个动脉来源的穿支超大皮瓣。周鹏等通过血管造影、X线摄片和3D-DOCTOR软件对6具新鲜尸体标本进行显影重建，共发现16条股前外径大于0.5mm的穿支，每条穿支平均皮肤供血范围45.61cm²。根据穿支解剖供区、动力学供区、潜力供区的三级跨区血供特点，可分别切取10cm×6cm、20cm×10cm、30cm×20cm大小的皮瓣，认为超过潜力供血区的超长、超大皮瓣难以成活，该区单穿支皮瓣的切取长度在30cm内较为安全。Saint-Cyr等研究表明单穿支供血的股前外侧皮瓣切取面积在250～630cm²（平均325cm²）。该区穿支间的交通支开放，可使血液重新分配，此为超大皮瓣成活的血流动力学基础。切取超长的股前外侧皮瓣时，不能只以穿支数量来决定皮瓣的切取面积，应在断蒂前多保留穿支，逐一阻断试验，明确各穿支的供血能力和范围后再决定切取的穿支数量。我们在切取40cm×10cm超长皮瓣时，将旋股外侧动脉的横支和降支均包括在内，皮瓣完全成活。徐永清报告切取超大皮瓣（长度达44cm）时，同时吻合旋髂浅动脉、旋股外侧动脉的横支和降支，保证了每个穿支血管体区的良好血供，提高了皮瓣的成活率。

（三）嵌合分支股前外侧皮瓣

旋股外侧动脉系统的三维立体血供结构是制作单蒂多成分的嵌合皮瓣的解剖基础。嵌合穿支皮瓣是指同一个血管体区（供区）内切取的包含有多个不同种类的独立组织瓣，但又共同起源于一个较大上级母体血管蒂的一种组织瓣。其优点是能修复宽大的三维创面，供区直接闭合，从而一期可获得良好的外观和功能。在股前区设计2个以上的串联皮瓣，利用2个穿支血管之间对皮瓣进行几何分割而形成嵌合双叶皮瓣，拼联形成宽大皮瓣而修复创口，达到皮瓣质地好、外形满意、供区副损伤小、可直接闭合的满意疗效。

（四）带蒂轴型皮瓣

1. 可设计以旋股外侧动脉近端为蒂的顺行轴型皮瓣，用于修复会阴部、盆底、大转子部和髂腹部的皮肤缺损；并可用于邻近部位器官再造，如阴茎再造等。

2. 可以膝上外侧动脉—旋股外侧动脉降支末端的吻合支为蒂设计股前外侧逆行岛状皮瓣用于修复膝关节、腘窝及小腿近端软组织缺损，具有供皮面积大、皮瓣质地好、手术操作简单、成活率高的优点。

五、带肌腱的足背游离复合皮瓣

足背动脉皮瓣是以足背动脉为血管蒂、以足背作为组织供区而设计的游离皮瓣或带蒂轴型皮瓣。1973年，Brien最早报告，国内王炜等1974年报告了应用足背动脉和大隐静脉为蒂的岛状皮瓣修复瘢痕性马蹄内翻足。足背动脉皮瓣质地好、血管蒂恒定、外径粗、血供丰富、成活率高、有感觉神经，并可携肌腱和骨瓣做复合组织移植，手术操作简单易行，是临床常用皮瓣之一。但由于其供区创面的处理要求条件高，一旦覆盖不良，形成瘢痕和窦道的概率就高，影响了其应用价值。但应用带肌腱的复合组织瓣用于手掌和手背的肌腱和皮肤缺损，则是其他皮瓣所无法取代的。

1. 应用解剖

（1）足背动脉：是胫前动脉的延续，由踝前经支持韧带的深面到达足背，经踇长伸肌腱与趾长伸肌腱之间贴附于距骨头、舟骨、中间楔骨及其韧带的背侧前行，内侧有踇长伸肌腱，外侧为趾长伸肌腱和趾短伸肌，表面被跗背深筋膜覆盖。其远端经内侧楔骨与第2跖骨底间进入第1跖骨间隙，分为足底深支和第1跖背动脉。足底深支与足底动脉吻合；第1跖背动脉在趾蹼处分为第1、2趾的趾背动脉。成人足背动脉干长6.5～8cm，外径2～3.5mm。足背动脉可分为直线型，占59%；弯曲型23%；偏内、偏外型占11%，均可做吻合血管的游离皮瓣移植（图10-3-7）。

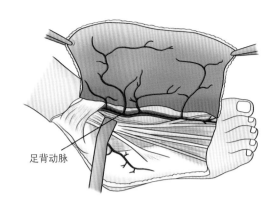

足背动脉

图 10-3-7 足背动脉的应用解剖示意图

（2）足背动脉皮瓣的血供特点：足背动脉干全程均发出纤细的穿支动脉，近侧段常发出1～2支，外径0.4～0.5mm；远侧段发出2～3支，外径0.3～0.4mm。足背动脉发出的跗内、跗外侧动脉、弓状动脉和跖背动脉也发出细小的穿支动脉。上述穿支动脉在皮下相互吻合，形成皮下动脉网，供血范围上方达踝前线，下方达足背动脉末端2～3cm，两侧达足背内、外侧缘。

（3）皮瓣的静脉可分为两组：浅组静脉有大、小隐静脉，起于足背静脉弓，是足背皮瓣的主要回流静脉，大隐静脉外径3.05mm，小隐静脉外径2.2mm；深组为足背动脉的伴行静脉，有2条，外径为1.39mm，可作为皮瓣的回流静脉。在吻合静脉时，应深、浅组各1条为好。

（4）足背皮瓣的感觉神经：主要为腓浅神经，在浅筋膜内下行，分布于足背的大部分区域。腓深神经与足背动脉伴行，分布于第1趾蹼间皮肤和第1、2跖趾关节。

（5）趾伸肌腱的血供：足背皮瓣带伸肌腱复合移植，其肌腱多取趾长伸肌腱。趾长伸肌腱在踝关节支持带下分为4条，为2～5趾长伸肌腱，肌腱呈扇形越过足背，止于相应趾的中节和远节趾骨底。其血供来自足背动脉直接发出的分支或分支所发出的细小营养支。从趾长伸肌腱的深面向腱系膜和腱旁滑膜组织发出营养支，在肌腱表面形成网状联系，这为复合移植奠定了解剖基础。

2. 手术方法

（1）皮瓣设计：①根据受区需要，术前应按激光多普勒血流仪检查确认标记足背动脉的体表走行；②皮瓣的切取范围。上达踝前伸肌支持带下，下近趾蹼，两侧达第1、5跖骨的侧缘；③分离平面在趾长伸肌腱浅面或深面；④注意保护皮瓣、伸肌腱、筋膜的一体化，保证血运可靠。

（2）皮瓣切取：①手术由远端向近端进行。先在趾蹼上方作横切口，可直接切至趾长伸肌腱深面，在皮下组织内切断腓浅神经，结扎切断浅静脉；②在第1趾蹼间隙分离切断第1跖背动脉，使之包含在皮瓣内；③在皮瓣两侧缘切开，注意保护大、小隐静脉及足背静脉网；④在皮瓣远端掀起，在姆短伸肌腱与姆长伸肌腱的会合处切断姆短伸肌腱和姆长伸肌腱，将其包含在皮瓣内，并沿其深部向近端分离；⑤结扎切断跖底深支，并相继结扎切断足背动脉所发出的跗内、外侧动脉及弓状动脉。将皮瓣的两侧缘缝合数针，防止撕脱。

（3）皮瓣移植：①皮瓣完全分离后，可按需要向近端分离出足够长度的足背动、静脉蒂及大隐、小隐静脉蒂，切断；②皮瓣移植至受区后，分别吻合足背动脉、大隐静脉和一条伴行静脉；伸肌腱与皮神经分别吻合；③受区做中厚皮片游离植皮，闭合创口。

3. 适应证及注意事项

（1）适应证：①适用于修复手掌、手背的合并有皮肤、肌腱和神经复合组织缺损的修复；②可应用复合组织移植再造手指；③用于虎口的重建。

（2）注意事项：①术前必须确定足背动脉的存在及足背有可供吻合的静脉；②足背动脉蒂可分离较长，一般应在正常组织内进行血管吻合，无须作血管移植，减少了手术风险；③术中应锐性分离，注意保护好皮瓣与血管的联系，不需吻合的小血管应仔细结扎，防止术后血肿，影响皮瓣的成活；④足背供区采取中厚皮片移植闭合创口，如肌腱裸露则应采用组织瓣覆盖后再植皮，以防止瘢痕畸形和伸肌腱粘连而影响功能；⑤术后有可能出现足部的肿胀，可应用弹力绷带固定足部3个月。

【典型病例】

带第2～4趾长伸肌腱的足背动脉穿支皮瓣联合第1、2趾分叶皮瓣移植修复手背、指背皮肤缺损

患者，右手热压伤，右手背及中、环、小指近节背侧皮肤坏死（图10-3-8A）。设计带第2～4趾长伸肌腱的足背动脉穿支皮瓣联合第1、2趾分叶皮瓣，移植修复右手背创面及第3～5指伸肌腱缺损（图10-3-8B），术后皮瓣成活（图10-3-8C）。术后50天，手的外形良好（图10-3-8D）。

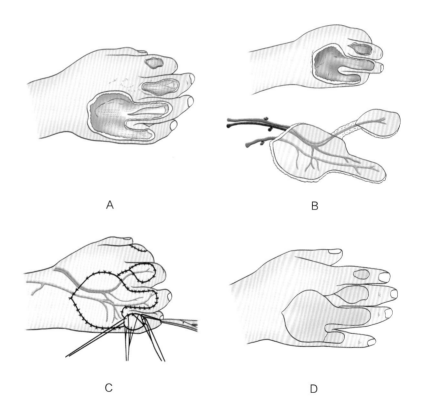

A   B

图10-3-8 带第2～4趾长伸肌腱的足背动脉穿支皮瓣联合第1、2趾分叶皮瓣移植修复手背、指背皮肤缺损示意图

A. 右手背皮肤坏死、缺损示意图 B. 切取足背复合皮瓣穿支血管示意图 C. 修复创面示意图 D. 术后50天皮瓣外形示意图

C   D

（路来金）

六、腹股沟真皮下血管网带蒂皮瓣

腹股沟皮瓣取自髂腹部，是由旋髂浅动脉供养的直接皮动脉皮瓣，是最早应用的轴型皮瓣之一。Daniel和杨东岳、顾玉东等于1973年相继成功完成了髂腹股沟游离皮瓣的移植；1978年以旋髂浅动脉为蒂设计髂骨皮瓣被首次报告。该皮瓣质地好，手术操作简便，对供区影响小是其临床广泛应用的原因。但由于旋髂浅动脉变异大、外径细、血管蒂短、皮瓣脂肪厚的缺点，再加上新的皮瓣供区不断被发现，该皮瓣作为游离皮瓣已很少应用。但因其供区隐蔽，切取方便，并含有知名动脉，皮瓣设计不受长宽比例限制，在作为带蒂皮瓣修复手和前臂大面积皮肤缺损时已成为最佳选择之一，也是基层医院普及的常规修复方法。

真皮下血管网皮瓣又称超薄皮瓣，是在传统的随意皮瓣和轴型皮瓣的基础上，将其大部分脂肪剪除，仅在真皮下血管网下方保留一由薄层脂肪改造而成的薄型皮瓣。1976年司徒朴、王业江等分别将随意型真皮下血管网皮瓣应用于临床并获得成功。国内学者相继对真皮下血管网皮瓣的解剖、供血范围、成活机制、长宽比例、蒂部作用及断蒂时间等进行大量的研究，并广泛应用于临床。腹股沟真皮下血管网皮瓣既具有一般真皮下血管网皮瓣的临床应用价值，又克服了皮瓣臃肿的缺点，对于前臂和手的修复具有重要意义。

1. 应用解剖

（1）供血动脉：旋髂浅动脉在腹股沟韧带下方2.5cm处起自股动脉，在股动脉外侧1.5cm分为深、浅两支。浅支上行穿出深筋膜行向髂前上棘，变异较大；深支在深筋膜下向外上方走行，沿途发出肌支及肌穿支，于缝匠肌外缘浅出深筋膜，发出皮穿支营养腹股沟前外侧皮肤。深支走行恒定，外径较粗，终末支经股前外侧皮神经下方至髂前上棘区域，发出皮支营养附近的皮肤。同时发出骨膜支营养髂嵴前区，此为旋髂浅动脉穿支骨皮瓣的解剖学基础。旋髂浅动脉起点外径为1.6mm，肌穿支外径为0.3～0.5mm。

（2）静脉：有2条伴行静脉，外径平均3.4mm，直接或与腹壁浅静脉共干注入大隐静脉。

2. 手术方法

（1）皮瓣设计：①轴心线。由腹股沟韧带中点下方2.5cm扪及股动脉搏动点至髂前上棘连线，并向髂嵴延伸；②旋转轴点。腹股沟韧带中点下方2.5cm处（发出点）；③切取平面。应在腹外斜肌腱膜和大腿阔筋膜浅面分离，皮瓣宽度以2/3在皮瓣轴心线上方，1/3在轴心线下方；④皮瓣的切取面积应比受区稍大，长、宽可各增加1～2cm；⑤蒂长度5～7cm，多设计成管状，有利于闭合创口，保持创面密闭，蒂部有较好的移动范围；⑥预制真皮下血管网皮瓣应在切取皮瓣后，直视下切除皮下组织，保留真皮下血管网的完整性，同时蒂部应保留一薄层皮下脂肪。

（2）皮瓣切取：①首先确定皮瓣轴心线和旋转点，按受区需要设计皮瓣的形状、切取面积和蒂部的长度；②切开皮瓣的上缘，确定旋髂浅动脉在皮瓣内，依次切开皮肤、皮下组织至腹外斜肌腱膜；③游离旋髂浅动脉血管蒂时，在其周围保留1cm宽的筋膜，用于保护血管；④注意保护髂前上棘内侧的股前外侧皮神经；⑤切开皮瓣下缘，可见1～3条皮穿支，保护好穿支动脉与主干血管的连续性；⑥皮瓣切取后，在手术放大镜视野下保留皮瓣的皮肤和真皮下血管网，切除臃肿的皮下组织，血管蒂保留一薄层皮下组织；⑦蒂部可缝制成管状，以保证创面与皮瓣的密闭，防止感染。应将手摆成插兜样，蒂在手的远端，患者会更舒适些。

3. 适应证及注意事项

（1）适应证：①修复前臂、手掌面、手背面及手指的大面积皮肤缺损，有骨、肌腱及血管、神经的外露；②前臂与手部切除瘢痕后创面的修复和整形；③手指的再造；④修复会阴部及盆底软组织的缺损。

（2）注意事项：①皮瓣设计时要足够大，充分考虑皮瓣厚度的影响，长度与宽度均适当增加1～2cm，可防止因张力而导致血管危象；②皮瓣切取及切除皮瓣内的皮下脂肪时，应彻底止血，并作负压引流，防止因血肿而影响皮瓣的成活；③剔除皮下脂肪时应注意保护好其皮下血管网，才能保证皮瓣的成活；④本组皮瓣可设计超大皮瓣，我们应用的最大皮瓣在36cm×12cm，完全成活，证明旋髂浅动脉的供血是可靠的。我们还设计了以旋髂浅动脉为蒂的双重供血的侧胸腹巨大皮瓣，用于修复右股、右膝创面，全长63cm×12cm，将胸背动脉在远端与膝下外侧动脉吻合，皮瓣也成活；⑤皮瓣供区宽度在10cm以内时多可直接闭合，超过10cm时需游离植皮；⑥皮瓣断蒂时间应在3～4周，先行断蒂试验，再断蒂。残留的蒂部皮肤可回植，以修复髂部的供区瘢痕。

（路来金 任景炎）

第四节
手掌洞穿伤的修复

　　手掌的洞穿伤又称贯通伤，为高速运转的子弹、机械物体及交通事故等高能量损伤所致的手掌、背侧的贯通性损伤。创口的大小、组织损伤的程度取决于外力的大小、速度和物体的重量，往往因为组织损伤重、迟发性坏死和严重污染而导致预后极差。为了及时修复损伤的深部组织，彻底清创、早期闭合创口至关重要。因此，早期选用的皮瓣应安全可靠，同时要做到掌、背侧创面的同时修复，争取达到外形和功能的完善统一。

一、游离股前外侧皮瓣（特殊类型的穿支皮瓣）

（一）嵌合皮瓣

详见本章第三节的相关内容。

（二）分叶皮瓣

　　分叶皮瓣是穿支皮瓣的一种类型。穿支皮瓣是指以管径细小的皮肤穿支血管供血的岛状皮瓣，属于轴型皮瓣的范畴。具有设计灵活、供区损伤小、移植方便、受区外观好等优点，是近20年来显微外科领域的最重要进展。

　　1. **应用解剖** 双叶皮瓣的设计原理：在同一个血管体上切取多个小皮瓣，每个小皮瓣的血供依赖于血管体上发出的不同穿支，移植只需吻合一组血管蒂即可重建多个小皮瓣的血供。股前外侧皮瓣的供血动脉（即旋股外侧动脉的降支）在下行时发出2～5条穿支动脉（多为肌皮穿支），起点外径在（2.8±0.5）mm，长度在（17.5±3.1）cm；穿支起点外径在（1.9±0.8）mm，浅出深筋膜平面时外径在（1.5±0.1）mm。穿支在浅筋膜内呈树枝状分布，相邻穿支之间存在粗大的交通支。这种旋股外侧动脉系统的三维立体血供结构，符合制作单蒂多成分的双叶皮瓣。

2. 手术方法

（1）皮瓣设计：①确定皮瓣的轴心线。髂髌线中点至腹股沟韧带中点的连线上，其下2/3部即为旋股外侧动脉降支的体表走行线；②皮瓣设计应以髂髌线中点以下占2/3，以上占1/3，供血安全可靠；③皮瓣分离平面应在阔筋膜浅层，蒂部可保留少许深筋膜；④在供区设计狭长的皮瓣，以便使供区可直接闭合，皮瓣内保留1个血管蒂（包括旋股外侧动脉降支和伴行静脉）及2个以上的穿支动脉。

（2）皮瓣切取：①常规切取股前外侧皮瓣；②在分离旋股外侧动脉降支血管蒂时，要保留2条以上的穿支动脉在皮瓣内；③皮瓣切取后，在2个可靠的穿支之间对皮瓣进行几何分割，形成分叶皮瓣，分别修复手掌贯通伤的掌、背侧创面；④供区可直接闭合。

（3）皮瓣移植：①鼻烟窝处切开，暴露桡神经浅支的手背支、头静脉、桡动脉深支，与创面间打通皮下隧道，严格止血；②皮瓣移至创面，缝合皮缘，血管蒂经隧道引导到鼻烟窝；③血管及神经的吻合，旋股外侧动脉降支吻合桡动脉深支，皮瓣伴行静脉吻合头静脉两属支，股外侧皮神经吻合桡神经浅支；④血管通血顺利后，局部彻底止血，皮瓣下可放置负压引流，闭合伤口，患手功能位石膏外固定制动。

3. 适应证及注意事项

（1）适应证：①应用双叶皮瓣修复手掌侧、手背侧的贯通伤，蒂在创腔内；②可利用双叶皮瓣嵌合修复四肢的巨大创面，供区狭小可直接闭合。

（2）注意事项：①双叶皮瓣的设计前提应是同一源血管发出2条以上可靠的穿支动脉，并且相隔一定的距离进入皮肤，如股前外侧穿支皮瓣、小腿外侧穿支皮瓣，前臂内、外、后侧穿支皮瓣等，以四肢作为供区者最为多见；②术前应采用多普勒超声血流仪确定穿支的数目及穿出部位；③双叶皮瓣以顺行切取更易于分离和明确穿支部位。

【典型病例】

股前外侧双叶皮瓣修复手掌侧、背侧贯通伤

患者，右手机器冲压伤，导致手掌侧及背侧贯通性创面（图10-4-1A、B），设计一蒂双叶的股前外侧皮瓣同时修复掌侧、背侧创面（图10-4-1C）。术中成功切取皮瓣，由于皮瓣仅有一支粗大的穿支血管，故在两叶皮瓣间携带一定宽度的阔筋膜，以维持双叶皮瓣血运（图10-4-1D）。术毕，皮瓣成功地一次修复掌侧及背侧贯通性创面（图10-4-1E、F）。

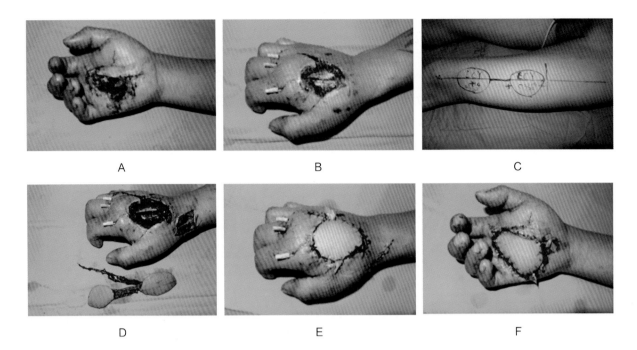

A   B   C

D   E   F

图 10-4-1 股前外侧双叶皮瓣修复手掌侧、背侧贯通伤

A、B. 手掌和手背贯通创面   C. 设计股前外侧双叶皮瓣   D. 成功切取皮瓣   E、F. 一蒂双叶的股前外侧皮瓣一期修复掌、背侧贯通创面

（路来金）

二、两块皮瓣联合应用修复手部创面与再造手指

（一）游离足趾移植及前臂骨间后动脉逆行岛状皮瓣同时修复手掌创面和再造手指

【典型病例】

病例一：游离双足第 2 趾及前臂骨间后动脉逆行岛状皮瓣再造手指及修复手掌创面

患者，男性，40 岁，右手被农用机器械绞伤，致毁损性手指缺损，手掌创面外露（图 10-4-2A）。应用游离双足第 2 趾及前臂骨间后动脉逆行岛状皮瓣再造拇、中指，并修复手掌皮肤缺损，术后 1 个月外观（图 10-4-2B）。

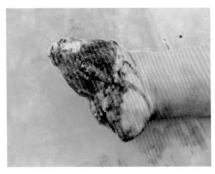

A   B

图 10-4-2 游离双足第 2 趾及前臂骨间后动脉逆行岛状皮瓣再造手指及修复手掌创面

A. 术前   B. 术后

病例二：游离同侧第2、3趾及前臂骨间后动脉逆行岛状皮瓣再造手指及修复手掌外侧创面

患者，男性，52岁，右手被农用机器械毁损，手掌外侧大面积软组织缺损，2～5指缺损（图10-4-3A）。应用同侧第2、3趾游离移植再造右手3、4指，同时应用前臂骨间后动脉逆行岛状皮瓣修复手背创面，术后2个月外观（图10-4-3B）。

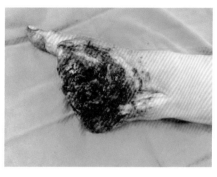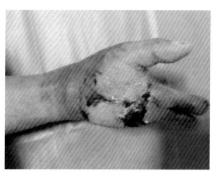

A B

图10-4-3 游离同侧第2、3趾及前臂骨间后动脉逆行岛状皮瓣再造手指及修复手掌外侧创面

A. 术前 B. 术后

（二）前臂骨间后动脉逆行岛状皮瓣与髂腹股沟皮瓣联合修复手部脱套伤

1. 前臂骨间后动脉逆行岛状皮瓣修复手背创面。

2. 髂腹股沟皮瓣修复手掌侧创面及拇指。

3. 前臂骨间后动脉逆行岛状皮瓣与游离股前外侧皮瓣修复手部脱套伤。

（1）前臂骨间后动脉逆行岛状皮瓣修复拇指、虎口及桡侧手背。

（2）游离股前外侧皮瓣修复手掌的尺侧半。

4. 桡动脉腕上穿支皮瓣与骨间后动脉逆行岛状皮瓣联合修复手掌洞穿伤。

（1）前臂桡动脉腕上穿支皮瓣修复手背侧创面。

（2）前臂骨间后动脉逆行岛状皮瓣修复手掌侧创面。

5. 注意事项

（1）双皮瓣修复手部创面主要是缺损面积大，一个皮瓣难以完全覆盖，两个以上皮瓣弥补了此缺点并在应用上各有侧重，互补不足，有利于创面的愈合和后期功能的恢复。

（2）在手掌侧应用有感觉功能的皮瓣对功能恢复具有重要意义。

（3）应用的皮瓣应安全、质地好，互为补充。

（4）要充分考虑后期的手指再造，设计皮瓣时留有余地。

（路来金 任景炎）

参考文献

[1] 杨果凡，陈宝驹，高玉智，等. 前臂皮瓣游离移植术（附56例报告）[J]. 中华医学杂志，1981，61（03）：139-141.

[2] 路来金，王首夫，傅中国，等. 前臂骨间背侧动脉逆行岛状皮瓣 [J]. 中华手外科杂志，1987，3（2）：34-36.

[3] 路来金，王首夫，尹维田，等. 以骨间背侧动脉为蒂逆行岛状皮瓣的应用解剖学 [J]. 中国临床解剖学杂志，1989，7：208-210.

[4] 路来金，王首夫. 前臂骨间背侧动脉逆行复合组织瓣修复手部组织缺损 [J]. 修复重建外科杂志，1989，3（3）：110-111.

[5] CHANG S M. The distally based radial forearm fascia flap [J]. Plast Reconstr Surg，1990，85（1）：150-151.

[6] 劳杰，张高孟，顾玉东. 桡动脉鼻咽窝皮支皮瓣的应用解剖学 [J]. 中国临床解剖学杂志，1995，13（2）：106-107.

[7] 顾玉东，张高孟. 桡动脉鼻咽窝皮支皮瓣 [J]. 中华显微外科杂志，1995，18（2）：101-102.

[8] 张世民，徐达传. 带皮神经及其营养血管的皮瓣 [J]. 中国临床解剖学杂志，1996，14（4）：313-315.

[9] 芮永军，徐建光. 以上肢浅表皮神经伴行血管为蒂的岛状皮瓣的解剖学研究 [J]. 中华手外科杂志，1997，13（4）：226-230.

[10] 钟世镇，徐永清，周长满，等. 皮神经营养血管皮瓣解剖基础及命名 [J]. 中华显微外科杂志，1999，22（1）：37-39.

[11] 顾玉东，王澍寰，侍德. 顾玉东王澍寰手外科学 [M]. 上海：上海科学技术出版社，2002.

[12] 路来金，杨涛，于家傲，等. 双轴点掌背皮动脉轴行皮瓣的应用解剖 [J]. 中国临床解剖学杂志，2003，21（4）：327-329.

[13] 路来金，王克利，宫旭，等. 逆行肱桡肌皮瓣的解剖与临床应用 [J]. 中华手外科杂志，2005，21（2）：95-96.

[14] KARAMURSEL S，BAGDATLI D，DEMIR Z，et al. Use of medial arm skin as a free flap [J]. Plast Reconstr Surg，2005，115（7）：2025-2031.

[15] 唐茂林，徐达传. 穿支皮瓣解剖学研究中存在的问题及对策 [J]. 中国临床解剖学杂志，2006，24（2）：225-227.

[16] 路来金，宣昭鹏，刘彬，等. 臂内侧皮穿支逆行岛状皮瓣的解剖与临床研究 [J]. 中华手外科杂志，2007，23（4）：212-213.

[17] 魏在荣，郑和平，王达利. 手足部皮瓣的解剖与临床应用 [M]. 天津：天津科学技术出版社，2012.

[18] XIAO C，BAO Q，WANG T，et al. Clinical application and outcome of the free ulnar artery perforator flap for soft-tissue reconstruction of fingers in five patients [J]. Plast Reconstr Surg，2013，131（1）：132-133.

[19] 侯春林，顾玉东. 皮瓣外科学 [M]. 2版. 上海：上海科学技术出版社，2013.

[20] 徐永清，朱跃良，梅良斌. 上肢穿支皮瓣的临床应用 [J]. 中华显微外科杂志，2014，37（2）：205-207.

[21] 徐永清，林涧，郑和平. 显微外科实例图谱：穿支皮瓣 [M]. 北京：人民卫生出版社，2015.

第 十 一 章

虎口及指蹼软组织缺损的皮瓣修复

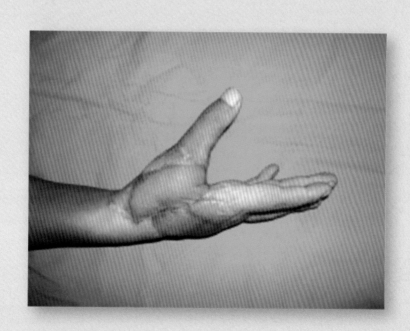

第一节
虎口及指蹼软组织缺损的修复原则

一、虎口软组织缺损修复的一般原则

虎口软组织缺损常见的有先天性和外伤性两种，外伤性虎口软组织缺损包括外伤所致的虎口软组织缺失、晚期虎口挛缩。单纯的急性虎口软组织缺损常见于洞穿伤、严重压砸伤或挤压伤，往往伴有手桡侧部的缺损，除了在亚急诊期修复虎口外，还需同时重建拇指。晚期虎口挛缩的形成和虎口自身的解剖结构、伤情及不重视早期预防都有关系，因虎口部位的组织比较松弛，脂肪及其他组织少，加上峡谷状的解剖结构，外伤时极易形成血肿。当直接暴力造成拇收肌、第1骨间背侧肌挫伤，甚至毁损时，肌肉纤维化或清创后血肿机化最终形成瘢痕，均会加重虎口挛缩。若同时伴有大鱼际肌的损伤、拇指外展、对掌功能丧失，更会加重虎口的挛缩程度。因此，虎口挛缩的预防极为重要，早期对伤情精准的判断及相应的预防措施可降低虎口挛缩的程度，甚至可避免虎口挛缩的发生。治疗上根据顾玉东的分类法，将虎口挛缩分轻、中、重度，不同程度的虎口挛缩需要依据造成挛缩的原因、严重程度及邻近组织的损伤情况来选择修复方法。

1. **轻度挛缩** 此类型的虎口挛缩仅仅是由浅层皮肤软组织的线性瘢痕造成的，深部组织相对完整，在受伤时通过早期预防往往可以避免发生，治疗上仅需虎口皮肤的开大就能达到目的。五瓣或四瓣虎口成形术、手背部局部皮瓣转移术、示指近节桡背侧岛状皮瓣修复就能达到要求。皮瓣修复术后用虎口开大位石膏固定2周，拆线后更换虎口开大支具夜间固定至术后3个月，同时配合系统物理治疗及规律的功能锻炼。

2. 中度挛缩 此类型有一部分是因为早期预防不足造成的，例如对于虎口闭合性损伤后的局部肿胀，缺少足够的重视未予切开减压，造成拇收肌缺血性挛缩；或早期处理时，对虎口间隙未做必要的彻底引流；或伤后及术后未予石膏或支具固定虎口等。中度虎口挛缩不仅包括虎口皮肤的挛缩，还有深部拇收肌挛缩，虎口开大后还有可能形成深部腔隙，如仅是局部皮瓣转移覆盖，深部腔隙很容易形成血肿继而再次挛缩。因此在虎口开大时需彻底，手术切口从背侧第1、2掌骨基底至掌侧拇指的掌指关节平面，切开后仔细观察拇收肌及第1骨间背侧肌的颜色、弹性、连续性，以判断肌肉损伤情况，如第1骨间背侧肌挛缩可以作止点下移；拇收肌如有部分弹性，可以做Z形延长，如无弹性只能单纯切断。在分离时要保护好拇指尺侧及示指桡侧的神经血管束，在第1、2掌骨间用1.5mm克氏针横行交叉固定或以外固定支架固定在虎口足够大的位置。虎口的创面采用前臂骨间背逆行岛状皮瓣、桡动脉鼻烟窝穿支皮瓣或腹股沟带蒂皮瓣修复。克氏针或外固定支架在术后6周后除去，改用虎口开大支具夜间固定，固定时间根据局部瘢痕及恢复情况，至术后3～6个月不等。其间在康复治疗师的指导下，尽量予配合系统物理治疗及规律的功能锻炼。

3. 重度挛缩 在此类型中，手部损伤非常广泛，不仅仅虎口区皮肤软组织和手部内在肌损伤，还有全手掌背侧的多发性损伤，往往伴有多发性粉碎性骨折、皮肤软组织缺损或已经经过多次手术。虎口区有广泛瘢痕组织，局部血管和软组织条件差。除了虎口区域的瘢痕松解，必要时在第1、2掌骨基底部位也要松解，切断虎口内挛缩的瘢痕组织或失活的肌肉组织，这样虎口才能开得足够大。松解时一定要保护好存在的拇、示指神经血管束，采用微型外固定支架固定在第1、2掌骨间，以维持虎口距离。如伴有鱼际肌损伤，拇指已经丧失主动对掌和桡侧外展的功能，还需要同时重建拇指对掌、外展功能。较大的创面修复可以用带蒂髂腹股沟皮瓣、游离足背皮瓣、游离股前外侧皮瓣等。术后6周除去外固定支架，改用虎口开大支具夜间固定，固定时间根据局部瘢痕及恢复情况，至术后3～6个月不等。同时积极配合康复治疗，必须经过系统物理治疗及功能训练，以达到最大限度的功能恢复。

二、指蹼软组织缺损修复的一般原则

指蹼需要重建的原因大部分是外伤后造成的指蹼粘连，还有一部分是小儿先天性并指畸形矫形的需要。重建的新指蹼必须有足够的宽度和深度，并形成自背侧近端向掌侧远端的斜坡。指蹼分开后的创面虽然可以通过植皮闭合，但皮片移植后有不同程度的挛缩，最终影响手术效果，因此必须采用皮瓣进行指蹼重建。尽管重建指蹼的术式是显微外科技术中常用的术式，但在指蹼成形的过程中还是有个体差异的。

1. 先天性并指畸形的指蹼重建 并指畸形的指蹼重建包括指蹼成形和两指间软组织桥的有效分开。常用的方法有指背双翼状皮瓣、梯形皮瓣、矩形皮瓣等。两指间软组织的分开直接关系到指蹼成形的效果，因此分开时要采用Z形或锯齿形切口，而且切口至少应延伸至两指屈侧和伸侧的中线。绝对避免在手指间做纵行切口，特别在手指掌侧，容易造成术后瘢痕挛缩等并发症。分指时注意保护好相邻手指的神经血管束，如神经血管分叉位置靠近远端时，可结扎一侧动脉分支，指神经作干、支分离并向近端劈开。手指分开后侧方的皮肤必须无张力闭合，不能直接闭合时应果断选择全厚皮片植皮，以免侧方瘢痕挛缩，继而牵拉重建的指蹼，严重者可导致指蹼再粘连。多指并指时，需要分次分期手术，一方面避免一个手指的两侧同时切开而影响其血液循环；另一方面，为重建第二个指蹼创造比较好的软组织条件。

2. 外伤性指蹼软组织缺损　多见于外伤后指蹼粘连及几个手指皮瓣包裹后的二期分指。早期预防和规范化治疗可以降低外伤后指蹼粘连的发生率，这类重建往往只需通过局部皮瓣转移就可获得较好的效果。手术切口的选择和瘢痕彻底松解是手术的关键性步骤，不能简单地把粘连指蹼纵行切开，而是要设计一个或多个 Z 形切口。常用的有 Z 字成形术、五瓣（或四瓣）成形术等，缺损大的也可用游离第 1 趾蹼皮瓣修复；皮瓣包裹术后指蹼重建的一般原则类似于先天并指畸形的矫形，重建指蹼的方法更常用梯形皮瓣。

（施海峰）

第二节
虎口缺损的修复

一、第1掌背动脉顺行岛状皮瓣

第1掌骨背侧顺行岛状皮瓣也称示指背侧岛状皮瓣、风筝皮瓣（kite flap），于1963年由Holevich设计，并于1979年Foucher首次报告。该皮瓣是以第1掌骨背侧血管为蒂的轴型皮瓣，切取简单，就近转移常用来修复轻度的虎口挛缩或缺损。

1.应用解剖 桡动脉经鼻烟窝后于第2掌骨桡侧发出的第1掌背动脉。第1掌背动脉发出恒定，与掌侧固有动脉背侧支、第2掌背动脉分支及拇指尺背侧分支均有吻合。皮瓣回流静脉有深、浅两组，浅组静脉恒定，起自示指背侧静脉弓桡侧，沿第2掌骨桡背侧走行，汇入头静脉；深组为掌背动脉的伴行静脉，一般为2条。桡神经浅支内侧支支配皮瓣的感觉。

2.手术方法

（1）皮瓣设计：作为局部转移皮瓣修复虎口时，常用"三点设计法"设计出一个近三角形皮瓣。三角形的底边两个点分别为虎口挛缩的基点和第3掌骨的中点，顶点的位置在示指近节背侧，设计时应保证皮瓣转移后能覆盖虎口创面远端。

（2）皮瓣切取：先切开皮瓣顶端的皮肤和皮下组织，切断并结扎指背静脉，然后切开三角形的两边，切断并结扎手背静脉；于示指伸肌腱腱膜的浅面向近端游离皮瓣，直至三角形的底边。在皮瓣游离期间，不必查看皮瓣内的血管。示指背侧供区创面采用腹部全厚皮片植皮，以缝线包压法固定。

（3）皮瓣移植：纵行切开虎口，将虎口区的瘢痕组织逐层切开，检查拇收肌的情况，根据拇内收肌挛缩或瘢痕化的程度，选择将其延长或切断。充分开大虎口，创面彻底止血；将皮瓣向虎口转移，皮瓣顶点和创面远端对合，缝合创缘皮肤；皮瓣下放置负压引流；术后取功能位以石膏托固定患手，并最大限度保持虎口开大。

3. 适应证及注意事项

（1）适应证：适用于轻度的虎口挛缩及缺损。

（2）注意事项：皮瓣远端不超过示指近指间关节、两侧不超过示指侧方中线；游离皮瓣要充分，使皮瓣转移时能顺着虎口方向，蒂部无扭曲，远端缝合无张力；瘢痕挛缩的虎口创面容易出血，尽量在皮瓣下放置负压引流；注意植皮后的皮瓣供区早期功能锻炼，以免影响第2掌指关节的活动。

【典型病例】

第1掌背动脉顺行岛状皮瓣修复虎口

患者，男性，24岁，外伤后因右拇指畸形伴活动不能4～5个月入院。入院诊断"右拇指陈旧性骨折畸形愈合，右虎口挛缩"。因患者拒绝在手部以外的部位留下瘢痕，经术前反复沟通并完善检查后，在臂丛神经阻滞麻醉下行拇指矫形、外固定支架固定＋第1掌骨背侧顺行岛状皮瓣修复虎口术（图11-2-1A～C）。手术顺利，皮瓣成活。术后45天随访，虎口挛缩明显改善，患者满意（图11-2-1D、E）。

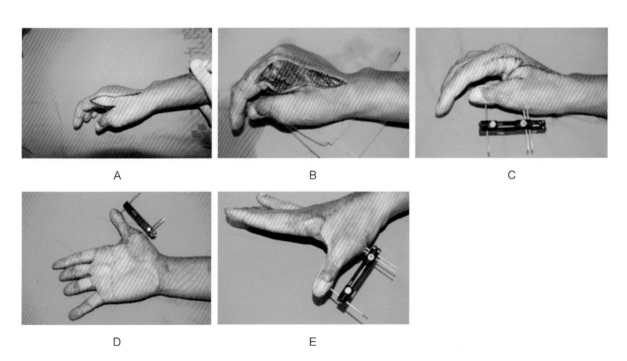

A

B

C

D

E

图 11-2-1 第1掌背动脉顺行岛状皮瓣修复虎口

A. 设计第1掌骨背侧顺行岛状皮瓣　B. 切取皮瓣　C. 拇指矫形后支架固定，转移皮瓣覆盖虎口创面　D、E. 术后6周随访，虎口开大情况

二、前臂背侧骨间后动脉逆行岛状皮瓣

以前臂背侧骨间后动脉为蒂的前臂外侧逆行岛状皮瓣具有质地好、血管蒂长且走行比较恒定、手术操作简单和成活率高等优点，被广泛应用于临床，最大的优点是不损伤前臂的2条主要供血动脉，在手部软组织修复，尤其是在虎口重建上，常作为首选方法。

1. **应用解剖** 前臂背侧骨间后动脉属中小动脉，在前臂上段起于骨间总动脉，穿过骨间膜上缘与斜索之间至前臂外侧，经旋后肌与拇长展肌之间，在前臂伸肌群深、浅两层之间下行，起点外径为1～1.8mm；继续下行于小指固有伸肌与尺侧腕伸肌腱之间的肌间隔至深筋膜，终末支在尺骨茎突上2.5cm处与骨间前动脉背侧支有恒定的吻合。皮瓣的静脉是骨间后动脉有2条伴行静脉，感觉神经是前臂后皮神经，属桡神经的分支。

2. **手术方法**

（1）皮瓣设计：前臂旋前位，肱骨外上髁至尺骨头桡侧缘画一连线，连线的中下2/3段即为骨间后动脉的体表投影；在轴心线的末端、尺骨茎突上2.5cm是骨间后动脉与骨间前动脉背侧支的吻合点，即皮瓣逆行旋转的轴点；切取范围上至肘平线，下至腕横纹，两侧在轴心线外5cm。

（2）皮瓣切取：于皮瓣的尺侧缘切开皮肤、皮下组织、深筋膜，于深筋膜下分离。在小指伸肌腱与尺侧腕伸肌腱间的肌间隔中确认骨间后动、静脉及远端的吻合支后，继而切断皮瓣的桡侧缘；于指总伸肌、小指伸肌及尺侧腕伸肌腱间的肌间隔分离骨间后动脉、静脉蒂，蒂部保留1cm宽的肌间隔，结扎切断蒂部分支；在前臂近端皮瓣下，于伸肌群深、浅层之间分离血管蒂，保护好至皮瓣的穿支血管；在旋后肌后缘下仔细分离骨间后动、静脉与神经，保护好发出的肌支和皮支。必要时可切断至尺侧腕伸肌的1条肌支，该肌支多为2条；皮瓣完全分离后，用血管夹阻断骨间后动、静脉蒂的近端，松止血带，观察皮瓣血运良好后，结扎切断近端的血管蒂；供区可一期直接闭合（4cm以内），或游离植皮。

（3）皮瓣移植：虎口充分开大，用直径1.5mm的交叉克氏针或外固定支架撑开虎口，创面彻底止血；皮瓣逆行旋转，经开放隧道或皮下隧道覆盖虎口，缝合皮缘，必要时皮瓣下放置负压引流。确定皮瓣血供良好后外敷包扎，手部取功能位，以石膏托固定。

3. **适应证及注意事项**

（1）适应证：适用于各种类型，尤其是轻、中度的虎口狭窄或缺损。

（2）注意事项：骨间后神经在前臂上段穿过旋后肌后，与骨间后动、静脉伴行，并发出3～5条肌支支配指总伸肌、小指伸肌和尺侧腕伸肌，分离时应注意勿损伤，以防止伸指和伸腕功能障碍，这是手术操作的要点之一；骨间后动脉在腕上与骨间前动脉背侧支之间有恒定的吻合支相连，这是设计逆行岛状皮瓣的解剖基础，必须先予以确认，方可切取皮瓣；皮瓣蒂部应保留1cm宽的肌间隔，保护血管蒂的完整性，并可避免受到牵拉或折叠，损伤血管，影响供血和静脉回流；皮瓣完全分离后，必须先阻断近端蒂的血供，确认皮瓣逆行供血充足后，方可移动皮瓣。

【典型病例】

前臂背侧骨间后动脉逆行岛状皮瓣修复虎口

患者，男性，54岁。左手外伤后虎口狭窄、示指屈曲挛缩，第3～5指缺损（图11-2-2A）。在充分术前准备下行左手虎口开大＋前臂背侧骨间后动脉逆行岛状皮瓣修复虎口术。术中切取骨间背侧皮瓣，经开放隧道逆行修复虎口（图11-2-2B、C）。术后1个月随访，虎口开大满意（图11-2-2D）。

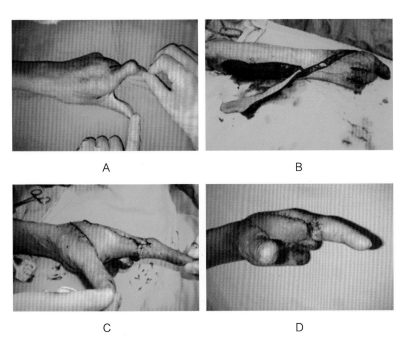

图11-2-2 前臂背侧骨间后动脉逆行岛状皮瓣修复虎口

A. 左虎口挛缩　B. 皮瓣切取并开放隧道　C. 皮瓣修复术后　D. 术后1个月随访，虎口开大情况

三、桡动脉鼻烟窝穿支逆行岛状皮瓣

桡动脉鼻烟窝穿支皮瓣是利用桡动脉深支在鼻烟窝处发出的皮支所形成的皮瓣。逆行修复虎口时，皮瓣的旋转点位于鼻烟窝，在皮瓣解剖时，并不需要解剖血管蒂，操作简便，是修复虎口中重度缺损时常用的皮瓣。

1. 应用解剖　桡动脉在鼻烟窝相当于茎突远端（4.63±0.42）mm处发出恒定的皮支，起始部直径为（0.25±0.07）mm，随后向桡背侧、桡掌侧和尺侧发出皮支。该皮支蒂长（4.18±0.25）mm，进入浅筋膜后恒定地分成上行支和下行支，下行支较短，分布于鼻烟窝处；上行支分布于腕背桡侧皮肤，长度可达4cm。皮支动脉的伴行静脉是皮瓣回流静脉。根据皮瓣切取的大小，有时会有桡神经浅支经过皮瓣。

2. 手术方法

（1）皮瓣设计：以鼻烟窝中点为皮瓣逆行转移的旋转点；前臂中立位时，将桡骨茎突和桡骨小头的连线作为皮瓣的轴心线；在鼻烟窝远端可设计皮瓣长3～5cm，在鼻烟窝近端可设计皮瓣长10cm，最大可切取范围在15cm×5cm左右。

（2）皮瓣切取：切开皮瓣远端，沿拇长伸肌腱桡侧切开深筋膜，掀开深筋膜即可显露桡动脉鼻烟窝穿支及其伴行静脉；按设计线切开皮瓣近端，将皮瓣由近向远紧贴深筋膜的表面掀起，直至旋转点，保留血管蒂周围1.5cm的深筋膜组织；头静脉和桡神经浅支原则上尽量保留在供区；不用解剖血管蒂，直接将皮瓣逆时针旋转180°，覆盖虎口创面；反复检查，务必保持血管蒂松弛；供区创面不能直接缝合时采用腹部全厚皮片植皮，以缝线包压法固定。

（3）皮瓣移植：虎口充分开大，用直径1.5mm的交叉克氏针或外固定支架撑开第1及第2掌骨以撑开虎口，创面彻底止血；皮瓣逆行旋转后覆盖虎口，调整位置后缝合皮缘，皮瓣下放置负压引流，检查皮瓣血供情况。术后患手取功能位以石膏托固定。

3. 适应证及注意事项

（1）适应证：适用于虎口中、重度瘢痕挛缩或缺损。

（2）注意事项：需要注意的是皮瓣供区属于前臂易暴露部位，对外观要求较高者，可选用其他皮瓣；术中确认鼻烟窝穿支后，蒂部软组织不宜携带过多，以免在皮瓣逆行旋转时，造成对血管蒂的卡压；虎口创面彻底止血尤为重要，皮瓣覆盖后，内置负压引流。

【典型病例】

桡动脉鼻烟窝穿支逆行岛状皮瓣修复虎口

患者，男性，57岁，外伤后8个月，因右虎口重度狭窄入院（图11-2-3A）。经充分术前准备，在臂丛神经阻滞麻醉下行虎口开大＋桡动脉鼻烟窝穿支逆行岛状皮瓣修复术。术中虎口开大后用直径1.5mm的克氏针固定第1、2掌骨，切取桡动脉鼻烟窝穿支逆行岛状皮瓣修复虎口缺损区，皮瓣供区采用腹部全厚皮片植皮（图11-2-3B、C）。皮瓣顺利成活，术后3个月随访，虎口开大满意，拇指可与小指对指（图11-2-3D、E）。

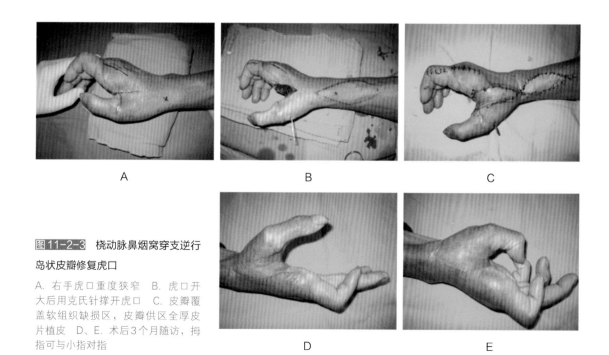

A   B   C

D   E

图11-2-3 桡动脉鼻烟窝穿支逆行岛状皮瓣修复虎口

A. 右手虎口重度狭窄 B. 虎口开大后用克氏针撑开虎口 C. 皮瓣覆盖软组织缺损区，皮瓣供区全厚皮片植皮 D、E. 术后3个月随访，拇指可与小指对指

四、前臂桡背侧腕背筋膜蒂逆行岛状皮瓣

前臂桡背侧腕背筋膜蒂逆行岛状皮瓣是以桡动脉的腕上皮支供血，当用来修复虎口时，往往以鼻烟窝作为皮瓣的旋转点，此时该皮瓣的供血和桡动脉鼻烟窝穿支皮瓣有交叉。由于该皮瓣的位置较桡动脉鼻烟窝穿支皮瓣更偏背外侧，因此常常包含头静脉和桡神经浅支。

1. 应用解剖　桡动脉距桡骨茎突上 2.5～6cm 处向腕背侧发出桡动脉腕上皮支，起始部较为粗大，在桡神经浅支的深面沿拇长伸肌、拇短伸肌表面向外后下走行。其终末支沿桡骨茎突，与外侧走行的桡骨茎突返支、鼻烟窝皮支与骨间前动脉腕背支等构成血管网。

2. 手术方法

（1）皮瓣设计：以鼻烟窝近端（腕横纹）为皮瓣逆行转移的旋转点；前臂中立位时，以桡骨茎突和肱骨外上髁的连线作为皮瓣的轴心线；沿轴心线向两侧旁开 2～3cm 为皮瓣的侧缘，皮瓣长约在 10cm。

（2）皮瓣切取：切开皮瓣内侧及上端直至深筋膜，掀开皮瓣，显露桡动脉网上皮支的起始部，结扎并切断。结扎并切断头静脉近端，用 2% 利多卡因神经封闭后，切断桡神经浅支，此时皮瓣中包含头静脉和桡神经浅支；完全切开皮瓣，于深筋膜下将其掀起，并游离直至旋转点，保留血管蒂周围 1.5～2cm 的深筋膜组织。供区创面不能直接缝合时采用腹部全厚皮片植皮，以缝线包压法固定。

（3）皮瓣移植：虎口充分开大，用直径 1.5mm 的交叉克氏针或外固定支架撑开第 1、2 掌骨，创面彻底止血。确认皮瓣供血良好后，将皮瓣逆时针旋转 180°，覆盖虎口创面，调整位置后缝合皮缘。皮瓣下放置负压引流，检查皮瓣血供情况。术后患手取功能位以石膏托固定。

3. 适应证及注意事项

（1）适应证：适用于虎口中、重度瘢痕挛缩及缺损。

（2）注意事项：切取该皮瓣时，务必保留血管蒂周围 1.5～2cm 的深筋膜组织，以确保皮瓣血供。其他注意事项参照桡动脉鼻烟窝穿支皮瓣。

【典型病例】

前臂桡背侧腕背筋膜蒂逆行岛状皮瓣修复虎口

患者，男性，17 岁，左手压砸伤后 6 个月，虎口挛缩伴拇指指间关节侧方软组织缺损（图 11-2-4A）。完善术前检查后，在臂丛神经阻滞麻醉下行虎口开大及前臂桡背侧腕背筋膜蒂逆行岛状皮瓣修复虎口术＋左拇指近节指背筋膜蒂皮瓣修复拇指创面术。术中采用 Z 形切口，彻底松解虎口处瘢痕（图 11-2-4B、C）。切取前臂桡背侧腕背筋膜蒂逆行岛状皮瓣修复虎口，皮瓣供区全厚皮片植皮，术后皮瓣血供良好（图 11-2-4D、E）。

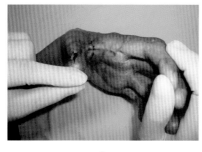
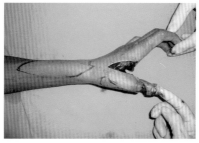
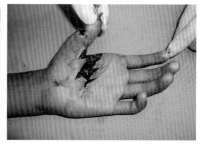

A　　　　　　　　　　　　　B　　　　　　　　　　　　　C

图 11-2-4 前臂桡背侧腕背筋膜蒂逆
行岛状皮瓣修复虎口

A. 虎口挛缩伴拇指指间关节侧方软组
织缺损　B. 开大虎口，设计皮瓣　C. 虎
口 Z 字形切口彻底松解虎口处瘢痕
D、E. 皮瓣覆盖虎口，供区全厚皮片
植皮，皮瓣下放置引流

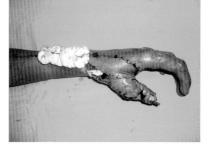
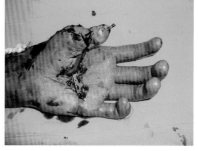

D　　　　　　　　　　　　　E

五、游离足背皮瓣

足背皮瓣是由足背动脉的皮支供血的皮瓣。1973 年 O'Brien 和 Shanmugan 首先描述了足背皮瓣，1975 年 McCraw、Furlow 率先应用于临床。因该皮瓣质地与手背皮肤相似，可以在携带趾伸肌腱的同时修复肌腱的缺损，故成为修复手背软组织（伴有肌腱缺损）的最佳修复方法。修复虎口时，因其合适的宽度及厚度，可用于修复中、重度的虎口狭窄或缺损。

1. 应用解剖　足背动脉在内、外踝连线中点处自踝关节前方经伸肌支持带深面达到足背，在第 1 跖骨间隙近端分为较粗的足底深支和较细的第 1 跖背动脉两个终末支。足背动脉及其分支均发出一些细支穿出深筋膜至足背的皮肤及皮下组织，是足背皮瓣的主要血供来源。此外，来自足底内侧动脉和足底外侧动脉的分支也分布在足背皮下。皮瓣的静脉有深、浅两组，即足背动脉的伴行静脉和足背浅静脉。浅静脉组成足背静脉弓，出现率为 91%，其中属大隐静脉的占 89%，属小隐静脉的占 1.1%，均等型占 8.9%。正常情况下，深静脉对足背皮瓣血液回流的作用是有限的，皮瓣回流以浅静脉为主。皮瓣的神经为腓浅神经的分支。

2. 手术方法

（1）皮瓣设计：根据受区的形态和范围设计皮瓣，该皮瓣以足背动脉及其伴行静脉与腓深神经形成的神经血管束为轴线，即以内、外踝间连线中点和第 1 趾蹼中点的连线为轴线，远端可达趾蹼，近端可达伸肌支持带，两侧可达第 1 和第 5 跖骨内、外缘。

（2）皮瓣切取：足部不驱血，抬高 3～5 分钟后在踝上止血带控制下手术。沿皮瓣设计切口，切开皮瓣近侧缘皮肤及筋膜，解剖显露足背动脉及其伴行静脉、腓浅神经、大隐静脉，切开皮瓣两侧皮肤及筋膜，自外向内于足背筋膜深层、伸肌腱膜浅面，在保留神经血管束（于皮瓣内）前提下掀起皮瓣，可切断姆短伸肌腱，皮瓣分离达第 1 跖间隙的近端时，此处有皮支进入皮瓣，于足背动脉深面掀起，结扎并切断足底深支，但切勿损伤第1跖骨背动脉。如第1跖背动脉为Ⅰ型或浅Ⅱ型，可以带入皮瓣；否则，继续切取皮瓣直至远侧完全掀起。松止血带，检查皮瓣血供情况。皮瓣血供恢复后断蒂，供区取全厚皮片移植。可结扎、切断第1跖背动脉，将第1骨间背侧肌肌膜带入皮瓣。

（3）皮瓣移植：虎口充分开大后，采用直径1.5mm的交叉克氏针或微型外固定支架撑开第1掌骨和第2掌骨以保持虎口距离，虎口创面彻底止血。鼻烟窝处切开，暴露桡神经浅支、头静脉、桡动脉，于创面间分离皮下隧道，严格止血。足背皮瓣移至虎口，缝合皮缘，血管蒂经隧道引至鼻烟窝。显微镜下血管及神经的吻合方式为：足背动脉—桡动脉，大隐静脉—头静脉，腓浅神经—桡神经浅支。血管通血顺利后，彻底止血，闭合伤口。必要时皮瓣下放置负压引流，术后患手取功能位以石膏固定。

3. 适应证和手术注意事项

（1）适应证：足背皮瓣用于修复虎口时，适用于中重度的虎口挛缩或缺损。

（2）注意事项：术前先明确足背无外伤史、足背动脉存在及搏动良好、胫后动脉无损伤或阻塞；术中操作应注意在足背动脉深层掀起皮瓣，保持血管和皮瓣间联系，充分保留皮支；切取皮瓣注意保持趾伸肌腱腱周膜完整，以促进植皮成活和术后肌腱滑动功能正常；对供区采用全厚皮片植皮可减轻晚期瘢痕增生等并发症，植皮区应加压包扎并抬高供侧肢体。由于切取足部静脉造成静脉回流减少，可能引起足部水肿，术后可应用弹力绷带包扎或穿弹力袜3～6个月，减轻水肿的同时可有效地减小供区瘢痕的增生和不稳定。

【典型病例】

游离足背皮瓣移植修复虎口创面

患者，男性，43岁，右手压砸伤、手背皮瓣修复术后7个月，虎口挛缩（图11-2-5A）。完善术前准备后，在气管插管麻醉下行虎口开大＋游离足背皮瓣移植重建虎口术。术中开大虎口，并用2枚直径1.5mm的克氏针交叉固定，撑开第1、2掌骨（图11-2-5B），切取同侧足背皮瓣修复虎口（图11-2-5C）。皮瓣移植覆盖虎口创面，并放置负压引流（图11-2-5D），供区以腹部全厚皮片植皮（图11-2-5E）。术后5个月随访，虎口距离为5.3cm，拇对指外展、对指功能良好（图11-2-5F、G）。

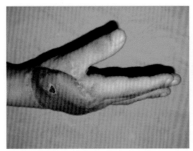
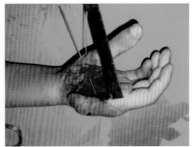
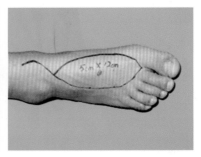

A   B   C

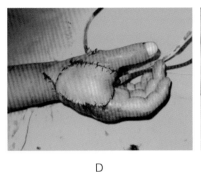
D

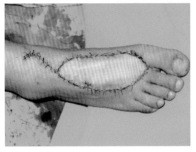
E

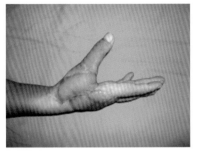
F

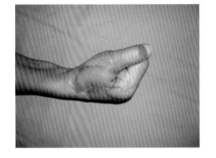
G

图11-2-5 游离足背皮瓣移植修复虎口创面

A. 右虎口外伤后挛缩　B. 开大虎口，并用2枚克氏针交叉固定　C. 设计并切取足背皮瓣　D. 皮瓣覆盖虎口创面，并放置负压引流　E. 供区采用腹部全厚皮片植皮　F、G. 术后5个月随访，拇指外展、对指功能良好

六、游离第1趾蹼皮瓣

趾蹼皮瓣为1975年Gilbert首先应用于临床的，它是以足背动脉为血供动脉且含腓深神经的感觉皮瓣。应用第1趾蹼的称趾蹼皮瓣，主要用来修复指蹼或轻、中度的虎口挛缩或缺损。

1. 应用解剖　足背动脉为皮瓣的主蒂，该动脉在第1、第2跖骨底部间隙处，分为第1跖背动脉和足底深动脉。修复虎口时，蒂长可至足背动脉，与受区的桡动脉深支吻合；修复指蹼时，蒂长至第1跖背动脉即可，与受区的指总动脉吻合。当第1跖背动脉为Gilbert Ⅲ型时，血管蒂采用第1跖底总动脉。皮瓣的静脉回流主要通过足背浅静脉系统，腓深神经的皮支为皮瓣的感觉神经。第1趾蹼皮瓣感觉比较精细，可恢复两点分辨觉。

2. 手术方法

（1）皮瓣设计：按照创面的形态和大小于第1趾蹼间及两趾相邻面设计皮瓣，需要包括四个区域：踇趾腓侧区、第2趾胫侧区、足背区和足底区。每个区的皮瓣面积根据实际创面情况可作相应调整。

（2）皮瓣切取：沿设计线切开足背皮肤、皮下组织，暴露足背静脉弓及进入趾蹼皮瓣的趾背静脉，结扎并切断其他分支；在第1跖背间隙处找到腓深神经及第1跖背动脉，游离第1跖背动脉，结扎除进入趾蹼皮瓣外的其他分支。当第1跖背动脉为Gilbert Ⅲ型时，务必保留并向近端解剖第1跖底总动脉；在跖骨间隙基底部找到并保留第1跖背动脉的足底穿支1cm，结扎其余部分，按血管蒂长度游离第1跖背动脉至足背动脉；从足底切口切开趾蹼，沿各趾的神经血管束深面游离两侧皮瓣，并与足背切口会合；根据受区的需要，可携带足底的踇趾腓侧与第2趾胫侧的足底神经。根据受区所需的血管蒂长度断蒂，皮瓣移至受区；供区创面用全厚皮片植皮，外敷包扎后供足取中立位以石膏托外固定。

（3）皮瓣移植：切除手部的瘢痕区，虎口开大成形后，第1、2掌骨用1.5mm的克氏针或微型外固定支架撑开；鼻烟窝处切开，暴露桡神经浅支的手背支、头静脉、桡动脉深支，于创面间分离皮下隧道，严格止血；虎口创面已彻底止血，皮瓣覆盖创面，缝合皮缘，血管蒂近隧道引至鼻烟窝；显微镜下血管及神经进行吻合，足背动脉（或第1跖背动脉）与桡动脉深支（或指总动脉）吻合，足背静脉与头静脉属支（或手背静脉）吻合，腓深神经（或足底神经）与桡神经浅支的手背支吻合。血管通血顺利后，局部彻底止血，闭合伤口。术后患手取功能位以石膏托固定。

3. 适应证及注意事项

（1）适应证：适用于轻、中度的虎口挛缩或缺损。

（2）注意事项：用于修复虎口时，皮瓣的设计要包括踇趾腓侧区、第2趾胫侧区、足背区和足底区四个区；用于修复指蹼时，皮瓣设计可局限于第1趾蹼的范围；虎口区处理的注意事项同其他皮瓣修复。

【典型病例】

游离第1趾蹼皮瓣修复虎口

患者，男性，23岁，因虎口机器挤压伤致右手拇收肌、鱼际肌严重挫伤（图11-2-6A）。急诊清创，闭合创面并充分引流。清创后第7天（亚急诊期）在臂丛神经阻滞麻醉下用微型外固定支架撑开虎口，同时采用游离第1趾蹼皮瓣修复虎口术（图11-2-6B、C）。术后12个月随访，虎口距离为6.3cm，虎口角度为89°，拇外展、对指功能好（图11-2-6D、E）。

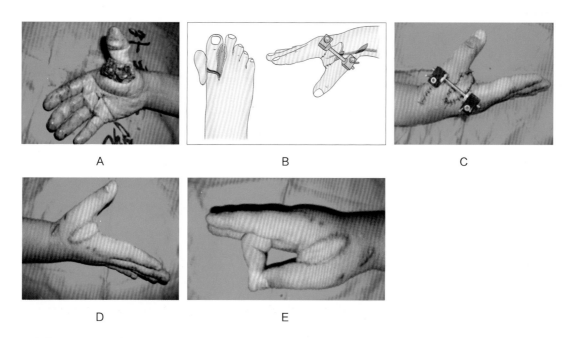

A   B   C

D   E

图11-2-6　游离第1趾蹼皮瓣修复虎口术

A. 右手挤压伤，鱼际肌损伤　B、C. 采用微型外固定支架撑开虎口，并用游离第1趾蹼皮瓣修复　D. 术后12个月，拇外展功能　E. 术后12个月，拇对指功能

七、游离股前外侧超薄皮瓣

1993 年 Koshima 首先报告了削薄的股前外侧穿支皮瓣应用于修复头颈部创面获得成功。1996年，Kimura 等将 5 例股前外侧皮瓣修薄，应用于临床，并全部成活，提出除血管蒂部分外，皮瓣可修薄到 3～4mm，避免了皮瓣的二次修薄整形。2003 年，Kimura 等将一期修薄的穿支皮瓣命名为显微分离薄型穿支皮瓣，也就是平常所说的超薄股前外侧皮瓣。

1. 应用解剖

（1）降支动脉供血：1984 年徐达传发现旋股外侧动脉降支发出的肌皮动脉穿支和股外侧肌间隙穿支供血的股前外侧皮瓣。罗立生等 1989 年总结 36 例手术中皮瓣皮支的分布情况，将其分为四型：①肌间隙皮动脉型，占 8.3%。②肌皮动脉穿支型（浅型或深型）占 80.6%。③直接皮动脉型占8.3%。④无粗大皮支型 2.8%。1991 年张春等报告了股前外侧皮瓣血管分为三种类型，即肌皮动脉穿支型、高位肌皮动脉穿支型和肌间隙皮支型。

（2）高位皮动脉供血：2002 年徐达传等利用尸体灌注方法发现，高位皮动脉出现率为 58%，其中发自旋股外侧动脉升支的占 10%，发自其横支的占 44%，发自其降支根部的占 4%。

（3）斜支动脉供血：2009 年 Woog 等提出斜支是股前外侧皮瓣血管蒂供血分支血管，并以斜支为蒂切取股前外侧皮瓣获得成功。

皮瓣的回流静脉为伴行静脉，感觉神经是股外侧皮神经。

2. 手术方法

（1）皮瓣设计：①传统皮瓣设计法。点：髂髌线中点。线：髂前上棘至髌骨外上缘的连线。面：皮瓣的宽度，轴心线内侧占 1/3，轴心线外侧占 2/3；皮瓣的长度，中心点上占 1/3，中心点以下占 2/3。②术前穿支定位后设计法。术前定位确定所用的皮支穿出点，将皮支穿出点包含在皮瓣内，根据受区所需要的大小和形状自由设计。

（2）皮瓣切取：沿设计线切开皮瓣外侧缘，于浅筋膜层掀开皮瓣，接近皮支穿出点附近分外小心，仔细分离，找到皮瓣的第一穿支；沿该穿支向深层分离，至阔筋膜穿出点，切开阔筋膜，继续向穿支的主干分离，直至受区所需要的血管蒂长度；皮瓣游离后，翻转平铺，顺穿支血管分离解剖至穿支进入真皮下血管网层面，显露穿支血管在浅筋膜内的走行后，保留真皮下 3～5mm 的脂肪组织，剔除多余的脂肪组织，供区创面分层直接闭合。

（3）皮瓣移植：虎口开大成形后，第 1 掌骨和第 2 掌骨用 1.5mm 的克氏针或微型外固定支架撑开；鼻烟窝处切开，暴露桡神经浅支的手背支、头静脉、桡动脉深支，于创面间分离皮下隧道，严格止血；皮瓣移至虎口，缝合皮缘，血管蒂经隧道引至鼻烟窝；显微镜下血管及神经的吻合方式为：旋股外侧动脉降支—桡动脉深支，皮瓣伴行静脉—头静脉两属支，股外侧皮神经—桡神经浅支；血管通血顺利后，彻底止血，根据虎口瘢痕出血情况，皮瓣下可放置负压引流，闭合伤口；术后患手取功能位以石膏托固定。

3. 适应证及注意事项

（1）适应证：适用于虎口中、重度瘢痕挛缩及缺损。

（2）注意事项：有条件的情况下，手术前尽量采用CT血管成像或磁共振血管成像技术，对皮瓣的皮支穿出点进行定位并标记。需要注意的是：手术必须在放大镜或手术显微镜下进行；根据术中情况，为保证皮瓣切取的安全，在皮支入皮点周围可保留不少于1~1.5cm的深筋膜；穿支在浅筋膜内分支更加纤细，去脂时注意在穿支血管周围留少量疏松组织，以保护穿支及其浅筋膜内分支免受损伤；穿支有较粗的分支进入真皮下血管网（皮支粗大型），皮瓣容易均匀修薄，但如穿支进入浅筋膜即分为弥散的分支血管（细小分支型），蒂部只能在显微镜下避开分支血管逐个抽取大的脂肪球，从而达到均匀削薄的目的；修薄时不能过分强调皮瓣的厚度，前提是不影响皮瓣的成活；手术中要保持皮瓣在血流灌注状态，并检查修薄后的皮瓣有无出血点，彻底止血。

【典型病例】

游离股前外侧超薄皮瓣移植修复虎口创面

患者，女性，33岁，左手压砸伤致手部桡侧部缺损（图11-2-7A、B）。完善术前准备后，在气管插管麻醉下行游离第2趾移植再造拇指＋游离同侧股前外侧超薄皮瓣移植修复虎口创面术（图11-2-7C、D）。切取第2趾的过程中，切断并结扎足背动脉分支及大隐静脉属支时，保留了足背动脉的足底深支的长度，并尽量多地保留了汇入大隐静脉的足背静脉属支的长度（图11-2-7E）。游离股前外侧皮瓣时，在供区保留了阔筋膜，除了穿支血管蒂周围3cm，尽量修薄皮瓣（图11-2-7F）。两块组织血管吻合方式：①足趾。桡动脉—足背动脉、头静脉—大隐静脉；②皮瓣。皮瓣动脉—足背动脉足底穿支、皮瓣伴行静脉—大隐静脉的2条属支。供区创面均一期闭合（图11-2-7G），皮瓣移植后，常规放置负压引流。术后3个月随访，虎口开大满意，拇对指功能良好（图11-2-7H、I）。

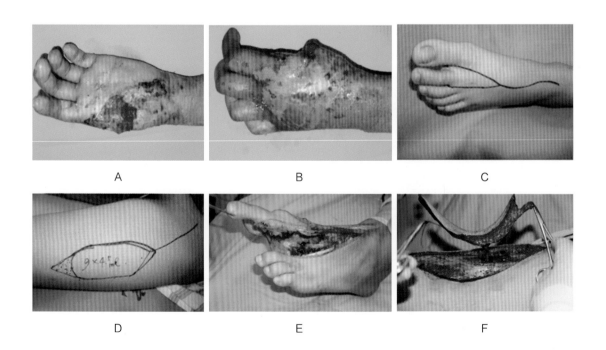

A

B

C

D

E

F

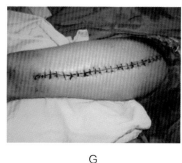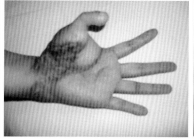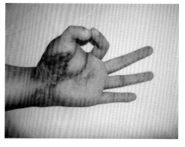

G　　　　　　　　　H　　　　　　　　　I

图11-2-7　游离股前外侧超薄皮瓣移植修复虎口创面

A. 左手桡侧部缺损掌侧　B. 左手桡侧部缺损背侧　C. 设计游离第2趾移植再造拇指　D. 设计同侧股前外侧超薄皮瓣
E. 切取第2趾　F. 切取并修薄股前外侧皮瓣　G. 皮瓣供区一期闭合　H、I. 术后3个月随访，虎口开大满意，拇对指功能良好

八、五瓣成形术

五瓣成形术是Z字成形和V-Y推进成形相结合的手术方法，常用于指蹼或虎口瘢痕挛缩的松解。

1. 应用解剖　五瓣法中的两个Z字成形和一个V-Y成形，事实上形成了5个顶部夹角为60°的三角形皮瓣。三角形的底边作为蒂部，其高度没有超过底边的1.5倍，因此相当于5个比较安全的带蒂皮瓣，于皮瓣蒂部进行供血和回流。

2. 手术方法

（1）皮瓣设计：以挛缩的瘢痕为主轴线，两侧设计对偶Z形皮瓣，中央附加一个纵行切口，形成5个三角形皮瓣。三角形皮瓣的边长取决于主轴的长度，一般五瓣设计成5个等大的等边三角形（图11-2-8）。

（2）五瓣成形术：沿设计线切开，并掀开各三角形皮瓣，皮瓣蒂部携带深筋膜，顶角最好为60°，最低不能低于45°。中央V-Y成形的皮瓣推进缝合后，两侧的Z形皮瓣分别交叉缝合。五瓣成形术后可使主轴线延长1.5倍以上（图11-2-9）。

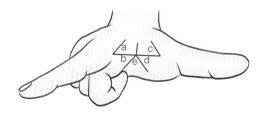

图11-2-8　皮瓣设计示意图　　　　　　　图11-2-9　五瓣成形术示意图

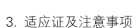
3. 适应证及注意事项

（1）适应证：适用于轻度虎口挛缩，中重度虎口挛缩需要更大的岛状皮瓣或游离皮瓣覆盖。

（2）注意事项：设计时每瓣顶部夹角为45°～60°，尽量不要低于45°，以免皮瓣顶端组织坏死。皮瓣切取时，保留底边（也就是蒂部的深筋膜组织），以保护蒂部的血液供应；术后夜间使用虎口开大支具6～8周。

【典型病例】

五瓣成形术开大虎口

患者，男性，43岁，外伤后17个月，左手虎口挛缩。完善术前准备后，在臂丛神经阻滞麻醉下行虎口五瓣成形术（图11-2-10A）。术中开大并加深了虎口（图11-2-10B），术后虎口以开大支具固定。

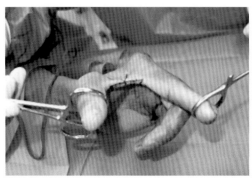
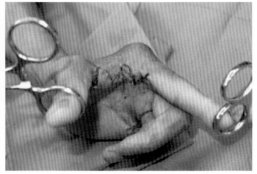

A   B

图11-2-10 五瓣成形术开大虎口

A. 左手手外伤后虎口挛缩，切口设计 B. 术后加深并开大虎口

（施海峰）

第三节
指蹼缺损的修复

正常指蹼为一背侧到掌侧倾斜45°、呈沙漏状、掌侧面观为U形的特定结构，良好的指蹼形态有利于手指的充分外展。在先天性并指畸形或者外伤造成的指蹼挛缩，手术重点在于设计指蹼的皮瓣。在并指的指蹼重建方法中，1810年Zeller提出了背侧皮瓣，到1834年Dieffenbach提出了四边形皮瓣，再到1881年Norton提出了掌背侧双三角形皮瓣，利用掌背皮瓣重建指蹼形态。常见皮瓣形态有背侧矩形皮瓣、掌背侧三角形皮瓣、双翼皮瓣、五边形皮瓣等。当并指皮肤紧张，背侧无冗余皮肤可以推进的并指适合采用矩形皮瓣设计。背侧皮肤松弛的并指适合采用双翼皮瓣等利用掌背推进皮瓣的设计，即在矩形皮瓣基础上，背侧携带双三角形皮瓣以避免侧方皮肤的植皮，下面分别阐述。

一、传统矩形皮瓣

一种指蹼皮瓣的设计，最终的要求是指蹼的深度及坡度能满足需要。累及一个指蹼的简单并指比较容易定位指蹼的位置，第2、3指蹼位于同一平面深度，第4指蹼深度略靠近端，设计指蹼较正常指蹼位置加深1～2mm，防止指蹼前移发生。矩形皮瓣术式为临床应用中设计较简单的术式。我们在早期也应用了矩形皮瓣重建了较多的并指畸形。

1.**应用解剖** 掌指关节背侧连线为皮瓣底边，掌骨头间距为皮瓣的宽度，近节指骨1/2长度为皮瓣的长度设计矩形皮瓣。皮瓣远端延伸为锯齿状皮肤切口。掌侧于指蹼底横行切口，延伸为锯齿状皮肤切口。

2.**手术方法** 于背侧皮瓣切口切开皮肤，保护皮下浅静脉网，切开并连指体，并保护指血管神经束。指动脉分叉为指蹼最低点位置。若动脉分叉较高往往需要结扎一侧指动脉。修剪部分皮下脂肪，保护进入背侧皮瓣的掌背动脉穿支。矩形皮瓣缝合至掌侧横行切口，侧方三角形皮瓣对置缝合，缺损部分全厚皮移植，加压包扎。

3.适应证及注意事项

（1）适应证：适合各种类型先天性指蹼缺损。

（2）注意事项：矩形皮瓣若呈梯形，其远端边宽度不宜过窄，避免造成指蹼狭窄。

【典型病例】

传统矩形皮瓣重建波伦综合征并指指蹼

患儿，男性，14个月，左手波伦综合征（Poland综合征），分期进行并指分离手术。一期分离中、环指并指，设计中环指背侧矩形皮瓣、掌侧横行皮肤切口、侧方锯齿形皮肤切口。术中保护神经血管束（图11-3-1A～C），一期术后，中、环指分离（图11-3-1D）。二期分离示、中指及环、小指指蹼，同样设计背侧矩形皮瓣（图11-3-1E、F），二期术后，示、中、环、小指均分离（图11-3-1G）。术后随访见侧方植皮色素较明显，指蹼形态较好（图11-3-1H、I）。

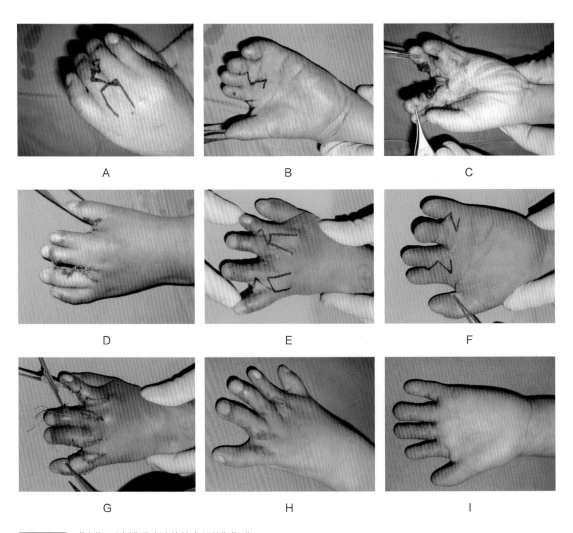

图11-3-1 背侧矩形皮瓣重建波伦综合征并指指蹼

A. 左手波伦综合征并指畸形，一期分离中、环指并指，设计背侧矩形皮瓣 B. 一期掌侧皮肤切口 C. 术中保护掌侧神经血管束 D. 一期分指术后即刻 E. 二期分离示、中指及环、小指指蹼，同样设计背侧矩形皮瓣 F. 二期掌侧切口 G. 二期分指术后即刻 H. 术后随访见侧方植皮色素沉着较明显 I. 术后随访掌侧面，指蹼形态较好

二、尖端M-∧形的矩形皮瓣

我们发现传统矩形皮瓣指蹼往往出现轻度线状挛缩，若掌侧切口设计尖端M-∧形来更改瘢痕牵拉的方向，更有利于避免掌侧瘢痕挛缩。

1. 应用解剖　设计背侧皮瓣的基底位于掌指关节凹陷部位，掌侧基底可以较正常指蹼加深2mm，皮瓣的长度为掌指关节平面至近指间关节2/3的长度。尖端M-∧形态，背侧M形，掌侧∧形，掌背侧设计Z形皮瓣，尖端分别位于手指的正中线。

2. 手术方法　背侧皮肤切开，保护皮下浅静脉网，注意皮瓣携带部分皮下筋膜，保护三角形皮瓣尖端血运。掌侧皮肤切开，修剪神经血管束周围的脂肪。指蹼的皮下筋膜必须切除，避免保留筋膜在手指发育后导致指蹼爬行。将背侧皮瓣对接掌侧∧形切口缝合皮肤，侧方皮肤对置三角形皮瓣缝合皮肤，近节侧方皮肤缺损游离皮片移植。凡士林纱布覆盖加压包扎。

设计皮瓣掌背侧皮肤切口（图11-3-2A、B），修剪皮下脂肪，以利于直接缝合皮肤（图11-3-2C），对合三角形皮瓣，缝合皮肤（图11-3-2D）。

3. 适应证及注意事项

（1）适应证：适合各种类型的先天性指蹼缺损。

（2）注意事项：对于Z形皮瓣弧度过于柔和，容易瘢痕挛缩，导致屈曲障碍。皮肤紧张需要植皮时，可以一个手指的覆盖，另外一个手指植皮，也可以双侧均衡植皮。取皮区：若缺损面积较小可以从腕掌侧切取，皮肤瘢痕隐藏于腕横纹内，若缺损面积较多则以腹股沟全厚皮肤移植，缺点是皮肤色素沉着会影响美观。

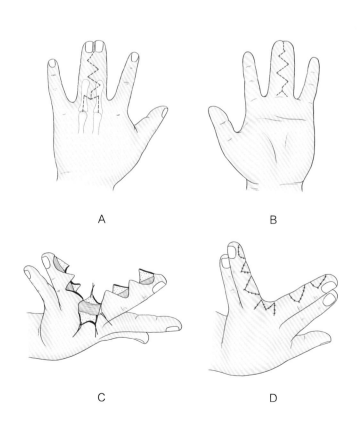

图11-3-2　尖端M-∧形的矩形皮瓣设计示意图

A. 设计皮瓣背侧皮肤切口　B. 设计皮瓣掌侧皮肤切口　C. 修剪皮下脂肪　D. 对合三角形皮瓣，缝合皮肤

【典型病例】

尖端M-Λ形的矩形皮瓣重建中、环指指蹼

患儿，男性，1岁，右中、环指先天性并指畸形，并连指皮肤紧绷，中、环指伴有屈曲挛缩。于全身麻醉下行右中、环指并指分离＋指蹼成形术。以掌指关节背侧连线为矩形瓣底边，皮瓣宽度为背侧凹陷之间的宽度，长度为近节指骨长度的1/2，锯齿形皮肤延伸至指甲根（图11-3-3A、B）。侧甲襞设计两个舌形皮瓣（图11-3-3C），注意皮瓣的长、宽比例，防止皮瓣尖端坏死。一旦侧甲襞皮瓣坏死，侧方皮肤出现挛缩，则其指甲侧偏难以矫正。术后指蹼以背侧皮瓣重建，侧方植皮（图11-3-3D）。术后随访见指蹼形态完美，侧方植皮愈合良好（图11-3-3E）。

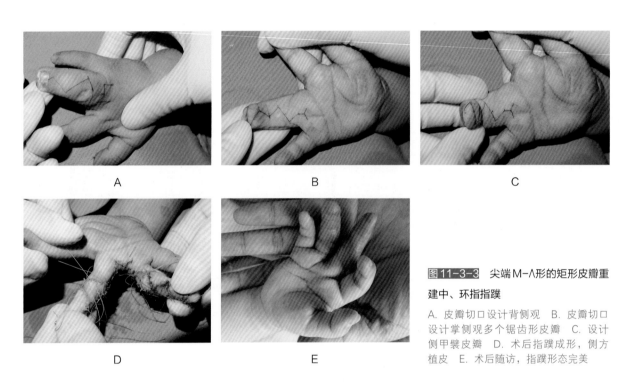

A　　　　　　　　B　　　　　　　　C

D　　　　　　　　E

图11-3-3 尖端M-Λ形的矩形皮瓣重建中、环指指蹼

A. 皮瓣切口设计背侧观　B. 皮瓣切口设计掌侧观多个锯齿形皮瓣　C. 设计侧甲襞皮瓣　D. 术后指蹼成形，侧方植皮　E. 术后随访，指蹼形态完美

三、掌背侧双翼皮瓣

矩形皮瓣及尖端M-Λ形矩形皮瓣，均造成植皮侧方明显的色素沉着，更多临床医生追求不植皮就能分并指的目标，利用掌背皮瓣的松弛推进修复侧方皮肤缺损。高伟阳提出的五边形皮瓣、王斌提出的背侧沙漏样皮瓣、田晓菲提出的双翼皮瓣，均有效覆盖侧方缺损，避免植皮瘢痕的产生，临床应用于合适的适应证。患者可以取得完美的指蹼形态及背侧较少的瘢痕。下面以双翼皮瓣作为示范，详细解释。

1. 应用解剖　于并指指根部背侧设计双翼皮瓣，蒂部在掌骨头连线水平以近2mm，蒂部宽度为掌骨头中点连线宽度的1/2。蒂部两侧分别携带一个三角形皮瓣，一侧为等边三角形，另一侧为45°矩形皮瓣，尖端为V形，整体双翼皮瓣长度为近节指骨的1/2。

2. 手术方法　掌侧指蹼对应处设计Λ形切口，其尖端与双翼皮瓣的V形尖端对合。手指并连皮肤分别在指间关节及中节指骨中段作锯齿形皮肤切口。皮瓣掀起层面在浅筋膜下，保护好神经血管束及浅静脉网。掌背侧皮瓣对置缝合，背侧双翼推进修复近节侧方皮肤缺损。以无菌敷料加压包扎。

3. 适应证及注意事项

（1）适应证：并指皮肤松弛，通过减脂即可完全覆盖侧方缺损。

（2）注意事项：减脂不可过度，以免造成皮瓣血运障碍。双翼皮瓣蒂部所带皮下组织逐步增厚，以保护来自指蹼动脉的穿支；去脂的时候勿损伤指动脉神经束，建议手术在2.5倍放大额镜下进行。

【典型病例】

双翼皮瓣重建先天性并指畸形的指蹼

患儿，男性，11个月。左中、环指先天性并指畸形，于全身麻醉下行左中、环指并指分指，以双翼皮瓣重建指蹼。设计皮瓣切口（图11-3-4A、B），术中保护神经血管束及背侧静脉，修剪脂肪（图11-3-4C、D），术后即刻（图11-3-4E、F），术后8个月随访复查，外观良好（图11-3-4G、H）。

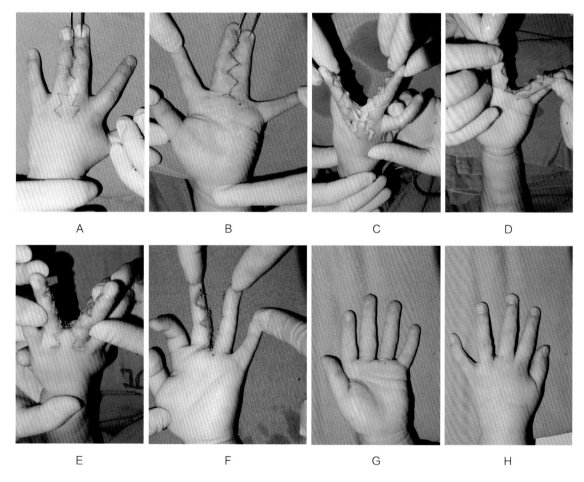

图11-3-4 双翼皮瓣重建先天性并指畸形的指蹼

A. 设计皮瓣背侧切口　B. 设计皮瓣掌侧切口　C. 显露背侧静脉　D. 显露指神经血管束　E. 缝合切口（背侧观）　F. 缝合切口（掌侧观）　G. 术后8个月复查掌侧观　H. 术后8个月复查背侧观

总之，指蹼的重建可遵循以下阶梯术式：局部Z形皮瓣——四瓣成形或者五瓣成形——双翼皮瓣——尖端M-Λ形的矩形皮瓣。指蹼轻度狭窄首选局部皮瓣转移。根据皮肤并连紧张度选择是否利用掌、背侧皮瓣作为推进皮瓣，并连得紧则不勉强牵拉，因为张力下缝合皮肤将会造成严重的瘢痕增生。植皮供区的选择同样需要重视。由于腹股沟区取皮会出现严重色素沉着，因此少量皮肤缺损者建议从腕尺侧掌横纹区域切取。皮肤色泽接近手指侧方皮肤。单纯的矩形皮瓣由于较多出现掌侧线性挛缩，因此并不建议使用。当并连皮肤较紧时，可以选择尖端M-Λ形的矩形瓣。任何情况下的手术切口都需遵循整形理念，多个Z形切口可以避免瘢痕挛缩。

（沈小芳）

参考文献

［1］顾玉东，吴敏明，郑亿柳，等. 虎口挛缩的病因、预防及治疗［J］. 中华骨科杂志，1986，6（1）：1-3.

［2］杨庆达，苏瑞鉴，李文恒，等. 桡动脉鼻咽窝上行穿支逆行皮瓣修复虎口挛缩17例临床分析［J］. 广西医学，2008，30（8）：1233-1234.

［3］方光荣. 重视虎口挛缩的预防、治疗和康复［J］. 中华显微外科杂志，2010，33（2）：89-91.

［4］芮永军，施海峰，张全荣，等. 手部挤压伤后虎口挛缩的早期防治［J］. 中华显微外科杂志，2010，33（2）：101-103.

［5］DEREK L，MASDEN，JAMES P. Predictors of successful outcomes in first web space contracture release［J］. Hand，2011，6（1）：50-55.

［6］邹立津，张友米，黄耀鹏. 33例前臂骨间后动脉逆行岛状皮瓣治疗重度虎口挛缩的效果分析［J］. 江西医药，2012，47（12）：1068-1070.

［7］王万东，王晓妮，胡小芮. 改良"五瓣"法在虎口及指蹼开大成型术的临床应用［J］. 宁夏医学杂志，2012，34（11）：1139-1140.

［8］薛明宇，魏苏明，杨凯，等. 桡动脉鼻咽窝穿支筋膜蒂皮瓣修复虎口软组织缺损［J］. 中国骨与关节损伤杂志，2013，28（5）：490-491.

［9］田晓菲，邱林，傅跃先，等. 双翼皮瓣成形指蹼修复先天性并指畸形［J］. 中华整形外科杂志，2014，30（2）：96-98.

［10］谢艾玲，张荐，卢爱东，等. 逆行前臂外侧皮神经营养血管筋膜蒂皮瓣修复手部皮肤缺损［J］. 中国修复重建外科杂志，2014，28（12）：1498-1501.

［11］NI F，MAO H，YANG X，et al. The use of an hourglass dorsal advancement flap without skin graft for congenital syndactyly［J］. J Hand Surg Am，2015，40（9）：1748-1754.

［12］薛明宇，芮永军，强力，等. 大鱼际肌失用性中重度虎口挛缩的治疗［J］. 中华手外科杂志，2015，31（5）：373-375.

［13］WOO K，BANG S I，MUN G H，et al. Long-term outcomes of surgical treatment for dermatofibrosarcoma protuberans according to width of gross resection margin［J］. J Plast Reconstr Aesthet Surg，2016，69（3）：395-401.

［14］CHEN Y T，TU W T，LEE W R，et al. The efficacy of adjuvant radiotherapy in dermatofibrosarcoma protuberans: a systemic review and meta-analysis［J］. J Eur Acad Dermatol Venereol，2016，30（7）：1107-1114.

［15］邓呈亮，魏在荣，孙广峰，等. 改良第一掌背动脉皮瓣联合微型外固定支架治疗中重度虎口挛缩［J］. 中国美容整形外科杂志，2016，27（1）：62-64.

［16］杨焕友，王斌，李瑞国，等. 简易克氏针外固定架联合腹部皮瓣修复治疗虎口区皮肤缺损［J］. 中国骨与关节损伤杂志，2017，32（7）：773-774.

［17］蔡正强，郑仲谋，庞俏强，等. 游离足背皮瓣急诊修复虎口皮肤软组织缺损［J］. 实用手外科杂志，2017，31（1）：78-79，82.

［18］YUSTE，DELGADO J，AGULLO A. Development of an integrative algorithm for the treatment of various stages of full-thickness burns of the first commissure of the hand［J］. Burns，2017，7（4）：812-818.

［19］NAHHAS A F，SCARBROUGH C A，TROTTER S. A review of the global guidelines on surgical margins for nonmelanoma skin cancers［J］. J Clin Aesthet Dermatol，2017，10（4）：37-46.

［20］张晖，吴银生，姚明，等. 前臂骨间背侧穿支皮瓣逆行修复烧伤后重度虎口挛缩畸形［J］. 中国美容医学，2018，27（7）：39-41.

［21］MOLINA A S，DUPRAT NETO J P，BERTOLLI E，et al. Relapse in dermatofibrosarcoma protuberans: A histological and molecular analysis［J］. J Surg Oncol，2018，117（5）：845-850.

第 十 二 章

手部脱套伤的修复

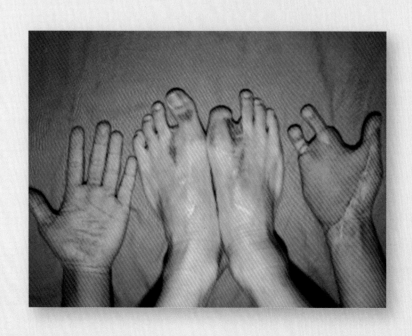

第一节

手部脱套伤的特点和分型

　　手部脱套伤常见于两个转动的滚轴或滚筒将手卷入，因滚轴或滚筒间存在一定的间隙，所以造成掌骨或指骨骨折的可能性较小，但滚动的机器能够将手掌或手指紧紧地固定住，伤者保护性回缩躲避，猛力抽手，这就造成手部皮肤软组织呈套状撕脱。全手脱套伤更是手部脱套伤中最为严重的一种类型，皮肤软组织自腕横纹向手指中末节逆行撕脱，甚至脱套组织完全与骨组织分离。但骨关节和肌腱结构相对较为完整，通常在远节指骨或远指间关节部位发生骨折脱位。

　　对于全手脱套伤，每个部位的皮肤撕脱层次有一些不同：在前臂、腕部和手背多在深筋膜浅层撕脱，手掌部多从掌腱膜的浅层撕脱，而手指部在屈肌腱腱鞘和伸肌腱的浅层撕脱。基于全手脱套伤的损伤特点，其血管神经损伤也具有一些特点：手掌部由于存在掌腱膜的保护，位于掌腱膜深层的神经血管束多数完整，而手指部的神经血管束部分随同皮肤一起向远端撕脱。因此，手掌和手背部的软组织多数仍存在血液供应，而手指部因供应血管随同皮肤撕脱，中末节血供较差。

　　目前手部脱套伤的分型主要是基于脱套范围和脱套组织损伤程度而提出的，分型较多。洪建军等提出四大型分型法：单指型、多指型、多指合并手掌部皮肤脱套伤、全手皮肤脱套伤，又根据是否合并拇指脱套在各个分型中再细分为A、B两个亚型。潘风雨等提出五型分法：单指型、手掌部撕脱伤、手背部撕脱伤、半手脱套伤、全手脱套伤。以上是基于脱套范围的分型，也有些学者根据手部脱套组织损伤的程度进行分型。程国良等提出五度分法：Ⅰ度血供正常，Ⅱ度血供不足，Ⅲ度无血供，Ⅳ度撕脱组织毁损，Ⅴ度撕脱组织伴骨关节及肌腱毁损。丁健等提出三型分法，并根据每种分型提出治疗意见：Ⅰ型为脱套组织血供正常，可给予直接性清创缝合术；Ⅱ型为脱套组织血供不足或无血供，可通过显微技术恢复血供；Ⅲ型为脱套组织无血供或毁损，无法利用撕脱组织修复创面，需要进行组织移植重建。巨积辉等根据皮肤和骨关节的完整与否，以及撕脱皮肤或手指的血循环情况，对全手脱套伤提出了五型分法：①Ⅰ型。皮肤自手腕部脱套至1～5指近节平面，皮肤完整，无挫伤或挫伤较轻，骨支架完好，1～5指尚有血液循环存在；②Ⅱ型。皮肤自手腕部脱套至1～5指近节平面，皮肤挫伤严重或皮肤缺损，拇指骨支架完好，2～5指近节平面以远缺损；③Ⅲ型。皮肤自手腕部脱套至1～5指近节平面，皮肤毁损或缺损，1～5指掌指关节平面以远缺损或指体毁损；④Ⅳ型。皮肤自手腕部脱套至1～5指指尖或完全脱套，皮肤完整，无挫伤或挫伤较轻，骨支架完好，1～5指无血液循环存在；⑤Ⅴ型。皮肤自手腕部脱套至1～5指指尖或完全脱套，皮肤缺损或毁损，骨支架完好，1～5指无血液循环存在。他们还对每种分型制订了相应的治疗方案。这是目前对全手脱套伤最完整的分型。张全荣等根据手部脱套部位和后期功能重建的差异分为：拇指脱套伤、2～5指脱套伤、手掌手背脱套伤和全手脱套伤，并根据此分型来构制游离组织组合移植修复手脱套伤。

（芮永军）

第二节
手部脱套伤的修复原则

手部脱套伤的治疗非常具有挑战性，完美复原修复非常困难。由于手部皮肤软组织的组织结构具有不可替代性，应该尽可能地充分利用脱套组织进行修复，这也是损伤修复的最初原则。因此，在急诊室，如皮肤软组织已经完全撕脱分离，应要求患者及陪行人员一定要尽可能寻找脱套皮肤，然后评估如何利用此组织。首先应积极地将脱套组织进行回植或以此重建血供。而对于脱套组织毁损、急诊重建血供失败的患者，一般要根据创面情况选择功能重建和创面修复方法，比如腹部包埋二期植皮、腹部带蒂皮瓣或选择各种类型的组合组织移植修复。

一、急诊回植和再植

在急诊室，对脱套组织进行评估，判断脱套的范围和组织损伤程度，明确脱套组织是否存在血供，再选择原位回植还是重建血供再植。

（一）原位回植

对于探查可见脱套皮肤仍存在血供，指动脉和指背静脉仍存连续的全手脱套伤，彻底清创后，可直接原位缝合，加强引流，后期大部分能够成活，但这只是适用于脱套范围较小的病例。对于脱套至手指中末节，甚至完全分离的全手脱套伤，血管、神经均由近端抽出，直接原位缝合成活比较困难。

由于手掌部存在掌腱膜的保护，掌腱膜深层的神经血管束多数完整，而手指部的神经血管束多随同皮肤一起向远端撕脱，因此，手掌和手背部的软组织多数仍存在血液供应，筋膜组织能够覆盖骨和肌腱，修薄脱套皮肤回植，加压包扎，较易成活。而手指部因供应血管随同皮肤撕脱，血供较差，骨及肌腱完全外露，通过修薄回植，成活非常困难，一旦出现坏死，将导致近中节指骨及肌腱的坏死，严重影响手部功能。

（二）急诊再植重建血供

对于手脱套伤的治疗，应首选急诊再植重建血供，这样可以使手部恢复原有的外形及功能，一旦手术成功，其效果是后期重建无法比拟的（图12-2-1，图12-2-2）。

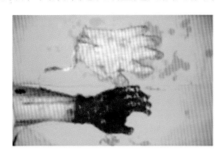

A

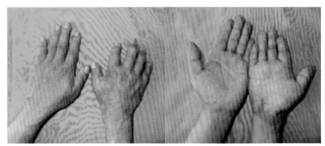

B

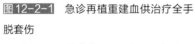

图 12-2-1 急诊再植重建血供治疗全手脱套伤

A. 右手全手脱套伤　B. 术后1年外观
C. 术后1年掌指关节屈曲和对指功能良好

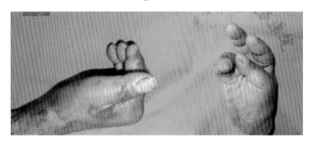

C

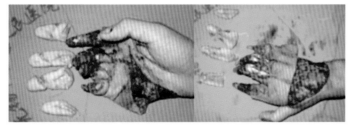

A

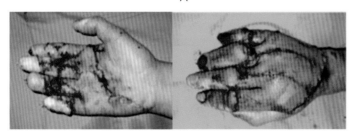

B

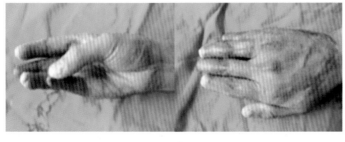

C

图 12-2-2 急诊再植重建血供治疗第2～5指脱套伤

A. 右手第2～5指多节段脱套伤　B. 行血管移植重建血供术后　C. 术后5个月，外形满意

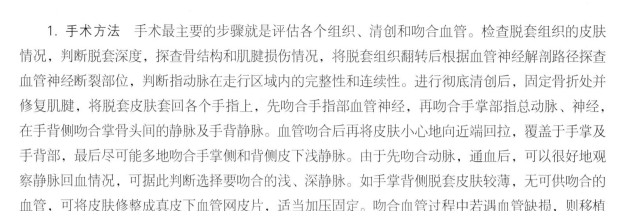

1. **手术方法** 手术最主要的步骤就是评估各个组织、清创和吻合血管。检查脱套组织的皮肤情况，判断脱套深度，探查骨结构和肌腱损伤情况，将脱套组织翻转后根据血管神经解剖路径探查血管神经断裂部位，判断指动脉在走行区域内的完整性和连续性。进行彻底清创后，固定骨折处并修复肌腱，将脱套皮肤套回各个手指上，先吻合手指部血管神经，再吻合手掌部指总动脉、神经，在手背侧吻合掌骨头间的静脉及手背静脉。血管吻合后再将皮肤小心地向近端回拉，覆盖于手掌及手背部，最后尽可能多地吻合手掌侧和背侧皮下浅静脉。由于先吻合动脉，通血后，可以很好地观察静脉回血情况，可据此判断选择要吻合的浅、深静脉。如手掌背侧脱套皮肤较薄，无可供吻合的血管，可将皮肤修整成真皮下血管网皮片，适当加压固定。吻合血管过程中若遇血管缺损，则移植前臂浅静脉进行桥接。

2. **适应证及注意事项**

（1）适应证：脱套皮肤完整性较好，没有明显的挫伤或者挫伤较轻；指动、静脉在走行区域内不能再次断裂或缺损，皮下组织的深部血管损伤较轻，血管网有一定连续性；伤指必须有较完整的动力系统，骨与关节损伤较轻，有较为完整的伸、屈肌腱；患者全身情况允许行显微外科手术。

（2）注意事项：①彻底清创，必要时可以剖开皮肤进行清创，要对脱套组织进行地毯式的清创。对于污染严重者，要在显微镜下再次清创，因为一旦发生感染，势必会影响吻合血管的通畅和脱套指的成活；②评估指动脉情况：手指固有动脉都往往受到牵拉损伤，可能会存在多个断端或长段的栓塞，因此在吻合前一定要很好地评估，必要时移植前臂浅静脉修复；③评估手掌侧及手背侧撕脱皮肤血供情况：手指重建血供后，对于较浅的撕脱皮肤伤，手掌侧、手背侧皮缘渗血很慢或颜色暗，肿胀度较小，说明动脉血灌注不足，应采用修薄加压打包；而对于较深层次的撕脱伤，手背侧、手掌侧皮缘渗血较快，颜色由红变紫，肿胀明显，说明静脉血回流障碍，建议采用缝合皮缘浅静脉重建回流。

二、腹部包埋修复

对手部脱套皮肤无法回植的可采用如下方法进行保指或保肢：腹部包埋二期植皮、腹部带蒂皮瓣等，腹部带蒂皮瓣可以根据手脱套情况设计成不同的形状来满足需求。

（一）腹部包埋植皮法

王澍寰报告了腹部包埋二期植皮法，该方法特点是手术简单，容易操作，且风险小，容易开展，但后期仍会存在大量瘢痕挛缩，不耐磨，且关节活动存在不同程度的受限。因此，对于外观和功能都要求很高的患者还是要慎重选择。

1. **手术方法** 清创彻底后，将第2～5指的指骨截除至中节，在腹部作袋状皮瓣，将脱套的手掌部及手指埋入皮瓣下，腹部包埋4～6周，脱套的手指及手掌经过肉芽组织覆盖毛细血管再生，待肉芽覆盖后，予植皮。植皮时，在腹部或大腿取一块大小合适的全厚皮片，在皮片上制作一排约为手指周径大小的孔洞，将该皮片套至指根部即形成指蹼，并覆盖手背及手掌创面。再用全厚皮片分别植于各指，最好用相对完整的皮片覆盖手指。缝合接口放在手指侧方，掌侧尽可能做成锯齿形，避免线性瘢痕的产生（图12-2-3）。

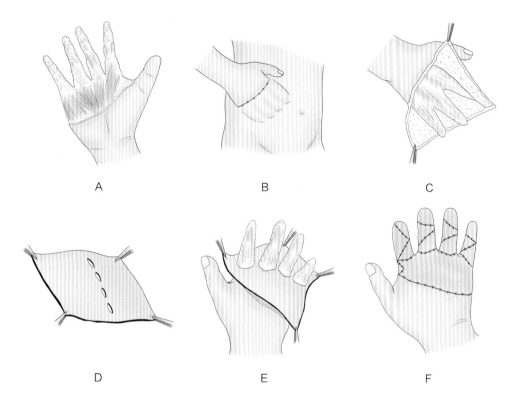

图 12-2-3　腹部插兜包埋植皮治疗手部脱套伤示意图

A 手部脱套伤　B. 将脱套的手掌及手指埋入腹部　C. 待肉芽组织覆盖后予植皮　D. 在皮片上制作一排孔洞　E. 将皮片套至指根部形成指蹼，并覆盖手背及手掌创面　F. 缝合完毕

2. 注意事项

（1）因手指末节血供基本消失，包埋于腹部皮瓣时，残端骨结构尽量截至中节远端或远指间关节，残端要磨光滑。为预防手指近侧的指间关节屈曲挛缩，可以用克氏针纵向穿过近指间关节伸直位，尾针可以留在腹部，断蒂时予拔除。

（2）脱套手指包埋入腹部皮瓣后，应尽可能使手指稍分开，避免因各手指长在一起，而造成在二期植皮时侧方肉芽覆盖不足。

（二）腹部带蒂皮瓣修复

由于植皮修复全手脱套伤有很多的后遗症，因此应该将皮瓣修复作为首选。在20世纪八九十年代，腹部带蒂皮瓣开始应用于治疗手部脱套伤，具有手术简单、切取面积大、供区隐蔽等优点。但由于全手脱套伤常合并有掌、背侧软组织缺损，且缺损面积较大，因此，需要更精确的设计。目前报告的S形皮瓣和H形皮瓣能够满足多个手指脱套伤修复的需要。

1. S形皮瓣　张高孟等报告的腹部S形皮瓣治疗手部脱套伤，具有以下优点：①皮瓣设计灵活，可根据创面需求进行横向或纵向设计，可以设计在腹部一侧或两侧；②供瓣区面积大，能够一期修复手部掌、背侧的创面；③操作简便易行，皮瓣供血良好，成活可靠；④供区隐蔽。不足之处为：①因皮瓣巨大，对腹部的损伤较大；②术后皮瓣臃肿，感觉功能差，后期仍需要进一步分指，手部功能仍不满意；③带蒂时间长，引起肩肘关节的活动障碍。

（1）手术方法：①清创彻底后，将第2～5指的指骨截除至中节，克氏针纵行固定近指间关节伸直位；②设计S形皮瓣，根据手背和手掌缺损的大小，形成位置相邻、方向相反的两个下腹部皮瓣，蒂部在下方的皮瓣可设计成含腹壁浅动脉的轴型皮瓣，可以将手部缺损面积大的一侧用此皮瓣修复；③在深筋膜表面掀起皮瓣后，去除部分脂肪组织，制成真皮下血管网皮瓣；④第2～5指并指后，放入腹部两个皮瓣之间，缝合（图12-2-4）；⑤如伴有拇指脱套伤时，可先采用游离踇甲皮瓣并带部分足背皮瓣覆盖拇指损伤，吻合足背动脉和桡动脉，吻合大隐静脉和头静脉。

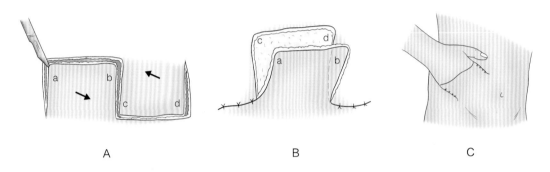

图 12-2-4 腹部S形皮瓣修复手指脱套伤示意图

A、B 设计S形皮瓣，两个皮瓣位置相邻，方向相反 C. 第2～5埋入腹部两个皮瓣之间后缝合

（2）注意事项：①清创术是手术成败的关键。因为一旦发生较严重的感染，袋状皮瓣下积脓极难引流，有时只能将伤手自皮瓣中取出，感染才能控制；②第2～5指不宜保留全部长度，以保留至中节远端或远指间关节为宜。过长的手指的远端血液循环重建有困难；③脱套手指腹部皮瓣覆盖时，应尽可能使手指稍分开，避免各手指长在一起。在术后分指时，各指之间皮肤相对宽松，减少侧方植皮；④一般可4～6周断蒂，时间过短对循环重建不利，时间过长将影响关节功能。

2. H形皮瓣 黄绍盛等对于单纯的第2～5指手指脱套伤采用腹部多个H形真皮下血管网皮瓣瓦合修复。其具有操作简单，技术难度低，可切取面积大，而且无须二次分指。但对包含拇指的多指脱套伤患者，如果拇指也用该皮瓣修复，会增加供区切取面积，影响缝合，也会加重虎口挛缩，增加了二期虎口开大的风险。因此，伴有拇指脱套的，可以单独采用踇甲皮瓣修复拇指，其余手指脱套伤创面可采用腹部H形皮瓣修复。H形皮瓣仅适用于手指的脱套伤修复，对于涉及手掌部的脱套伤，修复较为困难。

（1）手术方法：①先处理骨折、肌腱损伤，适当短缩指骨；②设计H形皮瓣。根据设计的图样，切至皮下组织层，皮瓣采用锐性皮下剥离，可保留1～3mm厚度的皮下脂肪组织，可见到真皮下血管网，避免损伤，皮瓣蒂部皮下组织可略厚；③拉紧缝合相对的两皮瓣蒂根部，使皮瓣立起，突起在腹壁平面；④分别将每个H形皮瓣的上、下两皮瓣侧边缝合起来，形成多个瓦合皮管。把多个患指插入多个管状的H形皮瓣内，把远端皮瓣外缘与指背侧缝合，近端皮瓣外缘与指掌侧缝合（图12-2-5）；⑤如伴有拇指脱套伤时，可先采用游离踇甲皮瓣并带部分足背皮瓣覆盖拇指损伤，吻合足背动脉和桡动脉、大隐静脉和头静脉。再行腹部H形瓦合皮瓣修复余指皮肤缺损。

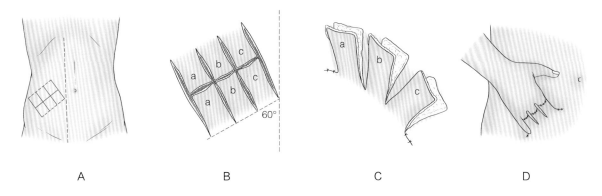

A B C D

图 12-2-5 腹部H形皮瓣修复手指脱套伤

A. 在腹部设计H形皮瓣　B、C. 拉紧缝合相对的两皮瓣根部，使皮瓣突起在腹壁平面　D. 把多个患指插入多个管状的H形皮瓣内缝合

（2）注意事项：①纱布包垫于手掌掌侧，以免因手掌紧贴于腹壁而影响皮瓣蒂部血运。包扎伤口后在患者较舒适体位下将患肢与胸壁固定；②手掌侧皮瓣脂肪层略厚于手背侧皮瓣，覆盖手背侧的皮瓣最薄可仅留1～2mm脂肪组织，以通过脂肪层能隐约看到真皮下毛细血管网为最佳，到蒂部时慢慢变厚，形成斜坡状，行皮瓣断蒂时顺便修整蒂部的脂肪层；③术后4周左右进行断蒂。

三、游离组织组合移植

虽然腹部包埋及腹部皮瓣能够达到覆盖创面的目的，但腹部皮瓣肥厚，且无感觉，手指小关节活动度差，因此术后外形和功能恢复并不理想。随着显微外科技术的发展，游离组织组合移植成为人们追求的方向，能够一期修复全手皮肤脱套伤，这不仅有利于早期康复训练，外形相对腹部皮瓣还更为令人满意，保留手部分功能，能够很好地恢复手指的保护性感觉。游离组合移植的手术较腹部包埋植皮和腹部皮瓣更为复杂，我们分别从拇指重建、手指重建、手掌手背修复及虎口重建来介绍修复原则。

（一）拇指重建

手部复杂性损伤获得良好功能的关键是拇指的重建，有灵活的拇指和良好的虎口可以做对指对掌功能，也可以做拿、捏动作。因此，在进行全手脱套伤重建时，应该将拇指单独修复。

1. 跗甲皮瓣　传统跗甲皮瓣适用于拇指远节指骨完整的手部脱套伤，但由于仅留有跗趾胫侧少部分皮肤，跗趾底负重区破坏，后期供区可能会出现行走疼痛。带远节趾骨的跗甲皮瓣适用于伴有拇指Ⅰ、Ⅱ级缺损的脱套伤，再造指接近正常的拇指功能，但是足供区需要切除一节跗趾。

2. 游离第2趾　手部脱套伤中多数拇指指骨相对完整或缺失部分末节，因此游离第2趾重建拇指较少，只适用于拇指Ⅲ级以上缺损。

（二）手指重建

全手脱套伤的修复中，再造几个手指和再造手放置位置是手部损伤治疗中经常遇到的问题，存在较大的争议。目前，一般认为在重建好拇指的基础上，再造一个手指，能够恢复手指的对捏。如再造两个手指，手指对捏的稳定性更好，灵活性和外观会更为满意。两个足趾一般是取自双足第2趾修复，可以减少对足部供区的损伤。但重建的手指多，会增加手术风险、难度及对供足的损伤，并延长手术时间，对术者的体力也是一个很大的挑战。于仲嘉曾采用游离五个足趾再造全手，但该方法对足部供区的损伤过大，后期较少采用。

再造手指位置取决于残留骨结构的平面和虎口的距离。再造手指关节活动度主要依靠残留的掌指关节，由于足趾的趾间关节活动度较小，而且再造术后手指肌腱仍存在不同程度的粘连，因此，一定要选择掌指关节完整的手指进行再造。另外，要充分考虑到术后虎口距离的大小，虎口的大小直接关系到抓捏、持物，以再造中、环指为宜。

当然，对于拒绝行足趾移植再造的患者，如果骨关节结构好，可以选择单纯的皮瓣包裹，也能够恢复手指的对捏功能，但这不能很好地恢复手指感觉。

（三）手掌手背修复

手背的重建一般是要求皮瓣薄，尽可能恢复好的外观，因此可以选择足背皮瓣、股前外侧超薄皮瓣、小腿内外侧皮瓣。手掌重建要求是皮瓣尽可能薄，同时要有良好的感觉，皮瓣内一定要带有感觉神经，且选择耐磨的皮瓣。足底内侧皮瓣是最佳选择，但因切取范围较小，一般应用较少，多数还是选择股前外侧超薄皮瓣、小腿内外侧皮瓣。

（四）虎口重建

虎口重建是影响再造手最后功能和外形的关键，虎口开大距离越接近健侧，再造手功能越好。而虎口狭窄的患者捏持功能严重受限。如第2掌指关节毁损，为增加虎口宽度，可以去除第二序列，再造中指和（或）环指，维持良好的虎口外形。术中为维持虎口，采用克氏针固定第1、2掌骨。在联合切取一侧的跗甲皮瓣和第2趾移植重建时，因跗甲皮瓣与第2趾之间距离有限，无法开大虎口。术中一定要切断第2趾动脉，采用移植浅静脉直接桥接或与第1跖背动脉的第2足底深支吻合，增加虎口的距离。另外，虎口部位的皮肤要有良好的延展性，虎口的创面可以采用掌背侧皮瓣进行嵌入修复。

修复手部脱套伤可供选择的组织瓣较多，前面已经详细描述过。全手脱套伤是多个手指和手掌侧、手背侧的脱套，因此与单指脱套伤的修复有所不同，其修复的方式基本上是各种修复方法的组合。具体如何选择组织瓣的数目，要根据患者的年龄、基础疾病、意愿、劳动需求及供受区的情况而定，同时也要考虑到供区的创伤程度。

（芮永军）

第三节

组合组织移植修复全手脱套伤

对于全手脱套伤而言，移植组织的多少应根据手创伤情况、术者技术条件、患者自身条件及接受度而定。如果只再造拇指，一般是需要两块或三块组织组合移植，一块为踇甲皮瓣或第2趾重建拇指，另外一块或两块为股前外侧皮瓣及其他皮瓣修复其余创面，但多数情况是需要两块皮瓣，具体如何选择要视创面的大小而定；如果要再造两个手指，一般可以选择踇甲皮瓣或第2趾再造拇指，另一侧第2趾或趾甲皮瓣移植再造中指或环指，剩余创面采用1～2块皮瓣修复，因此，就需要3～4块组织瓣；如果要从持物的稳定性和灵活性考虑，我们认为需要三个手指，但这就可能需要5块组织瓣，一般可以选择踇甲皮瓣再造拇指，游离双侧第2趾移植或趾甲皮瓣再造中、环指，剩余创面采用两块组织瓣修复。我们认为五块组织组合移植可完全满足最严重的脱套伤。

一、两块游离组织移植

临床上适合用两块组织移植修复的全手脱套伤相对较少，一般是手的部分脱套伤，如桡侧半脱套伤、多个手指的脱套伤等。

1. 桡侧半脱套伤 此类损伤修复的关键是重建拇指和虎口。对不伴有骨结构缺失的拇指撕脱伤可用踇甲皮瓣；伴有拇指Ⅰ、Ⅱ级缺损，可以采用带远节趾骨的踇甲皮瓣；拇指Ⅲ、Ⅳ级缺损，采用游离第2趾移植；拇指Ⅴ、Ⅵ级缺损，采用带跖骨的第2趾移植。其余的创面选择一块皮瓣修复，但仅适用于较小的创面。对于存在手掌和手背的软组织缺损的脱套伤，如仅选择一块皮瓣，皮瓣在手指顶端存在返折，术后肿胀会影响血供，容易出现血管危象，因此多选择两块皮瓣修复手掌侧及手背侧创面。

2. 第2～5指脱套伤　采用游离第2趾重建示指、中指或环指，具体如何重建要根据虎口创面、掌指关节完整程度。如虎口皮肤完整，再造指可置于示指；如虎口皮肤缺损，因需皮瓣覆盖，为避免皮瓣臃肿而影响手指功能，再造指应置于中指。要尽可能重建掌指关节完整的手指。对于单纯的多个手指的软组织缺损，也可以采用趾甲皮瓣修复，剩余创面采用游离皮瓣修复。

3. 全手脱套伤　可以采用蹬甲皮瓣或第2趾移植重建拇指，剩余创面一般较大，采用游离股前外侧皮瓣修复（图12-3-1）。但由于同时覆盖掌侧、背侧创面，皮瓣在指远端存在折叠，术后因皮瓣肿胀，容易导致危象发生。因此，对于全手脱套伤，选择两块组织瓣修复的病例相对较少。

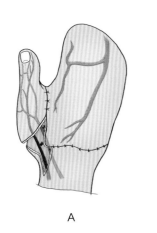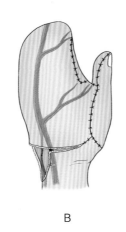

A　　　　　　　　　　B

图 12-3-1　两块组织移植修复全手脱套伤示意图

A. 蹬甲皮瓣＋股前外侧皮瓣的组合背侧观：足背动脉—桡动脉，大隐静脉—头静脉　B. 蹬甲皮瓣＋股前外侧皮瓣的组合掌侧观：旋股外侧动脉降支—尺动脉，旋股外侧动脉伴行静脉—贵要静脉和尺动脉伴行静脉

【典型病例】

病例一：两块游离组织移植修复桡侧半脱套伤

患者，男性，46岁，右手桡侧半脱套伤。右手拇指自掌指关节以远缺失，示指自掌指关节以远缺失，第3～5指完整（图12-3-2A）。完善术前准备后，在气管插管麻醉下行游离第2趾移植重建拇指＋游离股前外侧皮瓣修复手背及虎口创面（图12-3-2B、C）。

游离第2趾采用的动脉为足背动脉与桡动脉相吻合，静脉为大隐静脉与头静脉相吻合，神经为趾神经与拇指尺侧指神经相吻合；剩余创面为虎口区、手背区域，采用游离股前外侧皮瓣修复，动脉为旋股外侧动脉降支与第2趾的第1跖背动脉的足底深支相吻合，静脉为伴行静脉与大隐静脉属支相吻合，神经为皮瓣的股前外侧皮神经与桡神经浅支相吻合。

术后4个月随访，对指功能及侧捏良好（图12-3-2D）。

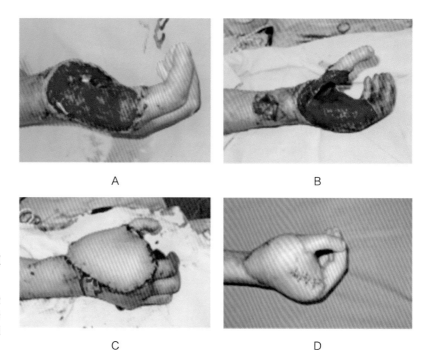

图 12-3-2 两块游离组织移植修复
桡侧半脱套伤

A. 右手桡侧半脱套伤 B. 游离第2
趾再造拇指 C. 游离股前外侧皮瓣修
复手背及虎口创面 D. 术后4个月随
访，对指功能和侧捏良好

病例二：两块游离组织移植修复第2～5指脱套伤

患者，男性，37岁，右手第2～5指脱套毁损伤伴手背软组织缺损。右手第2～5指自近节基底以远缺失，手背皮肤软组织缺损，拇指完整（图12-3-3A）。完善术前准备后，在气管插管麻醉下行游离第2趾移植重建示指＋游离股前外侧皮瓣修复手背创面（图12-3-3B、C）。

手术具体情况：游离第2趾采用的动脉为足背动脉与桡动脉深支相吻合，静脉为大隐静脉与头静脉相吻合，神经为趾神经与示指尺侧指神经相吻合；剩余创面为手背区域，采用游离股前外侧皮瓣修复，动脉为旋股外侧动脉降支与第2趾的第1跖背动脉的足底深支相吻合，静脉为伴行静脉与大隐静脉属支相吻合，神经为皮瓣的股前外侧皮神经与桡神经浅支相吻合。

术后半年随访，双指及外展功能良好（图12-3-3D）。

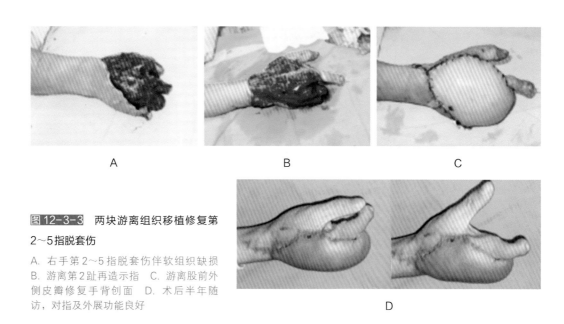

图 12-3-3 两块游离组织移植修复第
2～5指脱套伤

A. 右手第2～5指脱套伤伴软组织缺损
B. 游离第2趾再造示指 C. 游离股外
侧皮瓣修复手背创面 D. 术后半年随
访，对指及外展功能良好

二、三块游离组织移植

三块组织瓣移植可以修复桡侧半缺损、2～5指脱套伴手掌手背软组织缺损、全手脱套伤。具体修复的原则如下：

1. **桡侧半脱套伤**　不伴有骨结构缺失的拇指撕脱伤可采用跗甲皮瓣；伴有拇指Ⅰ、Ⅱ级缺损的，可以采用带远节趾骨的跗甲皮瓣；拇指Ⅲ、Ⅳ级缺损的，采用游离第2趾移植；拇指Ⅴ、Ⅵ级缺损的，采用带跖骨的第2趾移植。游离第2趾或趾甲皮瓣再造示指（或中指或环指），剩余创面及虎口部位采用游离皮瓣修复。

2. **第2～5指脱套伤伴手掌、手背软组织缺损**　双侧第2趾再造示、中指或中、环指，再造指的位置优先考虑放置在掌指关节完整的手指，其次应考虑虎口大小。一般放置在中、环指时可以获得较大的虎口。最后根据手掌手背软组织缺损大小，采用游离皮瓣修复。

3. **全手脱套伤**　跗甲皮瓣或第2趾移植再造拇指，第2趾移植再造示指或中指，游离皮瓣修复手掌及背侧创面。对于示、中指近中节骨结构相对完整的，可以在拇指重建的基础上，再选择两块皮瓣覆盖剩余创面。

【典型病例】

病例一：三块游离组织移植修复第2～5指脱套伤伴手掌、手背软组织缺损

患者，男性，40岁，左手部分脱套伤。左手拇指完整，手掌、手背大面积软组织缺损，第2～5指脱套伤伴第2～5指近节中段以远缺失（图12-3-4A）。完善术前准备后，在气管插管麻醉下行游离双侧第2趾再造示、中指＋游离股前外侧皮瓣修复手掌及手背创面（图12-3-4B、C）。

游离双侧第2趾，与示、中指近节指骨固定，缝合屈肌腱、伸肌腱。动脉为双侧第2趾第1跖

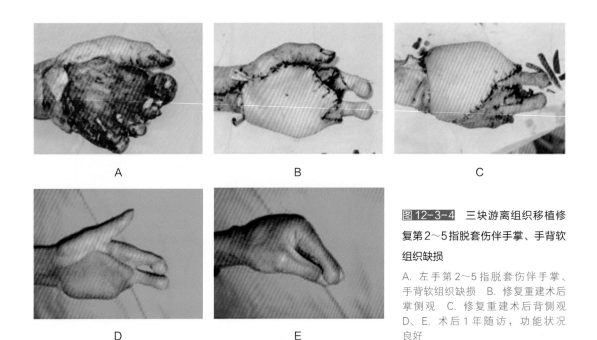

A　　　　　　　　B　　　　　　　　C

图12-3-4　三块游离组织移植修复第2～5指脱套伤伴手掌、手背软组织缺损

A. 左手第2～5指脱套伤伴手掌、手背软组织缺损　B. 修复重建术后掌侧观　C. 修复重建术后背侧观　D、E. 术后1年随访，功能状况良好

D　　　　　　　　E

背动脉与指固有动脉相吻合，再造示指静脉的第2趾的大隐静脉与头静脉相吻合，神经为趾神经与示指指神经相吻合。再造中指静脉的第2趾的大隐静脉与再造示指的第2趾的大隐静脉属支相吻合，神经为趾神经与中指指神经相吻合。剩余创面为手掌侧及手背侧区域，采用游离股前外侧皮瓣修复，动脉为旋股外侧动脉降支与尺动脉相吻合，静脉为伴行静脉与伴行静脉相吻合，神经为皮瓣的股前外侧皮神经与尺神经手背支相吻合。足背及大腿供区腹部全厚皮片植皮。

术后1年随访，外展、对指功能良好（图12-3-4D、E），足部供区外形可，无不适。

病例二：三块游离组织移植修复全手脱套伤

患者，男性，46岁，左手全手脱套伤，自腕横纹以远完全脱套，拇指远节指骨完整，示指自近指间关节以远缺失，第3~5指自近节基底缺失（图12-3-5A）。完善术前准备后，在气管插管麻醉下行游离同侧踇甲皮瓣＋足背动脉皮瓣再造拇指并修复拇指背侧创面（图12-3-5B~E）、游离对侧第2趾再造示指（图12-3-5F、G）、游离股前外侧皮瓣修复掌侧、背侧及虎口创面（图12-3-5H~J）。

踇甲皮瓣加足背动脉皮瓣采用的动脉为足背动脉与桡动脉相吻合，静脉为大隐静脉与头静脉相吻合，神经为趾神经与拇指尺侧指神经相吻合；示指指骨短缩至近节部位，游离对侧第2趾与示指近节指骨固定，缝合屈肌腱、伸肌腱，动脉为游离第2趾的足背动脉与尺动脉相吻合，静脉为游离第2趾的大隐静脉与贵要静脉相吻合，神经为第2趾的趾神经与示指的桡侧指神经相吻合；剩余创面为虎口区、手背及尺侧区域，采用游离股前外侧皮瓣修复，动脉为旋股外侧动脉降支与第2趾的第1跖背动脉的足底深支相吻合，静脉为伴行静脉与大隐静脉属支相吻合，神经为皮瓣的股前外侧皮神经与尺神经手背支（图12-3-5K）相吻合。足背及大腿供区采用腹部全厚皮片植皮。

术后6个月随访，拇外展、对指功能良好，足部供区外形可，无不适（图12-3-5L~N）。

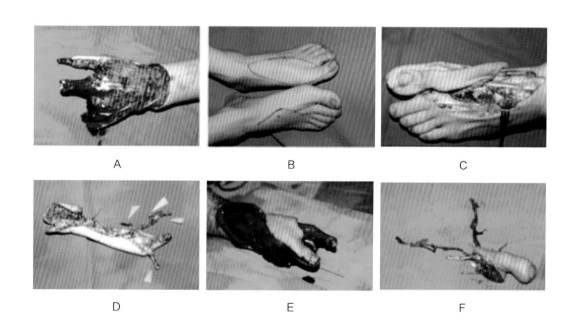

A　　　　　　　　　B　　　　　　　　　C

D　　　　　　　　　E　　　　　　　　　F

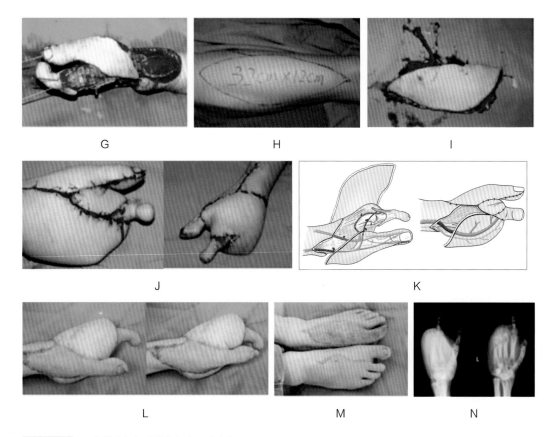

G   H   I

J   K

L   M   N

图12-3-5 三块游离组织移植修复全手脱套伤

A. 左手全手脱套伤　B. 设计游离踇甲皮瓣＋足背动脉皮瓣、游离第2足趾　C. 切取踇甲皮瓣＋足背动脉皮瓣　D. 游离完毕踇甲皮瓣＋足背动脉皮皮瓣　E. 游离踇甲皮瓣＋足背动脉皮瓣再造拇指　F. 游离右侧第2趾　G. 第2趾移植再造示指　H. 设计股前外侧皮瓣　I. 皮瓣切取　J. 再造术后外形　K. 血管、神经吻合示意图　L. 术后6个月功能　M. 术后6个月足部外形　N. 术后6个月手部X线片

病例三：三块游离组织移植修复全手脱套伤

患者，男性，44岁，右手全手脱套伤，自腕横纹以远完全脱套，拇指远节指骨完整，示、中指自远指间关节以远缺失，环、小指自近节基底以远缺失（图12-3-6A）。完善术前准备后，在气管插管麻醉下行游离同侧踇甲皮瓣重建拇指＋游离双侧股前外侧皮瓣修复手掌及手背创面（图12-3-6B）。

踇甲皮瓣采用的动脉为足背动脉与桡动脉相吻合，静脉为大隐静脉与头静脉相吻合，神经为趾神经与拇指尺侧指神经相吻合；采用左侧游离股前外侧皮瓣修复手背创面，动脉为旋股外侧动脉降支与踇甲皮瓣的第1跖背动脉的足底深支相吻合，静脉为伴行静脉与大隐静脉属支相吻合，神经为皮瓣的股前外侧皮神经与桡神经浅支相吻合。采用右侧游离股前外侧皮瓣修复手掌创面，动脉为旋股外侧动脉降支与尺动脉相吻合，静脉为伴行静脉与尺动脉伴行静脉相吻合，神经为皮瓣的股前外侧皮神经与尺神经分支相吻合。足背及大腿供区采用腹部全厚皮片植皮。

术后5年随访，拇外展、对指功能良好（图12-3-6C、D）。

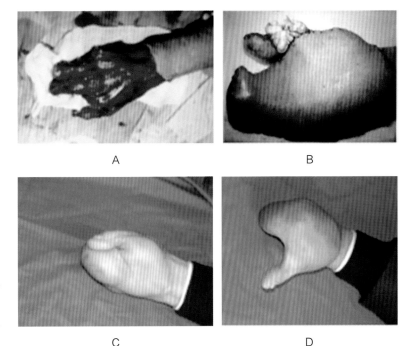

图12-3-6 三块游离组织瓣移植修复全手脱套伤

A. 右手全手脱套伤 B. 修复重建术后背侧观 C、D. 术后5年功能状况

三、四块游离组织移植

对于第1~5指伴手掌手背大面积软组织缺损的复杂性全手脱套伤，很难通过三块组织移植很好地修复，可以采用四块组织瓣移植重建。其修复原则如下：

1. **拇指重建** 不伴有骨结构缺失的拇指撕脱伤可采用蹞甲皮瓣；伴有拇指Ⅰ、Ⅱ级缺损，可以采用带远节趾骨的蹞甲皮瓣；拇指Ⅲ、Ⅳ级缺损，采用游离第2趾移植；拇指Ⅴ、Ⅵ级缺损，采用带部分跖骨的第2趾移植。

2. **手指重建** 游离第2趾或趾甲皮瓣再造示指或（和）中指或（和）环指，再造指的位置首先考虑放置在掌指关节完整的手指，其次应考虑虎口大小，一般放置在中指时就可以获得较大的虎口。

3. **其余创面修复** 采用1~2块游离皮瓣覆盖手掌手背及虎口创面。

采用蹞甲皮瓣或第2趾移植修复拇指，拇指修复后再造一个手指解决对指、对掌功能。由于软组织缺损大，一块皮瓣很难修复所有创面，一般需用两块皮瓣才能覆盖。对于手掌手背软组织缺损面积不大，可以游离两个第2趾或趾甲皮瓣再造示中指或中环指，来增加持物的稳定性。在手指再造后，可能只需要一块皮瓣即可覆盖创面。组合组织移植的数目越多，组合的方式也相对多。临床中，对于拇一手指的再造的选择相对比较统一，主要是蹞甲皮瓣或者第2趾移植。但不同的术者对于皮瓣的选择有很大差异，因此组合方式也就较多。

【典型病例】

四块游离组织移植修复全手脱套伤

患者，男性，38岁，左手全手脱套伤，自腕关节近端以远脱套伤，拇指自近节中段以远缺失，第2～5指自近节基底以远缺失（图12-3-7A、B）。完善术前准备后，在气管插管麻醉下行游离双侧第2趾＋足背动脉皮瓣再造拇、中指、游离双侧股前外侧皮瓣修复手掌及手背创面（图12-3-7C～H）。

游离左侧第2趾＋足背动脉皮瓣重建拇指，采用的动脉为足背动脉与桡动脉相吻合，静脉为大隐静脉与头静脉相吻合，神经为趾神经与拇指指神经相吻合；游离右侧第2趾＋足背动脉皮瓣重建中指，采用的动脉为足背动脉与尺动脉相吻合，静脉为大隐静脉与贵要静脉相吻合，神经为趾神经与中指指神经相吻合；剩余创面为虎口区、手掌及背侧区域，采用游离双侧股前外侧皮瓣修复，动脉为旋股外侧动脉降支与第2趾及足背皮瓣中的跗外侧动脉相吻合，静脉为伴行静脉与大隐静脉属支相神经，神经为皮瓣的股前外侧皮神经与桡神经前支及尺神经手背支相吻合（图12-3-7I、J）。手部剩余创面及足背、大腿供区采用腹部全厚皮片植皮。

术后1年随访，再造手指对指、外展功能良好（图12-3-7K、L）。

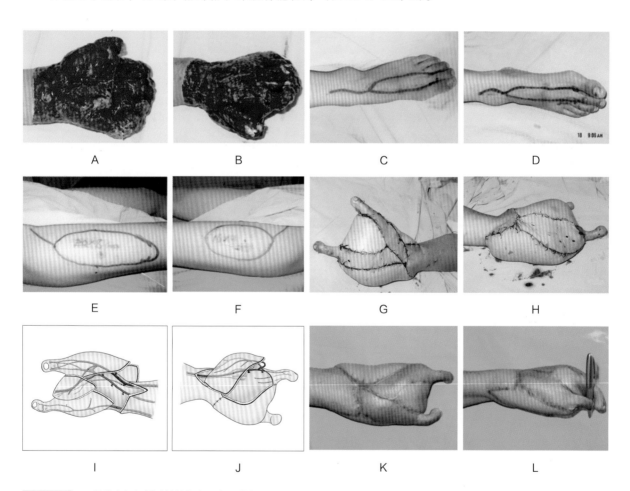

图12-3-7 四块游离组织瓣移植修复左手全手脱套伤

A、B. 左手全手脱套伤掌侧及背侧　C. 设计左侧第2趾及足背动脉皮瓣重建拇指　D. 设计右侧第2趾及足背动脉皮瓣重建中指　E. 设计右侧股前外侧皮瓣修复虎口及手掌创面　F. 设计左侧股前外侧皮瓣修复尺侧创面　G、H. 修复重建术后外观　I、J. 血管、神经吻合示意图　K、L. 术后1年再造手指的功能

四、五块游离组织移植

需要五块组织瓣修复的创面一般是手部最严重的脱套伤，拇指及2～4指存在缺损且伴有手掌侧、手背侧大面积软组织缺损。相比于四块组织移植，主要是增加一个需再造的手指，达到三个手指。因此，手指的对捏稳定性更好，灵活性和外观会更为满意，这样可达到"可以接受的手"的标准。其修复原则如下：

1. **拇指重建** 不伴有骨结构缺失的拇指撕脱伤可采用蹞甲皮瓣；伴有拇指Ⅰ、Ⅱ级缺损，可以采用带远节趾骨的蹞甲皮瓣；拇指Ⅲ、Ⅳ级缺损，采用游离第2趾移植；拇指Ⅴ、Ⅵ级缺损，采用带部分跖骨的第2趾移植。

2. **手指重建** 游离第2趾或趾甲皮瓣再造示、中指或中、环指，再造指的位置首先考虑放置在掌指关节完整的手指，其次应考虑虎口大小，一般放置在中、环指时就可以获得较大的虎口。

3. **其余创面修复** 采用两块游离皮瓣覆盖掌侧、背侧及虎口创面。

一般在再造拇指和示指（或中指）时，可以联合切取蹞甲皮瓣和第2趾（或趾甲）瓣，这样可以共用血管。但由于第1、2趾蹼窄，且第1跖背动脉发出的蹞趾和第2趾固有动脉之间距离短，移植于手部会影响虎口的开大，因此为了开大虎口，可采取切断第2趾动脉与第1跖背动脉的第2足底深支吻合或者切断后移植血管桥接，这样增大了指蹼的跨度，使拇指有良好的功能和外形。

关于组织移植组合方式要根据伤情、患者意愿及术者习惯等综合判定来选择。临床上，对于拇指和其余手指再造的来源选择相对比较统一，主要是蹞甲皮瓣或者第2趾移植，但对于皮瓣的选择有所不同，我们一般还是推荐术者采取自己最熟悉的组织移植。在无锡市第九人民医院，五块组织组合移植方式较多的是采用同一血管蒂的蹞甲皮瓣和第2趾＋对侧第2趾＋双侧股前外侧皮瓣。

【典型病例】

五块游离组织瓣移植修复全手脱套伤

患者，男性，41岁，右全手脱套伤，自手掌部以远完全脱套，拇指末节部分坏死，第2～5指自近节中段缺失（图12-3-8A、B）。完善术前准备后，在气管插管麻醉下手术，游离同侧带远节趾骨的蹞甲皮瓣与第2趾移植再造拇指和示指，游离对侧第2趾游离移植再造中指（图12-3-8C～E），游离同侧股前外侧皮瓣修复手背侧及指蹼处，游离对侧股前外侧皮瓣修复手掌侧及虎口区创面（图12-3-8F～I）。

将蹞甲皮瓣及第2趾的足背动脉和大隐静脉与受区腕部的桡动脉和头静脉吻合。带对侧第2趾的足背动脉和大隐静脉与尺动脉和贵要静脉吻合。同侧股前外侧皮瓣供血动脉为旋股外侧动脉降支，与蹞甲皮瓣足背动脉的分支跗外侧动脉吻合，对侧股前外侧皮瓣供血动脉旋股外侧动脉降支与再造中指的足背动脉的跗外侧动脉吻合，回流静脉分别与头静脉、贵要静脉、大隐静脉的分支或尺动脉的伴行静脉吻合（图12-3-8J、K）。注意：为了开大虎口，术中采取切断第2趾动脉，并移植前臂浅静脉桥接吻合，这样增大了指蹼的跨度，使拇指有良好的功能和外形。

术后1年随访，手部外形及功能良好，足部供区无不适（图12-3-8L）。

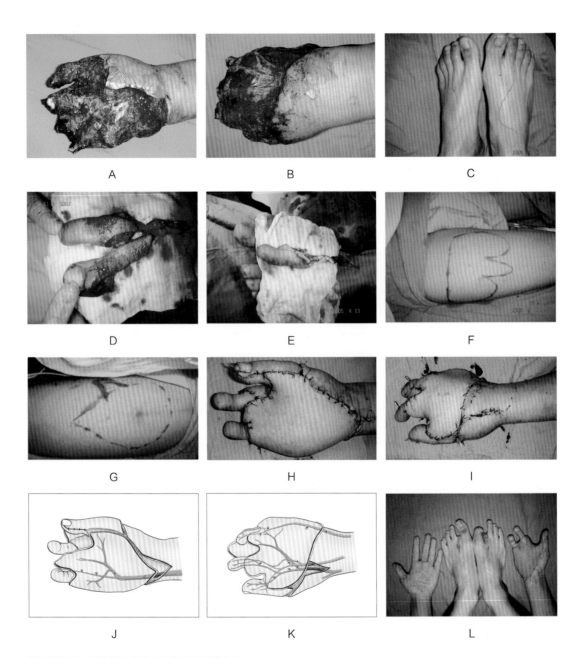

图12-3-8 五块游离组织移植修复全手脱套伤

A、B. 右手全手脱套伤掌侧、背侧　C. 设计右侧踇甲皮瓣及第2趾再造拇、示指，左侧第2趾再造中指　D. 游离右侧踇甲皮瓣及第2趾　E. 游离左侧第2趾　F. 设计右侧股前外侧皮瓣修复手指背侧创面　G. 设计左侧股前外侧皮瓣修复虎口及掌侧创面　H、I. 修复重建术后外观　J、K. 血管、神经吻合示意图　L. 术后1年外形

（芮永军　田建）

参考文献

[1] 寿奎水，施海峰. 一期修复全手脱套伤后的功能分析及最佳术式 [J]. 中华手外科杂志，1999，15（1）：23-25.

[2] 王树锋，张高孟. 五个组织瓣组合移植修复全手脱套伤伴五指缺损 [J]. 中华手外科杂志，1999，15（4）：225-227.

[3] 丛海波，隋海明. 全手皮肤脱套伤早期显微外科修复方法的选择 [J]. 中华显微外科杂志，2000，23（1）：32-34.

[4] 张全荣，寿奎水，施海峰，等. 双侧足趾皮瓣组合移植一期修复手部脱套伤并再造手指 [J]. 中华显微外科杂志，2006，29（6）：419-421，I0002.

[5] 芮永军，许亚军，张全荣，等. 五块游离组织组合移植修复手脱套伤 [J]. 中华显微外科杂志，2007，30（4）：258-260.

[6] 杨柳春，侯识志，杨柳先，等. 双足甲瓣足背皮瓣联合移植修复全手脱套伤 [J]. 实用手外科杂志，2007，21（4）：235.

[7] 芮永军，施海峰，许亚军，等. 五块游离复合组织修复全手套状撕脱伤的长期随访 [J]. 中华手外科杂志，2010，26（5）：274-276.

[8] 张全荣，芮永军，许亚军，等. 不同构制游离组织组合移植一期修复全手脱套伤 [J]. 中国骨与关节损伤杂志，2011，26（11）：989-991.

[9] 蓝波，巨积辉，侯瑞兴，等. 股前外侧皮瓣修复全手脱套伤的研究进展 [J]. 实用手外科杂志，2015，（3）：294-296.

[10] DEL PIÑAL E. Severe mutilating injuries to the hand: guidelines for organizing the chaos [J]. J Plast Reconstr Aesthet Surg，2007，60（7）：816-827.

[11] 洪建军，高伟阳，李志杰，等. 手部套脱伤的分型和治疗 [J]. 中华手外科杂志，2006，22（4）：221-223.

[12] 潘风雨，田万成. 手部脱套伤的分类与个体化治疗 [J]. 中华创伤杂志，2009，25（12）：1093-1095.

[13] 巨积辉，李建宁，李祥军，等. 吻合血管回植术治疗全手皮肤套脱伤 [J]. 中华手外科杂志，2012，28（4）：218-220.

[14] 丁健，杨景全，吴志鹏，等. 手部脱套伤的分型和术式选择 [J]. 中华显微外科杂志，2015，38（6）：557-560.

[15] 程国良，于文学. 手部皮肤套状撕脱伤治疗商榷 [J]. 中华手外科杂志，2009，25（4）：193-196.

[16] 巨积辉，李建宁，王海文，等. 全手皮肤脱套伤的分型和治疗 [J]. 中国修复重建外科杂志，2012，26（4）：453-456.

[17] 王澍寰. 手外科学 [M]. 第3版. 北京：人民卫生出版社，2011：184-186.

[18] 张高孟，韩弘燮. 腹部S型皮瓣在手外科应用 [J]. 手外科杂志，1992，8（1）：26-27.

[19] 黄绍盛，王建国，刘兴龙. 腹部H形瓦合皮瓣修复多指皮肤套脱伤 [J]. 中华手外科杂志，2015，31（5）：334-336.

[20] 于仲嘉，黄玉池. 再造手 [J]. 解剖与临床，2003，8（3）：187-188.

[21] 芮永军，寿奎水，张全荣，等. 三块游离组织组合移植I期修复复杂手外伤 [J]. 中华显微外科杂志，2002，25（3）：170-172.

[22] 芮永军，寿奎水，张全荣，等. 四、五块游离组织组合移植一期手再造 [J]. 中华手外科杂志，2003，19（4）：223-225.

[23] 芮永军，寿奎水，张全荣，等. 组合组织移植的血管处理 [J]. 中华手外科杂志，2003，19（3）：162-165.

前臂、肘部、上臂皮肤
软组织缺损的皮瓣修复

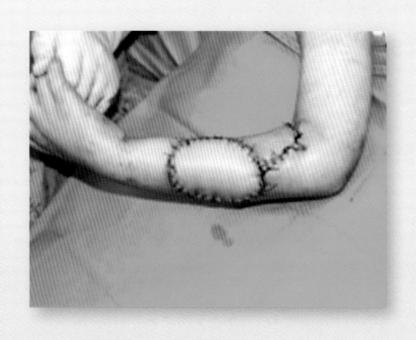

第一节

前臂、肘部、上臂皮肤软组织缺损的修复原则

前臂、肘部、上臂皮肤软组织缺损的修复不仅需要满足肘、腕关节的屈伸功能，还需要满足手指的自由屈伸活动。

前臂、肘部、上臂皮肤软组织缺损的原因多见于机械性损伤、交通事故、电烧伤等较严重外伤，大多为复合组织损伤，常合并肌腱、神经、血管损伤，严重者合并骨折，甚至骨缺损。在修复创面的同时，需要兼顾手部、肘关节与腕关节的功能。皮瓣修复的选择上，必须依据患者的年龄、性别、职业、全身情况，以及供区、受区条件，充分考虑受区的外形和功能重建要求，同时尽可能减少皮瓣供区损害，必要的情况下，可同时携带血管、肌腱、神经和骨组织等的复合组织移植，一期重建受区多元组织缺损。

（唐举玉）

第二节
修复前臂、肘部、上臂皮肤软组织缺损的常用皮瓣

一、股前外侧皮瓣

1984年徐达传等首先报告了股前外侧皮瓣的解剖学研究，同年罗力生、宋业光报告了该皮瓣的临床应用。股前外侧皮瓣因其供区相对隐蔽、血供可靠、可切取面积大，很快在临床推广应用。随着应用解剖研究的深入与穿支皮瓣概念的提出，股前外侧皮瓣又衍生了许多新术式，本节重点介绍股前外侧穿支皮瓣及后来衍生的血流桥接（flow-through）股前外侧穿支皮瓣、分叶股前外侧穿支皮瓣、嵌合股前外侧穿支皮瓣、联体股前外侧穿支皮瓣在前臂、肘部和上臂创面修复中的应用。

（一）股前外侧穿支皮瓣

股前外侧穿支皮瓣是在传统股前外侧皮瓣基础上发展而来的一种新型皮瓣，由Koshima在1993年首先报告，因其切取时不携带阔筋膜，克服了传统筋膜皮瓣存在的一些缺点，目前在前臂、肘部和上臂创面的修复中已替代了传统的股前外侧皮瓣。

1. 应用解剖 股前外侧穿支皮瓣的供血系统为旋股外侧动脉供血系统。旋股外侧动脉自股深动脉或股动脉发出后很快分为升支、横支和降支，其中降支最粗大，行程最长。降支主干在股直肌与股外侧肌之间行向外下方（髂髌线的下2/3段即为降支的体表投影），沿途发出多条肌支供养股外侧肌、股直肌和股中间肌，供养股外侧肌的肌支在肌内分支后，部分（肌皮穿支）穿股外侧肌、阔

筋膜，供养股外侧区皮肤，也有部分（肌间隙穿支）自降支主干发出后，经股直肌与股外侧肌间隙，穿阔筋膜，直接供养股外侧区皮肤，降支的终支与膝上外侧动脉关节支或肌支吻合。旋股外侧动脉降支穿支皮瓣的穿支较为恒定，大于0.5mm的穿支动脉可见2～4条，多为肌皮穿支（约70%），部分为肌间隙穿支（约30%）；旋股外侧动脉降支起始处至穿支在浅筋膜内分支的长度为14.5～22.5cm、穿支起始处至穿支在浅筋膜内分支处的长度为2.3～12.5cm、浅筋膜内穿支长度为2～3.5cm；穿支在浅筋膜内呈树枝状分布，相邻穿支之间存在交通支。

2. 适应证　股前外侧穿支皮瓣适用于上臂、肘部、前臂大面积皮肤软组织缺损修复。

3. 手术方法

（1）皮瓣设计：术前采用"提捏试验"判断皮肤质地、弹性、松弛度，并测量皮瓣可切取宽度（供区直接缝合情况下）和皮瓣厚度。采用多普勒超声血流仪（或彩色多普勒超声）确定并标记旋股外侧动脉降支在髂髌线中点附近的第1穿支和位于其远侧邻近的第2穿支穿出阔筋膜的体表位置。①点：以术前探查标记的第1穿支穿出点为皮瓣的关键点；②线：以术前探查标记的第1穿支与第2穿支穿出点连线为皮瓣轴线；③面：切取层面为阔筋膜表面。

根据创面大小、形状剪取布样，将皮瓣主体部分设计在大腿中下段，以第1穿支穿出点为皮瓣关键点，一般将皮瓣1/3设计于该点近端，2/3设计在该点远端，以皮瓣轴线为中心、依据布样设计皮瓣，皮瓣较创面放大约0.5cm。

（2）皮瓣切取：采用逆行四面解剖法切取皮瓣。即首先切开皮瓣外侧缘，切开皮肤、浅筋膜组织，自阔筋膜表面由外至内向皮瓣中央锐性分离；保护沿途的皮肤穿支，直至发现术前探测标记的第1穿支可靠后，旁开穿支3～5mm切开阔筋膜，阔筋膜下操作时术者佩戴手术放大镜，应用显微剪和显微蚊式钳顺穿支血管由表至里分离解剖，一助以微型双极电凝和微型血管夹配合止血，首先解剖面对手术者的剖面，即穿支解剖的第一个面，自阔筋膜层面顺穿支血管表面解剖，顺肌纤维方向切开部分股外侧肌，向深层解剖分离，直至显露其源血管——旋股外侧动脉降支（横支或斜支），第一个面的解剖最为重要，要求穿支与其源血管周围仅保留薄层疏松结缔组织、血管走行全程清晰可见。然后解剖第二个面，即手术者左侧的穿支血管剖面，保留3mm左右的筋膜组织。同法解剖第三个面，即手术者右侧的穿支血管剖面，分离并保护好股神经的股外侧肌肌支，处理沿途血管分支。最后切开皮瓣内侧缘，于阔筋膜表面自内至外解剖分离，会师至穿支处，接着解剖穿支的第四个面（一助面对的剖面），肌袖保留3mm左右。血管蒂游离后以血管夹阻断其他穿支，证实皮瓣血运可靠后，以双极电凝处理其他穿支。

（3）皮瓣移植：确认皮瓣血供可靠后，切断结扎血管蒂，皮瓣转移至受区，皮瓣位置调整好后与创缘固定数针，旋股外侧动脉降支（横支或斜支）及其伴行静脉与受区血管吻合。

（4）供区与受区切口闭合：皮瓣供区创面彻底止血后，股直肌与股外侧肌间隙置管负压引流，以3-0、4-0可吸收缝线分层缝合阔筋膜、皮下组织，皮肤切口美容缝合。受区创口间断缝合，皮瓣下放置多根硅胶半管低位引流。

4. 优缺点　股前外侧穿支皮瓣有别于传统股前外侧皮瓣，其核心在于手术的微创和美学，具体表现为使用精细的显微器械（器械精细化）在显微镜或放大镜下解剖（解剖微观化），不切断肌肉和股神经分支（操作微创化）。股前外侧穿支皮瓣不切取阔筋膜，可避免肌皮粘连和肌疝的发生；不切断股外侧肌和股神经分支，可避免供区股四头肌肌力减退；供区美容缝合，不植皮，可避免供区难看的瘢痕和第二供区损害。同时也具备以下传统股前外侧皮瓣拥有的优点，包括：①供区相对隐蔽；②皮瓣血供可靠，切取面积大；③穿支较为恒定；④血管蒂长，口径粗；⑤可携带股外侧皮神经重建皮瓣感觉，也可桥接修复运动神经缺损；⑥患者体位舒适，手术操作方便，供区与受区可同时进行，节省了手术时间。

尽管股前外侧穿支皮瓣具有上述众多优点，但也有其存在的问题：①穿支并非十分恒定，多为肌皮穿支，有些穿支肌内穿行距离长，解剖费力、耗时，对局部肌肉创伤较大；②术中可能损伤股外侧肌部分肌支，特别是股神经分支穿行于必须同时携带的两条穿支之间时，需于远端切断，皮瓣解剖完成后重新缝合；③患者术后残留的瘢痕对大腿外观有一定影响，可能影响年轻女性着装（如迷你裙）；④多数中老年女性患者或者肥胖患者股前外侧皮下脂肪肥厚，修复浅表创面外形臃肿，需要二期削薄整形处理。

5. 注意事项

（1）由于股前外侧穿支穿出部位和来源并非十分恒定，建议术前常规应用多普勒超声血流仪或彩色超声探查，以确定旋股外侧动脉降支（横支或斜支）穿支穿出阔筋膜的位置，并了解穿支来源、走行、数目与外径，可避免盲目手术，降低手术风险，提高移植成功率。

（2）穿支的肌内解剖直接关系到皮瓣能否成功切取，术者应沉着耐心，应用显微外科器械在放大镜或显微镜下仔细解剖；采用逆行四面解剖法可大大缩短皮瓣切取时间，提高皮瓣切取成功率。

（3）牺牲股外侧皮神经会影响大腿前外侧皮肤的感觉，皮瓣切取面积较小时，建议尽量不牺牲股外侧皮神经，但如果皮瓣受区有感觉重建需要，或者皮瓣切取面积大（由于股外侧皮神经有恒定的营养血管，该血管与不同平面的深部穿支交通并吻合，形成链式血管网），携带股外侧皮神经不但可重建皮瓣感觉，而且可以明显扩大穿支皮瓣的供养范围。

（4）切取中小面积的股前外侧穿支皮瓣移植时，如果受区血管条件好，邻近有健康的分支血管，皮瓣可只携带穿支血管，不携带旋股外侧动脉降支或横支主干，甚至可以在穿支穿深筋膜平面切断血管蒂，这样可以避免追踪肌皮穿支到主干血管的精细解剖过程，进一步减少深面肌肉的创伤。但当皮瓣切取面积大，或皮瓣受区附近缺乏合适的分支血管时，在深筋膜平面断蒂就存在穿支蒂短、穿支细小等缺点，特别是其伴行静脉管壁菲薄，临床应用时常常需要行血管移植，增加了血管吻合口数目且血管口径不匹配，反而增加了手术创伤和风险，而旋股外侧动脉降支（横支或斜支）不是肢体主干血管，此时携带一级源血管对局部组织和肢体血供无明显影响，却大大增大了手术安全性和适用范围。

（5）股神经的股外侧肌肌支穿行于两条穿支之间时，如皮瓣切取面积大，而两条穿支都必须保留时，则尽可能于其远端切断，皮瓣断蒂后再以9-0缝合线在显微镜下吻合。如神经粗大，两条穿支均可靠，也可通过皮瓣分割或切断两条穿支之间的源血管而避免神经损伤。

（6）皮瓣切取宽度在7cm左右一般可无张力缝合，但部分患者皮肤弹性差，皮瓣切取宽度为5～7cm也难以直接缝合，而个别皮肤弹性好、外伤后股四头肌严重肌萎缩的患者，皮瓣切取宽度达10cm，也能无张力缝合。因此，术前应仔细评估皮瓣供区皮肤质地、弹性、松弛度和肌萎缩程度，提捏试验是术前评估皮瓣可切取宽度的有效方法。供区切口应避免张力缝合，必要时可应用皮肤延展器、植皮或皮瓣移植闭合创面。

（7）受区需要较长血管蒂时，旋股外侧动脉降支（横支或斜支）血管断蒂平面高，位置深，血管蒂断蒂后，宜以3-0或4-0丝线缝扎止血，而单纯结扎止血后缝线脱落，血管蒂回缩可致难以控制的大出血。

【典型病例】

股前外侧穿支皮瓣游离移植修复前臂创面

患者，男性，23岁。车祸致右前臂外伤后创口不愈8个月（图13-2-1A）。彻底清除局部瘢痕和感染组织（图13-2-1B），设计对侧股前外侧穿支皮瓣游离移植，皮瓣切取面积17cm×7.5cm（图13-2-1C），皮瓣断蒂后（图13-2-1D），旋股外侧动脉降支与桡动脉吻合，其伴行静脉分别与头静脉和桡动脉的一根伴行静脉吻合，皮瓣供区直接缝合（图13-2-1E、F）。术后皮瓣成活良好，创口一期愈合。术后8个月随访，皮瓣外形不臃肿，皮瓣供区仅遗留线性瘢痕（图13-2-1G、H）。

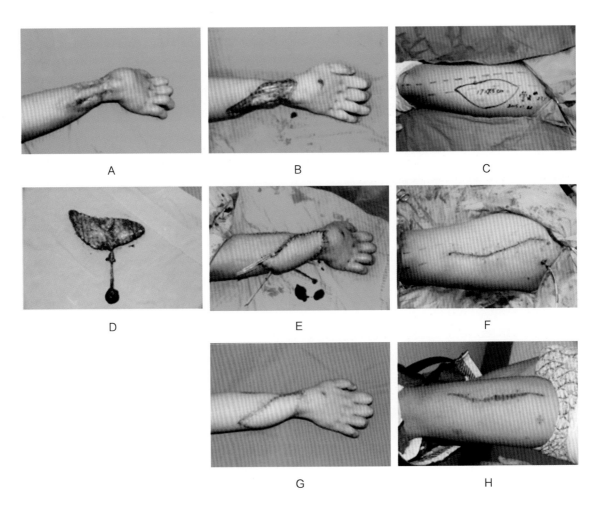

A

B

C

D

E

F

G

H

图13-2-1 股前外侧穿支皮瓣游离移植修复前臂创面

A. 右前臂外伤后创面情况　B. 切除局部瘢痕，彻底清创后创面情况　C. 设计对侧股前外侧穿支皮瓣　D. 皮瓣断蒂后　E. 皮瓣移植术后　F. 皮瓣供区直接闭合　G. 术后8个月随访，皮瓣受区外形良好　H. 术后8个月随访，供区仅遗留线性瘢痕

（二）血流桥接（flow-through）股前外侧穿支皮瓣

血流桥接（flow-through）股前外侧穿支皮瓣是指利用旋股外侧动脉降支的近端与受区主干血管近端吻合、远端与受区主干血管远端吻合、在重建穿支皮瓣血液循环的同时避免牺牲（或重建）受区主干血管的一种特殊形式的股前外侧穿支皮瓣。Soutar 于 1983 年报告应用桡动脉皮瓣重建头颈部缺损时将桡动脉桥接颈外动脉和面动脉，首先提出"flow-through"皮瓣概念。1997 年 Masakazu、Nagase 等首次报告了应用血流桥接股前外侧皮瓣修复足跟部皮肤软组织缺损时保留胫后动脉。2014年唐举玉等报告血流桥接股前外侧穿支皮瓣的 4 种修复重建方式，进一步扩大了该术式的适用范围。

1. 适应证

（1）合并或不合并主干动脉缺损的前臂或肘部皮肤软组织缺损。

（2）发生前臂皮肤软组织缺损时只有一根主干动脉可以利用。

（3）上肢环形皮肤软组织缺损合并浅静脉缺损，需要重建浅（或深）静脉。

（4）巨大创面的修复需组合皮瓣移植时。

2. 手术方法

（1）皮瓣设计：同股前外侧穿支皮瓣。

（2）皮瓣切取：采用逆行四面解剖法切取皮瓣。皮瓣游离后，沿穿支向深层解剖，显露并分离出旋股外侧动脉降支及其伴行静脉，根据受区所需血管蒂长度确定分离与切取旋股外侧动脉降支及其伴行静脉的长度。确定皮瓣血供可靠后，切断、结扎血管蒂。

（3）皮瓣移植：皮瓣断蒂后，移植至受区，将旋股外侧动脉降支及其伴行静脉的近端与受区主干血管（如桡动脉及其伴行静脉或皮下浅静脉）近端吻合，旋股外侧动脉降支远端与受区主干血管（如桡动脉）远端吻合。

（4）皮瓣供区与受区切口闭合：同股前外侧穿支皮瓣。

3. 优缺点　血流桥接股前外侧穿支皮瓣的最大优点是避免牺牲受区主干动脉，其重建的皮瓣血流动力学也接近生理（可平衡和缓冲血流）。肢体远端存在其他动脉供血时，术后近端吻合口发生栓塞，皮瓣仍可通过远端动脉逆向供血。临床与实验研究表明，该术式可以降低血管危象的发生率。部分病例旋股外侧动脉降支主干长、口径粗，临床还可应用于修复合并主干动脉节段性缺损的创面，做到修复创面的同时一期重建受区的主干动脉，特别适合肢体 Gustilo Ⅲc 型损伤；肢体脱套伤时多合并浅静脉缺损，应用该术式可同时桥接动、静脉，保证肢体远端的动脉供血与静脉回流；也可利用其串联另一皮瓣，修复巨大面积的皮肤软组织缺损。肢体只有唯一主干动脉供血时，以往因担心肢体远端血供问题，临床多选择桥式交叉吻合的游离皮瓣移植，采用血流桥接股前外侧皮瓣穿支移植可以利用旋股外侧动脉降支及其伴行静脉嵌入桥接，既重建了皮瓣血供，又同时恢复了肢体唯一主干动脉的连续性，避免了复杂的桥式交叉吻合。

血流桥接股前外侧穿支皮瓣切取时必须携带一定长度的一级源血管，解剖穿支和一级源血管大多需在股外侧肌内作较长距离的肌内分离，对股外侧肌有一定的损伤。部分病例降支远端细小，不能重建受区主干动脉。

4. 注意事项

（1）由于解剖穿支和旋股外侧动脉降支多穿行于股外侧肌，因此修复合并主干动脉节段缺损的创面时，应尽可能准确判断其缺损长度，以切取相应长度的血管蒂，如受区创面不合并主干动脉缺损，利用T型血管蒂只是恢复受区主干动脉血流，则可减少旋股外侧动脉降支的切取长度，从而减少对股外侧肌的损伤。

（2）血流桥接股前外侧穿支皮瓣移植时，近端吻合动、静脉，远端多仅吻合动脉，但修复肢体环形皮肤软组织缺损或合并主干动、静脉缺损创面时，建议同时吻合远端的静脉，以建立肢体远侧的静脉回流。

（3）肢体严重创伤仅存一根主干动脉供血时，若在选择该术式修复的创面的同时重建肢体唯一的主干动脉，具有一定的风险，临床选择须慎重。

（4）应用于重建肢体Gustilo Ⅲ型损伤时，降支远端须具备合适的口径，口径过小会影响肢体远端供血，严重者吻合口发生栓塞还可导致远端肢体坏死而截肢。

【典型病例】

病例一：血流桥接股前外侧穿支皮瓣修复前臂软组织缺损

患者，男性，32岁。因右前臂外伤合并结核感染，清创后大面积软组织缺损（图13-2-2A），于右侧大腿设计范围为21cm×7cm的血流桥接股前外侧穿支皮瓣（图13-2-2B），皮瓣切取时不携带阔筋膜与股外侧肌，术中可见粗大穿支穿过阔筋膜进入皮下浅筋膜层，并有丰富的分支（图13-2-2C）。皮瓣携带旋股外侧动脉降支血管，其近端与受区桡静脉及其伴行静脉吻合，降支远端与桡动脉远端吻合，重建桡动脉（图13-2-2D），皮瓣供区直接缝合。术后皮瓣顺利成活，术后3周皮瓣外形不臃肿，供区仅遗留线性瘢痕（图13-2-2E、F）。

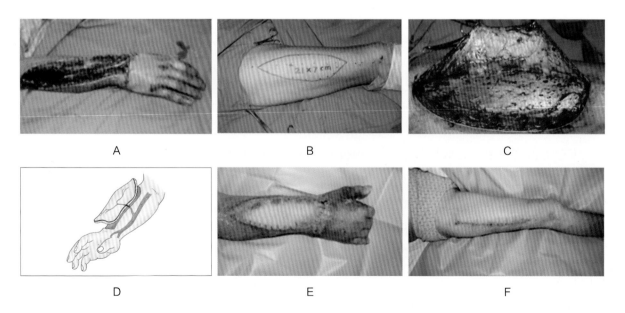

图13-2-2 血流桥接股前外侧穿支皮瓣修复前臂皮肤软组织缺损

A. 右前臂大面积软组织缺损　B. 设计右腿血流桥接股前外侧穿支皮瓣　C. 皮瓣切取术中所见　D. 血液循环重建示意图　E. 术后3周皮瓣受区外形良好　F. 术后3周皮瓣供区仅遗留线性瘢痕

病例二：血流桥接股前外侧穿支皮瓣移植修复肘部软组织缺损并重建肱动脉

患者，男性，21岁。因左肘部大面积软组织缺损合并肱动脉长段栓塞入院（图13-2-3A）。设计范围为20cm×8cm的血流桥接股前外侧穿支皮瓣移植修复创面，皮瓣携带旋股外侧动脉降支血管（图13-2-3B），其近端与受区肱动脉、肱静脉吻合，降支远端与桡动脉吻合，以重建肱动脉与桡动脉的连续性（图13-2-3C），皮瓣供区直接缝合。术后皮瓣顺利成活，术后3周皮瓣外形不臃肿（图13-2-3D），供区仅遗留线性瘢痕。

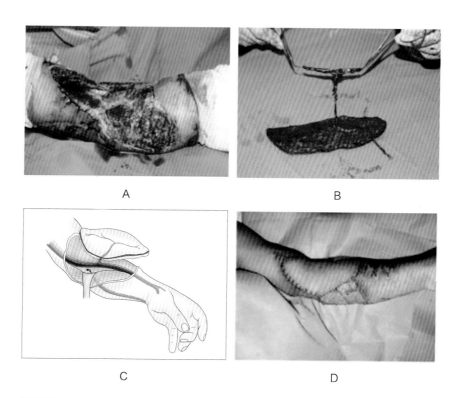

A   B

C   D

图13-2-3 血流桥接股前外侧穿支皮瓣移植修复肘部软组织缺损并重建肱动脉缺损

A. 左肘部大面积软组织缺损合并肱动脉栓塞　B. 皮瓣断蒂时情况　C. 血液循环重建示意图　D. 术后3周皮瓣受区外形良好

（三）分叶股前外侧穿支皮瓣

分叶股前外侧穿支皮瓣是指在旋股外侧动脉降支血管体区（供区）切取两个或两个以上的同类穿支皮瓣，移植时只需吻合旋股外侧动脉降支及其伴行静脉，即可重建两个或多个皮瓣血液循环。临床常用的术式包括双叶股前外侧穿支皮瓣和三叶股前外侧穿支皮瓣。

分叶股前外侧穿支皮瓣的传统应用是用于修复邻近的两个或多个创面。2004年Rosenberg首先报告了应用分叶股前外侧皮瓣修复胸部瘢痕创面；2010年，Marsh报告了应用分叶股前外侧皮瓣修复四肢宽大创面，指出应用该技术可使供区直接闭合；国内唐举玉于2008年首先应用分叶股前外侧穿支皮瓣分别修复足背邻近的2处创面和踝前宽大创面获得成功，并于2013年提出修复宽大创面时可对创面进行合理分割，"化宽度为长度"，实现皮瓣供区创面直接闭合，从而有效避免第二供区损害的新理论，从而使该技术近年来在临床修复宽大创面上得到了推广应用。

1. 适应证

（1）修复前臂、肘部、上臂相邻的两个或两个以上浅表创面。

（2）修复前臂、肘部、上臂宽大或不规则创面。

（3）修复前臂、肘部、上臂洞穿性缺损。

2. 手术方法

（1）皮瓣设计：术前采用多普勒超声血流仪或彩色超声确定旋股外侧动脉降支穿支的数目及其穿出部位，以探查得到的穿支穿出点为关键点分别设计每一叶穿支皮瓣，各叶皮瓣的长轴尽可能设计处于同一轴线上或接近同一轴线上，从而将多个穿支皮瓣拼接成可分割的长梭形皮瓣，以实现皮瓣供区直接缝合。修复同一处宽大创面时，应依据皮瓣供区穿支数目、穿出部位来剪裁布样，将大皮瓣分割成两个或三个中小皮瓣，实现"化宽度为长度"，从而使原本需要植皮修复的皮瓣供区可以直接闭合。

（2）皮瓣切取：按逆行四面解剖法切取皮瓣，将各穿支解剖分离至一级源血管（旋股外侧动脉降支），然后分割皮瓣，检查各叶皮瓣血运，确定血运可靠后，依据受区所需血管蒂长度切断，并结扎血管蒂。

（3）皮瓣移植：皮瓣断蒂后，将皮瓣移至受区，将旋股外侧动脉降支及其伴行静脉与受区血管吻合重建皮瓣血运。修复宽大创面时，则先在无血状态下按皮瓣设计模型拼接皮瓣，然后移植至受区，行血管吻合。

（4）皮瓣供区与受区创口闭合：同股前外侧穿支皮瓣。

3. 优缺点　分叶股前外侧穿支皮瓣除了具备常规股前外侧穿支皮瓣的所有优点外，其最突出的两大优点是：①只需吻合一组血管、牺牲一个供区，即可同时修复两个或多个创面；②修复宽大或不规则创面时，按常规设计切取皮瓣，皮瓣供区无法直接闭合，而利用分叶皮瓣技术巧妙地将皮瓣"化宽度为长度"，可实现皮瓣供区直接闭合，减少了皮瓣供区外形与功能损害，同时有效避免了牺牲第二供区。但分叶股前外侧穿支皮瓣穿支穿肌走行距离长、会合部位高时，解剖穿支费时、耗力，对局部肌肉组织损伤大；该术式对术者的设计、解剖功底要求较高，技术难度较大，手术有一定风险。

4. 注意事项　分叶股前外侧穿支皮瓣移植要求旋股外侧动脉降支发出两条或两条以上的穿支血管，穿支血管需具备一定长度（保证了自由度），并且相隔一定距离进入皮肤。临床应用时要注意以下几点：①术前应用多普勒超声、CT血管成像或磁共振血管成像检查了解旋股外侧动脉降支及其穿支血管的起源、走行、口径、数目、质量及穿深筋膜位置，避免盲目手术；②术前采用捏提试验仔细评估皮瓣可切取宽大（供区直接闭合），皮瓣设计时，各分叶穿支皮瓣的长轴应避免垂直设计，否则可致皮瓣切取宽度超出测定的可切取宽度，而致供区需要皮肤移植；③术中万一发现穿支来源于不同源血管，就要果断改为组合移植，避免过度分离至旋股外侧动脉主干断蒂，一方面对股四头肌血供造成严重破坏，术后肌坏死发生率高，另一方面，旋股外侧动脉伴行静脉外径粗大，与受区血管不匹配，增加吻合难度与风险；④遇到穿支误伤或穿支细小时，可改用切取嵌合皮瓣来补救；⑤皮瓣旋转拼接时容易导致穿支血管的扭转和卡压，拼接前应仔细理顺血管蒂。

【典型病例】

分叶股前外侧穿支皮瓣修复前臂不规则皮肤软组织缺损

患者，男性，67岁。右前臂外伤致尺桡骨骨折、不规则皮肤软组织缺损、桡骨外露（图13-2-4A）。尺桡骨骨折以外固定支架固定，前臂创面分割后设计分叶股前外侧穿支皮瓣（图13-2-4B），皮瓣切取范围分别为11cm×7cm和8cm×5.5cm，皮瓣断蒂后依据创面形态重新拼接成创面形状（图13-2-4C、D），移植于前臂（图13-2-4E），将旋股外侧动脉降支及其伴行静脉与桡动脉及其伴行静脉吻合，皮瓣供区直接闭合（图13-2-4F）。术后2周，皮瓣成活良好（图13-2-4G）。

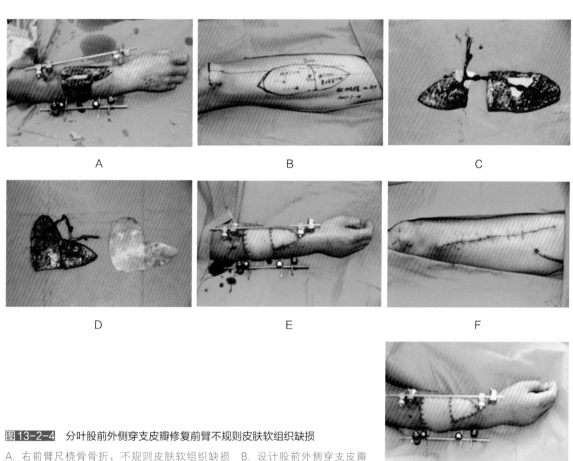

A B C

D E F

G

图13-2-4 分叶股前外侧穿支皮瓣修复前臂不规则皮肤软组织缺损

A. 右前臂尺桡骨骨折，不规则皮肤软组织缺损　B. 设计股前外侧穿支皮瓣　C. 皮瓣断蒂后　D. 皮瓣拼接　E. 术后皮瓣血运良好　F. 皮瓣供区直接闭合　G. 术后2周，皮瓣成活良好

（四）嵌合股前外侧穿支皮瓣

嵌合股前外侧穿支皮瓣是指在旋股外侧动脉降支（或横支）血管体区内切取的包含有两个或两个以上不同种类的独立组织瓣（如肌瓣、筋膜瓣、皮瓣等，这些独立组织瓣中至少含有1个穿支皮瓣），且供血动脉均起源于旋股外侧动脉降支（或横支），吻合旋股外侧动脉降支（或横支）及其伴行静脉即可同时重建两个或多个独立组织瓣的血液循环。

1. 适应证

（1）合并有深部无效腔（骨或肌肉缺损）的创面修复。

（2）合并肌腱、关节囊或韧带缺损的创面修复。

2. 手术方法

（1）皮瓣设计：嵌合股前外侧穿支皮瓣包含穿支皮瓣、肌瓣和（或）筋膜瓣，其穿支皮瓣的设计与常规股前外侧穿支皮瓣相同，肌瓣和筋膜瓣的设计要根据受区创面深部组织缺损的内容和体积来决定。

（2）皮瓣切取：采用逆行四面解剖法切取皮瓣，穿支皮瓣解剖完成后显露分离出旋股外侧动脉降支（或横支），确认其至肌肉和阔筋膜的分支后，分别以各分支为蒂切取肌瓣或阔筋膜瓣，解剖分离各分支直至汇入旋股外侧动脉降支（或横支）主干，各独立组织瓣完全游离后逐一检查其血运，确定血运可靠后依据所需血管蒂长度断蒂。

（3）皮瓣移植：皮瓣断蒂后，用肌瓣填塞无效腔，间断缝合数针予以固定，旋股外侧动脉降支（或横支）及其伴行静脉与受区血管吻合。

（4）供区与受区切口闭合：同股前外侧穿支皮瓣。

3. 优缺点　嵌合股前外侧穿支皮瓣是一种特殊类型的股前外侧穿支皮瓣，沿用了穿支皮瓣的微创技术与美学理念，吸取了肌皮瓣和筋膜皮瓣血供好、抗感染能力强的优点，皮瓣与肌瓣仅以穿支血管相连，有足够的自由度，肌瓣可有效填塞无效腔，实现了创面的立体修复。嵌合股前外侧穿支皮瓣与传统的股前外侧皮瓣、肌皮瓣相比，减少了供区损害，更为关键的是大大提高了受区修复的效果（包括成活率、成活质量和外形）。但嵌合股前外侧穿支皮瓣需切取肌肉成分，较单纯的股前外侧穿支皮瓣而言增加了供区损伤，一蒂多瓣容易发生血管蒂扭转。

4. 注意事项　设计、切取嵌合股前外侧穿支皮瓣需要具备立体构想能力，有较高的技术要求，手术时宜先切取股前外侧穿支皮瓣，再显露、分离源血管，根据源血管分支情况切取肌瓣。肌瓣尽量取自股外侧肌内侧缘，切取简单，对股外侧肌创伤较小。股外侧肌瓣与穿支皮瓣分别以源血管或穿支血管相连，术中要注意理顺血管蒂，防止血管蒂的扭转和卡压。肌瓣血供丰富，切取时出血较多，应仔细、彻底止血，并于低位放置引流管充分引流。

【典型病例】

嵌合股前外侧穿支皮瓣移植修复合并深部无效腔的前臂创面

患者，男性，50岁。左前臂外伤后大面积皮肤软组织缺损、桡骨外露并残留局部无效腔（图13-2-5A）。设计、切取嵌合股前外侧穿支皮瓣移植修复创面，皮瓣切取面积为19cm×8cm，肌皮瓣切取体积3cm×2cm×2cm（图13-2-5B～D）。股外侧肌皮瓣填塞无效腔，皮瓣覆盖浅表创面。旋股外侧动脉降支及其伴行静脉与桡动脉、桡静脉吻合，皮瓣供区直接缝合。术后皮瓣成活良好，创口一期愈合，皮瓣供区仅留线性瘢痕，大腿功能无影响（图13-2-5E、F）。

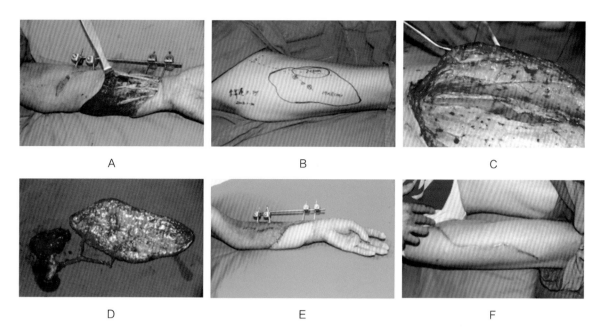

图13-2-5 嵌合股前外侧穿支皮瓣移植修复合并深部无效腔的前臂创面

A. 左前臂创面合并深部无效腔与桡骨外露 B. 设计嵌合股前外侧穿支皮瓣 C. 术中穿支显露 D. 皮瓣断蒂后 E. 术后3个月皮瓣受区成活良好 F. 术后3个月皮瓣供区仅留线性瘢痕

(五) 联体股前外侧穿支皮瓣

联体皮瓣是基于血管体区理论和内增压、外增压技术发展而来。2000年，Hallock首先提出联体皮瓣的概念，以区别于其他种类的复合组织瓣，随后于2008年又介绍了联体穿支皮瓣的临床应用并提出了其命名原则。

联体股前外侧穿支皮瓣是指皮瓣切取长度超出了旋股外侧动脉降支血管体区，必须在皮瓣的远端或近端吻合营养血管（旋股外侧动脉横支、膝外上血管等）重建辅助的血液供应方能保证皮瓣成活的一种特殊形式的股前外侧穿支皮瓣。唐举玉于2008年在国内首先应用以旋股外侧动脉降支与横支为蒂的联体股前外侧穿支皮瓣移植（血液循环重建采用内增压技术）修复前臂超长创面获得成功，2009年又开展了以旋股外侧动脉降支、横支及旋髂浅动脉三组源动脉穿支为蒂的联体股前外侧穿支皮瓣移植修复超长小腿创面（皮瓣长度达44cm）。

1. 适应证 联体股前外侧穿支皮瓣适用于上肢超长浅表创面或环形创面修复。

2. 手术方法

（1）皮瓣设计：股前外侧区域包括旋股外侧动脉降支血管体区、旋股外侧动脉横支血管体区、膝外上动脉血管体区和旋髂浅动脉血管体区，联体股前外侧穿支皮瓣一般以旋股外侧动脉降支血管体区为主体，皮瓣设计以术前多普勒超声血流仪或彩色超声定位的旋股外侧动脉降支第1穿支穿出点为中心，以该点与其邻近的第2穿支穿出点连线为皮瓣轴线，依据受区创面大小、形状设计皮瓣。

（2）皮瓣切取：先切开皮瓣外侧缘，在阔筋膜表面向皮瓣中央锐性分离，保留主穿支和皮瓣远、近端的穿支，确定可靠的皮肤穿支后，切开皮瓣内侧缘，同法分离，与穿支会合，至此皮瓣仅通过穿支相连，以血管夹逐一阻断穿支血供，判断皮瓣远、近两端的血供情况，依据各穿支的供血能力和范围确定携带穿支的数量。确定所需携带的穿支后，旁开穿支3~5mm纵行切开阔筋膜，以显微器械在显微镜或放大镜下沿穿支血管向深层解剖，旋股外侧动脉降支穿支系核心血管，分离时注意携带其主干及粗大的肌支，各穿支分离至一级源血管后，再次以血管夹阻断其他备用穿支，证实皮瓣血运可靠后，结扎处理其他穿支，根据所需血管蒂长度于相应平面断蒂。

（3）皮瓣移植：皮瓣断蒂后转移至受区，皮瓣准确对位后临时固定数针，吻合血管重建皮瓣血液循环。联体股前外侧穿支皮瓣动脉重建分外增压（supercharge）与内增压（turbocharge）两种方法，部分超长联体股前外侧穿支皮瓣需携带多组穿支，采用内增压联合外增压的方法来重建。副穿支蒂能到达旋股外侧动脉降支远端或分支且受区只有1组可供吻合的血管时，选择内增压方式重建皮瓣血液循环，即将旋股外侧动脉降支及伴行静脉近端与受区动静脉吻合，同时携带的副穿支或其源血管与旋股外侧动脉降支及伴行静脉远端吻合，或与其粗大的分支吻合。受区有2组或2组以上可供吻合的血管时，则可选择外增压方式重建皮瓣血液循环，即将所携带的穿支或其源血管分别与受区另一组血管吻合。如单一源动脉供血良好，但存在跨体区回流障碍时，则需采用内引流或外引流技术改善静脉回流，即同时吻合皮瓣远端携带的皮下浅静脉或远端穿支源动脉的伴行静脉。

（4）皮瓣供区与受区创口闭合：同股前外侧穿支皮瓣。

3. **优缺点**　1个皮瓣供区切取1块皮瓣即能修复超长创面或环形创面，相应减少了皮瓣供区损害。采用内增压、内引流方式进行血液循环重建，受区只需提供1组血管蒂。无论采用内增压（或内引流），还是外增压（或外引流），皮瓣血运较组合移植更为可靠。但联体股前外侧穿支皮瓣不宜应用于修复超宽创面，需要解剖2组或多组穿支，穿支的解剖较为费力耗时，血管蒂的设计、组合与重建也有较高的技术要求。

4. **注意事项**　解剖各穿支及其一级源血管时，应精确计算所需血管蒂长度，特别是在解剖旋股外侧动脉降支时，同时应注意保留其粗大的分支，并预留一定的长度。联体股前外侧穿支皮瓣存在跨体区动脉灌注问题，可采用外增压、内增压或内增压联合外增压技术解决，临床也发现部分联体股前外侧穿支皮瓣存在跨体区静脉回流问题，即单一源动脉可以跨体区供应，但存在皮瓣远端的静脉回流障碍（跨体区回流障碍），此时需采用外引流（与受区另一静脉吻合）、内引流（与主穿支一级源动脉伴行静脉远端或其分支吻合）技术来解决皮瓣的跨体区回流问题。

【典型病例】

联体股前外侧穿支皮瓣修复上肢超长创面

患者，女性，38岁。车祸致右肘部、前臂、手背广泛皮肤软组织缺损合并拇指缺损、尺骨骨折和第2掌骨外露坏死（图13-2-6A）。清创后拇指与第2掌骨缺损、伸肌腱与第3掌骨外露。设计联体股前外侧穿支皮瓣，皮瓣范围为33cm×10cm（图13-2-6B），皮瓣携带旋股外侧动脉降支和横支，不携带阔筋膜（图13-2-6C）。旋股外侧动脉降支主干及其伴行静脉与桡动脉、桡静脉及头静脉吻合，旋股外侧动脉横支及其伴行静脉与降支主干及其伴行静脉的远端吻合（内增压、内引流技术）。术后皮瓣血运良好，前臂外侧残余创面于右大腿切取中厚皮片移植修复，皮瓣供区上中部创面直接缝合，远端创面行局部皮瓣旋转后直接缝合。术后3个月随访，皮瓣受区无臃肿，供区遗留线性瘢痕（图13-2-6D、E），二期行示指拇化术（图13-2-6F）。术后14个月随访，皮瓣恢复深痛觉，右上肢外形较满意，并恢复一定的手功能（图13-2-6G）。

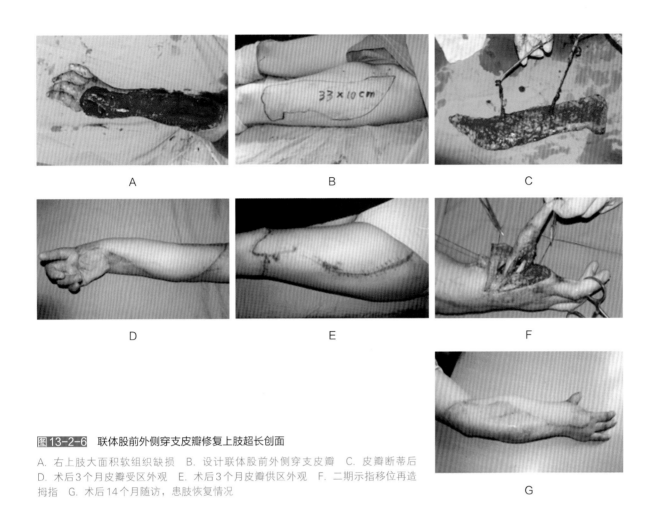

图13-2-6　联体股前外侧穿支皮瓣修复上肢超长创面

A. 右上肢大面积软组织缺损　B. 设计联体股前外侧穿支皮瓣　C. 皮瓣断蒂后
D. 术后3个月皮瓣受区外观　E. 术后3个月皮瓣供区外观　F. 二期示指移位再造
拇指　G. 术后14个月随访，患肢恢复情况

二、旋肩胛动脉穿支皮瓣

旋肩胛动脉穿支皮瓣是在肩胛皮瓣的基础上发展而来的。2007年，Dabernig等首先报告了旋肩胛动脉穿支皮瓣的临床应用。旋肩胛动脉穿支皮瓣是以旋肩胛动脉穿支供血，仅包括皮肤和浅筋膜组织的薄型皮瓣，其供血动脉与肩胛皮瓣相同，与肩胛皮瓣主要的区别在于皮瓣切取层次不同，前者只包括皮肤和浅筋膜组织，后者则包括皮肤、浅筋膜、深筋膜组织。

1. **应用解剖**　旋肩胛动脉由肩胛下动脉发出，沿小圆肌下缘走行，在肩胛骨腋缘分为深支和浅支，深支为肌支，浅支为肌间隙穿支，穿小圆肌、大圆肌和肱三头肌长头构成的三边孔及深筋膜后进入浅筋膜层。旋肩胛动脉绕肩胛骨腋缘后发出三条主要穿支，即升支、横支和降支，供应肩胛背区皮肤，升支向内上斜行，横支横向脊柱中线，降支沿肩胛骨外侧缘下降，各穿支间有着血管网相互交通，并与胸背动脉、肩胛上动脉、颈横动脉及邻近的肋间动脉的穿支广泛吻合，构成丰富的皮下血管网。

2. **适应证**　旋肩胛动脉穿支皮瓣带蒂转移适合修复腋窝、上臂近端创面，游离移植适合修复前臂和肘部的浅表创面。由于其供区相对隐蔽，特别适合年轻成年女性与小儿患者。

3. **手术方法**

（1）皮瓣设计：精确测量创面的宽度和长度，依据捏提试验判断肩胛区域的皮瓣松弛度和皮肤弹性，并测量皮瓣可切取宽度和皮瓣厚度。侧卧位以多普勒超声探查标记旋肩胛动脉穿出三边孔位置，沿体表探查标记横支、降支和升支的走行线。带蒂转移时以腋后皱襞下缘上方2cm平行线与肩胛骨外侧缘交点（即旋肩胛动脉自三边孔穿出的位置）为皮瓣的关键点，该点设计于皮瓣的近端。皮瓣既可以以腋后皱襞下缘上方2cm的平行线为轴线（以旋肩胛动脉穿支分出的横支为供血血管）设计横支穿支皮瓣；也可以以肩胛骨外侧缘为皮瓣轴线（以旋肩胛动脉分出的降支为供血血管）设计降支穿支皮瓣；向内上斜行为皮瓣轴线（以旋肩胛动脉分出的升支为供血血管）设计升支穿支皮瓣；还可以以横支穿支、降支穿支和（或）升支穿支为供血血管设计共蒂的双叶穿支皮瓣或三叶穿支皮瓣。其中升支血管纤细且不恒定，因此临床上应用较少。

（2）皮瓣切取：先切开皮瓣的内侧缘和下缘，切开皮肤、浅筋膜组织，于深筋膜表面分离皮瓣，自内向外、自下向上解剖，保护每一粗大皮肤穿支，在三边孔附近可见穿支血管进入浅筋膜层，并分为横支、降支及不恒定的升支血管，各分支血管在浅筋膜内走行一段距离后进入真皮层。切开皮瓣外侧缘和上缘，同法解剖至三边孔，牵开大圆肌、小圆肌和肱三头肌长头，以显微剪顺穿支向三边孔深层解剖，以双极电凝处理沿途细小肌支，切断、结扎深支，锐性分离至旋肩胛血管主干，至此，皮瓣仅通过穿支与供区相连。以血管夹阻断其他皮肤穿支，证实旋肩胛动脉穿支供血可靠后，处理其他穿支，皮瓣完全游离后检查确认皮瓣血运情况。

（3）皮瓣转移或游离移植：带蒂转移时可以通过明道或隧道转移至受区。游离移植时则根据受区所需血管蒂长度于相应平面切断、结扎旋肩胛血管。然后将皮瓣移植至受区，将旋肩胛血管与受区动、静脉吻合。

（4）供区与受区创口闭合：皮瓣供区彻底止血后，放置负压引流管，间断缝合皮下组织，缝合张力较大时可利用拉杆式皮肤扩张器扩展皮肤，减小皮肤张力。皮内行美容缝合。皮瓣受区间断缝合，低位放置硅胶半管引流。

4. 优缺点　旋肩胛动脉穿支皮瓣为临床常用穿支皮瓣之一，具有众多优点：①该皮瓣系肌间隙穿支皮瓣，皮瓣切取简单、快捷；②皮瓣血供可靠，切取面积较大，并具有较长的血管蒂和较粗的血管口径；③术式多样，可以以降支为蒂切取，也可以以横支为蒂切取，可设计分叶穿支皮瓣，也可设计嵌合穿支皮瓣（携带肩胛骨瓣），游离至肩胛下血管还可设计血流桥接（flow-through）穿支皮瓣（肩胛下动脉与受区动脉近端吻合，胸背动脉与受区动脉远端吻合）；④供区较为隐蔽，特别适合年轻女性患者。手术体位不便、皮瓣无特定感觉神经支配是其主要缺点。

5. 注意事项

（1）术前在手术体位应用多普勒超声探查、标记旋肩胛动脉穿支穿出三边孔位置和各穿支的体表走行，可减少手术盲目性。

（2）术前仔细评估供区皮肤弹性、质地、移动度，采用捏提试验精确测量皮瓣可切取宽度，有利于供区直接闭合，避免植皮造成第二供区损害。

（3）采用逆行切取法，自内向外、自下向上解剖相对容易显露穿支血管，切取更为简单、快捷、安全。

（4）旋肩胛动脉在三边孔局部肌支多，应尽可能以显微器械在放大镜下解剖分离，并配备微型双极电凝和血管夹止血，有利于皮瓣快速切取成功。

（5）在皮瓣完全游离前应注意保留其他粗大皮肤穿支，万一损伤旋肩胛动脉穿支，可改行胸背动脉穿支或肋间动脉穿支切取。

（6）皮瓣无特定的感觉神经支配，不能制成带感觉的皮瓣，不适合修复足底、手掌、指腹等区域。

（7）小儿患者游离移植时，血管蒂应游离至旋肩胛动脉主干，一般选择在旋肩胛动脉发出骨膜支或肌支处以近的位置断蒂，血管口径明显增粗，能减少吻合难度，增加手术安全性。

（8）以旋肩胛动脉横支为轴设计皮瓣，与肩胛区域的皮纹一致，术后瘢痕相对较小。

（9）皮瓣设计跨肩关节，术后瘢痕形成，可能影响肩关节功能。

【典型病例】

旋肩胛动脉穿支皮瓣游离移植修复前臂浅表创面

患儿，男性，8岁。因白血病化疗后毛霉菌感染导致右前臂溃疡2周入院。入院时可见右前臂皮肤软组织缺损（图13-2-7A）。设计同侧旋肩胛动脉穿支皮瓣移植修复前臂线意创面（图13-2-7B、C）。旋肩胛动脉与骨间总动脉及肘正中静脉属支吻合。术后皮瓣血运良好（图13-2-7D），皮瓣供区直接闭合（图13-2-7E），术后仅留线性瘢痕。术后4周随访，创口一期愈合（图13-2-7F）。

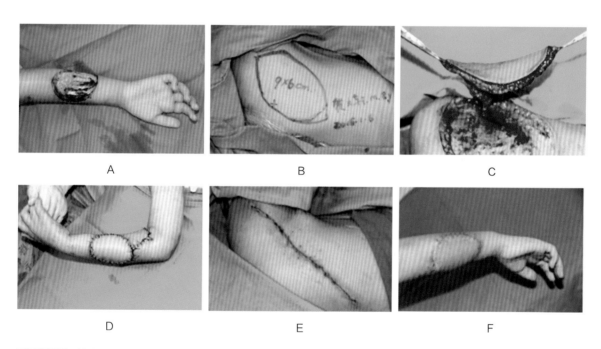

图13-2-7 旋肩胛动脉穿支皮瓣游离移植修复前臂浅表创面

A. 右前臂溃疡，软组织缺损 B. 设计同侧旋肩胛动脉穿支皮瓣 C. 皮瓣切取 D. 皮瓣移植术后血运良好 E. 皮瓣供区直接闭合 F. 术后4周随访，创口一期愈合

三、腓动脉嵌合穿支皮瓣

1983年，顾玉东首先报告了以腓动脉皮支血管为蒂的小腿外侧皮瓣的临床应用。2004年，Wolff等首先报告了腓动脉穿支皮瓣应用于颌面重建。2008年，Daya等首先报告了由小腿外侧皮瓣与腓骨瓣组成的腓动脉嵌合穿支皮瓣的临床应用，实现了口腔颌面缺损的三维立体修复。由于腓血

管体区的解剖特点，可以根据创面修复需求设计切取包含腓骨瓣的腓动脉穿支嵌合皮瓣，实现同期修复前臂和上臂的皮肤软组织缺损合并大段骨缺损。

1. **应用解剖** 腓动脉是小腿外侧皮肤的主要供血动脉，于腓骨小头下6cm左右从胫后动脉发出，起始部外径约3.8mm，在腓骨内后方走行于胫骨后肌与踇长屈肌之间，终于外踝后方的外踝支，沿途发出数条穿支血管供养腓骨、邻近的肌肉和小腿外侧皮肤。腓动脉皮肤穿支血管平均为5条（口径≥0.5mm），分为肌皮穿支（穿入比目鱼肌和踇长屈肌）和肌间隔穿支（穿入小腿后外侧肌间隔）两种类型，分布于距离腓骨后缘2cm以内的区域。若以三等分法，小腿中段的穿支出现最为恒定，小腿近段主要以肌皮穿支为主，中远段主要以肌间隔穿支为主。小腿近2/3腓动脉穿支口径约1.2mm，小腿远1/3腓动脉穿支口径约0.8mm，2条伴行静脉口径粗于穿支动脉。

2. **适应证** 腓动脉嵌合穿支皮瓣适合重建合并骨缺损的前臂或上臂中小面积创面。

3. **手术方法**

（1）皮瓣设计：皮瓣供区选择小腿外侧的中上段，术前以多普勒超声血流仪或彩色超声探查标记腓动脉穿支穿出深筋膜的点，并以此为皮瓣的关键点，以该点与相邻腓动脉穿支穿出深筋膜的点的连线为皮瓣轴线，根据创面形状、大小设计皮瓣。

（2）皮瓣切取：采用逆行四面解剖法切取皮瓣，先切开皮瓣后缘，由后至前于深筋膜表面分离解剖，确认穿支可靠后，切开深筋膜。首先，解剖面对术者的剖面，即穿支的第一个面，自深筋膜层面顺穿支血管表面向深层解剖，剪开部分腓骨肌，处理细小肌支，直至分离所需血管蒂长度和合适口径。接着，解剖术者左侧的穿支血管剖面，即穿支的第二个面，保留3mm左右的血管周围组织。同法解剖术者右侧的穿支血管剖面（穿支的第三个面），最后切开皮瓣前缘，于深筋膜表面自前至后与穿支处会师，接着解剖术者对侧的穿支剖面（穿支的第四个面），保留3mm左右的肌袖。保护好皮瓣与穿支血管，紧贴骨膜，锐性分离腓骨上附着的肌肉组织，于拟定的截骨平面截断腓骨，将腓骨向外翻转，分离出腓血管，离断并结扎其远端，向近端游离腓血管直至其与胫后血管汇合处，处理沿途分支，皮瓣与骨瓣完全游离后放松止血带，观察骨瓣与皮瓣血运情况。

（3）皮瓣移植：确认皮瓣血供可靠后，切断、结扎腓血管蒂，将皮瓣转移至受区。将腓骨瓣嵌入骨缺损处，以克氏针或螺钉固定，皮瓣覆盖浅表创面，皮瓣与创缘临时固定后将腓血管与受区血管吻合。

（4）皮瓣供、受区创口闭合：彻底止血后，闭合皮瓣供区与受区创面，皮瓣供区创口于皮瓣下放置多根硅胶半管低位引流。

4. **优缺点** 腓动脉嵌合穿支皮瓣可实现骨与皮肤软组织缺损的一期修复，同时由于穿支皮瓣与腓骨瓣之间仅以穿支血管相连，有足够的自由度，可实现深部骨缺损与浅表创面的点对点立体重建，提高了此类复杂创面的修复质量；其所携带的皮瓣在修复创面的同时还可作为监测骨瓣血运的一个有效观察窗。

腓动脉嵌合穿支皮瓣存在缺点：①供区不够隐蔽，术后局部瘢痕影响小腿外观；②皮瓣切取宽度有限；③腓静脉管径粗大，管壁较薄，与前臂静脉不匹配，增加了吻合难度。

5. **注意事项**

（1）虽然腓动脉在小腿外侧恒定有穿支发出来供养体表皮肤，但穿支穿出的部位并非十分恒定，术前常规应用多普勒超声血流探测仪或彩色超声检查了解腓动脉穿支穿出的具体部位、穿支的数目、口径、走行与穿支质量，有助于皮瓣设计与切取，可以避免盲目手术，提高手术安全性。

（2）小腿中段的穿支相对恒定、血管蒂较长、口径较粗，局部周径较长，皮肤移动度较上段和下段大，适合切取腓动脉穿支皮瓣游离移植；腓骨下段对踝关节的稳定性有重要作用，骨瓣设计时尽量保留外踝以上7cm，从而维持踝关节稳定性。

（3）该皮瓣切取宽度个体差异明显，要重视术前捏提试验，以良好评估皮瓣的可切取宽度（皮瓣供区创口直接闭合），对于缝合有张力的供区切口，不可强行拉拢缝合（以免发生小腿骨筋膜室综合征或皮缘坏死），可采用皮肤延展器辅助闭合，如果闭合仍然困难，则采取植皮或接力皮瓣修复。

（4）皮瓣切取面积较小时可以不牺牲腓肠神经和小隐静脉，但单一腓动脉穿支供养皮瓣的长度有限，由于腓肠神经和小隐静脉营养血管的作用与腓动脉穿支形成的链式吻合，携带腓肠神经和小隐静脉则可明显增加皮瓣的切取范围。

（5）当供区、受区静脉管径差别较大时，可选择腓静脉之间管径相对匹配的交通支与受区静脉进行吻合。

【典型病例】

腓动脉嵌合穿支皮瓣修复前臂贴骨瘢痕及尺骨缺损

患者，女性，46岁。因右前臂外伤术后功能障碍2年入院。入院查体可见右前臂尺背侧贴骨瘢痕，局部窦道形成（图13-2-8A）。X线片示右尺骨缺损（图13-2-8B）。予以彻底切除窦道，清理尺骨断端，设计腓动脉嵌合穿支皮瓣一期修复尺骨缺损及切取瘢痕后遗留的创面（图13-2-8C、D）。供区尺骨及腓骨予以12孔锁定钢板内固定，吻合尺动脉、腓动脉及其伴行静脉，术后皮瓣成活良好（图13-2-8E、F）。术后1年随访，X线片显示移植的腓骨已与尺骨获得骨性愈合（图13-2-8G），皮瓣受区与供区恢复良好（图13-2-8H、I）。

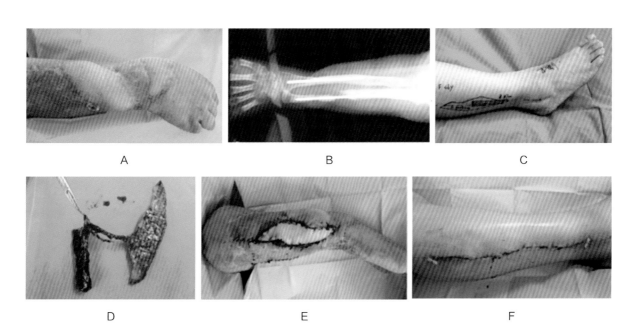

A

B

C

D

E

F

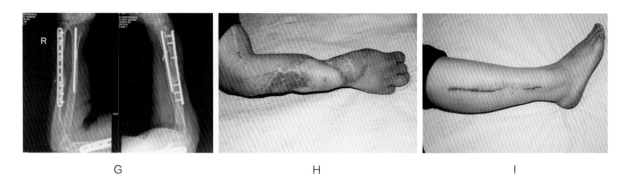

G   H   I

图 13-2-8 腓动脉嵌合穿支皮瓣修复前臂贴骨瘢痕并尺骨缺损

A. 右前臂尺背侧贴骨瘢痕，局部窦道形成 B. 术前右尺骨X线 C. 设计腓动脉嵌合穿支皮瓣 D. 皮瓣切取 E. 术后2周皮瓣受区成活良好 F. 术后2周皮瓣供区情况 G. 术后1年复查X线片示移植腓骨与尺骨获得骨性愈合 H. 术后1年随访，皮瓣受区情况 I. 术后1年随访，皮瓣供区情况

四、背阔肌皮瓣

背阔肌皮瓣由Tansini在1896年首次报告，由D'Este在1912年首次将其应用于覆盖放射性乳房损伤创面及乳房部分切除后的修复，获得成功。背阔肌皮瓣可切取面积大，血供丰富，适用于修复巨大面积皮肤软组织缺损、合并深层组织缺损的创面及感染创面，背阔肌皮瓣是一个多功能皮瓣，也可用来进行肢体动力重建和乳房再造等。

1. 应用解剖 背阔肌是一块位于腰背部和腋部的扁平三角形肌肉，是人体最大的扁平肌；以腱膜起于下6位胸椎及全部腰椎棘突、骶中嵴、棘上韧带以及髂嵴后部等处有小部分肌束起自肩胛下角和下3~4个肋骨外面。肌束向外上方逐渐集中，经腋后壁绕至大圆肌前面，在大圆肌腱外侧移行为扁腱，止于肱骨结节间沟。背阔肌皮瓣的主要营养血管是胸背动脉，胸背动脉口径为1~3mm，其伴随静脉多为1条，一般比动脉稍粗，其支配神经为胸背神经。

2. 适应证 背阔肌皮瓣带蒂转移可以用来修复上臂皮肤软组织缺损，并可用来重建屈肘、伸肘功能。游离移植可以用来修复前臂大面积皮肤软组织缺损，也可吻合胸背神经，作为功能性肌肉移植来重建前臂屈指、伸指功能。

3. 手术方法

（1）皮瓣设计：以腋窝顶点与髂后上棘连线为轴线设计皮瓣，皮瓣上界可至腋后皱襞顶点，下至髂后上棘水平面，前至腋中线，后至后正中线，在此范围依据创面形状、大小设计皮瓣。

（2）皮瓣切取：先于腋窝附近（即背阔肌上部前缘）切开皮肤，找到背阔肌与前锯肌间隙，从外侧缘向内侧将背阔肌掀起，在肌肉下方锐性分离，显露并分离出胸背血管与神经，然后切开皮瓣周缘，自下向上分离背阔肌皮瓣，以双极电凝或血管夹处理沿途肋间血管。结扎切断前锯肌支，向腋窝锐性分离胸背血管及神经，根据需要保留或切断背阔肌起点。

（3）皮瓣移位或移植：根据上臂创面的位置，锐性解剖足够长的神经血管束，通过明道转移覆盖创面；如游离移植，则切断、结扎胸背血管，移至受区，覆盖创面后，将胸背血管与受区血管吻合，重建肌皮瓣血运。功能性肌肉移植时，将胸背神经与创缘局部的运动神经分支吻合。

（4）皮瓣供区与受区创口闭合：皮瓣供区彻底止血后，闭合背阔肌与前锯肌间隙，创口留置硅胶管负压引流，可吸收缝线缝合皮下组织，行皮内美容缝合。背阔肌皮瓣转移重建屈肘功能时先于屈肘90°位将背阔肌远端与肱二头肌残端缝合，游离移植重建屈指功能时需先重建起、止点，再间断缝合闭合皮瓣受区创面，皮瓣下放置多根硅胶半管低位引流。

4. 优缺点　背阔肌皮瓣是临床常用的皮瓣之一，具有众多优点：①血管蒂长、口径粗、血供丰富、可切取皮瓣面积大、抗感染能力强，特别适用于修复巨大面积创面、合并深部肌肉组织缺损或感染创面；②解剖位置恒定，变异少，手术操作简单、切取时间短；③术式多样，既可游离移植修复远处组织缺损，又可带蒂转移，吻合胸背神经可作为功能性肌肉移植来重建前臂屈指、伸指功能；④供区相对隐蔽。

但该皮瓣也存在以下缺点：①修复浅表创面外形臃肿；②无特定的感觉神经支配，术后皮瓣感觉恢复差；③需侧卧位切取，修复前臂创面时术中需要变换体位；④背部遗留瘢痕，对外观有一定影响；⑤偶有淋巴漏易致伤口延迟愈合。

5. 注意事项

（1）胸背动脉伴行静脉多为1支，皮瓣切取时有意识保留胸外侧皮下浅静脉，重建第二套静脉回流系统，可减少静脉危象的发生率。

（2）如受区创面巨大，建议改用改良背阔肌皮瓣移植，即切取与受区创面一样宽度的肌瓣时，携带宽度较窄的皮瓣（皮瓣供区可以直接闭合），使植皮创面位于受区，而皮瓣供区一期闭合。

（3）女性患者选择该皮瓣需慎重，切口直接闭合后可能引起乳房的移位。

（4）胸背血管断蒂后，建议缝扎止血，可避免结扎线脱落而引起意外大出血。

【典型病例】

病例一：背阔肌皮瓣带蒂转移修复上臂肘后瘢痕并重建伸肘功能

患者，男性，3岁。车祸致左上肢外伤，伴肘后、上臂大片贴骨瘢痕及肘关节功能障碍（图13-2-9A）。切除上臂中下段、肘后瘢痕，设计同侧背阔肌皮瓣带蒂转移修复，皮瓣切取范围15cm×6cm（图13-2-9B）。皮瓣通过皮下隧道转移至创面，背阔肌远端与肱三头肌残端缝合，皮瓣供区直接缝合。术后皮瓣血运良好（图13-2-9C）。2年后随访，皮瓣颜色、质地好，肘关节功能明显改善（图13-2-9D）。

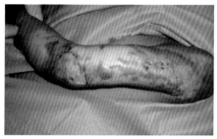
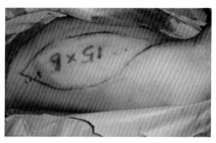

| A | B |

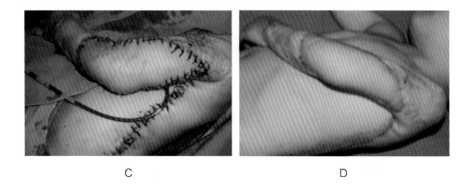

C
D

图13-2-9 背阔肌皮瓣带蒂转移修复上臂肘后瘢痕并重建伸肘功能

A. 左上肢大片贴骨瘢痕，肘关节功能障碍　B. 设计同侧背阔肌皮瓣　C. 术后2年随访，皮瓣颜色、质地好，肘关节功能改善

病例二：背阔肌皮瓣移植修复前臂软组织缺损

患者，女性，42岁。因机器搅伤导致左前臂大面积软组织缺损半个月入院（图13-2-10A）。行游离股前外侧皮瓣修复术后皮瓣坏死，彻底清除坏死皮瓣后，行游离背阔肌皮瓣移植修复创面，皮瓣切取范围为23cm×7.5cm（图13-2-10B、C）。将桡动脉与胸背动脉吻合、胸背静脉与肘正中静脉吻合，皮瓣供区直接闭合（图13-2-10D、E）。术后3个月随访，皮瓣成活良好（图13-2-10F），创口一期愈合。

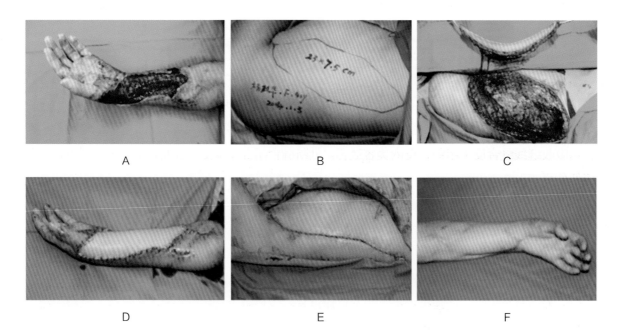

A
B
C

D
E
F

图13-2-10 背阔肌皮瓣移植修复前臂皮肤软组织缺损

A. 右前臂大面积软组织缺损　B. 设计背阔肌皮瓣　C. 皮瓣切取　D. 皮瓣移植术后　E. 皮瓣供区直接闭合　F. 术后3个月随访，皮瓣受区恢复良好

五、股薄肌皮瓣

1952年股薄肌首次被用于重建儿童肛门括约肌。1976年，Harii等应用股薄肌移植修复面瘫。早期股薄肌皮瓣主要用于会阴部的缺损修复，以局部带蒂皮瓣转移修复为主。目前，股薄肌皮瓣作为功能性肌肉移植在修复重建外科领域得到广泛应用。

1. **应用解剖** 股薄肌属于大腿内收肌群，起始于耻骨支和坐骨支前面，止于胫骨上端内侧面，长度为38.4～44cm。其供血动脉存在变异性，73%～87%发自股深动脉或旋股内侧动脉，血管蒂走行于大收肌与短收肌之间，有2条伴行静脉，位于肌肉近端1/3处，在距耻骨联合8～12cm处穿入股薄肌肌束内，血管蒂的长度为5.5～11cm。其神经由闭孔神经支配，长约11.5cm。

2. **适应证** 股薄肌皮瓣游离移植适用于臂丛神经损伤或前臂动力肌外伤性缺损后的手功能重建。

3. **手术方法**

（1）皮瓣设计：以对侧耻骨结节至胫骨内侧髁后缘连线作为前缘线，于其上2/3部设计梭形股薄肌肌皮瓣。

（2）皮瓣切取：先切开上段皮瓣前缘线，经股薄肌与长收肌间隙确定支配股薄肌的主要动静脉血管蒂及闭孔神经前支入肌点（一般在耻骨结节下8～12cm处）。逆行游离血管蒂至股深动脉或旋股内侧血管起始部，游离闭孔神经前支。依次解剖、分离股薄肌肌腹和肌腱，保留肌腹外筋膜与腱周组织。确定血供可靠后，切断神经、血管蒂，完成股薄肌肌皮瓣切取。

（3）皮瓣移植：将完全游离出的股薄肌置于患肢受区，先缝合固定股薄肌起点，再调整股薄肌至合适张力状态下后将其远端腱性部分与屈指（或伸指）肌腱编织缝合。将股薄肌闭孔神经与受区动力神经进行吻合，将股动脉股薄肌支及其伴行静脉与受区血管吻合。

（4）皮瓣供区与受区创口闭合：皮瓣供区彻底止血后，闭合肌间隙，创口留置硅胶管负压引流，可吸收缝线缝合皮下组织，皮内美容缝合。间断缝合闭合皮瓣受区创面，皮瓣下放置多根硅胶半管低位引流。

4. **优缺点** 优点：股薄肌皮瓣供区较为隐蔽，位置表浅，便于切取，有固定的血管、神经支配，肌肉有充足的长度。缺点：皮瓣切取宽度有限，不适合较大范围的软组织缺损修复，术后大腿内侧遗留线性瘢痕。

5. **注意事项**

（1）股薄肌与皮肤之间连接疏松，切取皮瓣过程中应将肌肉与其皮肤间断缝合固定，防止损伤肌肉与皮肤间的血管穿支，影响皮瓣血供。

（2）根据上肢功能重建情况合理重建肌瓣起、止点，使动力肌作用力线与被替代肌一致。

（3）防止移位肌与周围组织粘连，股薄肌瓣切取时注意保留其肌膜。

（4）股薄肌起、止点固定需牢固，同时注意肌张力调节（只有保持肌肉的初始长度，才能达到最大张力）。

【典型病例】

股薄肌皮瓣移植重建屈指功能

患者，男性，53岁。左臂丛神经损伤后3年，屈指（指除拇指外其余四指，下同）、屈拇（指拇指，下同）功能无恢复，设计切取对侧股薄肌皮瓣（图13-2-11A～C）。股薄肌近端以带线铆钉固定于肱骨内髁上方，远端与指屈肌腱、拇屈肌腱编织缝合（图13-2-11D～F），股动脉的股薄肌支及其伴行静脉与骨间总动脉及肘正中静脉吻合，闭孔神经股薄肌肌支与肌皮神经的肱肌肌支缝合。术后屈肘90°加屈腕、屈指位石膏外固定4周。术后半年，屈拇、屈指功能部分恢复（图13-2-11G、H）。

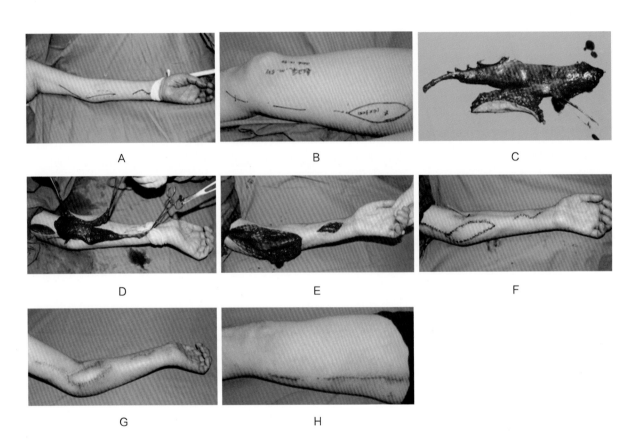

A

B

C

D

E

F

G

H

图13-2-11 股薄肌皮瓣移植重建屈指功能

A. 左臂丛神经损伤皮瓣受区切口设计　B. 设计对侧股薄肌皮瓣　C. 股薄肌皮瓣断蒂后　D. 股薄肌皮瓣移至受区　E. 术中肌瓣调整张力　F. 皮瓣移植术后　G. 术后半年随访受区恢复　H. 术后半年随访供区恢复

（唐举玉　吴攀峰）

参考文献

［1］徐达传，钟世镇，刘牧之，等. 股前外侧皮瓣的解剖［J］. 临床应用解剖学杂志，1984，2（3）：158-160.

［2］罗力生，高建华，陈林峰，等. 股前外侧皮瓣及其游离移植的应用［J］. 第一军医大学学报，1984，4（1、2）：1-4.

［3］SONG Y G，CHEN G Z，SONG Y L. The free thigh flap: a new free flap concept based on septocutaneous artery［J］. Br J Plast Surg，1984，37（2）：149-159.

［4］唐举玉. 穿支皮瓣的临床应用进展［J］. 中华显微外科杂志，2011，34（5）：359-362.

［5］KOSHIMA I，FUKUDA H，YAMAMOTO H，et al. Free anterolateral thigh flaps for reconstruction of head and neck defects［J］. Plast Reconstr Surg，1993，92（3）：421-428；discussion 429-430.

［6］BULLOCKS J，NAIK B，LEE E，et al. Flow-through flaps: a review of current knowledge and a novel classification system［J］. Microsurgery，2006，26（6）：439-449.

［7］MASAKAZU AO，NAGASE Y，MAE O，et al. Reconstruction of posttraumatic defects of the foot by flow-through anterolateral or anteromedial thigh flaps with preservation of posterior tibial vessels［J］. Ann Plast Surg，1997，38（6）：598-603.

［8］唐举玉，吴攀峰，俞芳，等. 特殊类型穿支皮瓣在创伤骨科的临床应用［J］. 中华创伤杂志，2014，30（11）：1085-1088.

［9］ROSENBERG J J，CHANDAWARKAR R，ROSS M I，et al. Bilateral anterolateral thigh flaps for large-volume breast reconstruction［J］. Microsurgery，2004，24（4）：281-284.

［10］MARSH D J，CHANA J S. Reconstruction of very large defects: a novel application of the double skin paddle anterolateral thigh flap design provides for primary donor-site closure［J］. J Plast Reconstr Aesthet Surg，2010，63（1）：120-125.

［11］吴攀峰，唐举玉，李康华，等. 旋股外侧动脉降支分叶穿支皮瓣临床应用16例［J］. 中华显微外科杂志，2015，38（6）：526-529.

［12］HALLOCK G G. Simplified nomenclature for compound flaps［J］. Plast Reconstr Surg，2000，105（4）：1465-1470；quiz 1471-1472.

［13］DABERNIG，SORENSEN K，SHAW-DUNN J，et al. The thin circumflex scapular artery perforator flap［J］. J Plast Reconstr Aesthet Surg，2007，60（10）：1082-1096.

［14］WOLFF K D，HöLZLE F，NOLTE D. Perforator flaps from the lateral lower leg for intraoral reconstruction［J］. Plast Reconstr Surg，2004，113（1）：107-113.

［15］DAYA M. Peroneal artery perforator chimeric flap: changing the perspective in free fibula flap use in complex oromandibular reconstruction［J］. J Reconstr Microsurg，2008，24（6）：413-418.

［16］HARII K，OHMORI K，TORII S. Free gracilis muscle transplantation, with microneurovascular anastomoses for the treatment of facial paralysis. A preliminary report［J］. Plast Reconstr Surg，1976，57（2）：133-143.

第 十 四 章

皮瓣供区的处理

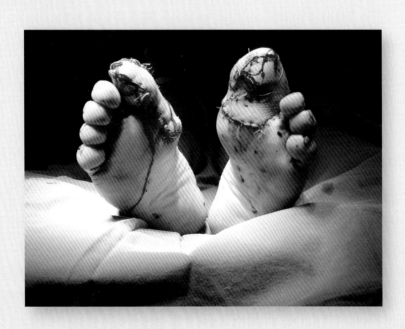

第一节
术前皮瓣供区准备

一、手术区域常规备皮

询问患者皮瓣供区有无手术外伤及穿刺，并询问患者有无化疗史，检查有无皮肤损伤、炎性反应、瘢痕。为前臂、股前外侧或小腿外侧皮瓣供区戴上识别带，告知患者和护士不能在供皮区和供骨区进行打针、抽血等操作，确保供区皮瓣和血管的完整性不受损伤。护理人员可对皮瓣供区进行适度按摩和牵拉，使局部皮肤松弛，以利皮瓣切取及创面关闭。术后需要患者卧床并进行床上排便、排尿训练，故术前要做好患者的心理护理。术前一天剃除供区的毛发，用肥皂水清洗。

二、穿支皮瓣术前血管评估

目前临床上多采取以下几种方式开展术前血管评估：

（一）手持式多普勒

手持式多普勒（hand-held Doppler，HHD）的原理是利用血管回声的原理来判断穿支血管的位置。目前，手持式多普勒已成为皮瓣手术中血管体表定位最常用的仪器，具有操作简单、方便携带及不受工作场地限制等优点。多种皮瓣移植的术前穿支定位检查已证明其是一种实用的穿支定位方法。但手持式多普勒最大的缺点是误差较大，并且在探查过程中不能明确血管来源、长度、口径等解剖学信息，仅能对穿支血管进行体表定位，从而造成手术医生因穿支血管变异而不得不临时改变手术方案。

（二）彩色多普勒超声检查

彩色多普勒超声检查（colord Doppler ultra sonography，CDS）也是利用血管回声的原理进行成像。相对于手持式多普勒，其不仅可在显示屏清晰地显示将穿支血管的起源、内径等解剖学信息，而且可提供血管的血流动力学数据，这也是其他影像学检查方法难以与其媲美的优势之一。然而，彩色多普勒超声穿支探查所需时间较长，对操作者的探查技术要求较高，并且属于二维成像，不利于直观地显示穿支在肌肉或肌间隙的走行等解剖信息，使其在临床的应用受到一定的限制（图14-1-1）。

微泡增强多普勒超声（microbubble-enhanced ultrasound，MEUS）是近年来新发展出来的超声成像改良技术。通过微泡增强回声，可显示更细小的血管，同时兼备常规超声实时、无辐射、安全环保等优点，近年来也被应用在皮瓣穿支的探查和评估上。

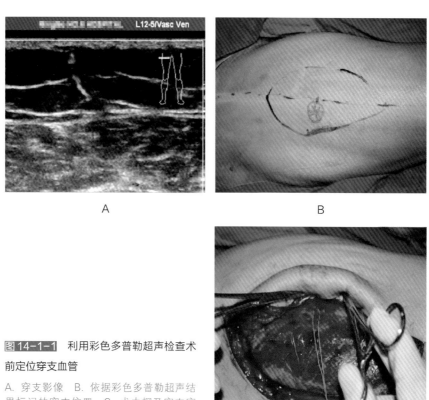

图 14-1-1 利用彩色多普勒超声检查术前定位穿支血管

A. 穿支影像　B. 依据彩色多普勒超声结果标记的穿支位置　C. 术中探及穿支实际位置与标记点完全吻合

（三）CT血管成像

CT血管成像（computed tomography angiography，CTA）是以多层螺旋CT扫描成像为基础，通过在外周静脉高速注射增强对比剂，在受检者靶血管内对比剂重影的高峰期进行连续的原始数据容积采集，然后运用计算机的三维后处理功能重建靶血管影像。广义的CT血管成像包括CT动脉成像、CT静脉成像及CT微循环灌注成像，狭义的CT血管成像仅是指CT动脉成像。CT血管成像后处理工作站有多种成熟、强大的后处理功能，如窗宽窗位技术、多方位重组、容积再现重组、最大密度投影、血管探针、电影成像技术等，对比手持式多普勒、彩色多普勒超声、CT血管成像的空间分辨率高，人为影响因素较小，在研究血管病变诊断、血管可视化、解剖信息定量分析方面有着不可媲美的优势。除此之外，由于CT血管成像穿支定位较为准确，可有效缩短手术时间，预防术后并发症的发生，降低成本和术者压力。

目前，CT血管成像在皮瓣穿支的术前探查和定位已得到临床学者的认可，并且将其作为穿支皮瓣移植术前的常规检查。相对于其他影像学检查技术，CT血管成像检查具有较大辐射剂量，对于孕妇、婴幼儿等人群，应严格把握检查指征。此外。CT血管成像检查所使用的对比剂具有潜在的肾毒性，可能导致肾脏损伤，因此，肾功能不全和过敏的患者也应谨慎选用（图14-1-2）。

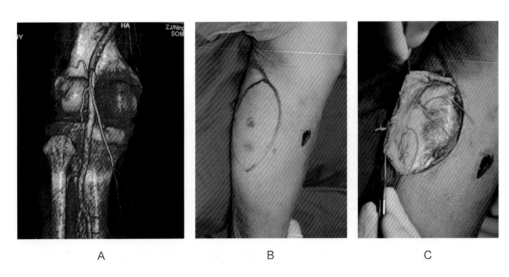

图 14-1-2 CT血管成像穿支定位技术

A. 腓肠内侧动脉CT血管成像三维图　B. 腓肠内侧穿支定位标记　C. 显露腓肠内侧穿支

（四）磁共振血管成像

磁共振血管成像（magnetic resonance angiography，MRA）是一种特殊的磁共振成像技术。根据受检者是否使用磁共振对比剂而分为增强磁共振血管造影术和非增强磁共振血管造影术，目前在临床上应用最广泛的是对比增强磁共振血管成像（contrast-enhanced magnetic resonance angiography，CE-MRA），而最经典的非对比增强磁共振血管成像（non-contrast-enhanced magnetic resonance angiography，NCE-MRA）技术是时间飞跃法（time of flight，TOF），目前仍然被用于脑血管成像，但目前尚无商业化的外周血管非增强血管成像序列。非对比增强磁共振血管成像近期已成为磁共振血管成像领域的一个研究热点，推动研究的主要原因是磁共振对比剂在肾功能不全患者中可能引起一种致命的并发症，称为肾源性系统纤维化（nephrogenic systemic fibrosis，NSF）。

对比手持式多普勒和彩色多普勒超声检查，CT血管成像和磁共振血管成像均属于客观的影像资料，在减少人为因素影响的同时又具备了三维后处理的能力，而且相对于CT血管成像，磁共振血管成像没有辐射性，脂肪、肌肉、血管、神经等软组织对比分辨率更高，不仅能获得人体器官和组织清晰的解剖图像，还能显示其功能状态，可提供靶器官和组织极为有用的生理、生化和病理信息。但由于磁共振血管成像检查费用较高，而且目前的成像序列扫描时间相对较长，为了在较短的动脉期内成像就必须进行快速扫描，从而导致图像的空间分辨率较差，磁共振血管成像仅能显示口径1mm以上的穿支，而CT血管成像能显示的穿支口径最小可达0.3mm。磁共振血管成像检查仍有较多禁忌证，安装金属心脏起搏器、电子耳蜗、血管金属支架和做金属材料固定术后等，都属于禁忌证。

（五）皮瓣血供实时成像

在皮瓣外科手术中，准确判断皮瓣的血供灌注情况对皮瓣预后非常重要，特别是跨越多个穿支区的大型皮瓣的远端部分。以往多根据外科医生的临床经验结合术中皮瓣颜色、远端出血情况及毛细血管充盈时间等判断皮瓣血供。近年来逐渐在临床普及的皮瓣血供实时成像可以通过物理方法或化学方法实时探查血液在皮瓣内的流动情况，实现了术前及术中对皮瓣血供的可视化及半定量分析。

目前已经投入临床使用的皮瓣血供实时成像技术主要有激光散斑血流成像（Laser speckle flowgraphy，LSFG）系统、吲哚菁绿（Indocyanine green，ICG）荧光辅助的近红外成像（即近红外荧光成像near-infrared fluorescence imaging，NIRFI）系统及热成像（thermal imaging）系统等。近红外荧光成像系统比较成熟，已经国产化且国内使用较多，主要用于皮瓣血供分析、微血管显微吻合质量检验及肢体淋巴回流造影。其优点是成像直观、使用简便，但每次造影均需注射吲哚菁绿，且存在一定的过敏风险。激光散斑血流成像在欧美国家有一定的应用，其原理是根据微血管中红细胞对激光的散射进行计算机成像，分辨率高、无须造影剂，但探查深度不及近红外荧光成像。热成像系统已经实现手持化，其缺点是分辨率低，目前主要用于术后血流监测。

以近红外荧光成像为主的皮瓣血供实时成像技术已经实现了初步的临床应用，虽然成像深度及分辨率还有待提高，但这种技术和增强现实技术一起，为将来数字化导航下的可视化皮瓣外科奠定了基础。

三、预制游离皮瓣

预制游离皮瓣在现今可能有以下三种情况：第一种情况是将知名血管束移植于皮瓣内，经过6~8周，知名血管与皮瓣内原有的血管建立了良好的吻合，即可作为一块预制的轴型皮瓣，经过吻合血管后移植到需要修复的部位。如大网膜轴型皮瓣就是一种预制的游离皮瓣，一期手术时将一大片大网膜从腹腔中引出，至拟形成皮瓣部位的皮下组织内，主要供的动、静脉为胃网膜动、静脉，经过6~8周皮瓣血管化后，大网膜的血管与腹部皮瓣区血管建立了广泛的血管侧支吻合，利用胃网膜血管作为血管蒂与受区血管吻接，皮瓣移植至全身所需修复的部位。类似这种情况的还有颞浅动、静脉预制耳后、颈上区游离皮瓣，胸背动、静脉预制上臂皮瓣，旋股外侧动脉降支及伴行静脉预制大腿内侧皮瓣，面动、静脉预制颈部皮瓣等。第二种情况是将皮片移植到含有丰富血供的筋膜、大网膜上，首先使其成活，再作为预制的游离皮瓣，通过吻接血管，移植至需要进行皮瓣修复的部位。临床已使用的包括：颞区植皮后，经过血管化形成轴型皮瓣，再移植至受区，于颞顶区做T形切口，翻开两侧的头皮瓣，同时向两旁卷曲缝合，将中厚或全厚皮片移植至颞浅筋膜表面，待皮片完全成活并经2~3个月皮片收缩稳定后，作为游离皮瓣移植修复缺损区。第三种情况是利用原轴型皮瓣的供区，用扩张法进行预制，这种预制可达到以下目的：①增加供区面积；②使皮瓣变薄且血液供应更加丰富；③适当延长血管蒂长度。

以上所述预制游离皮瓣的主要优点是：①可以选择口径比较理想的血管，提高了血管吻合的成功率，同时血管蒂也比较长；②可以选择较理想、较隐蔽的皮瓣供区；③预制皮瓣可以比较薄、比较平整；④组织浪费较少，且可制成有感觉的皮瓣。其主要缺点是需要分期手术，治疗时间较长。

四、皮肤扩张

皮肤扩张技术是通过在皮肤深面埋植软组织扩张器并逐步扩张的方法，扩大其被覆皮肤面积的一种技术。皮肤扩张后能提供额外的皮肤，用以修复和替代邻近的瘢痕或其他皮肤缺损及畸形。

由于皮肤扩张技术充分利用了有限的皮肤资源，供区破坏小，不增加新的瘢痕，修复后的皮肤与正常皮肤组织的颜色、质地、感觉及功能完全相同，可以明显地增大供区面积，因此，皮肤扩张技术已成为目前整形外科、显微外科及手外科的主要技术之一。

皮肤和皮下组织（包括头皮）是一种颇具弹性的组织，如果把一只可以逐步扩大的容器埋入皮下层，进行缓慢扩张，可使上方的皮肤及皮下层得到延伸扩展而增大面积，然后应用这部分增加出来的皮瓣组织再造鼻子、重建乳房、修复切除皮肤肿瘤遗留的创面等，而供应部位只需要简单的缝合即可，最后留下一道细细的创口缝合线，省却了通常应用的植皮手术，使供区损伤明显减少。应用软组织扩张器的皮瓣供区无论在色泽、质地，还是瘢痕形成方面，都比应用传统的其他手术佳。

但是，皮肤扩张技术也存在一定的并发症，可发生于一期埋置扩张器手术时，如血肿、切口不愈合、感染、扩张器不扩张和扩张器外露等，也可发生于二期手术皮瓣转移后，如皮瓣下血肿和皮瓣坏死。因此，在进行皮肤软组织扩张的任何一个时期设计欠妥或手术失误，都有可能诱发并发症。

（陈宏　王欣　张明华）

第二节

术中对皮瓣供区的保护

术中游离皮瓣时应严格执行无菌操作及无创操作，注意保护供区周围软组织及血管、神经，避免不必要的损伤。

一、对供区皮肤和筋膜层的保护

术中分离皮瓣时避免钳夹和过度牵拉周围皮肤，以免造成切口皮肤撕拉损伤，增大手术瘢痕。应尽可能保留供区深筋膜层，可以设计成超薄皮瓣。例如切取股前外侧皮瓣时，保留供区的阔筋膜。切开皮瓣外侧缘，在浅筋膜层掀开皮瓣，根据术前定位的标记，找到预先选择的口径较粗大的穿支，沿穿支由浅入深地进行逆行分离，至阔筋膜穿出点时，纵行切开阔筋膜，继续沿穿支走行向近端分离。分离出受区所需穿支蒂的长度后，切开皮瓣内侧缘。同法，在阔筋膜浅层分离，皮瓣充分游离后断蒂，皮瓣移植到受区。皮瓣切取后，原位缝合阔筋膜，大部分的供区创面可直接闭合（图14-2-1）。

当皮瓣的宽度大于该供区所能直接缝合的极限时，可以设计分叶皮瓣。将所需的皮瓣宽度一分为二，对接到其长度上，这样相当于把皮瓣宽度的要求转化到长度上，制成一个宽度适合供区的狭长皮瓣，皮瓣切取后供区可直接缝合。

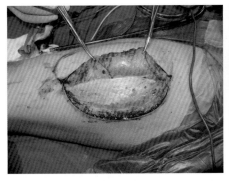
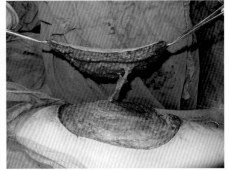

A

B

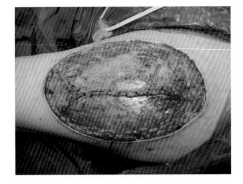

C

图14-2-1 **不带阔筋膜的游离股前外侧皮瓣**

A. 在阔筋膜浅层游离股前外侧皮瓣，找到皮瓣穿支 B. 完全游离股前外侧皮瓣，保留阔筋膜的完整性 C. 皮瓣完全游离后，将阔筋膜直接缝合

二、对肌肉的保护

术中游离皮瓣时注意保护供区肌肉的血供和肌纤维的连续性。供区肌肉坏死的发病率相对较低，其坏死的主要原因是这部分病例肌肉为单血管、单神经支配，一旦损伤相应血管、神经，就会出现相应肌肉的缺血坏死。例如股直肌为单血管、单神经支配，这种情况下损伤其供养血管就可能导致大范围的股直肌坏死。因此术前可进行血管造影或血管多普勒超声检查，大致了解血管分布情况。若为股直肌单血管、单神经支配的患者，必须改变手术方案，以保护好血管、神经组织。

术中操作时应尽量沿着肌间隙分离，以减少对神经、肌肉的损伤。对于肌皮穿支血管的分离，常常需要切开部分肌纤维，寻找穿支血管。在分离穿支时，先沿肌纤维的方向分开肌肉，到达源血管发出该穿支的平面，再横行切断肌肉，这样可使切断的肌肉控制在最小的距离内，而且可充分暴露穿支血管。在肌肉内分离穿支的核心就是结扎其到肌肉的血管分支，细小的血管分支也可以用双极电凝切断，可以先沿穿支切开表层的肌肉，充分暴露其走行方向，然后采用顺行和逆行相结合的方式分离血管穿支，最大限度地减少对肌肉的破坏。完全游离皮瓣后，要将损伤或分离的肌肉进行修复，恢复肌肉的连续性和张力。

为了避免游离皮瓣时对肌肉组织的损伤和破坏，有些学者选择穿支对穿支的方法缝合皮瓣，即切取只携带穿支的皮瓣。穿支皮瓣被认为是在肌皮瓣和筋膜皮瓣的基础上发展而来的一种只包括皮肤和皮下组织的皮瓣。穿支皮瓣不同于传统的筋膜皮瓣和肌皮瓣，它实现了供区选择自由化（即存在皮肤穿支的部位，理论上都可切取穿支皮瓣，使穿支皮瓣的供区在选择上实现了自由），皮瓣切取微创化（即使用精细的显微器械在显微镜或放大镜下解剖，不切断肌肉、运动神经，甚至是皮神经和浅静脉干，可避免供区出现肌力减退、感觉障碍等并发症）和皮瓣受区、供区美观化（即按需切取穿支皮瓣浅筋膜组织，可避免发生皮瓣臃肿；供区直接缝合，可避免供区出现难看的瘢痕），极大地避免了对肌肉的损伤，缩短了手术时间。但穿支皮瓣对显微外科技术要求较高，增加了手术的风险。

三、对神经的保护

皮瓣血管蒂常常与神经伴行，分离血管时要注重对神经的保护。术中分离组织时，应沿肌间隙入路以减少对神经肌肉的损伤，神经周围避免过度剥离。若游离血管时不慎损伤神经或神经缠绕在皮瓣血管蒂内，必须切断神经才能游离皮瓣，应予以一期修复神经。在切取股前外侧皮瓣时，因股神经肌支和旋股外侧动脉伴行，分离血管时务必保护好神经；游离髂腹股沟皮瓣时，应保护好股前外侧皮神经，以避免导致大腿上段前外侧皮肤的感觉障碍（图14-2-2）。如果该神经骑跨在两个穿支之间必须切断时，尽量靠近入肌点切断，血管分离后再缝合切断的神经，这样尽可能缩短了股外侧肌失神经支配的时间（图14-2-3）。游离上臂外侧皮瓣时，需注意进入皮瓣的上臂外侧皮神经，一并切取以重建皮瓣的感觉。保护好前臂后侧皮神经，如非特殊情况，一般不需要切取；如因皮瓣解剖需要切断时，也要重新缝合该神经（图14-2-4）。

图14-2-2 术中保护股前外侧皮神经

A. 游离股前外侧皮瓣时要保护好股神经肌支　B. 游离髂腹股沟皮瓣时要保护好股前外侧皮神经

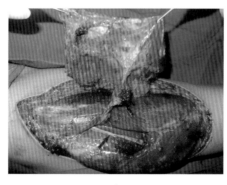

A

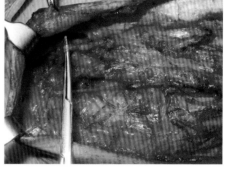

B

图14-2-3 分离股前外侧皮瓣时对神经、肌肉分支的修复

A. 游离股前外侧皮瓣时，需要切断支配肌肉的肌支
B. 皮瓣切取后显微修复股外侧肌肌支

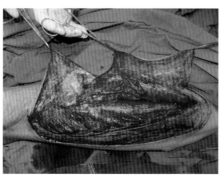

A

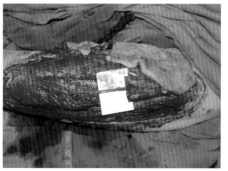

B

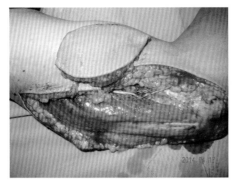

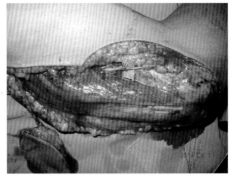

A   B

图 14-2-4　游离上臂外侧皮瓣时对皮神经的保护

A. 前臂后侧皮神经穿过整个皮瓣，在分离时被切断　B. 皮瓣游离结束后，将切断的皮神经进行显微修复

四、对血管的保护

术中彻底止血，细小的血管可以用双极电凝止血，也可以用丝线仔细结扎止血，防止脱落。血管分离时应仔细操作，按照受区创面实际所需血管蒂长度进行切取；不应为了获得较长的血管蒂而将周围分支血管过度结扎，以免造成供区组织缺血坏死。

（陈宏　李学渊　戚建武）

第三节
术后皮瓣供区的处理及注意事项

一、供区直接缝合

穿支皮瓣被切取后，供区创面首选直接缝合，要保证缝合创面或伤口的良好对合。缝合应分层进行，按组织的解剖层次进行缝合，使组织层次严密，不要卷入或缝入其他组织，也不要残留空腔，防止积液、积血及感染。缝合方法常用的有单纯间断缝合法、皮内缝合法、减张缝合法。皮内缝合法术后瘢痕小，外观较美观，应用较广泛。如切取的皮瓣面积大，缝合后张力较高，需减张缝合（图14-3-1）。皮瓣供区缝合后可应用一些器械或材料，如皮肤吻合器、皮肤拉链等，以减少皮肤张力，减轻瘢痕形成。皮瓣供区缝合后往往在两端出现明显的"猫耳朵"，影响供区美观，需切除。如患肢供区创面需植皮，切除的"猫耳朵"可作为植皮材料。

皮瓣供区勉强缝合会产生不良后果及并发症，最严重的为肢体骨筋膜隔室综合征，其他如创口裂开、创缘皮肤坏死、后期痛性瘢痕、脂肪液化，给患者带来很大的痛苦。因此术中如患者较肥胖，供区脂肪层较厚，可剪除部分脂肪以减少张力。如供区直接闭合困难，需选择游离植皮，不能强行直接缝合。手术后除观察皮瓣血供外，还应注意供区创缘皮肤的情况。当供区创缘出现水疱，局部变紫，肢体肿胀明显，肢端血液循环异常，肢体被动活动疼痛时，需及时处理，拆除部分缝线，甚至进行手术。

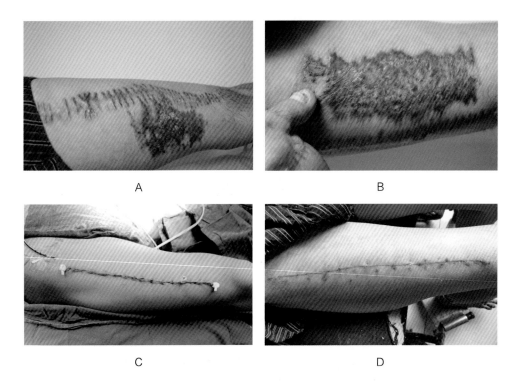

A   B

C   D

图 14-3-1　皮瓣供区在不同张力下缝合可产生不同的结果

A. 皮瓣供区在有张力缝合后瘢痕增生明显，伴色素沉着　B. 供区游离植皮后瘢痕增生，外观差　C、D. 同一患者股前外侧皮瓣供区在较低张力下直接关闭，大腿供区得到良好的恢复，外观佳

二、供区游离植皮

　　皮瓣切取或转移后，供区创面无法直接缝合者，需通过皮片移植修复供区创面。皮片按其厚度可分为刃厚皮片、中厚皮片、全厚皮片、含真皮下血管网皮片，常用的是后三者。

　　1. 中厚皮片　厚度在 0.3～0.6mm，包含表皮及真皮的一部分，其又可分为薄中厚皮片（包含真皮的 1/3）和厚中厚皮片（包含真皮的 3/4）。此种皮片收缩少、柔软、耐磨，供皮区可自行愈合。缺点是供皮区遗留片状瘢痕、瘢痕瘙痒以及有发生增生性瘢痕的可能。中厚皮片移植适用于需要大面积植皮的皮瓣供区。建议采用电动取皮刀或鼓式取皮刀取皮。

　　2. 全厚皮片　厚度在 0.75～1mm，包含表皮与真皮全层，但不带皮下组织。此种皮片柔软、耐磨、抗挛缩，供皮区直接缝合后遗留的瘢痕小。全厚皮片移植适用于需要中小面积植皮的皮瓣供区。

　　3. 含真皮下血管网皮片　包含表皮与真皮全层、真皮下血管网及少量皮下脂肪。其优点是耐摩擦、持重、抗挛缩；缺点是对供区创面条件要求高、不易成活。含真皮下血管网皮片移植适用于位于手掌、足部、关节屈面等功能部位的皮瓣供区（图 14-3-2）。

　　供区创面应彻底止血，创面基底尽量平整。皮片缝合覆盖供区创面时保持适度张力。包扎前用生理盐水冲淋并洗净皮片下积血。在缝合创缘与皮缘时，保留长线，缝合完毕后，皮片表面盖无菌凡士林纱布，纱布上放置适量的棉球或网眼纱布。将预留的长线分为数组，相对打包固定，并保证打包压力均匀适度。对于局部转移皮瓣，如打包处靠近皮瓣蒂则不宜过紧，以免影响皮瓣血供。术后敷料均匀包扎，石膏托外固定。

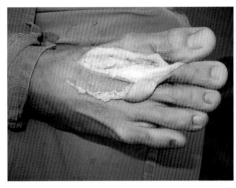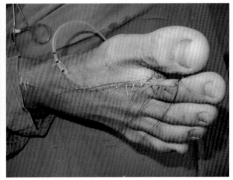

图 14-3-2 足部供区植皮处理

A. 足部第 2 趾皮瓣供区　B. 皮瓣供区采用游离植皮术修复

三、二次供区的修复

皮瓣供区的修复，大多可以用上述的直接缝合、游离植皮进行解决。常规的皮瓣供区一般不会再用另一块皮瓣去修复而无谓地增加损伤，但有些特殊的供区，如踇甲皮瓣切取后的创面，有骨质、肌腱外露，不能简单地植皮覆盖，也不能截趾而影响足部功能，此时选择另外一个供区（二次供区）的皮瓣来修复，显然是一种理想的方法（图 14-3-3）。当然，二次供区必须可以直接缝合。这里，我们仅对足趾供区的修复展开讨论。

二次供区的选择视足趾缺损情况而定。随着医疗技术的发展，不管是医生还是患者，对足部供区的保护越来越重视，在考虑"缺多少补多少"之外，还要考虑如何补全趾体数量，做到"拆东墙去补西墙，再砌一面东墙来"。单纯的皮肤软组织缺损，面积较小的，可以采取邻近的岛状皮瓣转移修复，如足背动脉穿支岛状皮瓣、足内侧岛状皮瓣等。如缺损面积较大，或同时需重建骨架结构的，建议做游离皮瓣移植。

游离皮瓣的二次供区选择常见有下列几种：

1. **腓动脉穿支皮瓣**　适用于中小面积的缺损，穿支解剖恒定，皮瓣厚度相对较薄，但血管蒂较短、口径较细。

2. **腓肠内侧动脉穿支皮瓣**　适用于中小面积的缺损，动脉解剖恒定，血管蒂较长，皮瓣厚度相对较薄，可携带腓肠外侧皮神经重建皮瓣感觉。

3. **旋髂浅动脉穿支皮瓣或骨皮瓣**　供区隐蔽，切取面积较大，血管蒂较长，可同时切取髂骨块，重建足趾骨架结构。

4. **股前外侧穿支皮瓣**　动脉解剖恒定，血管蒂较长，血管口径较粗，穿支多，切取范围大，可分成若干块皮瓣，同时修复足部的多个供区，可携带股外侧皮神经重建皮瓣感觉。

当然，也可以选择其他供区的皮瓣，但上述几种术式足以解决问题且优势相对明显，其他术式这里就不另外描述了。

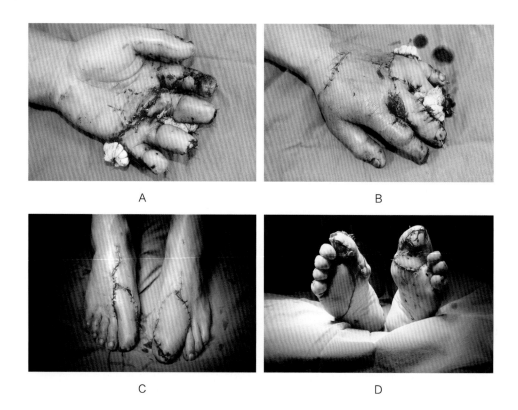

图 14-3-3 双侧足趾复合组织瓣移植再造手指，足部踇甲皮瓣及第2趾供区使用游离股前外侧皮瓣修复

A、B. 双侧足趾复合组织瓣移植再造手指术后掌侧观和背侧观　C. 足部踇甲皮瓣及第2趾供区使用游离股前外侧皮瓣修复　D. 二次供区术后外观

四、供区使用皮肤扩张器

早在1976年，Barrer等就研究发现，皮肤扩张器比持续的张力缝线在紧缩缝合创面上更具优势，可用于修复较小面积皮肤软组织缺损，并创立了皮肤扩张术。一些基础研究发现，人体的皮肤或其他细胞总是受到某种机械性的刺激，如血管内皮细胞受到来自血流的绝对应力，血管壁处于与心跳相关的拉伸刺激之下，如成肌细胞、血管内皮细胞、软骨细胞和支气管成纤维细胞等在受到拉伸刺激时，可诱发细胞内生化信号传导，使各种蛋白质的表达增加、基因表达改变及细胞的分化和增殖。对皮肤进行持续张力刺激可导致表皮层厚度增加，增加层粘连蛋白-5、胶原蛋白Ⅳ、胶原蛋白Ⅶ在基底层中的沉积和形成皮肤基底膜。在临床实践中则发现伤口边缘持续向两侧的张力可延缓伤口愈合和增加瘢痕增生的风险，而张力小的伤口可提高愈合质量和降低瘢痕增生的风险。

皮肤扩张器种类繁多，用于四肢创面修复的已有较多报告，并取得了良好的治疗效果；而对于皮瓣切取后供区的闭合缺乏成系列的病例研究。较其他供区闭合方式而言，使用皮肤扩张器具有以下优势：①对正常皮肤损伤小；②减少瘢痕形成范围且降低皮肤坏死的风险；③扩张后的皮肤较正常皮肤在颜色、感觉、毛发生长上无区别，且具有相同的耐压性及耐磨性。但其也存在自身缺点：①创面开放时间长，创面出血和组织液渗出多；②增加感染风险；③供区需二期手术闭合。皮肤扩张器可用于边缘皮肤组织较丰富的皮瓣供区闭合，如四肢、腰背部和腹部的供区闭合。皮瓣切取后，创面两侧在深筋膜浅层做适当分离，创面彻底止血，利用局部转移的筋膜或肌肉组织覆盖骨、肌腱、血管神经组织，确保无重要深部组织外露。向创面中心牵拉边缘皮肤，在缩小创面的同时于张力最高处安装皮肤扩张器。根据创面的大小，可安装多个皮肤扩张器，然后增大皮肤扩张器的张力，但不能影响皮肤血供。创面边缘张力不高处可直接缝合，残留创面用无菌凡士林纱布覆盖，并用多层纱布及棉垫包扎伤口。术后创面每天换药，观察边缘皮肤张力及血供情况，皮肤松弛的可增加牵张力度。若血供不良，则要降低牵张力度，待牵张皮肤可无张力对合时行缝合术。若供区创面大，单纯牵张时间长，可在创面缩小后行植皮修复。

五、皮瓣供区的并发症

1. 瘢痕　瘢痕是皮瓣供区最常见的并发症，影响外观，其中增生性瘢痕不仅影响外观，还可能导致皮肤瘙痒、疼痛、瘢痕挛缩，影响供区功能，如逆行指动脉岛状皮瓣供区。

2. 需要增加植皮供区　游离植皮是皮瓣在无法直接缝合时最常用的修复手段，但也需要另一个供区，这会增加创伤。

3. 植皮坏死　部分皮瓣供区由于基底部血供欠佳，易出现植皮坏死，如踇甲皮瓣供区、肌腱腱膜表面的植皮等。

4. 植皮感觉障碍，不耐磨　对于采用游离植皮方式修复的皮瓣供区，容易出现植皮挛缩。由于植皮不耐磨，甚至可能导致局部破溃，如切取较大面积踇甲皮瓣及足背皮瓣后采用植皮修复的供区。

5. 增加皮瓣供区　近年来对于一些特殊部位的皮瓣供区，如踇甲皮瓣供区、小腿内侧供区，部分学者推荐使用邻近皮瓣或者游离皮瓣转移修复，而第二皮瓣供区直接缝合。这样虽然可以避免植皮导致的并发症，但也会增加第二皮瓣供区的创伤与破坏。

6. 牺牲大动脉　以主干动脉为蒂的皮瓣会损伤肢体远端的血供。

7. 肢体远端感觉障碍　需要切取或者损伤感觉神经的皮瓣，如腓肠神经营养皮瓣，会导致神经支配区域的感觉障碍。

8. 局部牵拉感　部分皮瓣在切取过程中需要损伤肌肉，如股前外侧穿支皮瓣、腓肠内侧动脉穿支皮瓣、胸背动脉穿支皮瓣等，虽然术后可予以修复，但往往会出现不同程度的紧绷感和肌肉牵拉感，甚至影响肌肉收缩功能的协调性和灵活性。

（陈宏　蔡晓明）

参考文献

[1] BARRES S，PAVLIDES C A，MATSUMOTO T. Ideal laparotomy closure：comparison of retention sutures with new retention bridging devices [J]. Am Surg, 1976, 42 (8)：582-584.

[2] TOKUYAMA E，NAGAI Y，TAKAHASHI K，et al. Mechanical stretch on human skin equivalents increases the epidermal thickness and develops the basement membrane [J]. PloS One, 2015, 10 (11)：e0141989.

[3] 常树森，何春念，金文虎，等. 股前外侧皮瓣的供区并发症 [J]. 中华显微外科杂志，2018，41 (1)：101-104.

[4] 范学锴，潘佳栋，夏华杰，等. MDCTA辅助设计的腓肠内侧动脉穿支皮瓣修复手腕部皮肤软组织缺损 [J]. 中华手外科杂志，2015，31 (5)：365-368.

[5] 顾玉东，王澍寰，侍德. 手外科手术学 [M]. 上海：上海医科大学出版社，1999：143-148.

[6] 黄耀鹏，王科杰，丁文全，等. 拇指再造术后游离穿支皮瓣修复足部供区的疗效 [J]. 中华创伤杂志，2017，33 (2)：134-136.

[7] 康庆林，曾炳芳，柴益民，等. 四肢组织瓣移植供区继发损伤的处理方法探讨 [J]. 中华显微外科杂志，2007，30 (1)：21-23，I0003.

[8] 李学渊，黄剑，胡浩良，等. 游离上臂外侧组合穿支皮瓣修复上肢较大面积皮肤软组织缺损 [J]. 中华手外科杂志，2015，31 (6)：418-420.

[9] 戚建武，柴益铜，王扬剑，等. 游离旋髂浅动脉穿支皮瓣在四肢皮肤缺损中的应用研究 [J]. 全科医学临床与教育，2016，14 (1)：74-76.

[10] 芮永军，张雁，施海峰，等. 穿支定位技术在预防股前外侧皮瓣供区并发症中的应用 [J]. 中华显微外科杂志，2016，39 (6)：529-533.

[11] 唐举玉. 我国穿支皮瓣发展存在的问题与对策 [J]. 中国美容整形外科杂志，2017，28 (2)：65-68.

[12] 王炜. 整形外科学 [M]. 杭州：浙江科学技术出版社，1999.

[13] 王欣，刘元波，张世民，等. "游离穿支皮瓣常见并发症原因分析与防治"专家共识 [J]. 中华显微外科杂志，2017，40 (3)：209-212.

[14] 王欣，潘佳栋，陈宏. 穿支皮瓣技术在四肢组织缺损重建中的临床应用 [J]. 中华创伤杂志，2017，33 (2)：107-110.

[15] 文根，柴益民，吴旭华，等. 股前外侧皮瓣供区并发症的防治 [J]. 中华显微外科杂志，2009，32 (6)：461-463.

[16] 沃尔夫，霍奇基斯，佩德森，等. 格林手外科手术学 [M]. 田光磊，蒋协远，陈山林，主译. 6版. 北京：人民军医出版社，2012.

[17] 苑博，王寿宇，梁海东，等. 新型拉杆式皮肤牵张器在修复26例患者四肢皮肤软组织缺损中的应用 [J]. 中华烧伤杂志，2016，32 (12)：732-734.

[18] 朱洪章，杨有优，朱庆棠，等. 穿支皮瓣术前血管评估的研究进展 [J]. 中华显微外科杂志，2016，39 (4)：415-416，I0002-I0003.